放射線治療技術
標準テキスト

［監修］ 日本放射線治療専門放射線技師認定機構

［編集］ 奥村雅彦 近畿大学医学部附属病院技術部・部長
小口　宏 名古屋大学大学院医学系研究科医療技術学専攻医用量子科学講座・准教授
保科正夫 駒澤大学医療健康科学研究科・教授

医学書院

放射線治療技術標準テキスト

発　行	2019年1月1日　第1版第1刷ⓒ
	2019年5月1日　第1版第2刷
監　修	日本放射線治療専門放射線技師認定機構
編　集	奥村雅彦・小口　宏・保科正夫
発行者	株式会社　医学書院
	代表取締役　金原　俊
	〒113-8719　東京都文京区本郷1-28-23
	電話　03-3817-5600（社内案内）
印刷・製本	三報社印刷

本書の複製権・翻訳権・上映権・譲渡権・貸与権・公衆送信権（送信可能化権を含む）は株式会社医学書院が保有します．

ISBN978-4-260-03605-4

本書を無断で複製する行為（複写，スキャン，デジタルデータ化など）は，「私的使用のための複製」など著作権法上の限られた例外を除き禁じられています．大学，病院，診療所，企業などにおいて，業務上使用する目的（診療，研究活動を含む）で上記の行為を行うことは，その使用範囲が内部的であっても，私的使用には該当せず，違法です．また私的使用に該当する場合であっても，代行業者等の第三者に依頼して上記の行為を行うことは違法となります．

JCOPY〈出版者著作権管理機構　委託出版物〉
本書の無断複製は著作権法上での例外を除き禁じられています．複製される場合は，そのつど事前に，出版者著作権管理機構（電話 03-5244-5088，FAX 03-5244-5089，info@jcopy.or.jp）の許諾を得てください．

● 執筆者一覧(執筆順) ●

内山　幸男	岐阜医療科学大学・客員教授	
保科　正夫	駒澤大学医療健康科学研究科・教授	
渡邊　良晴	日本医療大学保健医療学部診療放射線学科・教授	
松本　光弘	大阪大学大学院医学系研究科保健学専攻医用物理工学講座・准教授	
三津谷正俊	医療法人秀放会仙台総合放射線クリニック・医学物理士長	
小口　　宏	名古屋大学大学院医学系研究科医療技術学専攻医用量子科学講座・准教授	
小山登美夫	日本赤十字社長野赤十字病院放射線治療科部・治療技術課長	
磯　　昌宏	桐生厚生総合病院放射線科・技師長	
奥村　雅彦	近畿大学医学部附属病院技術部・部長	
辰己　大作	都島放射線科クリニック・技師長	
中村　光宏	京都大学大学院医学研究科・准教授	
椋本　宜学	京都大学医学部附属病院放射線治療科・特定助教	
松本　賢治	近畿大学医学部附属病院中央放射線部・技術主任	
佐藤　弘史	九州国際重粒子線がん治療センター・技師長	
高橋　　豊	大阪大学大学院医学系研究科重粒子線治療学寄附講座・寄附講座講師	
金子勝太郎	株式会社バリアンメディカルシステムズマーケティング部コンサルタント	
成田　浩人	東京慈恵会医科大学附属病院放射線部・技師長	

●推薦のことば●

　高齢化の進んでいるわが国では，がん罹患者数が急速に増加している．このため，がん対策は急務とされ，がん対策基本法のもと，その予防と治療に多くの労力が注がれている．がん治療の一翼を担っている放射線治療も例外ではなく，近年の治療技術の進歩には目を見張るものがある．現在，国内には約900の治療施設があり，その臨床現場で治療に携わっている診療放射線技師も2,500人以上になると思われる．

　臨床現場で患者さんに放射線を照射する業務は，線量測定や治療装置のQA/QC，MUの計算，照射対象疾患に対する知識，関連機器の取り扱いから患者さんへの対応など幅の広い知識と技術が求められる．これは別な言い方をすると，上記のような放射線治療に関する知識や技術をもたない人が，治療を担当するとリスクを伴うということである．臨床現場において，患者さんを治療装置にセットアップし，照射位置を確認し照射ボタンを押して照射しているのは，治療担当の診療放射線技師である．

　日本放射線治療専門放射線技師認定機構は，全国のどの治療施設で治療を受けても，放射線技師による均質な精度管理が保証できるような仕組みが必要との考えのもと，放射線治療技術の均てん化を目的に，講習会やセミナーを実施し，統一的な基準の下で専門技師の認定を行ってきた．既に約1,900人の認定者を輩出している．

　しかしながら，放射線治療を取り巻く状況は，定位照射，IMRT，IGRTなどの高精度放射線治療の増加，粒子線治療施設の増加など大きく変化しており，治療を担当する診療放射線技師に求められるスキルも大きくなっている．

　『放射線治療技術標準テキスト』は，保科正夫先生が中心になって編纂し，治療に関係する基本的な内容を網羅したものとなっている．臨床において使用する知識や技術は，個々に単独ではなく相互に関連しており相互の関係も含めて学ぶ必要がある．本書は，専門技師認定に向けてのテキストとして，また，放射線治療の現場で手元に置いて使用していただくことを念頭に構成されている．

　放射線治療にかかわる施設で，本書が広く活用されるよう推薦する次第です．

日本放射線治療専門放射線技師認定機構
監事　渡邊良晴

● 序　監修を代表して ●

　日本放射線治療専門放射線技師認定機構が2005年に設立され，第1回認定試験での95名の認定から本年の第14回認定試験の114名の認定により，13年間で1,888名の放射線治療専門放射線技師を輩出してまいりました．日本放射線治療専門放射線技師認定機構の専門技師教育事業では，専門教育セミナーおよびリニアック，治療計画装置の実機講習会などの事業を行ってきました．各地区においても，これから認定試験を目指す技師ならびに放射線治療技術のスキルアップを目的とした技師を対象に機構統一講習会を毎年実施しています．2007年に発刊された『放射線治療技術の標準』は，放射線治療専門技師教育のバイブルとして活用されてきましたが，それから早11年が経過し，放射線治療を取り巻く技術革新に対応した新たな教本が望まれていました．

　発刊の企画にあたり，4年前から保科正夫監事（当時，理事）が中心となって新しい教本の計画が立てられ執筆が開始されました．編集段階に入った頃は，組織体制の組み替えや認定機構の教育シラバス作成の検討に入った時期と重なり，発刊が大幅に遅れたことに関しては，関係者として皆様にはこの紙面をお借りし深謝いたします．今回新しく発刊された教本は，第1章から16章から成り，放射線治療概要，放射線生物学から放射線治療技術，放射線看護，放射線安全管理までを網羅した放射線治療専門技師には必須の一冊となっています．本書においては，診療放射線技師のみならず放射線治療に興味を持つ医療関係者，学生にもぜひお読みいただき，ご意見などをいただきたいと思います．

　本書が今後の統一講習会や認定講習会，認定試験などに広く用いられ，専門技師教育の発展に貢献できればこの上ない喜びであります．今回の発刊においてご尽力いただきました執筆者，編集者，ならびに監修にご協力いただきました皆様に深く感謝申し上げます．

日本放射線治療専門放射線技師認定機構
理事長　奥村雅彦

● 序　編集を代表して ●

　旧版の『放射線治療技術の標準』を世に送ってから久しく時間が過ぎてしまいました．旧版が絶版となり，皆様にはご迷惑をおかけすることとなりました．まずは，深くお詫び申し上げます．

　新たな執筆陣も加わり，新版の『放射線治療技術標準テキスト』の発刊に至りました．旧版からの時間の経過とともに技術革新の進んだ分野もあれば，不動の分野もあります．この新版では放射線治療専門放射線技師として身につけておくべき知識，技術が網羅的に含まれております．基礎を固め，背景を理解することで，さらなる展開もかなうものと考えます．

　思い起こせば，2000年前後に放射線治療分野において，いくつかのアクシデントの発生をみました．旧版の『放射線治療技術の標準』の発刊は，そのような時代を背景にして，放射線治療分野の技術者として学ぶべきことを明らかにし，技術の均てん化を図っていこうという強い思いからなされたものでした．

　『放射線治療技術の標準』があたかも一つのトリガーとなったかのように，この分野において，いくつかの書物がその後発刊されました．分野の発展は，関連書籍の数からも推しはかることができます．その意味で，関連書籍が増えることは技術の充実が進んできていることが期待されるところです．特に，これからを担う新たな技術者が学ぼうとするときに，関連する書籍とともに本書も，みなさんの手の届く範囲にあることが大事なのでしょう．

　知識の学びと技術の習得により技術者の成熟を図ることが，安全の要です．放射線治療の臨床現場の技術者としては，バランスのとれた知識と技術が要求されます．是非とも，多くのスタッフから信頼される技術者に育って欲しいと考えております．

　専門性を高めるためには，さらに内容の充実を図らなければならない部分も多々あります．皆さんが放射線治療を専門とする技師としての技倆(ぎりょう)を磨いていくうえで，本書が役立ちますことを祈念しております．

　本書の発刊にあたっては，日本放射線治療専門放射線技師認定機構の役員の皆さんに多大な援助をいただきました．深く感謝するものです．

　本書が皆さんの今後の発展的な展開の礎となれば幸いです．

　これから社会へ巣立つ若人とともにあるキャンパスにて

駒澤大学医療健康科学研究科
保科正夫

目次

第1章 放射線治療概要と放射線生物学 … 1

- 1-1 がん統計 …………………………………………………… 内山幸男 2
- 1-2 線量分割照射法 ……………………………………… 保科正夫／内山幸男 7
- 1-3 放射線生物学 ………………………………………………… 保科正夫 13
- 1-4 治療の容積の定義 …………………………………………… 渡邊良晴 25
- 1-5 標的吸収線量の明記 ………………………………………… 渡邊良晴 27
- 1-6 照射方法 ……………………………………………………… 渡邊良晴 30

第2章 放射線治療の物理 … 保科正夫 33

- 2-1 放射線治療に用いる放射線 ……………………………………………… 34
- 2-2 放射線場および相互作用にかかわる量の定義 ………………………… 36
- 2-3 放射線と物質との相互作用 ……………………………………………… 44
- 2-4 吸収線量 …………………………………………………………………… 65
- 2-5 阻止能 ……………………………………………………………………… 66
- 2-6 空洞理論 …………………………………………………………………… 75

第3章 放射線治療におけるデータ解析 … 79

- 3-1 基本的統計量 ………………………………………………… 松本光弘 80
- 3-2 標準偏差と正規分布 ………………………………………… 松本光弘 82
- 3-3 不確かさ ……………………………………………………… 松本光弘 85
- 3-4 不確かさの伝播 ……………………………………………… 保科正夫 91
- 3-5 有効数字の表記と計算 ……………………………………… 松本光弘 96
- 3-6 有意差検定 …………………………………………………… 松本光弘 97

第4章 高エネルギー光子線の相対線量評価 保科正夫 107

- 4-1 はじめに ……… 108
- 4-2 深部線量関数 ……… 109
- 4-3 出力係数 OPF ……… 111
- 4-4 空中軸外線量比 OAR_0, OAR in air ……… 118
- 4-5 くさび係数 ……… 120
- 4-6 種々の深部線量関数の関係式 ……… 124
- 4-7 線量モニタ単位 DMU ……… 128
- 4-8 平坦度と対称性 ……… 129

第5章 ビームデータの取得 三津谷正俊 133

- 5-1 ビームデータの測定の意義 ……… 134
- 5-2 ビームデータの種類 ……… 134
- 5-3 検出器の選択と配置 ……… 135
- 5-4 3次元水ファントムの取り扱い ……… 137
- 5-5 スキャン方式と測定パラメータ ……… 143
- 5-6 PDD および $TMR(TPR)$ の測定 ……… 145
- 5-7 線量プロファイル ……… 147
- 5-8 大照射野の線量プロファイル ……… 148
- 5-9 非スキャニングデータの測定 ……… 148
- 5-10 小照射野の測定 ……… 149

第6章 高エネルギー光子線の吸収線量評価 保科正夫 163

- 6-1 吸収線量の決定の基礎 ……… 164
- 6-2 水吸収線量の一次標準(国家標準) ……… 171
- 6-3 実用電離箱による水吸収線量の決定 ……… 174
- 6-4 標準計測法12に準拠した高エネルギー光子線の吸収線量評価 ……… 184
- 6-5 高エネルギー光子線の水吸収線量計測の具体例:加速器の出力校正 ……… 199

第7章 高エネルギー電子線の吸収線量評価　207

- 7-1　吸収線量評価　保科正夫／小口宏　208
- 7-2　深部電離量百分率曲線と深部(線)量百分率曲線　保科正夫／小口宏　211
- 7-3　深部量百分率(percentage depth dose：PDD)　保科正夫／小口宏　223
- 7-4　電子線の吸収線量評価の具体例　保科正夫／小口宏　227
- 7-5　電子線の出力校正の具体例　保科正夫／小口宏　231
- 7-6　電子線における平行平板形電離箱の相互校正　保科正夫／小口宏　234
- 7-7　プラスチックファントムを用いた電子線計測法　保科正夫／小口宏　241
- 7-8　深部量百分率における照射野サイズの影響　小口宏　247
- 7-9　深部吸収線量百分率測定に関する補足　保科正夫　251
- 7-10　媒質中での電子線エネルギーの変化　保科正夫　254

第8章 スプレッドシートを使用したモニタ単位数(MU値)計算の実際　261

- 8-1　スプレッドシートを使用したモニタ単位数(MU値)計算手法の概要　小山登美夫／磯昌宏　262
- 8-2　入れ子形式の多項式回帰法によるTMR回帰式の骨格　小山登美夫／磯昌宏　262
- 8-3　TMR回帰式作成手順　小山登美夫／磯昌宏　263
- 8-4　出力係数の回帰式作成　小山登美夫／磯昌宏　268
- 8-5　MU値計算シートの作成　小山登美夫／磯昌宏　270
- 8-6　MU値独立検証用ソフトウェアの一例　磯昌宏　272

第9章 高精度放射線治療の導入と運用　277

- 9-1　強度変調放射線治療 IMRT　奥村雅彦　278
- 9-2　VMAT　辰己大作　290
- 9-3　四次元放射線治療　中村光宏／椋本宜学　300
- 9-4　画像誘導放射線治療　松本賢治　307

第10章 粒子線治療　　佐藤弘史　321

- 10-1 粒子線治療の概要 ……………………………………………………… 322
- 10-2 陽子線治療 ……………………………………………………………… 323
- 10-3 重粒子（炭素イオン）線治療 ………………………………………… 326
- 10-4 粒子線治療の治療計画 ………………………………………………… 328
- 10-5 粒子線治療のQA ………………………………………………………… 329

第11章 密封小線源治療　　高橋豊　331

- 11-1 密封小線源治療の技術的総論 ………………………………………… 332
- 11-2 子宮頸がん ……………………………………………………………… 335
- 11-3 前立腺がん組織内照射 ………………………………………………… 342
- 11-4 小線源治療の線量計算アルゴリズム ………………………………… 344
- 11-5 小線源治療の品質保証と品質管理 …………………………………… 345

第12章 治療計画システム　　金子勝太郎　357

- 12-1 放射線治療計画システムの歴史 ……………………………………… 358
- 12-2 治療計画装置の基本機能 ……………………………………………… 360
- 12-3 品質保証，品質管理 …………………………………………………… 376

第13章 放射線治療の品質保証と品質管理　　保科正夫　383

- 13-1 放射線治療に求められる品質保証と品質管理 ……………………… 384
- 13-2 放射線治療の種々の過程における技術的品質管理項目 …………… 389
- 13-3 外部放射線治療の外部線量監査 ……………………………………… 392

第14章 放射線治療部門のネットワーク　　佐藤弘史　397

- **14-1** 情報ネットワークの基礎 …… 398
- **14-2** ネットワークの接続における問題点 …… 400
- **14-3** 治療部門に関連する標準 …… 400

第15章 放射線治療看護　　佐藤弘史　405

- **15-1** はじめに …… 406
- **15-2** 患者ケア …… 406
- **15-3** 処置が施されている患者への対応 …… 409
- **15-4** 放射線治療部門で遭遇する患者容態変化 …… 411
- **15-5** 放射線治療に伴う症状の理解 …… 412
- **15-6** 感染の防止 …… 414
- **15-7** コミュニケーションスキル …… 416
- **15-8** がん患者が抱える不安・つらさ …… 417

第16章 放射線安全管理　　成田浩人　419

- **16-1** 放射線管理の基本 …… 420
- **16-2** 放射線治療施設の設計 …… 420
- **16-3** 外部放射線治療 …… 421
- **16-4** 密封線源治療 …… 425
- **16-5** 記帳・記録 …… 430
- **16-6** 漏洩線量管理 …… 432
- **16-7** 線源管理 …… 435
- **16-8** 管理区域 …… 438
- **16-9** 教育訓練 …… 444
- **16-10** 遵法を損なわないために …… 446

索引 …… 447

第1章

放射線治療概要と放射線生物学

1-1 がん統計

　高齢化に伴い疾病罹患率も変化し，特に，65歳以上の人口が増加するわが国では，がんによる疾患が急速に増加している．がん疾患の治療の大きな柱の1本である放射線治療についても対象者の高齢化に合わせた治療方法の変化が求められる．加えて，先端医療としての最新放射線治療機器の発展（炭素線治療，陽子線治療，強度変調治療，画像誘導治療，定位照射治療など）に伴い，放射線治療の機会も相乗的な増加傾向となっている．

　ここでは，一般的ながん統計の見方，最近の資料の一部を示す．がん研究振興財団より「がんの統計」が2年に一度発刊（PDFあり）されており，わかりやすいがんの統計の成書として推奨する[1]．がん研究振興財団の報告についての概略を示すが，他に参照すべき成書として，「がん・放射線療法　2017（改訂第7版）（第5章　がんにかかわる知識，がん統計）」[2]も一読しておくとよい．また，「愛知県のがん登録について」（1983年から県がんセンター研究所疫学・予防部の技術から支援を受け）（www.pref.aichi.jp/soshiki/kenkotaisaku/0000002532.html）も違う統計領域から参考となる．

❶ 用語について

● 年齢調整死亡率（age-adjusted death rate）

$$\text{年齢調整死亡率} = \frac{(\text{観察集団の年齢階級別粗死亡率} \times \text{基準人口の当該年齢階級の人口})\text{の各年齢階級の総和}}{\text{基準人口の総和}}$$

　年齢構成の異なる人口集団，年齢層に偏る死因などの死亡率を，標準化した死亡率に調整する方法で，人口の高齢化などによる年齢構成の変化を取り除く方法である．また，基準人口は1985年人口とし，死因別死亡率は人口10万人当たりとしている（基準人口の表は「がんの統計'17，p119」[1]を参照）．

● 5年実測生存率（5-year observed survival）

　疾患と診断されてから5年後に再発の有無に関係なく生存している確率（予後指標）

$$5\text{年生存率} = \frac{(\text{疾患に新たに罹患した人数} - \text{そのうち5年以内の死亡人数})}{\text{疾患に新たに罹患した人数}}$$

● 5年相対生存率（5-year relative survival）

　5年実測生存率を，その集団と同じ性・年齢・出生の分布をもつ期待5年生存確率で除したものであり，日本人全体の5年後の生存率との比較によって疾患の治療効果がわかる（予後指標）．

● 有病者数（prevalence）

　5年有病者数は，その年のがん生存者で，過去5年以内にがんと診断された数である．全国のがん罹患数の推計値とがん患者の生存率をもとに推計する．

❷ 主ながん統計図表

● 年齢部位別がん死亡割合（2016）

男性では，40歳以上で消化器系のがん（胃，大腸，肝臓）の死亡が多くを占めるが，70歳代以上ではその割合はやや減少し，肺がんと前立腺がんの割合が増加する（図1-1-1）．

女性では，40歳代では乳がん，子宮がん，卵巣がんの死亡が多くを占めるが，高齢になるほどその割合は減少し，消化器系（胃，大腸，肝臓）と肺がんの割合が増加する（図1-1-1）．

2016年の死亡データに基づくと，累積生涯がん死亡リスクの推定は，男性24.9％，女性15.5％と示されており，「がんの統計'17」[1]より男性は4人に1人，女性は6人に1人が，がんで死亡する．

● 年齢部位別がん罹患数割合（2013）

部位別，年齢階層別のがん罹患率（図1-1-2）では，男性では，40歳以上で消化器系のがん（胃，大腸，肝臓）の罹患が多くを占めるが，70歳以上ではその割合は減少し，前立腺がんと肺がんの割合が増加する．

女性では，40歳代では乳がん，子宮がん，卵巣がんの罹患が多くを占めるが，高齢になるほどその割合は減少し，消化器系のがん（胃，大腸，肝臓）と肺がんの割合が増加する．

2013年の罹患データに基づくと，累積生涯がん罹患リスクの推定は，男性62％，女性46％と示されており，「がんの統計'17」[1]より2人に1人はがんと診断され，特に男性は高年齢とともに，がん疾患になることを考慮すべきである．

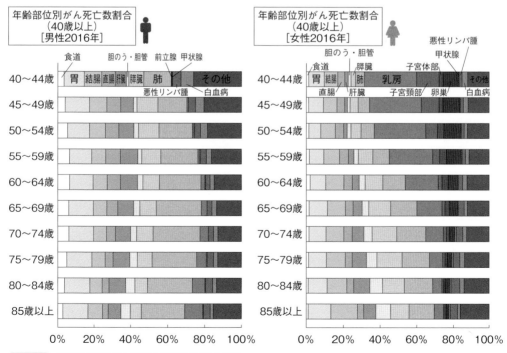

図1-1-1 年齢部位別がん死亡部位割合（2016）

〔国立がん研究センターがん対策情報センター：人口動態統計によるがん死亡データ（1958〜2016年）より〕

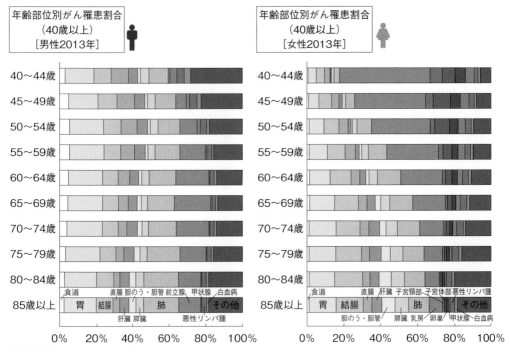

図 1-1-2 年齢部位別がん罹患数割合（2008）
〔国立がん研究センターがん対策情報センター：地域がん登録全国推計によるがん罹患データ（1975～2013年）より〕

表 1-1-1 男女計 5年相対生存率（2006～2008年診断例）

部 位（生存率%）		
・全がん（62.1%）	・結腸（71.6%）	・食道（37.2%）
・前立腺（97.5%）	・直腸（70.1%）	・多発性骨髄腫（36.4%）
・甲状腺（93.7%）	・腎・尿路（膀胱除く）（69.1%）	・脳・中枢神経系（35.5%）
・乳房（91.1%）	・悪性リンパ腫（65.5%）	・肝臓（32.6%）
・子宮体部（81.1%）	・胃（64.6%）	・肺（31.9%）
・喉頭（78.7%）	・口腔・咽頭（60.2%）	・胆のう・胆管（22.5%）
・膀胱（76.1%）	・卵巣（58%）	・膵臓（7.7%）
・子宮頸部（73.4%）	・白血病（39.2%）	

〔がんの統計編集委員会（編）：がんの統計 '17. がん研究振興財団, 2018 より〕

● 地域がん登録における5年相対生存率（2006～2008年診断例）

21の府県（宮城県，山形県，福島県，茨城県，栃木県，群馬県，千葉県，神奈川県，新潟県，福井県，山梨県，愛知県，滋賀県，大阪府，鳥取県，島根県，岡山県，広島県，愛媛県，長崎県，熊本県）の地域がん登録における2006～2008年に診断された患者の腫瘍部位について示すと，5年相対生存率の高い部位（**表 1-1-1**）[1]は，前立腺，甲状腺，乳房（女性），子宮体部であり，生存率の低い部位は膵臓，胆のう・胆管，肺，肝臓，脳・中枢神経系，多発性骨髄腫，食道，白血病である．全がんの5年相対生存率は62.1%である．

❸ 放射線治療における5年実測生存率（期待度）

　がん疾患における放射線治療の役割は，手術療法，放射線療法，化学療法の3本柱の一環を担うことであり，その役割は今後も変わらないと考える．3本柱の1つである放射線治療を評価するうえで部位別疾患の放射線単独療法の症例数を把握することが重要であるが，日本放射線腫瘍学会（Japanese Society for Radiation Oncology：JASTRO）の定期的構造調査データベースの完備を待つしかない．

　手嶋[2]によるがん統計のまとめでは，JASTRO「2007年定期的構造調査」において全がん罹患数に対する放射線治療適用率が26.1%と示されている．しかし，患者の高齢化に伴う放射線治療の適応，加えて高精度放射線システム，高精度放射線治療照射技術の著しい発展により年々，急速の増加傾向がみられる．2007年調査での部位別の放射線治療分布は，乳がん21.5%，

表1-1-2 放射線単独治療における治癒の5年期待度（%）

疾　患	治癒の5年期待度%	疾　患	治癒の5年期待度%
悪性神経膠腫	5	食道	62（表在），42（粘膜下層），23（Ⅱ～Ⅲ）
髄芽腫	60	大腸がん	80～95（Ⅰ～Ⅱ），40～75（Ⅲ～Ⅳ）
上衣腫	低悪70，高悪30	肛門がん	65～80（Ⅰ～Ⅱ）
脳胚芽腫	90～95（10年）	肝細胞がん	34（3年）
下垂体腺腫	90（10年）	膀胱がん	36～40（Ⅰ～Ⅳ），50（+chemo.Ⅰ～Ⅳ）
聴神経腫	95（STS），82（Conv.）	前立腺がん	10年PSA非再燃率80（低リスク），50（中），30（高）
眼窩腫瘍	90（眼球温存Ⅰ～Ⅲ），50（Ⅳ）	精巣腫瘍	95（Ⅰ），90（Ⅱ），70（+リンパ）
上顎がん	65（Ⅰ～Ⅱ），35（Ⅳ）	陰茎がん	70～90（－リンパ），12～40（+リンパ）
口腔がん	90（Ⅰ），75（Ⅱ～Ⅲ）	子宮頸がん	85（Ⅰ），70（Ⅱ），50（Ⅲ），25（Ⅳ）
上咽頭がん	93（Ⅰ），84（Ⅱ），71（Ⅲ），58（Ⅳ）	子宮体がん	76（Ⅰ），53（Ⅱ），50（Ⅲ）
中咽頭がん	67（Ⅰ），63（Ⅱ），50（Ⅲ），37（Ⅳ）	腟・外陰がん	80（Ⅰ），55（Ⅱ），40（Ⅲ），10（Ⅳ）
下咽頭がん	35（Ⅰ），75（Ⅱ），40（Ⅲ），17（Ⅳ）	ホジキンリンパ腫	85
喉頭がん	90（Ⅰ），75（Ⅱ），50（Ⅲ），25（Ⅳ）	非ホジキンリンパ腫	80（低悪），75（中悪），25～60（高悪）
唾液腺	35（大唾液腺），81（小唾液腺）	骨髄腫	50～90（無病）
非小細胞肺がん	50（Ⅰ），20～30（Ⅰ～Ⅱ）	皮膚がん	90（Ⅰ～Ⅱ），70（Ⅲ），60（Ⅳ）
小細胞肺がん	26～30（Ⅰ～Ⅱ）	骨・軟部腫瘍	48～79（骨），27～70（軟部）
縦隔腫瘍	70～90（浸潤性胸腺），35（胸腺癌全体）	ウィルムス腫瘍	92（Ⅰ～Ⅱ），80（Ⅲ），66（Ⅳ），18（Ⅴ）
乳房温存	91～99	神経芽腫	75～85（低リスク），50～75（中），50以下（高）
		横紋筋肉腫	80～100（低リスク），50～80（中），30～50（高）

〔日本放射線専門医会，他：放射線治療計画ガイドライン・2004より〕

肺がん17.3%，頭頸部がん9.8%，前立腺がん9.6%である．このような疫学的データベースの構築は，全国の病院データベースの標準化と各病院スタッフの協力がないとなされず，正しいデータは得られない．

　放射線単独治療における5年実測生存率を示す困難な理由は，がん治療のうち，放射線治療を第一選択する患者数が医療施設により異なり，はっきり患者数が集積されないことにある．放射線治療成績においても病院により異なり，定かではない部分が多く，病期進展度の分類，放射線照射範囲の違い，標的体積の解釈の違いなどがあり，定量的データを標準化しない限り曖昧となってくる．各病院における放射線治療部のホームページに治癒率が示されている場合も多いが，5年生存率ではなく，生存率など指標がバラバラで，標準化された統計データとなっていない．日本放射線腫瘍学会の統計データなどを参照するとよいが，この学会においても，全放射線治療施設のデータが集積されていなく，今後に期待するしかない．また，治療した統計においても，臨床進行度，UICC分類，TNM分類など細かく分けると，統計的症例数が集積されていないのが現状である．

　日本放射線腫瘍学会「放射線治療計画ガイドライン・2004」[3]から引用した標準的な治療成績を，**表1-1-2**に示す．

❹ がん統計のまとめ

　インターネットが隅々まで普及した今日，がん統計をもう少し迅速にわかりやすく，全国統計を一元化することが可能だと考えられるが，現実的にはなかなか進んでいかない．個人情報の保護と集団情報の公開は相反するとも考えられ，がん統計に関しては標準化された統計分類に従い，個人病歴管理が一元的に集積されることを望む．それには，個々病院における統計が，その病院固有の病歴管理ではなく全国の基準化した統計管理に沿った病歴管理であること，二度手間とならず提供できることが必要である．

　放射線治療を担当する技術スタッフ（放射線治療施設のある病院）は，JASTROの定期的構造調査データベース[4]に従って，手間暇をかけずに，統計データが提出できるようなシステムを設計しておくとよい．その都度，あちこちのファイルから整理作成することは，かなりの時間的余裕が必要となり，その結果，曖昧な回答提出となりかねない．放射線治療における病歴管理，治療成績，合併症などを統計的に提示することは，がん患者への最も大切なサービスである．2人に1人はがんと診断される今日，その治療の一役を担う放射線治療については，放射線治療医とともに日々の入力データが統計に耐えられるようにし，整備された統計資料が作成されなければならない．

文献

1) がんの統計編集委員会（編）：がんの統計'17．がん研究振興財団，2018
2) 大西洋，他（編）：がん・放射線治療法2017改訂第7版，秀潤社，2017
3) 日本放射線専門医会，他：放射線治療計画ガイドライン・2004
4) 日本放射線腫瘍学会(JASTRO)ホームページ，放射線腫瘍学データセンター（https://www.jastro.or.jp/aboutus/datacenter.php）

1-2 線量分割照射法

　放射線により，間接的あるいは直接的に細胞は損傷を受ける．細胞を構成しているどの部分が損傷を受けるかにより放射線の効果は変わるが，細胞の不活化をもたらすのは DNA の損傷と考えられている．DNA が損傷を受けると，細胞は増殖死とアポトーシスを起こし，組織・臓器が正常に機能しなくなる．放射線治療は投与線量を分割することにより，正常組織を回復させながら腫瘍組織の殺傷を狙った方法である．

❶ 線量分割照射法の理論

　放射線による損傷のメカニズムは，放射線による直接・間接作用によって DNA 損傷が二重鎖の 2 本とも切断する場合（α 要因：細胞死滅損傷効果）と，複数の単鎖切断する場合（β 要因：細胞の亜致死損傷の回復効果あり）が考えられる．この考え方が最近の放射線治療に用いられている Linear Quadratic Model（LQ モデル）である（13 頁，**1-3 項**参照）．放射線照射後の細胞の生存率は α 成分と β 成分の損傷から成り立ち，線量と各成分の効果の和が細胞生存率となっている．α 成分損傷は回復なく死滅し，β 成分損傷は亜致死効果の回復が認められ肩のある曲線となる．α 成分の死滅と β 成分の死割合が同等となる線量を α/β として表し，その α/β 値が正常細胞，腫瘍細胞への投与線量に対する反応および効果の指標となる．α/β 値以上の 1 回投与線量は，回復効果が少なく晩期障害は起きる要因となる．実際の組織への放射線投与は，組織が複合的に影響しあい，また，投与による蓄積損傷，各末梢血管系の損傷，血球損傷，免疫損傷，照射野の大きさ，分割回数など多様な要因が絡み，副作用という損傷効果となって現れる．線量−生存率曲線の特徴をまとめると以下の通りである．

- 低線量域には肩，それを過ぎると急激に生存率が低下する．
- 一般的に晩期反応型正常組織のほうが，早期反応型正常組織や腫瘍よりも肩が大きい．
- 放射線治療においては，晩期反応型正常組織に対する障害が問題となる．
- 1 回に大きい線量を用いることは危険である．
- 晩期反応型正常組織：放射線の影響が数か月以上経ってから現れる組織（脳など）の α/β 値は小さい（3 前後）．
- 早期反応型正常組織：放射線の影響が早期（たとえば治療中）に現れる粘膜，皮膚などの α/β 値は大きい（10 前後）．
- LQ モデルは低線量部の照射反応や生存率解析に有用であり，多標的 1 ヒットモデルに比べて高線量域での細胞生存率には一致しない．また，LQ モデルにおいて，腫瘍と早期反応組織の α/β はほぼ同じであるといわれている．
- 分割照射法を種々の生物学的数学モデルで比較すると，①時間−線量−回数の関係 TDF（time dose fractionation）は分割回数が 1〜3 回の小分割照射では適応できない，②Ellis が提唱した NSD（Nominal standard dose）は皮膚の早期反応に基づいて得られた指標である，③LQ モデルを用いれば，臨床における通常分割照射（1 日 1 回照射）と多分割照射を比較できる，④DNA の障害から修復を考慮せずに分割照射法を比較すると，照射間隔が 6 時間未満

表1-2-1 α/β値

	組織	反応	α/β値	出典
早期反応	皮膚	紅斑	3.8(6.9〜11.6)	Turesson, Thames(1989)
			12.3(2〜23)	Bentzen et al.(1988)
		落屑	11.2(8.5〜17.6)	Turesson, Thames(1989)
	肺	早期肺炎	>8.8	Cox(1987)
晩期反応	声門上部		3.8(0.8〜14)	Maciejewski et al.(1986)
	喉頭	軟骨壊死	<4.4	Horiot et al.(1972)
	皮膚	末梢血管拡張	3.9(2.7〜4.8)	Turesson, Thames(1989)
			3.7(0.2〜4.7)	Bentzen et al.(1989)
		皮下線維化	1.9(0.8〜3)	Bentzen et al.(1989)
	肺	晩期肺炎	<3.8	Cox(1987)
	腸	狭窄・穿孔	2.2〜8	Bentzen(1987)
腫瘍	声帯腫瘍		>9.9	Harrison et al.(1988)
	肺(扁平上皮がん, 腺がん)		50〜90	Cox et al.(1980)
	子宮頸がん		>13.9	Watson et al.(1978)
	皮膚がん		3.5(4.5〜11.3)	Trott et al.(1984)
	脂肪肉腫		0.6(0〜5.4)	Thamas, Suit(1986)

〔佐々木仁:分割照射法の生物学的基礎. 癌・放射線療法. p.150, 篠原出版新社, 2002〕

では亜致死障害からの回復が不完全になる心配があり,その補正が必要となる.
などが挙げられる.

早期反応,晩期反応および腫瘍のα/β値を表1-2-1に示したが,かなりのばらつきのある実験データである.LQモデルの臨床計算はこのα/β値を用いている.

❷ 線量分割照射による放射線損傷回復の特徴

線量分割照射の目的は,前節に示したように,
①亜致死損傷細胞の回復(正常細胞のほうが腫瘍細胞より回復効果が高いことを狙う)
②腫瘍細胞が再増殖する期間前に治療を終える(腫瘍細胞もある期間を過ぎると増殖するため,増殖しない間に治療を終えることを狙う)
③照射による細胞の再分布(細胞周期で放射線効果がある周期を狙う)
④腫瘍細胞の再酸素化(死滅した細胞が取り除かれることによる放射線効果の増加を狙う)
であり,腫瘍細胞の性質と周囲正常細胞の性質を考慮した,投与総線量,分割回数,全照射期間などを決める必要がある.線量分割照射は晩期有害事象に影響を与えるため,腫瘍の死滅と晩期有害障害の軽減のバランスをみながら治療効果を得る必要がある.

図1-2-1左に示したように,分割照射は,あらかじめ一定の線量(D/2)を照射した後,十分な修復時間(t)をおくと最初の損傷は修復されて無傷の状態となるとし(細胞実験),続きの照射(分割照射)に対して一度に照射(急性照射)した場合と異なる生存率曲線がみられると考える.修復時間を変えた実験(図1-2-1右)を行うと,最初の2〜3時間で亜致死損傷修復がみられる.細胞に増殖活動がみられる場合には細胞周期の同期が起こり,2回目の照射が感受性期に当たると生存率が下がる.増殖期にない細胞や細胞周期を止めた場合にはこの生存率の低下

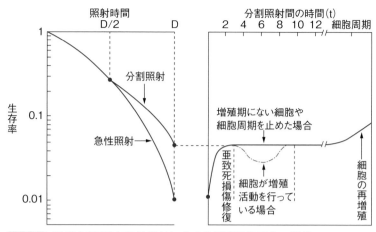

図1-2-1 線量分割照射/急性照射による放射線損傷回復の特徴

はみられない．また，分割間隔が細胞周期より長くなると，細胞の再増殖のため見かけの生存率は再び上昇する．線量分割照射の基本はこの正常組織の放射線損傷回復を狙ったものである．

線量分割照射の特徴は，放射線生物学，腫瘍学の教科書を通して基礎を学ぶ必要があるが，あえてまとめると，

- 正常組織においては分割回数が多数回のほうが回復効果があり，障害が少ない．一般に多分割照射においては6時間間隔で行えば，亜致死損傷は完全に回復するといわれている．
- 線量率においては，①同一の生物学的効果を得るためには，低線量率照射は常に照射と同時に回復があり，高線量率照射よりも線量を増加しても障害が少ない（密封小線源治療，全身照射の場合など適応），②線量生存率曲線の肩の部分が小さい細胞は，放射線の感受性が高く，少ない線量においても殺傷効果があることを示す．高線量率密封小線源治療と低線量率密封小線源治療では，同じ投与線量の場合，晩期有害事象などに差がみられることもある．
- 放射線損傷を考える場合，線エネルギー付与（linear energy transfer：LET）との関係も無視できなく，重要な問題である．高LET放射線では亜致死損傷の回復が少なく，重粒子線治療などは生物学的効果を十分考慮しなくてはならない．
- 陽子線治療は，ブラッグピークという線量分布上の特徴にある．生物学的効果比（relative biological effectiveness：RBE）は炭素線と異なり，生物実験では光子とほぼ同等なRBEである．臨床的に光子より少し高く，RBE＝1.1〜1.2という報告もある．
- 放射線治療における酸素効果はよく知られており，高気圧酸素の中での治療が代表的であるが，その原理は，腫瘍内酸素分圧を上げれば，放射線による致死効果が増し，局所制御率に有効となることである．
- 放射線治療期間の延長が再増殖による局所制御率を低下させることが示されているのは，通常，頭頸部がん，子宮がんなどの扁平上皮がんである．
- 腫瘍は大きくなると体積増加速度がしだいに遅くなる．また，腫瘍細胞の倍加時間（T_d）は細胞周期時間（T_c）より長い．一般に，扁平上皮がんのほうが腺がんに比して細胞周期が短く，倍加時間も短期間であることから，扁平上皮がんのほうが放射線治療効果がある要因となっている．
- 哺乳動物細胞が細胞死を起こすために必要な線量を指標にして，放射線感受性の高いものか

ら順に並べると，①リンパ球，精原細胞，②骨髄，生殖腺，③小腸，幼児骨端，水晶体，④胃，大腸，膀胱，⑤小血管，唾液腺，口腔粘膜，⑥皮膚，角膜，肺，腎，精子，⑦骨，筋肉，肝，内分泌腺，⑧神経，線維，脂肪である．これらにより，ヒト組織の耐容線量も決まり，線量分割の指針となる．

❸ 線量分割照射による正常組織の耐容線量

　臓器，組織と耐容線量は治療にとって重要な要因であり，投与線量の増減が治療効果と有害事象に大きく影響する．ここで示すおおよその耐容線量(**表1-2-2**)は，現在の新技術に基づくものではなく，1回2Gy程度の投与線量における副作用の起きる確率の目安である．日本放射線腫瘍学会(編)「放射線治療計画ガイドライン2008, 2012」より抜粋したが，治療計画する場合の dose volume histogram (DVH) 参考耐容線量として用いられる．ここで，$TD_{5/5}$ は5年間で5％の副作用が起きる確率，$TD_{50/5}$ は5年間で50％の副作用の起きる確率を示す．

　治療計画において，強度変調照射(intensity modulated radiotherapy：IMRT)法の普及は正常組織への被ばく線量をより少なくすることにより治癒後の副作用の軽減を目指している．成人では骨折(肋骨・大腿骨頭部)などの障害は $TD_{5/5}$ が60Gy(乳房温存療法)，消化管の障害は $TD_{5/5}$ が40Gyから起こり，小腸の下痢は障害として一番起こりやすい．また，唾液腺は $TD_{5/5}$ が32Gyから分泌障害が発生してQOLの低下を招くため，IMRT法が一般的な治療技法となってきた．脊髄は $TD_{5/5}$ が50Gyから障害が起こり，照射技術を工夫し，過線量あるいは線量の不足とならないようにすることが大切である．最近は頸椎～胸椎～腰椎など脊椎のIMRT法が用いられているのは，この理由である．晩期有害事象の誘発は，総線量と分割回数(fractionation)とも関係し，分割数を減らし1回線量を大きくすると晩期有害事象が増してくるため，多分割小線量が有害事象の軽減には良好であるが，治療期間が長くなり，再増殖の可能性も増してくる．

　ほとんどの施設で行われている体幹部定位放射線照射(non-coplanar法)は，7門照射を多方向から照射するため，正常組織の被ばく線量を分散し，耐容線量以下にしている(肺の1回投与線量が12.5Gyを7門に分散すると1門当たり1.8Gy弱となる)．

　腫瘍が大きい場合，低酸素細胞が多く，通常の線量では効果がなく，病理組織においても放射線が効きにくいものがある．また，同じ病理組織においても，腫瘍の性質にバラつきがあり(食道がん放射線治療において，潰瘍型は効きにくく，漏斗型は効きやすい性質)，一律の治療では十分な効果は得られない．

　放射線治療成績の向上のためには，最新の治療技術による線量集中性の向上が不可欠となり，投与線量を増加することが解決の糸口となる．光子線による原体照射(3D-CRT)，強度変調照射，定位照射，あるいは粒子線照射による病巣への線量集中性が改善できれば，正常組織の被ばく線量が軽減される．その結果，正常組織障害確率(normal tissue complication probability：NTCP)曲線が右方に移動し，投与線量の増加(dose escalation)が可能となり，腫瘍制御率(tumor control probability：TCP)はAからBに向上する(**図1-2-2**)．このような方法の試みが進行中であり期待されるものである．この集中的照射法は腫瘍組織と周囲正常組織への線量勾配がきわめて大きいため，照射技術の正確度と精度の両方が必要となり，放射線治療技術系の仕事が重要な因子となる．治療計画の内容は治療技術の向上に伴い変化している．放射線治療の

表1-2-2 有害事象と耐容線量

臓器		有害事象	TD$_{5/5}$Gy	TD$_{50/5}$Gy	照射野	TD$_{5/5}$Gy	TD$_{50/5}$Gy	照射野
骨髄		形成不全,汎血球減少	2.5	4.5	全体			
肝臓		急性,慢性肝炎	30	40	全体	50	55	1/3
腸管		閉塞,穿孔,瘻孔	40	55	全体	50	65	1/3 or 2/3
胃		穿孔,潰瘍,出血	50	65	全体	60	70	1/3
脳		梗塞,壊死	45	60	全体	60	75	1/3
脊髄		梗塞,壊死	47	—	20 cm	50	70	5 or 10 cm
心臓		心膜炎	40	50	全体	60	70	1/3
肺		急性,慢性肺炎	17.5	24.5	全体	45	65	1/3
腎臓		急性,慢性腎硬化症	23	28	全体	50	45	1/3 or 1/2
咽頭粘膜		潰瘍,粘膜炎	60	75	50 cm^2			
皮膚		急性,慢性皮膚炎	55	60	100 cm^2			
食道		食道炎,潰瘍	55	60	全体	60	70	1/3
直腸		潰瘍,狭窄,瘻孔	60	80	容積効果なし			
唾液腺		口腔乾燥症	32	46	1/3 or 1/2			
膀胱		拘縮	65	80	2/3	80	85	1/2
尿管		狭窄	70	100	5〜10 cm			
精巣		不妊	1	2	全体			
卵巣		不妊	2〜3	6〜12	全体			
軟骨(小児骨)		成長停止,低身長	10	30	全体			
成熟軟骨(成人骨)		壊死,骨折,硬化	60	100	全体			
(成人骨)		壊死,骨折,硬化	60	100	10 cm^2			
眼	網膜	盲目	45	65	全体			
	角膜	潰瘍	50	60	全体			
	水晶体	白内障	10	18	全体			
内分泌	甲状腺	甲状腺機能低下	45	150	全体			
	副腎	副腎機能低下	60		全体			
	下垂体	下垂体機能低下	45	200	全体			
末梢神経		神経炎	60	100				
耳(中耳)		滲出性中耳炎	30	40	容積効果なし			
	前庭	メニエール症候群	60	70				
筋肉	子供	萎縮	20	40	全体			
	成人	線維化	60	70	全体			
リンパ節		萎縮,硬化	50	100	全体節			
大血管		硬化	80	100	10 cm^2			
子宮		壊死,穿孔	100	200	全体			
腟		潰瘍,瘻孔						
乳腺	子供	発育不全	10	15	全体			
	成人	萎縮,壊死	50	100	全体			

〔Hall EJ. Giaccia AJ:Radiobiology for the radiologist(Sixth Edition). pp334-335, Philadelphia, Lippincott Williams & Wilkins, 2006〕

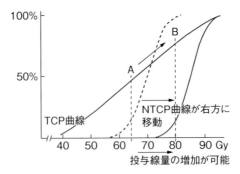

図1-2-2 線量集中性による病巣線量増加概念図

教科書,放射線腫瘍学会(編)「放射線治療計画ガイドライン2016年版」を参照されたい.

❹ 線量分割照射の方法

耐容線量(**表1-2-2**)は,通常分割照射(conventional fractionation)法での長い経験的裏付けによるデータである.しかし,よりよい線量分割照射法が細胞・組織の性質により提案され施行されている.正常細胞,腫瘍細胞の培養実験と数学的モデル解析により,細胞周期時間,増殖細胞分画,細胞喪失因子が正常細胞と腫瘍細胞との違いにより,また,正常組織と腫瘍における早期反応組織,晩期反応組織の細胞生存率曲線の解析により,種々の線量分割照射法が考案された(**表1-2-3**).

固形悪腫瘍の発育は細胞周期時間,増殖細胞分画(growth fraction),細胞喪失因子(cell loss factor)の3因子の組み合わせで成り立ち,細胞周期が早いほど発育が早く,遅いほど発育は遅い.腫瘍細胞の増殖と細胞喪失が同じならば,腫瘍は増殖しないこととなる.放射線照射による腫瘍体積の縮小と,ある期間後の腫瘍の加速増殖(細胞実験では認められている)が生じる前に照射を終えることは理にかなっている.以下にその方法の概要を示す.

表1-2-3 種々の分割照射法

分割照射法	線量/回(Gy)	回/日	日/週	治療期間(日)	総線量(Gy)
通常分割照射法 (conventional fractionation)	2.0	1	5	39~46	60~70
過分割照射法 (hyperfractionation:HF)	1.15	2	5	46	80.5
加速分割照射法 (accelerated fractionation:AF)	2.0	2	5	18	60
加速過分割照射法 (accelerated hyperfractionation:AHF)	1.5	2	5	39	75
連続過分割加速放射線治療 (continuous hyperfractionated accelerated radiotherapy:CHART)	1.5	3	7	12	54
1日多分割照射法 (multiple fractions per day:MFD)	1.15~2	2~3	5~7	12~46	54~80.5

- 多(過)分割照射は1日に2回照射し，1回の投与線量は通常分割照射の0.5〜0.6に減少し，照射間隔を6時間以上とする．正常組織の早期反応の回復を狙いながら，晩期反応を増強しないようにして，線量増加を試み，腫瘍への総線量を増加する目的である．
- 加速分割照射法は加速して増殖する腫瘍(倍加時間が短い細胞・組織)に，短期間で総投与線量を与えるため，1日に2回照射し，照射間隔を4〜6時間とするが，1回の投与線量は通常分割照射と同じ量で，総線量は変えずに行う．早期反応は重篤だが，晩期反応は通常分割照射と同じ程度を目的とする．
- 加速過分割照射法は多(過)分割照射と加速分割照射の両方の利点を得ようとするもので，早期反応の重篤を避け，かつ晩期反応の回復も狙ったものであるが，実際的にどこの施設でも施行できるものではなく，患者にとってもかなり厳しい照射法である．

　線量分割照射の方法を種々示したが，実際の施行では細胞レベルの実験データほど早期反応の回復がなく重篤障害が起き，そのためしばらく治療を休止することとなり，治療期間の延長につながる場合が多い．頭頸部がんにおいて所属リンパ節の局所制御率は向上したが，生存率では有意差が認められないなど，今後の臨床試験を待たないとはっきりした結論は得られない．このように *in vitro* と *in vivo* の反応の一致は難しく，生体内での放射線治療に対する反応は，個々の細胞の性格だけでなく，血流や加速再増殖など，組織としての因子による影響も受けるのが常であるため理論どおりにはならない．

　最近はこれらの線量分割照射方法の研究と空間的線量分布のよい高精度治療機器，コンピュータ技術，ロボット技術の著しい発展により，少分割多線量法がなされ，加速過分割照射法に勝る技術となってきた．それに伴い治療機器もIMRT，定位照射，ガンマナイフ(stereotactic radiosurgery：SRS)，サイバーナイフ(SRSあるいはstereotactic body radiotherapy：SBRT)などの新技術治療機器に置き換わってきた．これからは新治療機器による新たな線量分割照射方法が研究されるであろう．

1-3 放射線生物学

　細胞が照射されるときの標的とは何なのだろう．

　人体の構成成分の中で重要な蛋白質は，DNAの情報に基づいたアミノ酸配列によってつくられる．放射線の効果は，したがってDNAと放射線によるエネルギー付与の関係によって決まる．リン酸と糖+塩基[*1]の3つによりヌクレオチド単位となり，ヌクレオチドが連続的につながった二重らせん構造のDNAの直径は20Å程度である．

　DNAは4つの塩基による情報であるが，その中の一部が遺伝子として機能している．細胞周期の中で遺伝子が正確に伝わらないような事象が放射線によってもたらされる．そのことが生物学的効果に結びつく．

Memo

★1　4つの塩基はアデニン：A，グアニン：G，シトシン：C，チミン：T

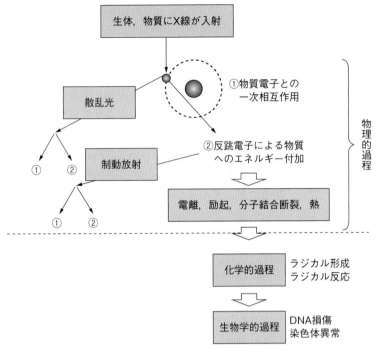

図1-3-1 放射線が生物学的効果を生むまでの種々の過程

　塩基の並びの外側の骨格として二重らせん構造があるので，放射線が遺伝に関係する塩基の並びの破壊に関係するとすれば，二重らせん構造の大きさである 20 Å (0.002 μm)[★2] であり，圧縮凝縮 (M 期の中期染色体の状態で 5 万倍)[1)] されて細胞内に存在している．

　細胞への影響を考えたときの標的は DNA となる．DNA に起きた障害は

- 細胞の突然変異
- 細胞の死
  - 間期死：放射線を受けた後，1 度も分裂せずに死
  - 増殖死：1 回あるいは数回の分裂後の分裂の停止

に分類される．放射線治療では，がん細胞の染色体異常により幹細胞の増殖停止に伴う分化細胞の供給停止などによって，がん細胞を根絶することを目標としている．

　生体の及ぼす放射線の影響は **図 1-3-1** に示すように，起点となるのは物理的過程である．**図 1-3-1** では入射放射線として間接電離放射線を示しているが，電子のような直接電離放射線の場合には図中の②の部分からの相互作用となる．いずれにしても，電荷を有する粒子のエネルギーが物質に付与されることで，すべてが始まる．

　物理的過程に続く化学的過程では，生物学的効果において主要な因子となるラジカルの形成が起きる．ラジカル形成が標的分子で起きることを放射線生物学では**直接作用**と呼ぶ．標的分子以外の水といった物質でラジカルが形成され，このラジカルが標的分子に影響を及ぼすことを**間接作用**という．通常，間接作用が主たる因子となる．

Memo

[★2] 1 Å = 1.0×10^{-10} m

このようなことを踏まえ，ここでは放射線治療に関連する放射線生物について概略を述べる．

❶ 放射線の吸収線量

放射線治療における単純分割線量は 2 Gy である．毎回 2 Gy の分割照射で最終的に腫瘍制御を目指している．この Gy という単位にわれわれは馴染んでいるが，もう少し日常的な物理量である"熱"で考えてみよう．

$1 \text{ Gy} = 1 \text{ J/kg}$

ジュール[J]を熱量（カロリー）[cal]で表すと，1 cal = 4.184 J であるので

$1 \text{ Gy} = 1 \left[\dfrac{\text{J}}{\text{kg}}\right] \times \dfrac{1}{4.184}\left[\dfrac{\text{cal}}{\text{J}}\right] = 0.239 \left[\dfrac{\text{cal}}{\text{kg}}\right]$

"1 カロリーとは水 1 g の温度を 1℃ 上げる熱量[cal/(g℃)]"（これを比熱と呼ぶ）であるので，1 Gy の吸収線量による温度上昇は

$0.239 \left[\dfrac{\text{cal}}{\text{kg}}\right] \times \dfrac{1}{10^3}\left[\dfrac{℃}{\text{cal}}\right] = 2.39 \times 10^{-4} \text{ ℃/kg}$

となる[★3]．人類が抱える難病に放射線は本当に立ち向かっているのかと思えるほど，日常のスケールでみると計り知れないほど小さな量である．これが，図 1-3-1 における 3 つの過程の関連を示している．放射線によるエネルギー付与は，化学的過程，生物的過程と続く一連の作用のトリガーとしての役割を担っている．

❷ 放射線によるエネルギー付与分布：間接作用の引き金

直線，間接電離放射線を問わず，物質にエネルギーを付与するのは荷電粒子である．そこで，放射線による生物学的効果を議論するときには，荷電粒子の飛跡に沿ったエネルギー付与が問題となる．これは阻止能によって説明されるが，放射線生物学の中では線エネルギー付与（linear energy transfer：LET）が用いられる．LET は生物学的効果を生む対象の大きさから keV/μm の単位で値が示される．江島ら[1]によれば，反跳電子の LET は ^{60}Co γ 線（運動エネルギー 1 MeV 程度）で 0.23 keV/μm，10 keV の電子で 2.3 keV/μm，150 MeV の陽子線で 0.5 keV/μm，5.3 MeV の α 線で 43 keV/μm，290 MeV の炭素線で 20〜200 keV/μm，となる．ちなみに，放射線生物学で長く基準 X 線として用いられてきた 200 keV 程度の X 線では，1.7 keV/μm 程度である．これより，電荷が大きくなるほど，速度が遅いほど LET が大きくなることがわかる．このことが，荷電粒子でみられる静止位置近傍でのブラッグピークの形成を説明している．外部放射線治療で用いる X 線による反跳電子の LET も ^{60}Co γ 線や陽子線とほぼ同程度である．

上記のことより，LET の大きさは低 LET と高 LET に分けられるが，

- 低 LET 放射線：照射された深さに無関係にほぼ同じ LET

Memo

[★3] 熱量とは熱運動の運動エネルギーのことであるので，単位が[J]．熱容量：物体の温度を 1 K 上げるのに必要な熱量[J/K]．比熱（比熱容量）：単位質量当たりの熱容量[J/(g K)]

・重粒子線：LETは深さで変化するので，照射された領域の各点で線量とLETを知る必要がある．

❸ 標的と直接作用・間接作用

　前項②で反跳電子によるLETをみたが，このときのエネルギーが標的であるDNAに対して直接的に作用するのだろうか．

　原子の電子構造による安定化の度合いが異なることによるイオン化傾向を反映した元素のイオン化と異なり，放射線はランダムにいろいろな電子を原子や分子から反跳させる．その結果，ラジカル（遊離基）と呼ばれる不安定なイオンが生成される．このときDNAの原子や分子が標的となった場合を，放射線による**直接作用**と呼ぶ．生成されたラジカルの多くは近くの原子または分子と1/1,000秒以下で反応する．

　人体，言い換えると細胞の70%は水で構成されている．水（H_2O）が放射線によって遊離するとき水酸化ラジカル（OH・）が生成される．水は標的ではないが，生成されたラジカルOH・が標的を攻撃する．このことで放射線の効果が標的に伝わり，これを**間接作用**と呼ぶ[★4]．水と放射線の相互作用によるラジカルOH・は，攻撃性の高いラジカルとして知られている．

　水の有無による放射線感受性の変化が調べられており，直接作用と間接作用の比率は，哺乳類細胞で1：2といわれ，放射線の効果において水が重要な役割を担っている．

❹ 生存率曲線

　放射線による線量-効果関係を解析するとき，細胞の生存率が利用される．標的にヒットしたことで細胞の生存が決定されるという考え方を**ヒット理論**と呼ぶ．"標的にヒット"ということを統計学的に記述するときの確率密度として**ポアソン分布**がある．

　対象となる標的が莫大な数であるにもかかわらず，そこで発生する効果（相互作用）がまれな現象で，かつ，それぞれの現象が互いに独立で起き，平均値が存在するという現象はポアソン分布に従う．このような現象は，たとえば放射線の透過率などで指数関数を用いてきたことと同じである．ポアソン分布において，平均m個の作用が発生する現象において，r個の作用が発生する確率$P(r)$は

$$P(r) = \frac{e^{-m} m^r}{r!} \quad \text{---(1.3.1)}$$

で表される．ここで，$r \to 0$のとき$0! = 1$，$m^0 = 1$であることより$P(r) \to e^{-m}$と指数関数になる．

　ヒット理論に従うと，放射線を照射された細胞の標的にヒットすることで細胞の不活化が起きる．よって，ポアソン分布におけるヒット数rが0のときのみ細胞は生存することになる．ポアソン分布に頼らずに"標的にヒット"という現象を表現することもできる．以下で，ヒット理論に基づいた生存率モデルをいくつか示す．

Memo

[★4] ここでの"間接作用"とは"間接"電離放射線のことではないことに注意．

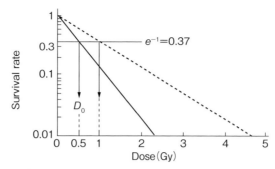

図1-3-2 1標的1ヒットモデルによる生存率曲線

● **1標的1ヒットモデル**

標的数が1個，1ヒットで標的は不活化する．

放射線治療を考えると，照射域にN個のがん細胞があり，照射線量dDによってdNの細胞が不活化したとすると，

$$dN = -\gamma N dD \quad \text{(1.3.2)}$$

と表せる．ただし，γは比例定数である．**式1.3.2**がいっていることは，不活化される細胞数は線量と対象とするがん細胞数に比例するということである．また，不活化されるということはがん細胞が減ることであるので負号がついている．**式1.3.2**の両辺で次元を一致させるためには，比例定数は[1/Gy]の次元をもつ．

式1.3.2を1階線形微分方程式として解くと

$$N = N_0 e^{-D/D_0} \quad \text{(1.3.3)}$$

となる．ここで，N_0は初期細胞数，$1/D_0$は比例定数γである．

ここで導入したD_0は投与線量Dを個数（ヒット数）とするための基準線量である．言い方を換えると，細胞の不活化に必要な最小の線量である．この線量を**平均致死線量**（mean lethal dose）と呼ぶ．**式1.3.2**を**図1-3-2**に示す．37％生存率の値より，1ヒットに必要な平均線量D_0を知ることができる．また，$1/D_0$が急激なほど，すなわちD_0が小さいほど放射線感受性が高いということになる．

● **多重標的1ヒットモデル**

細胞の標的数がn個で，それぞれの標的は1ヒットで不活化されるとする．

この場合においても個々の標的が不活化されない，すなわち標的が機能する確率は**式1.3.3**で与えられる．よって，個々の標的が不活化される確率は

$$1 - e^{-D/D_0}$$

となる．個々の標的の不活化が他の標的に影響を及ぼさないとすると，これらの事象は独立であるから細胞内のすべての標的が不活化される確率は

$$(1 - e^{-D/D_0})^n$$

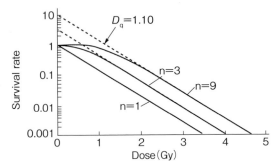

図 1-3-3 多重標的 1 ヒットモデルの生存率曲線

である．よって，細胞の生存率 S は

$$S = \frac{N}{N_0} = 1 - \left(1 - e^{-\frac{D}{D_0}}\right)^n \quad \text{---(1.3.4)}$$

となる．**図 1-3-3** に $D_0 = 0.5$ Gy，n が 1，3 および 9 のときの多重標的 1 ヒットモデルの生存率曲線を示す．また，$D \gg D_0$ の領域において**式 1.3.4** を二項定理[★5]により近似すると

$$(1 - e^{-D/D_0})^n \approx 1 - n e^{-D/D_0}$$

であるので，**式 1.3.4** は

$$S = n e^{-D/D_0} \quad \text{---(1.3.5)}$$

と近似できる．この近似曲線は**図 1-3-3** 中に破線で示す．

式 1.3.5 の対数をとると，多重標的 1 ヒットモデルにおけるパラメータを求めることができる．

$$\ln S = \ln n - \frac{1}{D_0} D$$

標的数 n は $D = 0$ の外挿値，放射線に対する感受性を表す平均致死線量 D_0 は傾きに相当する．また，**図 1-3-3** において $S = 1$ と**式 1.3.5** の直線式の交点の線量は，細胞の回復能を表す D_q 線量と呼ばれる．

● **LQ モデル**

このモデルは生存率曲線を片対数で表すと直線とならないが，大線量では曲線の曲がりが緩やかになるという事実に基づいている．

放射線による細胞死の主たる原因は 2 本の染色体の二重鎖切断[★6]に伴う染色体異常である．

Memo

- [★5] 二項定理 $(1+x)^n = {}_nC_0 + {}_nC_1 x + {}_nC_2 x^2 + \cdots$，${}_nC_r = \frac{{}_nP_r}{r!} = \frac{n!}{r!(n-r)!} = \frac{n(n-1)(n-2)\cdots(n-r+1)}{1 \cdot 2 \cdot 3 \cdots r}$ において，$x \ll 1$ のとき x^2 以降の項が無視できる．
- [★6] 細胞の DNA はさまざまな内的，外的要因によって絶えず損傷を受けている．中でも DNA 二重鎖切断 (DNA double-strand break : DSB) は細胞にとって最も影響の大きい DNA 損傷である．1 Gy の γ 線による DSB の誘発は 20〜40 個/細胞核 (細胞の核に含まれる DNA) といわれている．

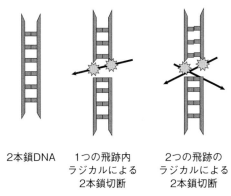

図1-3-4 荷電粒子飛跡，ラジカルと二重鎖切断

- LQモデル（linear-quadratic model，線形2次モデル）：不安定型染色体異常と線量の関係．生存率曲線の解析にもLQモデルは適用される．
- LQモデルの仮定：二重鎖切断染色体異常が1つ発生すると細胞は不活化される．
- 2本の染色体上の切断と放射線の飛跡の関係

放射線場では複数の飛跡に沿って励起や電離によって荷電粒子，ラジカルが染色体に作用する（**図1-3-4**）．1つの飛跡上で二重鎖切断染色体の切断が起る確率 P_1 は

$$P_1 \propto \alpha D$$

とする．ここで，α は比例定数である．1つの飛跡上で2本鎖切断が起こるということは，電離およびラジカル密度が高いということである．

線量が高ければ複数の飛跡が存在するが，個々の飛跡上での単鎖切断から2本鎖切断が合成される確率 P_2 は

$$P_2 \propto \beta D^2$$

で表される．

以上より，染色体異常の発生頻度 P は独立しているので，

$$P \propto P_1 \cdot P_2$$

したがって，細胞が生存する確率 S は次式で表される．

$$S = e^{-(\alpha D + \beta D^2)} \quad \text{——(1.3.6)}$$

これを **LQモデル**による式と呼ぶ．

- 定数 α，β と LET の関係

LETが高い放射線ほど飛跡に沿って近距離で複数の電離が生じる．したがって，1つの飛跡に対するLQモデルの項，すなわち1次の項 αD が2次の項 βD^2 よりも大きい．そのためには高LET放射線における比例定数は，

$$\alpha > \beta$$

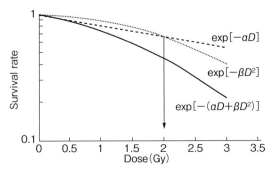

図 1-3-5 LQ モデル生存率曲線（$\alpha/\beta = 2$ Gy）

でなければならない．
- α/β 値による生存率曲線の相違

$\alpha/\beta = 2$ Gy[★7] のときの LQ モデルによる生存率曲線を**図 1-3-5** に示す．
式 1.3.6 の LQ モデル式において，一次の項と二次の項が等しい場合には，

$$S = e^{-\alpha D} \cdot e^{-\beta D^2}$$

$$e^{-\alpha D} = e^{-\beta D^2}$$

$$\alpha D = \beta D^2$$

$$\therefore D = \alpha/\beta$$

という α/β に相当する特定の線量が決まる．**図 1-3-5** では 2 Gy で $e^{-\alpha D}$ と $e^{-\beta D^2}$ が交わっている．$\alpha/\beta = 2$ Gy と $\alpha/\beta = 10$ Gy のときの生存率曲線を**図 1-3-6** に示す．たとえば，がん細胞の α/β 値が 10 Gy，晩期反応細胞（決定臓器）の α/β 値が 2 Gy とすると，2 Gy の照射において決定臓器の機能を温存した状態でがん細胞を不活化できる可能性がみえる．しかし，2 Gy ではがん細胞を不活化することは不可能である．そこで，1 回 2 Gy の分割照射を繰り返すことで，この利得を維持しようというのが，分割照射の背景にある．また，それをさらに進めた過分割照射（hyperfraction）1.2 Gy/回，2 回/日がある．

α/β 値が 2 Gy（$\alpha = 0.2$ Gy，low α/β）と α/β 値が 20 Gy（$\alpha = 0.4$ Gy，high α/β）の 2 種類の細胞に対して，分割照射を施したときの生存率の変化を**図 1-3-7** に示す．α/β 値が 2 Gy のほうが 20 Gy よりも生存率が高いことが，分割を進めるほど強調されている．一般的には α/β 値が大きい（$\alpha/\beta = 10$ Gy）：急性反応型組織（がん細胞，早期反応細胞），α/β 値が小さい（$\alpha/\beta = 1 \sim 3$ Gy）：晩期反応型組織（神経）とされる．

Memo

[★7] α/β 値は [Gy] 単位で与えられる．したがって，α [Gy^{-1}]，β [Gy^{-2}] の単位となる．

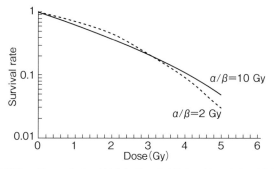

図1-3-6 $\alpha/\beta=10\,\mathrm{Gy}$（がん細胞：実線）と$\alpha/\beta=2\,\mathrm{Gy}$（晩期反応細胞：破線）のときのLQモデル生存率曲線

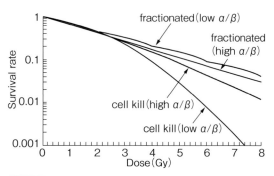

図1-3-7 分割照射と1回照射におけるα/βによる生存率曲線の違い

❺ 外部放射線治療におけるLQモデルの利用

臨床においては病期や腫瘍の種類によって，種々の分割サイズ（線量）で治療プロトコルが作成される．それらの間で等価な生物学的効果を得る必要がある．このとき，等価分割スケジュールを評価しなければならない．

治療の中断の影響の決定，たとえば，長い週末による中断に対して余剰線量を与える必要性はあるのかといった問題も，現実的な問題である．

この種の問題に対してLQモデルが応用されることがある．その準備として，いくつかの考え方を示す．

細胞のLQモデルによる生存率Sは

1回照射（線量D）：$S=\exp[-(\alpha D+\beta D^2)]$

1回線量dのn回分割照射：$S=\exp[-n(\alpha d+\beta d^2)]$

LQモデルによる生物学的効果Eを

1回照射（線量D）：$E=-\ln S=\alpha D+\beta D^2$

1回線量dのn回分割照射：$E=n(\alpha d+\beta d^2)=nd(\alpha+\beta d)=D(\alpha+\beta d)$ ——(1.3.7)

とする．このとき**式1.3.7**より，**生物学的実効線量**（biological effective dose：BED）を下記のように定義する．

$$E/a = BED = \left[1 + \frac{d}{a/\beta}\right] \cdot D = RE \cdot D \quad \text{——(1.3.8)}$$

ここで，BEDは無限小の線量率（β死がない）において，ある効果に必要な線量である．また，REは相対的有効性である．

個々の状況に応じて分割スケジュールを最適化するためには，分割線量，分割間時間，総線量，全治療期間といったパラメータが必要になる．要するに，時間因子を必要とする．時間を含めたLQモデルの展開は

$$E = -\ln S = nd(a + \beta d) - \gamma T \quad \text{——(1.3.9)}$$

ここで，Tは全治療時間，生物学的実験によって決まる**潜在的倍加時間**[★8]をT_pとすると，γは$\ln 2/T_p$に等しい．γTは細胞死ではなく腫瘍の増殖を示すので，$(a+\beta d)$と符号が反対となる．

式1.3.9に，腫瘍がfastest repopulation timeにスイッチが入るまでの時間差を含ませるために "kick off time" T_kを導入すると，

$$BED = \left(1 + \frac{d}{a/\beta}\right)nd - \frac{\ln 2(T - T_k)}{aT_p} \quad \text{——(1.3.10)}$$

となる．

2つの分割スケジュールが同じBEDをもつとすると，**式1.3.8**より

$$BED = \left(1 + \frac{d_1}{a/\beta}\right)n_1 d_1 = \left(1 + \frac{d_2}{a/\beta}\right)n_2 d_2$$

となり，異なる分割スケジュールを等価な効果のもとで比較することができる．ただし，a, βおよびγ値が変わらない場合にのみ有効である．

いくつかの例で応用してみよう．

Memo

[★8] 潜在的倍加時間とは一個の細胞あたりの平均核数が2になる時間，または細胞の集団（腫瘍など）が2倍の大きさになるのにかかる時間．倍加時間はがん細胞または腫瘍の種類により異なる．

例題 1-1 対症療法において 5 分割の治療を行うとき，8 Gy の単一照射と同じ生物学的実効線量となる分割当たりの線量を計算しなさい．ただし，腫瘍の α/β 値は 20 Gy，脊髄に対しては 2 Gy とする．1 回照射 8 Gy で症状軽快などの奏効を得た経験をもつ．今回は同時に正常組織の反応を軽減したい．

【解】

時間効果はない（すなわち，分割間の時間は完全な回復を生むに十分な長さである．また，全治療期間は治療中の有意な増殖を抑制する程度の短さである）と仮定すると，治療スケジュールの生物学的実効線量(BED)は，**式 1.3.8** より次のように計算できる．

8 Gy/回の症例における腫瘍の BED は

$$BED(腫瘍) = \left[1 + \frac{d}{\alpha/\beta}\right] \cdot nd = \left[1 + \frac{8}{20}\right] \times 1 \times 8 = 11.2 \text{ Gy}$$

この BED を 5 分割でも維持するための腫瘍に対する線量/回(d) は

$$\left[1 + \frac{d}{20}\right] \times 5d = 11.2$$

$$d^2 + 20d - 44.8 = 0$$

$$\therefore d = \frac{-20 \pm \sqrt{20^2 - 4 \times 1 \times (-44.8)}}{2 \times 1} = 2.03 \text{ Gy}$$

であるから，分割当たりの線量は 2 Gy が必要である．

脊髄に対する 1 回照射時の BED は

$$BED(脊髄) = \left[1 + \frac{8}{2}\right] \times 1 \times 8 = 40 \text{ Gy}$$

この BED を 5 分割でも維持するための脊髄に対する線量/回(d) は

$$\left[1 + \frac{d}{2}\right] \times 5d = 40$$

$$d^2 + 2d - 16 = 0$$

$$\therefore d = \frac{-2 \pm \sqrt{2^2 - 4 \times 1 \times (-16)}}{2 \times 1} = 3.12 \text{ Gy}$$

以上より，腫瘍に 1 回 2 Gy を投与するときの脊髄の線量は 8 Gy 照射時の 3.12 Gy を下回っており，脊髄の反応は抑えることができる．

> **例題 1-2　治療中断に対する線量補償**
>
> 休日に伴う治療室の閉鎖により，1週間の治療中断となった．倍加時間 T_p が3日の頭頸部腫瘍に対して中断を補償するための物理的追加線量を計算しなさい．
> ただし，中断前は 2 Gy/fx，また中断前の治療期間は kick-off 時間よりも長く，a は 0.35 Gy^{-1}，腫瘍の α/β は 10 Gy である．
>
> 【解】
> 計算に必要な LQ 時間モデルは，**式 1.3.10** より
>
> $$BED = \left(1 + \frac{d}{\alpha/\beta}\right)nd - \frac{\ln 2(T - T_\mathrm{k})}{aT_\mathrm{p}}$$
>
> 題意より，BED は不変であるので中断による相違は，上式の右辺の第2項の差 Δ となる．よって，
>
> $$\Delta = \frac{\ln 2[(T + t_\mathrm{b}) - T_\mathrm{k}]}{aT_\mathrm{p}} - \frac{\ln 2(T - T_\mathrm{k})}{aT_\mathrm{p}}$$
>
> である．
> ここで，t_b を中断日数，$T_\mathrm{p} = 3$ 日，$a = 0.35$ Gy^{-1}，$T > T_\mathrm{k}$ とすると，時間因子の相違は
>
> $$\Delta = \frac{\ln 2 \cdot t_\mathrm{b}}{aT_\mathrm{p}} = \frac{0.693 \times 7}{0.35 \times 3} = 4.6 \text{ Gy}$$
>
> この追加線量を同一日に与えずに分割を増やす(時間をさらに延長する)とすると，中断を補うために約3回の分割を追加する必要がある．

❻ 放射線治療（分割照射）の 4R

分割照射による放射線治療に対する正常組織と腫瘍細胞の反応に影響する生物学的因子として，以下の4つのRがある[2]．

● 腫瘍の抵抗性に関する R

▶ 修復 Repair（回復 Recovery）

照射後，数時間の間にみられる細胞の回復．亜致死障害(sub-lethal damage：SLD)からの Elkind 回復と潜在的致死障害からの回復がある．

▶ 再生 Regeneration（再増殖 Repopulation）

4週から6週の放射線治療の中で生存した腫瘍細胞が増殖を起こし，腫瘍細胞数が増加する．腫瘍細胞の再生は正常組織よりも遅れて発現し，再生速度は遅い．

● 放射線感受性の改善につながる R

▶ 再分布 Redistribution（再分類 Reassortment，同調 Synchronization）

細胞周期による放射線感受性に違いがある．初回の放射線治療で生存する細胞は細胞周期の中で放射線抵抗性の相にあるが，数時間の経過により放射線感受性の高い相へ移行する．

▶ **再酸素化 Reoxygenation**

腫瘍塊の中の低酸素細胞は放射線抵抗性であるが，治療が進む中で酸素供給の改善が図られ，放射線感受性が増す．低酸素細胞からの改善を再酸素化と呼ぶ．

文献
1) 江島洋介，他：放射線技術学シリーズ　放射線生物学．日本放射線技術学会，オーム社，2007
2) Withers GD, et al：The four R's of radiotherapy. In：Lett JT, et al (eds.), Advance in radiation biology, Academic Press, New York, pp. 5, 241-271, 1975

1-4 治療の容積の定義

　放射線治療における容積は，ICRU Report 50[1]とReport 62[2]で概念と定義が示されている．放射線治療では，この定義にしたがって治療計画の初めに必要な容積を3次元的に決められる．図1-4-1に，ICRU Report 62で示された各体積とマージンの関係図を示す．

● **肉眼的腫瘍体積（gross tumor volume：GTV）**
　GTVは触知や肉眼的にわかる悪性腫瘍の広がりと位置で，原発巣やリンパ節転移や他の転

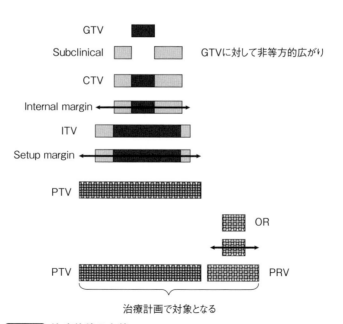

図1-4-1 治療体積の定義
(ICRU：Prescribing, recording, and reporting photon beam therapy (ICRU Report 62) "Supplement to ICRU report 50", International Commission on Radiation Units and Measurements, Bethesda, Maryland, 1999 より)

移巣である．GTVの位置や大きさは，触診といった理学所見[★9]や内視鏡，X線検査，CT検査，US検査などの画像診断によって決定される．

● **亜臨床学的疾患（subclinical disease）**
　臨床経験によってGTVの外側には亜臨床的な進展（個々の腫瘍細胞，小さな細胞集団，検出できない顕微鏡的な進展）が想定される．CTVはGTVとこれらの周囲の局所的な亜臨床的疾患を合わせて決められる．

● **臨床標的体積（clinical target volume：CTV）**
　確認できるGTVと治療すべき潜在性の悪性腫瘍からなり，この体積に十分な線量が投与されることが必要である．CTVはGTVに亜臨床学的疾患（subclinical disease）を加えた体積となる．

● **体内マージン（internal margin：IM）**
　CTVは生理的な動きや，内部の基準点や対応する座標系に対して動いたり大きさや形が変わったりする．この動きに対するマージンがIMでCTVの周りに非等方的に生じる．これらは呼吸の動き，膀胱容量の変化，直腸ガスの変化，嚥下，心拍動，腸管の動きによるものである．

● **体内標的体積（internal target volume：ITV）**
　ITVはCTVの生理的な変化を考慮した体積（ITV＝CTV＋IM）となる．すなわち体内の予想される生理的な動きや，CTVが動いたり大きさや形が変わったりする影響を体内マージン（internal margin：IM）といい，IMはたいていの場合CTVの周りに非等方的[★10]に付加される．

● **セットアップマージン（set-up margin：SM）**
　SMは，治療計画時から治療終了までを通じての患者位置や治療ビーム配置の不確かさ，再現性などのマージンである．

● **計画標的体積（planning target volume：PTV）**
　PTVはCTVに処方線量が確実に照射するための体積となる．このため，すべての不確かさを考慮して決定される．これは2つのマージンがあり，1つは生理的な動きや基準点からCTVが動くことの体内マージン（IM）で，2つめは，治療計画時から治療終了までを通じて，照射位置の変動や再現性に対する余裕度となるセットアップマージン（set-up margin：SM）を付加しなければならない．SMはビーム配置の方法，患者固定方法，治療装置，あるいは，施設によって変化する．PTV＝CTV＋（combined IM and SM）となる．

Memo

★9　理学所見：視診（目で見て診断する）・触診（触れて診断する）・聴診（聴診器で心臓の音や腹部の音を聴いて診断する）などによる所見
★10　非等方的マージン：IMやSMは三次元に同じ距離動くことはない．

● **治療体積（treated volume：TV）**
　治療体積(TV)は，治療線量が照射されている組織体積である．これは，照射技術の限界により，治療線量が照射される体積はPTVに一致せず，大きくなったり単純な形になったりする．一般的に治療体積は，ICRU基準点での指示線量の95％で囲まれる体積などの決め方で示される．

● **照射体積（irradiated volume：IV）**
　照射体積(IV)は，決められた放射線量が照射される体積で正常組織の耐容線量として重要である．一般的に，照射体積は照射方法で変化し，照射される絶対線量かCTVの指示線量に対する比率で示される．

● **リスク臓器（organ at risk：OR）**
　リスク臓器(OR)は，肺や脊髄神経などの正常組織でその放射線感受性が処方線量に強く影響する正常組織を指す．

● **計画危険臓器体積（planning organ at risk volume：PRV）**
　ORにIMとSMを付加した体積となる．

文献

1) ICRU：Prescribing, Recording, and Reporting Photon Beam Therapy (ICRU Report 50). International Commission on Radiation Units and Measurements, Bethesda, Maryland, 1993
2) ICRU：Prescribing, recording, and reporting photon beam therapy (ICRU Report 62)"Supplement to ICRU report 50". International Commission on Radiation Units and Measurements, Bethesda, Maryland, 1999

1-5　標的吸収線量の明記

　放射線治療の照射線量は，原則としてPTV内に選ばれたICRU基準点の線量として指示される．このICRU基準点は以下の原則で決められる．
・わかりやすい方法で定義しやすいものであること
・線量が適切に決定できるように選ぶこと
・急激な線量勾配のない領域におくこと
　臨床的にはCTVの線量が重要である．しかしCTVの中心線量や最大・最小線量は正確には決定できないため，PTVの最大・最小線量，線量の中央値を使用する．線量分布計算では，最低限，ICRU基準点での線量，PTV内の最大線量，PTV内の最小線量は確実に記録しなければならない．

ICRU 基準点は，各照射方法について以下の点が推奨されている．

● 光子による固定照射
① 1 門照射：ビーム中心軸上の標的領域の中心（図 1-5-1）
② 対向 2 門で線量荷重が等しい場合：ビーム中心軸上で体厚の中心点（図 1-5-2）
③ 対向 2 門で線量荷重が異なる場合：ビーム中心軸上の標的領域の中心（図 1-5-3）
④ 他の 2 門照射および多門照射：ビーム中心軸の交点（図 1-5-4，1-5-5，1-5-6）

● 光子による運動照射
① 270～360°の回転照射：回転中心（図 1-5-7，1-5-8）
② 振り角が 270°以下の回転照射：回転中心と標的領域の中心

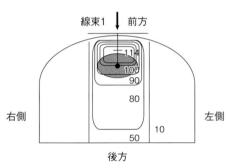

図 1-5-1 1 門照射
ICRU 基準点（100％）は，ビーム軸上の計画標的体積（PTV）の中心である．

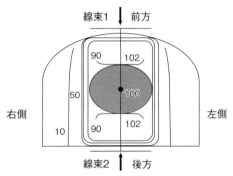

図 1-5-2 対向 2 門照射（均等照射）
ICRU 基準点（100％）は，互いの入射ビーム間の中間である．

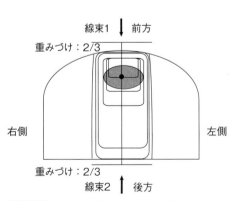

図 1-5-3 対向 2 門照射（重みづけ）
ICRU 基準点（100％）は，ビーム軸上の PTV の中心である．しかし，互いの入射ビーム間の中間ではない．

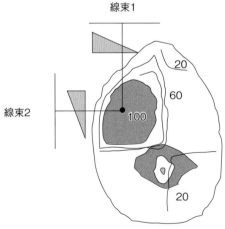

図 1-5-4 くさび直交 2 門照射
ICRU 基準点（100％）は，ビーム軸上の PTV の中心である．

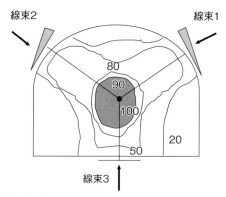

図1-5-5 3門照射

ICRU基準点(100%)は，ビーム軸上のPTVの中心である．

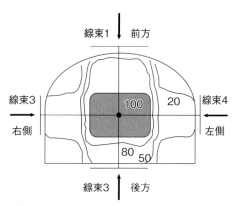

図1-5-6 4門照射

ICRU基準点(100%)は，ビーム軸上のPTVの中心である．

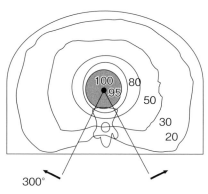

図1-5-7 振子(Arc)照射

ICRU基準点(100%)は，ビーム軸上のPTVの中心である．また，ビーム回転軸の中心でもある．振子角度がさらに小さくなると，PTVとビーム回転軸の中心の線量は一致しない．

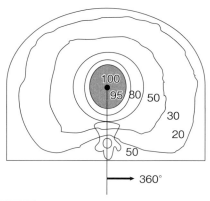

図1-5-8 回転照射

ICRU基準点(100%)は，ビーム軸上のPTVの中心である．また，ビーム回転軸の中心でもある．

● **複雑な照射**

アイソセンターが1か所でない場合，ノンコプラナー照射，複雑な非対称の照射などは，標的領域の中心，および，複数の評価点で評価する．

近年では，CT画像を使用した3次元線量計算が一般的に行われるようになっている．この場合も使用しているアルゴリズムの不均質補正の有無，不均質補正に関する計算アルゴリズムを確認し，線量指示の基準点の位置を確認する必要がある．

線量指示の方法として線量体積ヒストグラム(dose volume histogram：DVH)を使用したD_{95}での指示が行われるが，この場合もICRU基準点での指示との違いを把握しておくことが重要である．

線量分布の評価指標には以下のようなものがある．

・D_{95}：PTVの95%体積を含む線量．標的に照射する処方線量と関係する．

- V_{20}：任意の臓器体積内で20 Gy以上照射される体積の割合(%)．臓器の線量制約[★11]のための指標である．たとえば，肺の場合には$V_{20} \leq 20\%$であることを照射実施可能条件とすることがある．
- HI (homogeneity index)：PTVに対する線量均一性の指標で，HI = D_{max}/D_{min}で定義される．HIは1に近いほうがPTV内の線量均一性は高くなる．
- CI (conformity index)：Shawら[1]の定義ではtarget volumeに対する処方線量で囲まれる体積の比である．CIに関しては多くの定義があるので注意が必要である．

文献

1) Shaw E, et al：Radiation therapy oncology group radiosurgery quality assurance guidelines. Int J Radiat Oncol Biol Phys 27：1231-1239, 1993

1-6 照射方法

❶ 照射方法

放射線治療における照射方法は，体外から照射する方法や体内に線源を挿入して照射する方法がある．

放射線照射の方法は
① 外部照射：固定照射，運動照射，特殊照射
② 組織内照射：組織内照射，腔内照射，表面照射
③ 内用療法：非密封放射性同位元素を使用した治療
　に分けられる．
外部照射は以下のような照射方法がある

● 固定照射
① 1門照射：標的体積が浅在性
② 対向2門照射：標的体積が深在性で広範囲
③ 多門照射：深在性の標的体積に線量を集中
④ ウェッジペア照射：標的体積が体の外側偏在
⑤ 接線照射：標的体積が表在性
⑥ マントル照射[★12]：胸部・頸部の広範なリンパ領域の照射
⑦ 逆Y字照射：腹部・下腹部・鼠径部の広範なリンパ領域の照射

Memo

★11 線量制約：V_{20}は耐容線量が低い臓器に対して線量体積効果を考慮して，対象臓器が20 Gyを超える線量を受ける体積比率を指標とする．
★12 マントル照射：誘発癌のリスクが高いことが示され，近年は照射範囲の絞り込みが行われている．

● 運動照射
①振子照射：深在性または表在性の標的体積に使用
②回転照射：深在性の標的体積に使用
③原体照射：深在性または表在性の不規則な標的体積に使用

● 特殊照射
① 全身照射：X線を使用した全身照射，電子線を使用した全身照射
② 術中照射：手術中に開腹，開創した状態で電子線を照射する方法
③ 定位照射：脳・頭頸部に対する定位照射（SRS, SRT），体幹部定位照射（SBRT）
　総称として定位放射線治療（stereotactic radiotherapy：SRT）とする場合には，1回照射の定位手術的照射（stereotactic radiosurgery：SRS），分割照射の定位放射線治療（stereotactic radiotherapy：SRT）に区分する．
④ 強度変調放射線治療（intensity modulated radiation therapy：IMRT）：光子の強度分布を変えた照射線錐を組み合わせて照射する方法
⑤ 画像誘導放射線治療（image guided radiation therapy：IGRT）：画像を使用して照射位置を制御して照射する方法
⑥ 呼吸同期照射：呼吸の動きに合わせて照射する照射技術

　定位照射，IMRT，IGRTなどは**高精度放射線治療**といわれる．

● 組織内照射
　組織内照射は照射方法により腔内照射，表面照射に分けられる．また，照射線量率により，高線量率照射（HDR照射）と低線量率照射（LDR照射）に分けることができる．いずれも密封小線源を用いるが，HDR照射はRALS（remote after-loading system）を用い，LDR照射は術者のマニュアル操作により線源を挿入する．また密封小線源は一時刺入線源と永久刺入線源がある．

● 内用療法
　内用療法は，非密封の放射性同位元素（放射性医薬品）を，内服または静注し腫瘍に集積した放射性同位元素から放出する放射線（β線）を治療に使用する方法である．現在は，I-131, Sr-89, Y-90, Ra-223が保険適用されている．
　近年はホウ素中性子捕獲療法（Boron Neutron Capture Therapy：BNCT）が注目されている．BNCTは従来原子炉からの熱中性子を利用してきたが，加速器型に移行してきている．

❷ 照射部位ごとの照射方法

　照射方法は，照射部位，疾患の種類，疾患の病期，進展範囲などで異なる．また，対象となる疾患の種類により照射期間，照射線量，分割回数，照射範囲，照射方法が異なる．このため，照射部位で一概に照射方法は決められないが，代表的な照射方法を**表1-6-1**に示す．

表 1-6-1 代表的な照射方法（部位別）

脳	全脳照射	側方対向 2 門照射
	局所の照射	対向 2 門，ウェッジ 2 門，多門照射など
	下垂体の照射	左右対向，多門，回転照射など
	局所治療	定位照射（SRS，SRT）
頭頸部	上咽頭	対向 2 門，3 門＋1 門（頸部リンパ節），IMRT
	上顎洞	直交ウェッジ 2 門
	中咽頭	側方対向 2 門，ウェッジ 2 門＋〔1 門（頸部リンパ節）など〕
	口腔内	側方対向 2 門，ウェッジ 2 門＋〔1 門（頸部リンパ節）など〕
	喉頭	側方対向 2 門（ウェッジ＋）[★13]
	下咽頭	側方対向 2 門，ウェッジ 2 門，＋前方 1 門
食道		対向 2 門，3 門，原体照射
肺・肺門・縦隔		対向 2 門，多門照射，1 門照射，SBRT
乳房，胸壁		接線照射（ウェッジ＋），1 門照射，電子線照射
腹部		対向 2 門，多門照射
婦人科・子宮		対向 2 門，4 門照射[★14]，腔内照射
膀胱		対向 2 門，3 門照射
前立腺		3 門，4 門照射，IMRT
骨転移など		1 門照射，対向 2 門照射など

Memo

[★13] 喉頭癌に対するくさびフィルタの利用は，入射面の傾斜による組織欠損の補償である．
[★14] 骨盤部の 4 門照射はボックス（Box）照射とも呼ばれる．

第2章
放射線治療の物理

2-1 放射線治療に用いる放射線

❶ 放射線の分類

放射線は電磁波と粒子のいずれかに分類される．
- 電磁放射線(electromagnetic radiation)：光子線(γ線，X線)
- 粒子放射線(particle radiation)：α線，β線，電子線，陽子線，重粒子線，中性子線

● 電離形式による分類

あるいは，放射線と物質との相互作用の観点から，電離形式により次のように分類される．
- 間接電離放射線：電荷をもたない光子(X線とγ線)と中性子

放射線による主たる電離が入射放射線ではなく，二次荷電粒子と物質との間のクーロン力によってなされる．
- 直接電離放射線：荷電粒子であるα線，β線，電子線，陽子線，重粒子線

放射線による主たる電離が入射放射線がもつ電荷によるクーロン力によってなされる．

● 放射線治療で利用する放射線

- 外部照射：γ線，X線，陽子線，炭素線，電子
- 小線源治療：γ線(密封線源)，β線(^{90}Srによる翼状片治療)
- 内用療法：β線(^{131}I：甲状腺がん，^{89}Sr：骨転移，^{90}Y：悪性リンパ腫)
- 中性子捕捉療法(boron-neutron capture therapy：BNCT)：α線，^{7}Li

電磁放射線は電磁波であり，一般に紫外線よりも波長の短いX線，γ線を指す．電磁波の電場Eと磁場Hの振動方向は互いに直交し，また電磁波の進行(エネルギーの伝播)方向もこれらと直交する(図2-1-1)．したがって，電磁波は横波であり，力学的波と異なり，何もない空間を伝わることができる．エネルギーの伝播速度は真空中の光の速度cに等しい．よって，電磁波の波長λ[m]，振動数ν[s^{-1}]とc[m・s^{-1}]の関係は，

$$c = \nu\lambda \quad \text{---(2.1.1)}$$

である．

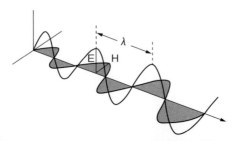

図2-1-1 電磁波の進行方向に対する電場Eと磁場Hの関係

表2-1-1 電磁波と波長，振動数，エネルギーの関係

電磁波の種類	波長 λ [m]	振動数 ν [s^{-1}]	エネルギー E [eV]
ラジオ波	1.0×10^7	3.0×10	1.24×10^{-13}
TV マイクロ波	1.0×10^2	3.0×10^6	1.24×10^{-8}
可視光	1.0×10^{-3}	3.0×10^{11}	1.24×10^{-3}
紫外線	1.0×10^{-8}	3.0×10^{16}	1.24×10^2
X線, γ 線	1.0×10^{-13}	3.0×10^{21}	1.24×10^7

電磁波である光子線のエネルギー E は，プランク定数 $h(=6.62\times10^{-34}$ J s$)$ を用いると，

$$E = h\nu = \frac{hc}{\lambda} \quad\text{---(2.1.2)}$$

と表せる．

われわれの分野では光子エネルギーを eV 単位で表すことが一般的である．このとき，J から eV へ変換では 1 eV $= 1.6022\times10^{-19}$ J を用いる．したがって，波長 λ が与えられるときの光子エネルギーは，**式 2.1.2** の関係より，

$$E = h\frac{c}{\lambda}$$

$$= \frac{6.62\times10^{-34}\text{ J s} \times 2.99\times10^8 \text{ m/s}}{\lambda \text{ nm}}$$

$$= \frac{6.62\times10^{-34}\text{ J s} \times \frac{1}{1.60\times10^{-19}}\text{ eV/J} \times 2.99\times10^8 \text{ m/s}}{\lambda \text{ nm}}$$

$$= \frac{1.24 \text{ keV nm}}{\lambda \text{ nm}} \quad\text{---(2.1.3)}$$

X 線や γ 線を含めた電磁波における λ，ν およびエネルギーを，**表 2-1-1** に示す．

❷ 間接電離放射線である光子の物質へのエネルギー付与過程

間接電離放射線は，2つの段階を経て物質へエネルギーを付与する．
- 第一段階：光子が荷電粒子（電子や陽電子）に，あるいは中性子が陽子や重イオンといった荷電粒子に運動エネルギーを転移する．
- 第二段階：遊離（反跳）した荷電粒子が，物質の原子電子との間でクーロン力による直接作用でエネルギーを物質に付与する．

これら2つの段階によることを意識することで，間接電離放射線の物質への作用機序を理解することができる．たとえば，相互作用点とエネルギー付与領域の違い，衝突カーマと阻止能の定義，あるいは単位の意味も明瞭となる．

❸ 光子の発生機序による分類

X 線と γ 線を総称して光子線と呼び，その発生の機序はいくつかある（**表 2-1-2**）．その結果，

表2-1-2 光子線の種類と発生機序およびスペクトル

名称	発生機序	スペクトル
特性X線	原子殻間の電子の遷移	線スペクトル
制動放射線	電子と原子核間のクーロン力による相互作用	連続スペクトル
γ線	原子核のエネルギー準位の遷移	線スペクトル
消滅放射線	陽電子と電子の消滅	0.511 MeV

エネルギースペクトルに違いがある.

　放射線治療で用いる光子線は，放射性同位元素(radioisotope：RI)からのγ線と医用直線加速器からの制動放射によるX線がある．放射性同位元素を用いた治療〔コバルト60遠隔治療装置，RALS(remote after loading system)や小線源治療など〕においては，種々のRIからのγ線を利用している．一方，医用直線加速器の場合には，加速された電子をそのまま治療に用いる場合と，加速電子をターゲットに衝突させることで発生する制動放射によるX線を利用する場合とがあることになる．X線診断領域で利用する制動放射と比較すると，加速電子の運動エネルギーが高く，電子とターゲット物質(タングステン，金，銅など)との間の制動放射効率に違いがある(治療領域で10%程度，診断領域で1%程度).

2-2　放射線場および相互作用にかかわる量の定義

　放射線物理学のテキストではないので，ここでは光子と電子にかかわる基本的な量についてのみ説明し，それ以外の量については関連するところで述べることにする．

❶ フルエンス(fluence)

　放射線場を説明する量である．注目する点Pを中心とした断面積 dA の球体を想定する(**図2-2-1**)．この有限な大きさの球体を横切る粒子の個数を dN とするとき，フルエンス $\Phi[\mathrm{m}^{-2}$ あるいは $\mathrm{cm}^{-2}]^{\star 1}$ は

$$\Phi = \frac{dN}{dA} \quad\text{——}(2.2.1)$$

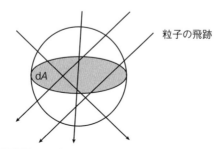

図2-2-1 フルエンスを定義する断面積 dA の球体

で与えられ，"球体を横切る"という条件以外に放射線の方向を問わないスカラー量である．

個々の粒子のエネルギーに相違がある場合には，エネルギーで微分したフルエンス Φ_E が用いられる．

$$\Phi_E = \frac{d\Phi}{dE} \quad\text{---(2.2.2)}$$

したがって，全エネルギー区間 $[0, E_{max}]$ での全フルエンス Φ は，次式で与えられる．

$$\Phi = \int_0^{E_{max}} \Phi_E dE \quad\text{---(2.2.3)}$$

吸収線量評価では有限な大きさの検出器を用いる．この検出器を通る粒子フルエンスを必要とする場合には，**式 2.2.4** の Chilton[1] によるフルエンスの定義が用いられることもある．表面積 S，体積 V の平均弦長は $4V/S$ であり，体積 V を横切る個々の粒子の飛跡 Δs によるフルエンスは

$$\Phi = \frac{\sum \Delta s}{V} = \frac{N\Delta \bar{s}}{V} = \frac{N4V/S}{V} = \frac{4N}{S} = \frac{4N}{4\pi r^2} = \frac{N}{\pi r^2} \quad\text{---(2.2.4)}$$

ただし，$\Delta \bar{s}$ は平均飛跡長である．

❷ 拡散ビームとフルエンス

1点から等方的，あるいは放射状に放出される放射線のフルエンスは，真空中[★2]で距離の**逆二乗則**（inverse square law：IVL）で変化する．放射線治療の中で遭遇する拡散ビームは，たとえば小線源治療で用いる点状密封線源，あるいは直線加速器からの光子線も途中に平坦化フィルタが介在するが拡散ビームである（**図 2-2-2**）．

逆二乗則は放射線治療の中ではポピュラーな定理である．線源から等方的に光子を放出する

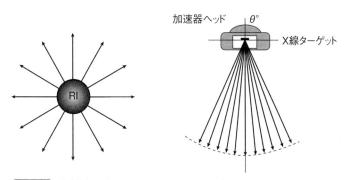

図2-2-2 放射線治療分野でみられる拡散ビームの例
点状密封線源からの光子の放出は等方的であり，加速器からの光子線は一次コリメータで範囲が限定され，平坦化フィルターが介在するが拡散ビームとみなされる．

Memo
- ★1 このテキストの中では，わかりやすさを優先しフルエンスの単位を[electron/cm^2]あるいは[elec/cm^2]と表現することもある．
- ★2 実務的には空中においても逆二乗則は成立する．

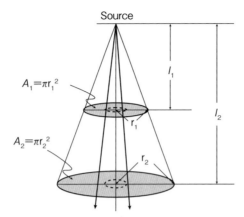

図2-2-3 距離の逆二乗則における拡散ビームの配置図

拡散ビームにおいて(**図 2-2-3**)，放出される全光子数を Φ_T，距離 l_1 と l_2 におけるフルエンスを Φ_1 と Φ_2 とすると，

$$\Phi_T = \Phi_1 A_1 = \Phi_2 A_2$$

であるから

$$\frac{\Phi_2}{\Phi_1} = \frac{A_1}{A_2} = \left(\frac{r_1}{r_2}\right)^2 = \left(\frac{l_1}{l_2}\right)^2 \quad \text{---(2.2.5)}$$

となり，Φ と l の間で逆二乗則が成立する．

加速器はターゲットを起点とする定格治療距離によって距離が規定される．しかし，加速器ヘッド内の構造物などにより，光子拡散はターゲット位置と異なる実効的起点を原点とした放射線学的な治療距離をもつ．この距離を**実効治療距離**(あるいは，**実効 SSD**)と呼ぶ．このことは定格治療距離と異なる距離で治療を行う場合に考慮しなければならない[★3]．

❸ 実効治療距離の決定

実効治療距離は実測によって決定される．このとき**ビルドアップキャップを装着した電離箱**により，距離に伴う線量の変化を計測する(**図 2-2-4**)．すなわち，空中の点の照射線量 X，空中の空気カーマ $(K_{air})_{air}$，空中の微小質量 Δm の吸収線量 $D_{\Delta m}$ は[★4]，次式により距離 l_A と l_B において，逆二乗則に従うことを利用する．

$$\frac{X(l_A)}{X(l_B)} = \frac{(K_{air})_{air}(l_A)}{(K_{air})_{air}(l_B)} = \frac{D_{\Delta m}(l_A)}{D_{\Delta m}(l_B)} = \left(\frac{l_B}{l_A}\right)^2$$

Memo
- [★3] 深部量百分率(PDD)の中では深さの違いによる線源から評価点までの距離の違いの影響を IVL で評価する．一方，線源回転軸間距離(SAD)一定系の組織最大線量比(TMR)や組織ファントム線量比(TPR)を用いた線量評価における距離の変化は，出力への影響として現れる．ビームデータの測定では PDD を測定することが一般的であるが，PDD から TMR への変換においても IVL が適用される．
- [★4] ビルドアップ深に相当する等価厚(ρt：ρ は密度[g/cm³]，t は物理厚[cm])を有するキャップを電離箱にかぶせる．この状態を Δm と表記する．ビルドアップキャップから反跳する電子による吸収線量を $D_{\Delta m}$ と表記する．

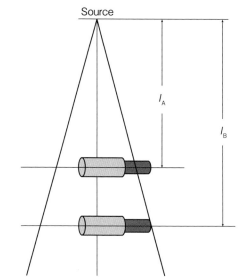

図2-2-4 高エネルギー光子線における実効治療距離を求めるための測定配置図

上式における照射線量と空気カーマの関係については，後述する**式 2.2.22**（43 頁参照）を用いている．

ここで，上式が成立するために必要な X 線ターゲットから変位量を Δs とすると，Mayles ら[2]のテキストによれば，

$$\sqrt{\frac{D_{\Delta m}(l_A)}{D_{\Delta m}(l_B)}} = \frac{l_B + \Delta s}{l_A + \Delta s} = \frac{l_B}{l_A + \Delta s} + \frac{\Delta s}{l_A + \Delta s} \quad \text{---(2.2.6)}$$

式 2.2.6 で定格治療距離を $l_A(=100\,\text{cm})$ とすると，$\sqrt{D_{\Delta m}(l_A)/D_{\Delta m}(l_B)}$ が距離 l_B の 1 次関数ということである．したがって，l_B に対して $\sqrt{D_{\Delta m}(l_A)/D_{\Delta m}(l_B)}$ をプロットしたときの直線の傾き a より

$$\Delta s = \frac{1}{a} - l_A = \frac{1}{a} - 100 \quad \text{---(2.2.7)}$$

あるいは，y 切片の値 b より

$$\Delta s = \frac{100b}{1-b} \quad \text{---(2.2.8)}$$

と 2 通りの方法で変位量 Δs を求めることができる．**式 2.2.7** と **2.2.8** による値は一致する．

一方，Khan ら[3]が電子線に対して示したギャップ法を適用すると，測定深を $d_{\max}$ としているので，実効 SSD を SSD_{eff}，l_A と l_B の距離差を g と置くと，

$$l_A = SSD_{\text{eff}} + d_{\max}$$
$$l_B = SSD_{\text{eff}} + d_{\max} + g$$

$l_B = l_A + g$ と置くことにより，

$$\sqrt{\frac{D(d_{\max}, l_A)}{D(d_{\max}, l_B)}} = \frac{l_B}{l_A} = 1 + \frac{1}{SSD_{\text{eff}} + d_{\max}} g \quad \text{---(2.2.9)}$$

となる．よって，g に対する $\sqrt{D_{\Delta m}(l_A)/D_{\Delta m}(l_B)}$ の変化をプロットすることにより得られる直線

の傾き a

$$\frac{1}{SSD_{\mathrm{eff}}+d_{\max}}=a$$

より実効治療距離 SSD_{eff} は

$$SSD_{\mathrm{eff}}=\frac{1}{a}-d_{\max}$$

となる.

ターゲットから放出される光子線は平坦化フィルタで散乱するため,実効 SSD は定格治療距離よりも短くなる.ただし,電子線に比して光子線のターゲットからの変位量は一般に小さい.

Mayles ら[2]のテキストに示されている方法では,ビルドアップキャップを装着した検出器が空中にあることが前提となる.しかし,高エネルギー X 線における測定では適当なビルドアップキャップが使用できない場合がある.そのため,Khan ら[3]の方法にあるように $d_{\max}$ で測定するのが一般的であろう.それは実効 SSD が出力変化を評価するパラメータであることからもいえる.しかし,距離の変化はフルエンスの変化だけでなく,$d_{\max}$ での照射野サイズに伴う散乱線量の変化(ピーク散乱係数に相当)を生む.これは IVL によるものではないので,その補償をする必要がある.このような補償は Khan の方法では明言されていないが,同様の処理が必要である.

10 MV の X 線の 10 cm×10 cm における距離 95 cm から 115 cm での最大線量深電荷量に対する処理法の例を**表 2-2-1** に,また,距離に対する電荷量比の平方根の線形関係を**図 2-2-5** に示す.このときの一次回帰式は

$$\sqrt{\frac{M(100)}{M(l)}\frac{S_{\mathrm{cp}}(10)}{S_{\mathrm{cp}}(A(l))}}=1.0284\times10^{-2}l-2.8440\times10^{-2}$$

である.よって,**式 2.2.7** と**式 2.2.8** より

$$\Delta s=\frac{1}{a}-l_{\mathrm{A}}=\frac{1}{a1.0284\times10^{-2}}-100=-2.76$$

$$\Delta s=\frac{100\times(-2.8440\times10^{-2})}{1-(-2.8440\times10^{-2})}=-2.77$$

を得る.ここで,Δs が負となったのは仮想線源位置が 100 cm より下流にあることを表している.これより,10 cm×10 cm の実効 SSD は 97.2 cm ということになる.

表2-2-1 距離 l に伴う最大線量深の電荷量(10 MV,10 cm×10 cm),散乱線補正および電荷量比の平方根

距離 l [cm]	95	100	110	115
$M(d_{\max})$	3.293	2.977	2.470	2.264
$A(d_{\max},l)$	9.5	10	11.0	11.5
$S_{\mathrm{cp}}[A(d_{\max},l)]$	0.996	1	1.010	1.015
$k(=S_{\mathrm{cp}}(10)/S_{\mathrm{cp}}[A(d_{\max},l)])$	1.005	1	0.991	0.987
$M(d_{\max})\times S_{\mathrm{cp}}[A(d_{\max})]$	3.309	2.977	2.448	2.235
$\sqrt{M(l=100)/M(l)}$	0.949	1	1.103	1.154

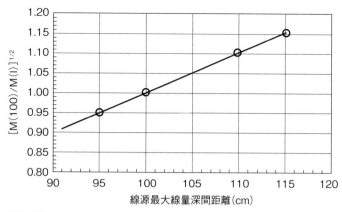

図2-2-5 10 MV, 10 cm×10 cm における表2-2-1のデータの逆二乗則プロット

❹ 立体角と逆二乗則

距離の逆二乗則はビームの拡散から自明であるともいえる．そこで，逆二乗則による変化を消去したい場合も当然ある．この種の操作に用いられる考え方に**立体角**(solid angle)がある．ある点から単位距離1.0とrにある錐面の面積を，それぞれ$\mathrm{d}\Omega$と$\mathrm{d}A$とすると(**図2-2-6 左**)，それぞれの表面積との関係より

$$\frac{\mathrm{d}A}{\mathrm{d}\Omega} = \frac{4\pi r^2}{4\pi} = r^2$$

であるから

$$\mathrm{d}\Omega = \frac{\mathrm{d}A}{r^2} \quad\text{---}(2.2.10)$$

この$\mathrm{d}\Omega$を立体角と呼ぶ．空間において錐面が切りとる球の表面の部分面積を，単位距離を通る球の表面に投影することで，距離に伴う部分面積の広がりで同じレベルで比較することが可能となる．

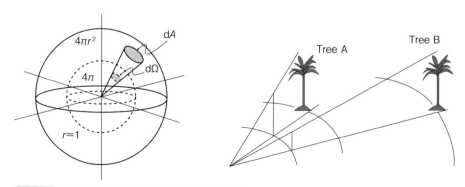

図2-2-6 空間における立体角の錐面による定義

近景(Tree A)と遠景(Tree B)にある樹木の樹高を一定の距離の位置で比較する手法が立体角ともいえる．

❺ エネルギーフルエンス（energy fluence）

エネルギーフルエンス Ψ は，断面積 dA の球に入射する放射エネルギー dE を dA で除したものである．

$$\Psi = \frac{dE}{dA} \quad \text{(2.2.11)}$$

エネルギーフルエンスの単位は J/m^2 である．エネルギーフルエンスは粒子フルエンスより次式のように計算できる．

$$\Psi = \frac{dN}{dA}E = \Phi E \quad \text{(2.2.12)}$$

ここで，E は粒子エネルギーであり，dN はエネルギー E をもつ粒子の数である．

❻ 照射線量（exposure）

照射線量 X は空気の単位質量 dm に発生した電離電荷量 dQ を dm で除した商である．dQ は dm 中で光子によって遊離，もしくは生成された電子と陽電子のすべてが空中で完全に静止するとき，空中に生じる一方の符号のイオンの全電荷の絶対値である．

$$X = \frac{dQ}{dm} \quad \text{(2.2.13)}$$

照射線量の単位は C/kg である．照射線量の旧単位はレントゲン R で，$1\,R = 2.58 \times 10^{-4}$ C/kg である．SI 単位系では R は使われない．

空中で 1 イオン対生成に消費される平均エネルギー W_{air} は，次式で表される．

$$W_{air} = \frac{E_K}{N} \quad \text{(2.2.14)}$$

ここで，荷電粒子の初期運動エネルギー E_K が空中で完全に消費されるときに，形成されるイオン対の平均数を N とする．現時点での W_{air} の最良の推定値は 33.97 eV/ion pair，もしくは $33.97 \times 1.602 \times 10^{-19}$ J/ion pair である．また，素電荷 $e = 1.602 \times 10^{-19}$ C であるので，

$$\frac{W_{air}}{e} = \frac{33.97\,\text{eV/ion pair} \times 1.602 \times 10^{-19}\,\text{J/eV}}{1.602 \times 10^{-19}\,\text{C}} = 33.97\,\text{J/C} \quad \text{(2.2.15)}$$

式 2.2.15 より C と J の関係が導かれたので，質量エネルギー吸収係数 μ_{en}/ρ（51 頁，式 2.3.21 参照）を用いることで，光子エネルギー E のフルエンス Φ がわかれば，照射線量は次式で求めることもできる．

$$X = \frac{e}{W}\frac{\mu_{en}}{\rho}\Phi E \quad \text{(2.2.16)}$$

❼ カーマ（kerma）

カーマ K は，間接電離放射線によって質量 dm の物質中で遊離したすべての電離粒子の初期運動エネルギーの総和である dE_{tr} を dm で除した商である．

$$K = \frac{dE_{tr}}{dm} \quad \text{(2.2.17)}$$

ここで dE_tr の tr は，間接電離放射線から電離粒子へのエネルギーの転移 transfer を表す．カーマの単位は $\mathrm{J\ kg^{-1}}$ である．単位は吸収線量と同じである．

カーマの定義で対象を dm としているので，"水中の空洞"を対象としているときには，"水中の空気カーマ"ということもできる．

質量エネルギー転移係数 μ_tr/ρ（51 頁，**式 2.3.20** 参照）との間には次のような関係がある．ただし，光子エネルギーを $h\nu$，光子フルエンスを Φ とする．

$$K = \frac{dE_\mathrm{tr}}{dm} = \left(\frac{\mu_\mathrm{tr}}{\rho}\right)_\mathrm{med} h\nu\Phi \quad\text{―――(2.2.18)}$$

間接電離放射線から K という割合でエネルギーを受け取った電離粒子は，衝突（電離や励起）[★5] や制動放射という形式で，その運動エネルギーを失う．そこで，K は電離にかかわる**衝突カーマ** K_c と制動放射にかかわる**放射カーマ** K_r の 2 つの成分に分けられる．

$$K = K_\mathrm{c} + K_\mathrm{r} \quad\text{―――(2.2.19)}$$

K と μ_tr/ρ との関係からわかるように，K_c と**質量エネルギー吸収係数** μ_en/ρ（51 頁，**式 2.3.21** 参照）との間には

$$K_\mathrm{c} = \frac{dE_\mathrm{en}}{dm} = \left(\frac{\mu_\mathrm{en}}{\rho}\right)_\mathrm{med} h\nu\Phi \quad\text{―――(2.2.20)}$$

の関係がある．したがって，K_r は

$$K_\mathrm{r} = K - K_\mathrm{c} = (\mu_\mathrm{tr} - \mu_\mathrm{en})\frac{h\nu\Phi}{\rho} \quad\text{―――(2.2.21)}$$

と表すことができる．制動放射として再放出される K に対する割合を g とすると，K_c は

$$K_\mathrm{c} = K(1 - g) \quad\text{―――(2.2.22)}$$

と表すことができる．$^{60}\mathrm{Co}$ γ 線の場合，空中での g は 0.03 程度である．

空気に対する K_c である $K_\mathrm{c,air}$ を考えると，照射線量 X との間に

$$X = \frac{e}{W}K_\mathrm{air}(1 - g) = \frac{e}{W}K_\mathrm{c,air} \quad\text{―――(2.2.23)}$$

の関係がある．

Memo

★5 ここでの"衝突"は力学的衝突ではない．クーロン力による衝突である．その結果，電離や励起を生むので"衝突"と表現する．

2-3 放射線と物質との相互作用

❶ 光子線の減弱

● 線減弱係数

　光子線が物質中を通過するときの変化を巨視的にみると，透過率の変化がある．このような物質による透過率の変化を減弱（attenuation）と呼ぶ．図2-3-1に示すように，減弱という現象は物質に入射する光子数が注目する点にどれだけ到達するかをみている．言い換えると，入射ビームから光子が散逸することを評価する．減弱を定量的に表現するためには減弱体の厚さは薄くなければならず（減弱体の中での多重散乱が無視できる厚さ），かつ散乱した光子が注目する点に再び戻ることがあってはならない．

　実験により減弱係数を求めるような場合には，散乱線の寄与を避けるためにgood geometryでなければならない．good geometryとは，

- 入射光子は細い線束 narrow beam に限定
- $n/N \ll 1$ となるような減弱体の厚さ Δx
- 周囲（床，壁および天井など）からの散乱線がない

ということである．これらの条件が満たされていることを前提として，減弱を定式化してみよう．

　光子の進行方向に厚さ Δx の物質を挿入すると，入射光子数 N_0 が N に変化した．1個の光子が相互作用によって分裂し，部分的に除外されるということはない．光子と物質との相互作用は"起きる"か，"起きない"かのいずれかである．したがって，光子の相互作用は，次のようにいえる．

- 到達した光子数 N が2倍であれば相互作用の機会も2倍
- Δx が2倍であれば減弱体中の原子の数も2倍になり，相互作用の機会も2倍

　これらの関係はそれぞれ独立であるので，線束から除外される光子数 n は N と Δx の積で変

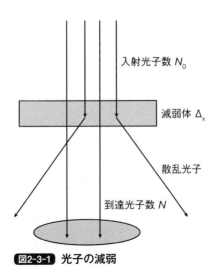

図2-3-1 光子の減弱

化する．

$$n = \mu N \Delta x$$

ここで，μ は比例定数で，減弱体の厚さを長さの単位で表した場合には「**線減弱係数**(linear attenuation coefficient)」[4]と呼ばれる．N と n は単なる数であり次元をもたない．そこで次元を合わすために，積 $\mu \Delta x$ は無次元でなければならない．したがって，線減弱係数 μ は[1/長さ]，すなわち[cm^{-1}]の次元をもつ．

n は Δx を光子束が通過することによって減る光子数であるので，

$$\Delta N = -n$$

とおくと，

$$\Delta N = -\mu N \Delta x$$

と表される．ここで，$\Delta \to d$ と微分演算子に置き換えると，

$$dN = -\mu N dx$$

左辺と右辺に変数を整理分離し，両辺に同一の演算である積分を行うと

$$\int \frac{dN}{N} = -\mu \int dx$$

$$\ln N = -\mu x + C$$

$$N = N_0 e^{-\mu x} \quad (\because e^C = N_0) \quad \text{───(2.3.1)}$$

となり，減弱が指数関数によって表されることがわかる．

● **半価層**

線減弱係数から導かれる特性値として**半価層**(half value layer：HVL)がある．減弱体によって光子数が入射した数の半分になるとき，その減弱体の厚さを半価層と呼ぶ．すなわち，$N = 0.5 N_0$ であるから，半価層を x_h とすると

$$N(x_h) = \frac{N_0}{2} = N_0 e^{-\mu x_h}$$

$$\ln 2 = \mu x_h$$

$$\therefore \mu = \frac{\ln 2}{x_h} = \frac{0.693}{x_h} \quad \text{───(2.3.2)}$$

となり，減弱式は半価層を用いると

$$N(x) = N_0 \exp\left[-0.693 \frac{x}{x_h}\right]$$

と表すことができる．このことは，$e^{\ln x} = x$ であるから

$$N(x) = N_0 \left(\frac{1}{2}\right)^{x/x_h} \quad \text{───(2.3.3)}$$

と同値である．

第2半価層，第3半価層…といった表現もされるが，これは

第2半価層＝$2x_h$, 第3半価層＝$3x_h$, …

と定義される★6．このことより，放射線遮蔽でみかける"1000分の1遮蔽"という場合の遮蔽体の厚さは，次のように近似的に求めることができる．

$$2^{10} = 1024 \approx 1000$$

であるから，

$$\frac{N}{N_0} = \frac{1}{1000} \approx \left(\frac{1}{2}\right)^{10} \rightarrow x = 10x_h$$

例題 2-1 線減弱係数が0.1 cm^{-1}と0.01 cm^{-1}のビームがある．厚さ1 mmの物質を通過後の光子数の割合をそれぞれ求めなさい．

【解】

$N/N_0 = e^{-\mu x}$であるから

$\mu = 0.1$ cm^{-1}の場合には 0.99, $\mu = 0.01$ cm^{-1}の場合には 0.999

電卓があれば，そのまま指数計算をすればよい．しかし，ざっと計算したい場合には，Taylor展開(級数)

$$e^{\pm \mu x} = 1 \pm \mu x + \frac{\mu^2}{2!}x^2 \pm \cdots$$

を利用することになる．この例題では，Taylor級数の1次の項までを用いて，

$\mu = 0.1$ cm^{-1}の場合には $1 - 0.1 \times 0.1 = 0.99$

$\mu = 0.01$ cm^{-1}の場合には $1 - 0.01 \times 0.1 = 0.999$

で十分である．しかし，厚さが1 cmになると途端に精度は落ちて

$\mu = 0.1$ cm^{-1}の場合には $1 - 0.1 \times 1.0 = 0.9$

$\mu = 0.01$ cm^{-1}の場合には $1 - 0.01 \times 1.0 = 0.99$

になってしまう．このように精度が落ちた理由はμxの値にある．一次近似が成立するためには$\mu x \ll 1$でなければならない．

マクローリン級数でいろいろな関数の展開をみてみるとよい．

単色の100 keV，1 MeVおよび4 MeVの光子のnarrow beamでの減弱曲線を図2-3-2に示す．厚さ10 cmの減弱体ではそれぞれの光子エネルギーで約18％，49％および71％が透過する．しかし，たとえば連続スペクトルの4 MVの光子の場合，実効エネルギー★7を1 MeVとすると厚さ1 cmで93％，10 cmで49％である．一方，10 cm×10 cmの照射野での深さ10 cmの組織最大線量比TMRは0.74(74％)にもなる．この差は，TMRが媒質中の透過率であり，broad beamにおける媒質による散乱線の寄与による．

Memo

★6 第2半価層については，(第1半価層−第2半価層)を第2半価層とする場合もあるので，それぞれの文脈の中で判断するとよい．

★7 制動放射線の場合には，電子最大加速エネルギーをE[MeV]とすると，実効エネルギーは簡易換算である$E/3$ルールを適用することが多い．また，光子線の場合には電子最大加速エネルギーが実効エネルギーと一致しないことを暗黙に示すために，単位をMeVではなくMVと表記される．

広いビーム(broad beam)と細いビーム(narrow beam)での散乱線の状態を，**図 2-3-3**に模式的に示す．周囲から評価点への散乱線の有無が，媒質中の透過率の重要な因子となる．

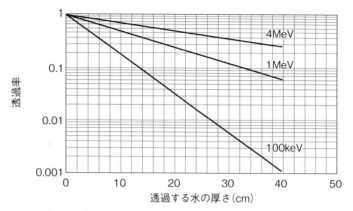

図2-3-2 単色光子(100 keV，1 MeV および 4 MeV)の narrow beam における透過率

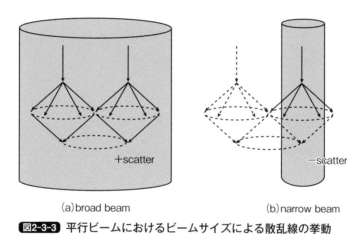

図2-3-3 平行ビームにおけるビームサイズによる散乱線の挙動
実線の矢印は光子が存在し，破線の矢印はビーム外であり光子が存在しない．

● **平均自由行路長**

線減弱係数を用いることで，物質中の深さ x に到達する光子数を知ることができた．では，光子が相互作用をせずに進むことができる平均の厚さはどれくらいであろう．この平均の厚さを **平均自由行路(行程)長**(mean free path length)と呼ぶ．平均自由行路長は mfp と表記されることもある．

指数関数的減弱より，厚さ x に到達する光子数は

$$N(x) = N_0 e^{-\mu x}$$

であった．言葉を換えると，"厚さ x には相互作用をせずに $N(x)$ 個の光子が到達した"ということである．したがって，厚さ x を透過する確率 $p(x)$ は

$$p(x) = \frac{厚さ x を透過した光子数}{入射光子数} = \frac{N_0 e^{-\mu x}}{N_0} = e^{-\mu x}$$

光子が相互作用なしに透過できる平均の厚さ λ は，$e^{-\mu x}$ を荷重係数とした平均である[★8]ので，

$$\lambda = \frac{\int_0^\infty e^{-\mu x} x \, dx}{\int_0^\infty e^{-\mu x} dx}$$

ここで，分母は

$$\left[-\frac{1}{\mu} e^{-\mu x} \right]_0^\infty = \frac{1}{\mu}$$

であるから，

$$\lambda = \frac{1}{\mu} \int_0^\infty e^{-\mu x} x \, dx \quad \text{---(2.3.4)}$$

ここで，下記の部分積分の公式を思い出してみよう．

$$\int f(x) g'(x) dx = f(x) g(x) - \int f'(x) g(x) dx$$

これを，$g'(x) = e^{-\mu x}$ として式2.3.4に適用すると，

$$\lambda = \mu \int_0^\infty x e^{-\mu x} dx = \mu \left[x \left(-\frac{1}{\mu} e^{-\mu x} \right) \right]_0^\infty - \mu \int_0^\infty \left(-\frac{1}{\mu} e^{-\mu x} \right) dx$$

ここで，右辺第1項は

$$\mu \left[x \left(-\frac{1}{\mu} e^{-\mu x} \right) \right]_0^\infty = \left[-x e^{-\mu x} \right]_0^\infty = \left[-\frac{x}{e^{\mu x}} \right]_0^\infty$$

となる．これは $x = \infty$ で ∞/∞ の不定形となってしまう．そこで下記に示すようにロピタルの定理を用いることで不定形の極限をとる．

$$\lim_{x \to \infty} \left(-\frac{x}{e^{\mu x}} \right) = \lim_{x \to \infty} \left[-\frac{x'}{(e^{\mu x})'} \right] = \lim_{x \to \infty} \left[-\frac{1}{\mu e^{\mu x}} \right] = -\frac{1}{\infty} = 0$$

であるので，

$$\lambda = \frac{\mu}{\mu} \left[-\frac{1}{\mu} e^{-\mu x} \right]_0^\infty = \frac{1}{\mu} \quad \text{---(2.3.5)}$$

となり，平均自由行路長と減弱係数の関係を導くことができる．

平均自由行路長と半価層の関係は，$e^{-\mu x_h} = 1/2$ より $1/\mu = x_h/\ln 2$ であるから

$$\lambda = \frac{1}{\mu} = \frac{x_h}{\ln 2} = 1.44 x_h \quad \text{---(2.3.6)}$$

また，光子束が自由行路長 λ を透過したときの光子数は

$$N(\lambda) = N_0 e^{-\mu \lambda} = N_0 e^{-1} = 0.37 N_0 \quad \text{---(2.3.7)}$$

となり，37%の光子が到達する．

Memo

[★8] 指数関数や積分が出てきたので面倒にみえるが，クラスの平均点を求めることと同じ．

e^{-1} の考え方は指数関数的挙動を示す現象に用いられ，放射線生物の37％致死線量（平均致死線量）や測定系の時定数としても使われる．

● **質量減弱係数**

原子組成が同じであっても密度の相違により透過率が異なる．このような密度依存を解消するために，**質量減弱係数**〔mass attenuation coefficient：μ/ρ（μ_m）〕が導入される．

線減弱係数（μ）と質量減弱係数（μ_m）★9 の関係は，物質の密度を ρ とすると

$$\mu_m = \frac{\mu}{\rho} \quad \text{———(2.3.8)}$$

である．これより，質量減弱係数の単位はMKS系では

$$\left[\frac{1}{m}\right]\left[\frac{m^3}{kg}\right] = \left[\frac{m^2}{kg}\right]$$

このとき，光子数の無次元（個数は単位ではない）を保持するために，物質の厚さは**面積密度**あるいは**面密度**と呼ばれる ρx に変換する必要がある．これにより，透過光子数は

$$N(x) = N_0 \exp\left[-\frac{\mu}{\rho}\rho x\right] \quad \text{———(2.3.9)}$$

で表される．

物質間での線減弱係数と質量減弱係数がどのように変化するかを**図2-3-4**に示す．光子エネルギーに対する μ は，それぞれの物質で異なる．水，炭素およびタングステンにおいて ρ は水 1.9 g/cm³，炭素 1.7 g/cm³，タングステン 19.3 g/cm³ である．約 0.7～3 MeV の光子エネルギー区間でみられた物質間の μ の相違は，μ/ρ とすることで少なくなる．われわれはこのような光子相互作用のエネルギー依存から，光子と物質の相互作用におけるメカニズムを推定することができる．密度が単位体積中の相対的標的数を示しているとすると，あるエネルギー区間で質量減弱係数が一致するということは，光子の相互作用のメカニズムを理解するヒントとなる．たとえば，相互作用が原子番号に依存するのか，あるいは**電子濃度**[cm⁻³]に依存するのかということである．

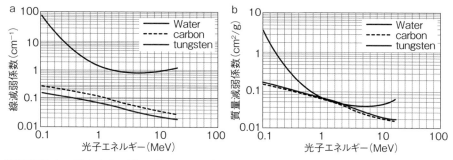

図2-3-4 水，炭素およびタングステンの光子エネルギーに対する（a）線減弱係数と（b）質量減弱係数

Memo

★9 質量減弱係数を μ_m と表記することはあまりないが，ここでは μ/ρ であることを示すために用いた．

● その他の減弱係数

　光子の減弱が物質の密度に依存することをキャンセルするために μ から μ/ρ への変換を加えた．次の項で光子の相互作用についてみるが，相互作用で何が対象なのかということから減弱係数の変換が必要となる．たとえば，原子を対象とする相互作用では**原子減弱係数**，電子を対象とする相互作用では**電子減弱係数**などである．

　g 当たりの電子数，あるいは原子数はアボガドロ数 N_A (6.022×10^{23}) から求めることができる．すなわち，原子量にグラムをつけた質量に含まれる物質量を 1 モルと呼ぶが，この 1 モル中にはアボガドロ数に相当する原子が含まれる．したがって，ρ，Z および A を，それぞれ減弱体の密度，原子番号および原子の質量数とすると，

g あたりの原子数：$N_a = \dfrac{N_A}{A}$ ——(2.3.10)

g あたりの電子数：$N_e = \dfrac{N_A Z}{A}$ ——(2.3.11)

となる．

　g あたりの原子数 N_a [atoms/g] が与えられているのであるから，原子減弱係数 $_a\mu$ は

$$\frac{\mu}{\rho}\left[\frac{\text{cm}^2}{\text{g}}\right]\frac{1}{N_a[\text{atoms/g}]} = \frac{\mu}{\rho}\frac{A}{N_A} \equiv {_a\mu}\left[\frac{\text{cm}^2}{\text{atoms}}\right] = {_a\mu}[\text{cm}^2] \quad \text{——(2.3.12)}$$

同様に，電子減弱係数 $_e\mu$ は

$$\frac{\mu}{\rho}\left[\frac{\text{cm}^2}{\text{g}}\right]\frac{1}{N_e[\text{electrons/g}]} = \frac{\mu}{\rho}\frac{A}{N_A Z} \equiv {_e\mu}\left[\frac{\text{cm}^2}{\text{electrons}}\right] = {_e\mu}[\text{cm}^2] \quad \text{——(2.3.13)}$$

となる．これらの減弱係数を用いる場合には，$_a\mu$ を用いるときの減弱体の厚さは [atoms/cm^2]，$_e\mu$ では [electrons/cm^2] で評価することになる．

　以上より，線減弱係数との関係は

$$\mu = \rho\frac{\mu}{\rho} = \rho\frac{N_A}{A}{_a\mu} = \rho\frac{N_A Z}{A}{_e\mu} \quad \text{——(2.3.14)}$$

となる．

　式 2.3.11 の g あたりの電子数は**電子密度** ρ_e [g^{-1}]，一方，体積あたりの電子数，すなわち電子の空間密度は**電子濃度** ρ_e^* [cm^{-3}] と呼ばれ，物理密度 ρ [g/cm^3] との間で

$$\rho_e^*\left[\frac{1}{\text{cm}^3}\right] = \rho_e\left[\frac{1}{\text{g}}\right]\rho\left[\frac{\text{g}}{\text{cm}^3}\right] \quad \text{——(2.3.15)}$$

の関係にある[★10]．

　また，化合物の場合には構成元素の重量比を w_i とすると

$$\rho_e = \sum_i N_A \frac{w_i Z_i}{A_i} \quad \text{——(2.3.16)}$$

となる．同様に，化合物の質量減弱係数は

$$\frac{\mu}{\rho} = \sum_i w_i \left(\frac{\mu}{\rho}\right)_i \quad \text{——(2.3.17)}$$

Memo

[★10] 密度とは一般的に [質量/体積] であり，上記の"電子濃度"はいうならば"体積密度"である．単位体積あたりの対象とするものの個数を表す物理量として"数密度（すうみつど）"がある．放射線治療分野では"電子密度""電子濃度"という使い分けが一般化しているようである．

である.

電子密度や電子濃度はCTのHU値からの変換や固体ファントムの水等価性で用いる.

❷ 光子線のエネルギー転移とエネルギー吸収

線減弱係数や質量減弱係数は光子数の変化をみていた.ここで,減弱によるエネルギーの変化をみてみよう.

光子は粒子性と波動性の2つの性格をもつが,波動性という点からの特性値である振動数 v を用いると,1個の光子のエネルギー E はプランク定数 h を用いて次のように表せる.

$$E = hv \quad (2.3.18)$$

相互作用当たり転移する平均エネルギーを $\bar{E}_{tr}$ とすると,n 回の相互作用による転移エネルギー ΔE_{tr} は,$n = \mu N \Delta x$ であるので

$$\Delta E_{tr} = \bar{E}_{tr} n$$
$$= \bar{E}_{tr}(\mu N \Delta x)$$
$$= \left(\mu \frac{\bar{E}_{tr}}{hv}\right) Nhv \Delta x \quad (2.3.19)$$

右辺の $\bar{E}_{tr}/hv$ はエネルギーから粒子数への変換,さらに hv を乗じている(Nhv)のは単なる代数処理[★11]である.

光子数の変化をみたときの比例定数である線減弱係数 μ は,次式に示す**エネルギー転移係数**(energy transfer coefficient:μ_{tr})を定義することでエネルギーの変化としてとらえることもできる.

$$\mu_{tr} = \mu \frac{\bar{E}_{tr}}{hv} \quad (2.3.20)$$

上式では,1個の光子エネルギー hv で $\bar{E}_{tr}$ を除すことでエネルギーを個数化しているのである.

光子と物質との相互作用の中で光子から物質へ転移したエネルギーは,次の2通りの方法で知ることができる.
- 線減弱係数と平均転移エネルギーより,$E_{tr} = \mu N \bar{E}_{tr}$
- エネルギー転移係数より,$E_{tr} = \mu_{tr} Nhv$

μ_{tr} と同様に,吸収される平均エネルギー $\bar{E}_{ab}$ を用いることでエネルギー吸収係数 μ_{en} を定義できる.

$$\mu_{en} = \mu \frac{\bar{E}_{ab}}{hv} \quad (2.3.21)$$

エネルギー転移係数 μ_{tr} とエネルギー吸収係数 μ_{en} の関係は,転移エネルギーの一部が制動放射により再び光子として放出される割合を g とすると,

$$\mu_{en} = \mu_{tr}(1-g) \quad (2.3.22)$$

Memo
★11 μ_{tr} を定義するための処理として hv で割っているので,hv を掛けている.

となる.

❸ 光子と物質の相互作用と断面積

光子は減弱体の原子と種々の相互作用を起こしながら進む. 個々の相互作用の確率は, 光子エネルギーと減弱体の原子番号に依存する. **図 2-3-5** に光子エネルギーに対する水とタングステンの減弱係数の変化を示す.

相互作用の結果は集約されて減弱係数に現れる. いうならば, 減弱係数はマクロに光子の相互作用をみている. このとき, 減弱係数は光子エネルギーに応じて変化するだけでなく, μ と μ_{en} の間の相違として現れる. このような相違から, 相互作用のメカニズムは一様ではないということである.

種々の相互作用の総体としての減弱係数は, 次式に示す個々の**相互作用断面積**[5]からなる (**図 2-3-5, 2-3-6**).

$$\frac{\mu}{\rho} = \frac{\tau}{\rho} + \frac{\sigma_R}{\rho} + \frac{\sigma}{\rho} + \frac{\kappa}{\rho} \quad \text{---(2.3.23)}$$

ここで, τ: 光電効果, σ_R: Rayleigh (レイリー) 散乱 (干渉散乱), σ: Compton 散乱 (非干渉散乱), κ: 電子対生成の断面積である.

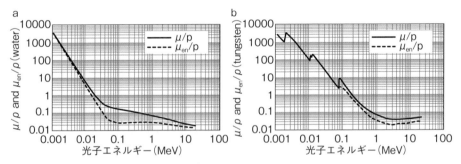

図2-3-5 質量減弱係数と質量エネルギー吸収係数
a: 水, b: タングステン.

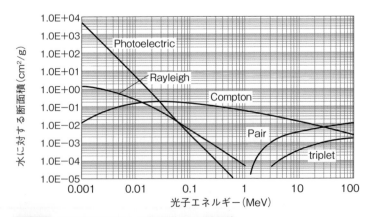

図2-3-6 水に対する種々の相互作用の断面積

● 光子相互作用の概要

物質を通過する中で光子は原子と種々の相互作用をする．これらの相互作用では，物質の原子核，軌道電子あるいは自由電子が関係する．

- しっかりと結合した原子電子[★12]，すなわち原子全体との相互作用：光電効果，Rayleigh（干渉）散乱
- 原子との結合が弱い，実質的に自由な電子との相互作用：Compton 散乱，三対子（さんついし）生成
- 原子核の電場との相互作用：電子対生成（でんしついせいせい）
- 原子核との相互作用：光核反応

● 光電効果

光子としっかりと結合した原子電子との相互作用である**光電効果**により，光子は消失する．その結果，軌道電子は原子から運動エネルギー E_K で放出される．この電子を**光電子**と呼ぶ．ここで，"しっかりと結合した電子"とは原子，特に高原子番号の原子の内殻電子であり，また，"光子は消失する"とは，光電効果において光子はそのエネルギーをすべて失うということを意味する．

光子エネルギーを $h\nu$，光電子の運動エネルギーを E_K，軌道電子の結合エネルギーを E_B，反跳する原子核の運動エネルギーを E_N とすると，光電効果前後の**エネルギー保存則**より

$$E_K = h\nu - E_B - E_N \quad\text{---}(2.3.24)$$

である．また，入射光子，反跳電子および原子核との間で**運動量が保存**されるが，反跳電子の質量に比して原子核の質量が大きいため，原子核の運動エネルギーはほぼゼロとなる．しかし，運動量は保存されなければならないので，光電効果は内殻電子との相互作用ということになる．上式は実質的に

$$E_K = h\nu - E_B \quad\text{---}(2.3.25)$$

となる．これより明らかなように，光電効果は $h\nu > E_B$ でなければ起きない．

光電効果の質量断面積 τ/ρ は，たとえばタングステンの場合（**図 2-3-7**），不連続に変化する．この不連続点を**吸収端**と呼ぶ．タングステンの場合には，光子エネルギーが低いほうから M 殻，L 殻そして K 殻からの光電子に相当する．光電子放出後の軌道電子遷移により**特性 X 線**の発生につながる．

τ/ρ は原子番号と光子エネルギーに大きく依存し，

$$\frac{\tau}{\rho} \propto \left(\frac{Z}{h\nu}\right)^{2.5\sim 3} \quad\text{---}(2.3.26)$$

となる．**図 2-3-7** をみると，$h\nu$ が対数目盛りで 1 サイクル変化するとき，τ/ρ は約 2.5〜3 サイクル低下している．また，原子番号が約 7.5 の水（**図 2-3-6**）と原子番号 74 のタングステン（図

Memo

[★12] ここで，"しっかりと結合"あるいは"自由電子"というのは，光子エネルギーと電子の原子結合エネルギーの相対的大きさの問題である．

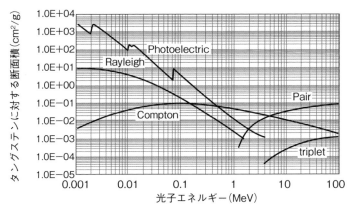

図2-3-7 タングステンに対する種々の相互作用の断面積

2-3-7)において，光子エネルギーが 0.1 MeV における τ/ρ は 10^3 倍であり，これは原子番号比の約 3 乗に相当する．

光電効果で生じる軌道の空孔は，**特性 X 線（蛍光放射）**と Auger 電子の放出という競合現象により安定状態に至る．特性 X 線のエネルギーは**線スペクトル**であり，また振動数 ν は原子に固有であることから，下式の **Moseley の法則**に従って化学組成の解析法として利用される．

$$E_{K\alpha}[\text{keV}] = 1.017 \times 10^{-2}(Z-1)^2 \quad \text{―――(2.3.27)}$$

低原子番号の生体物質では Auger 電子を放出する確率は蛍光放出よりも高い．

● **光核反応（photon-nucleus interaction）**

光子と原子核の巨大核共鳴現象による核反応である．光子エネルギーが原子核内の核子間の結合エネルギー（質量数 20 以上の核種で約 8 MeV）を超えると，原子核内から核子の放出が起こりうる．反応形として (γ, p)，(γ, n)，(γ, d)，(γ, α)，$(\gamma, \text{fission})$ がある．

発生確率は光子と物質の相互作用の中で極端に少ない．しかし，(γ, n) 反応による中性子は放射線防護の点で問題となる．光核反応の閾値は核子結合エネルギーの関係から 8 MeV 以上であり，放射線治療で問題となる反応である．光核反応後の残留核や放出中性子による (n, γ) による放射化も問題となるため，直線加速器のターゲットなどの廃棄において法的に適合した処理が要求される．

● **Rayleigh 散乱，干渉散乱**

Rayleigh 散乱の特徴は次のとおりである．
- 入射光子による原子全体の励起後，入射光子と同じエネルギーの光子を入射方向と異なる方向に放出する．このことから**干渉散乱**と呼ばれる．
- 入射光子はエネルギーを失わない→弾性散乱（原子の励起はあるが，散乱光子のエネルギーに変化がないので，弾性散乱とする）
- 荷電粒子へのエネルギー転移はない→電離・励起は発生しない．

光子の散乱角は原子番号 Z と光子エネルギー $h\nu$ に依存し，Z が高いほど，また光子エネルギーが低いほど大きな角度で散乱する（**表 2-3-1**）[6]．

表2-3-1 Rayleigh散乱における元素と光子エネルギー $h\nu$ に対する光子の散乱角

元素	光子エネルギー		
	0.1 MeV	1 MeV	10 MeV
Al	15°	2°	0.5°
Pb	30°	4°	1.0°

〔Attix FH：Introduction to Radiological Physics and Radiation Dosimetry. John Willey & Sons, New York, 1986 より〕

Rayleigh散乱の原子番号と光子エネルギーへの依存は

$$_a\sigma_R \propto \left(\frac{Z}{h\nu}\right)^2 \left[\frac{\mathrm{cm}^2}{\mathrm{atom}}\right], \quad \frac{\sigma_R}{\rho} \propto \frac{Z}{(h\nu)^2}\left[\frac{\mathrm{cm}^2}{\mathrm{g}}\right] \quad \text{---(2.3.28)}$$

● **Compton散乱**

人体構成元素の**実効原子番号**[★13] 7.5近傍では，光子エネルギーの広い範囲でCompton散乱が主たる相互作用である（**図2-3-8, 2-3-9**）．人体の実効原子番号である約7.5では**図2-3-8**に示すように，光子エネルギー30 keV前後で光電効果とCompton散乱の断面積は等しく，それ以上の光子エネルギーではCompton散乱が主となり，約20 MeVで対生成の断面積と等しくなる．

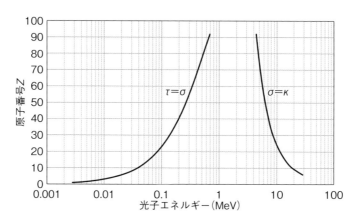

図2-3-8 光子エネルギーと原子番号でみた光電効果，コンプトン散乱および電子対生成の等確率曲線

τ：光電効果断面積，σ：コンプトン散乱断面積，κ：電子対生成断面積．
〔NIST (National Institute of Standards and Technology)，XCOM：Photon Cross Sections Database のデータより作成〕

Memo

★13 化合物の光子相互作用からみた実効原子番号 $\bar{Z}$ とは，個々の相互作用が原子番号 Z にどのように依存するかによる．依存度を Z^m と表すと，$\bar{Z}$ は $\bar{Z} = \sqrt[m]{a_1 Z_1^m + a_2 Z_2^m + \cdots a_n Z_n^m}$ で決まる．ただし，a_1 から a_n は化合物を構成する元素の原子番号 Z_i のgあたりの電子数の割合である．たとえば，光電効果の場合には $m=2.5\sim3$（**式 2.3.26**）である．Compton散乱の場合には，これからみていくように，Z には依存しない．以上より，どのような相互作用を対象にするかによって実効原子番号の評価は変わる．

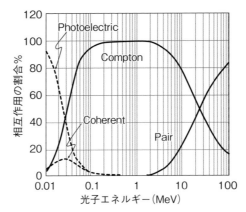

図2-3-9 水に対する光子エネルギーに伴う個々の相互作用の相対的割合の変化

Compton散乱の特徴は下記のとおりである.
- 自由電子(あるいは,束縛の緩い軌道電子)と光子の**非干渉性の非弾性散乱**
- 光子エネルギー＞電子結合エネルギー:最外殻付近の軌道電子は自由電子とみなせる.このことから,Compton散乱は完全弾性散乱とはいいがたい.
- 光子エネルギーの一部が反跳電子の運動エネルギーとして転移する.
- 反跳電子へエネルギー転移したことにより,散乱光子のエネルギーは低下する.

Compton散乱帯域のエネルギーを有する光子は,内殻軌道電子との相互作用である光電効果と異なり相互作用によってすべてのエネルギーが消失することはなく,散乱光子も発生する.

間接電離放射線の吸収線量のメカニズムを知るうえでCompton散乱は重要であるので,少し詳しく展開する.

Compton散乱の過程を模式的に**図 2-3-10**に示す.**図 2-3-10**に示す記法によりCompton散乱過程を展開してみる.

エネルギー保存則により
入射光子エネルギー＋電子静止エネルギー＝散乱光子エネルギー＋反跳電子運動エネルギー

$$hv + m_0 c^2 = hv' + mc^2 \quad \text{----(2.3.29)}$$

運動量保存則により

質量をもたない光子の運動量pはエネルギー$E=hv$との間で,$E=pc$(cは光の速さ)の関係をもつので,入射光子,散乱光子および反跳電子(質量m,速さv)の入射方向(x軸)の成分は,運動エネルギーT,速さvの反跳電子の質量をm,静止質量をm_0とすると

$$m = \frac{m_0}{\sqrt{1-\left(\frac{v}{c}\right)^2}} \quad \text{----(2.3.30)}$$

であることより

$$\frac{hv}{c} = \frac{hv'}{c}\cos\theta + \frac{m_0 v}{\sqrt{1-v^2/c^2}}\cos\phi \quad \text{----(2.3.31)}$$

光子の垂直方向(y軸)の成分は

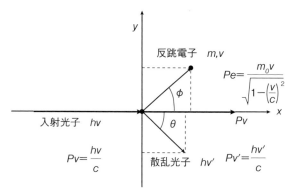

図2-3-10 Compton散乱のヒストリ

エネルギー hv，運動量 $P_v=hv/c$ の光子と自由電子との間の Compton 衝突．反跳電子は運動量 P_e，エネルギー T を得る．

$$0 = \frac{hv'}{c}\sin\theta - \frac{m_0 v}{\sqrt{1-\frac{v^2}{c^2}}}\sin\phi \quad\text{——(2.3.32)}$$

これらの式より，

散乱光子のエネルギー：$hv' = \dfrac{hv}{1+(hv/m_0 c^2)(1-\cos\theta)}$ ——(2.3.33)

反跳電子の運動エネルギー：$T_K = hv - hv' = hv\left[\dfrac{(hv/m_0 c^2)(1-\cos\theta)}{1+(hv/m_0 c^2)(1-\cos\theta)}\right]$ ——(2.3.34)

散乱角 θ と反跳角 ϕ の関係 $\cot\phi = \left(1+\dfrac{hv}{m_0 c^2}\right)\tan\left(\dfrac{\theta}{2}\right)$ ——(2.3.35)

を得る．

　式を導いただけではあまりありがたみがないので，式を運用してみよう．光子の散乱現象として Rayleigh 散乱と Compton 散乱があった．**図 2-3-6** より水中に光子が入射すると，低エネルギーの光子では Rayleigh 散乱 ≫ Compton 散乱となっている．そこで，入射光子エネルギーに対する散乱光子のエネルギーの変化をみながら，弾性散乱から非弾性散乱への推移を調べてみる．

　いくつかの光子散乱角において，入射光子と散乱光子のエネルギーの関係を，**式 2.3.33** によって計算した結果を**図 2-3-11** に示す．$\theta = 0°$ のときには，当然ながら $hv = hv'$ であり弾性散乱である．このような散乱は，観察者の目からみれば何も起きていないのである．一方，光子エネルギーが 10 keV 以下においては 0～180° の散乱角で，すなわち明らかに入射方向と異なる方向に光子が飛び出してくるが，散乱前後の光子エネルギーの変化はごくわずかである（**図2-3-11**）．

　図 2-3-12 は種々の入射光子エネルギーにおける光子散乱角と散乱前後の光子エネルギーの比率を示している．入射光子エネルギーが低いほど，光子は広い範囲に散乱し，かつ散乱光子は入射光子のエネルギーの大半を受け取る．一方，入射光子エネルギーが高いと，狭い角度範囲に散乱し，散乱光子のエネルギーは散乱角依存が大きい．

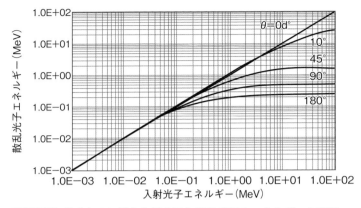

図2-3-11 散乱角 θ に伴う入射光子と散乱光子のエネルギーの関係

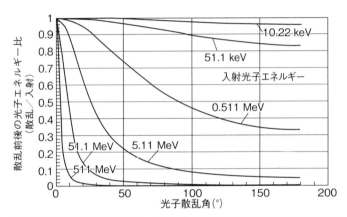

図2-3-12 種々の入射光子エネルギーにおける散乱光子の散乱角に対する散乱前後の光子エネルギー比

● Compton散乱の確率（微分断面積）

Compton散乱は等方的ではなく，角度分布をもつ．

Rayleigh散乱やCompton散乱を古典力学的に扱うとき，立体角 $d\Omega$ 当たりの散乱確率である電子1個当たりの**微分断面積** $d\sigma_0$ は，Thomsonの散乱式

$$\frac{d\sigma_0}{d\Omega} = \frac{r_0^2}{2}(1+\cos^2\theta) \quad\text{―――}(2.3.36)$$

で与えられる．ここで，r_0 は古典電子半径（2.817×10^{-15} m），θ は光子散乱角である．Thomson散乱の微分断面積を $d\Omega \to d\theta$ と変数変換すれば，$d\Omega = dA/r^2 = 2\pi\sin\theta\,d\theta$ であるから（**図2-3-13**），電子当たりの全断面積 $_e\sigma_0$ は

$$_e\sigma_0 = \int_{\theta=0}^{\pi} d\sigma_0 d\Omega$$

$$= \pi r_0^2 \int_{\theta=0}^{\pi}(1+\cos^2\theta)\sin\theta\,d\theta$$

$$= \frac{8\pi r_0^2}{3} = 6.65\times10^{-25}\left[\frac{cm^2}{electron}\right] \quad\text{―――}(2.3.37)$$

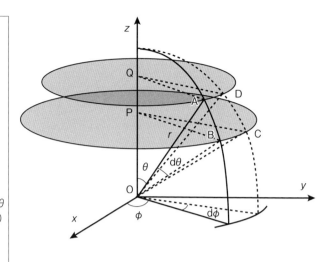

```
球座標と直交座標の関係
{ x=r sinθ cosφ
  y=r sinθ sinφ
  z=r cosθ

AQ=r sinθ

$\overline{AD}$=2π r sinθ $\frac{dφ}{2π}$=r sinθ dφ

$\overline{BC}$=2π r sin(θ+dθ) $\frac{dφ}{2π}$
     =r sin(θ+dθ)dφ
ここで加法定理より
sin(θ+dθ)=sinθ cos dθ+cosθ sin dθ
また，$\lim_{θ \to 0}$ cosθ=1, $\lim_{θ \to 0}$ sinθ=0
であるから，sin(θ+dθ)≈sinθ
よって，
$\overline{AD}$=$\overline{BC}$=r sinθ dθ
$\overline{AB}$=$\overline{DC}$=$\frac{2πrdθ}{2π}$=rdθ
以上より
面積 ABCD=r sinθ dφ rdθ
```

図 2-3-13 極座標と立体角 dΩ=dA/r^2

となる［ここの積分は，$\cos θ = t$ と置くと，$-\sin θ\, dθ = dt$ である．このとき $θ \to 0$ で $t \to 1$，$θ \to π$ で $t \to -1$］．しかし，Thomson の散乱式は光子エネルギーに独立であり，$hv = hv'$ の弾性散乱を扱っているので 10 keV 以上の光子エネルギーにおいて誤差が大きい．そこで，量子力学的補正として Klein-仁科の係数 F_{KN} が導入された．

$$\frac{d_e σ}{dΩ} = \frac{r_0^2}{2}(1+\cos^2 θ) F_{KN} \quad ——(2.3.38)$$

$$F_{KN} = \left\{\frac{1}{1+a(1-\cos θ)}\right\}^2 \left\{1 + \frac{a^2(1-\cos θ)^2}{[1+a(1-\cos θ)](1+\cos^2 θ)}\right\} \quad ——(2.3.39)$$

ただし，

$$a = \frac{hv}{m_0 c^2}$$

である．

　立体角 dΩ あたりの Compton 微分断面積（**式 2.3.38**）の光子散乱角に対する変化を **図 2-3-14** に示す．Thomson 散乱式では散乱角 90°方向が最小の確率であったが，Compton 散乱における散乱角に対する確率は光子エネルギーが高いほど，散乱角が大きいほど低下する．

　$θ=0°$ のときの微分断面積で相対化した確率の角度分布を **図 2-3-15** に示す．これより，放射線治療で用いる光子線（連続スペクトルに対する実効エネルギーで 1～3 MeV）で，光子の入射方向を中心とした狭い範囲に散乱する確率が高いことがわかる．

　たとえば，**式 2.3.38** を活用すると，
「1 MeV の光子 10^6 個を厚さ 1 g/cm^2 の水のブロックに照射した．光子の入射方向に対して 60°，相互作用点から 10 cm の距離にある検出器（断面積 2 cm^2）に散乱する光子数はいくらになるか？　ただし，水の電子密度を $3.34×10^{23}$ 個/g とする．」
といった問題を解くことができる．以下に展開を示す．

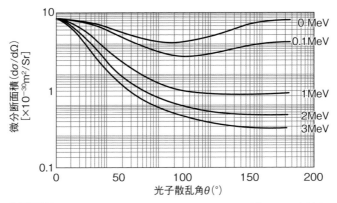

図2-3-14 Compton 散乱の Klein-仁科係数で補正した立体角当たりの微分断面積の散乱角依存

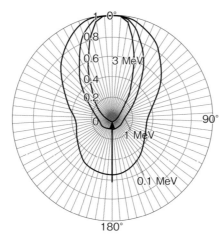

図2-3-15 Compton 散乱の角度微分断面積の角度分布

$\theta = 0°$ の微分断面積に対する角度 θ の微分断面積の相対値．
図中の矢印は光子の入射方向を示す．

1 MeV の光子の散乱角 60° の電子当たりの微分断面積は，**式 2.3.38** より $r_0^2 = 2.817 \times 10^{-15}$ m とすると

$$\frac{d_e \sigma}{d\Omega}(\theta = 60°) = 1.81 \times 10^{-30} \left[\frac{\mathrm{m}^2}{\mathrm{el\ sr}}\right] \leftarrow 電子 1 個あたり$$

水の面積密度は $1\ \mathrm{g/cm^2}$ であるから，$1\ \mathrm{m}^2$ 中の電子数 n_e は

$$n_e = 1 \left[\frac{\mathrm{g}}{\mathrm{cm}^2}\right] \times 3.34 \times 10^{23} \left[\frac{\mathrm{el}}{\mathrm{g}}\right] = 3.34 \times 10^{23} \left[\frac{\mathrm{el}}{\mathrm{cm}^2}\right] = 3.34 \times 10^{27} \left[\frac{\mathrm{el}}{\mathrm{m}^2}\right]$$

検出器の立体角[★14]は

$$d\Omega = \frac{dA}{r^2} = \frac{2.0}{10^2} = 0.02\ \mathrm{sr}$$

Memo
- [★14] 立体角の単位は $d\Omega = dA/r^2$ より無次元であるが，sr（ステラジアン）を用いる．1 点を囲む全立体角は 4π sr とする．

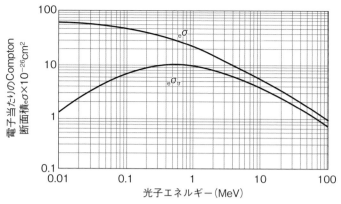

図2-3-16 光子エネルギーに対するCompton散乱における電子当たりの断面積（Klein-仁科係数補正を加えた）$_e\sigma$と転移断面積$_e\sigma_{tr}$

したがって，検出器に飛び込む散乱光子数 n は

$$n = 10^6 \times 3.34 \times 10^{27} \left[\frac{\text{el}}{\text{m}^2}\right] \times 1.81 \times 10^{-30} \left[\frac{\text{m}^2}{\text{el sr}}\right] \times 0.02 \text{ sr} = 121 \text{ 個}$$

基本となる断面積である電子あたり，立体角あたりの微分断面積 $d_e\sigma/d\Omega [\text{m}^2/(\text{electron sr})]$ である**式2.3.38**を積分することにより，

$$_e\sigma = 2\pi r_0^2 \left\{ \frac{1+a}{a^2} \left[\frac{2(1+a)}{1+2a} - \frac{\ln(1+2a)}{a} \right] + \frac{\ln(1+2a)}{2a} - \frac{1+3a}{(1+2a)^2} \right\} \quad \text{---}(2.3.40)$$

ただし，$a = h\nu/m_0c^2$ である．光子エネルギーに対する $_e\sigma$ の変化を**図2-3-16**に示す．
$_e\sigma$ は電子当たりであったから，任意の元素（Z：原子番号，A：質量数）の単位質量あたりの全断面積 σ/ρ は

$$\frac{\sigma}{\rho} = \frac{N_A Z}{A} {_e\sigma} \quad \text{---}(2.3.41)$$

で与えられる．ここで，$N_A Z/A$ は g あたりの電子数である．

上記の例題の場合，1 MeV の光子の全断面積 $_e\sigma$ は 2.112×10^{-25} cm^2/el，水 1 g/cm^2 中の電子数は $N_A Z/A = 3.343 \times 10^{23}$ el/g より，3.343×10^{23} el/cm^2 であるから，散乱する光子の総数 N_s は

$$N_s = {_e\sigma} n_e N = 2.112 \times 10^{-25} \frac{\text{cm}^2}{\text{el}} \times 3.343 \times 10^{23} \frac{\text{el}}{\text{cm}^2} \times 10^6 = 7.06 \times 10^4$$

よって，入射光子の 7.06% が Compton 散乱し，その中の 0.17% が 60° 方向に散乱することになる．

Compton 散乱では光子の散乱と同時に標的電子にエネルギーが転移され，この反跳電子が吸収線量を生む．このときの標的電子への転移の断面積は，入射光子エネルギーを $h\nu$，散乱光子エネルギーを $h\nu'$ とすると，反跳電子運動エネルギー E との間に

$$\frac{E}{h\nu} = \frac{h\nu - h\nu'}{h\nu}$$

の比率関係があり，かつ Compton 散乱においては

$$hv' = \frac{hv}{1 + (hv/m_0c^2)(1-\cos\theta)}$$

が成立するので，エネルギー転移微分断面積 $\mathrm{d}_e\sigma_{\mathrm{tr}}/\mathrm{d}\Omega$ は

$$\frac{\mathrm{d}_e\sigma_{\mathrm{tr}}}{\mathrm{d}\Omega} = \frac{\mathrm{d}_e\sigma}{\mathrm{d}\Omega}\frac{hv-hv'}{hv} = \frac{\mathrm{d}_e\sigma}{\mathrm{d}\Omega}\frac{a(1-\cos\theta)}{1+a(1-\cos\theta)}$$

となる．これを積分することによりエネルギー転移断面積 $_e\sigma_{\mathrm{tr}}$ は

$$_e\sigma_{\mathrm{tr}} = 2\pi r_0^2 \left[\frac{2(1+a)^2}{a^2(1+2a)} - \frac{1+3a}{(1+2a)^2} - \frac{(1+a)(2a^2-2a-1)}{a^2(1+2a)^2} - \frac{4a^2}{3(1+2a)^3} \right.$$
$$\left. - \left(\frac{1+a}{a^3} - \frac{1}{2a} + \frac{1}{2a^3}\right)\ln(1+2a) \right] \quad\text{----(2.3.42)}$$

となる（図2-3-16）．

光子側に残った，すなわち散乱光子のエネルギーに関する断面積 $_e\sigma_s$ は

$$_e\sigma_s = {_e\sigma} - {_e\sigma_{\mathrm{tr}}} \quad\text{----(2.3.43)}$$

となる．図2-3-16でいえば，各光子エネルギーにおける縦軸の2つの断面積の差に相当する．低エネルギーでは電子への転移はないので，ほとんどすべてが散乱光子に与えられることがわかる．これが干渉散乱であるRayleigh散乱を説明している．その後，光子エネルギーの増加とともに転移比率が増加し，約0.5 MeVで最大値に達し，減少していく．

● 電子対生成

光子の吸収過程である**電子対生成**(electon pair production)では，光子の消滅によって電子と陽電子が生じる．電子対生成と同じ過程に**三対子生成**(triplet production)がある．これらの生成過程は，光子消滅が原子核近傍か，あるいは原子電子近傍かによって分かれる（図2-3-17）．

原子核近傍→対生成，原子電子近傍→三対子生成

対生成あるいは三対子生成によって発生した陽電子は，減速する中で自由電子と相互作用し消滅し，0.511 MeVのエネルギーをもつ2個の光子（消滅放射線）を放出する（図2-3-17右）．

▶ 電子対生成の閾（しきい）エネルギー

電子対生成におけるエネルギーの分配は，電子の静止エネルギーを m_0c^2，電子の運動エネルギーを E_K^-，陽電子の運動エネルギーを E_K^+，原子核の運動エネルギーを E_N とすると（図2-3-

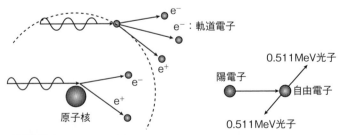

図2-3-17 対生成と三対子生成の模式図（左）と陽電子の消滅放射線への推移（右）

16).

$$2m_0c^2 + h\nu = E_K^- + E_K^+ + E_N$$
$$2m_0c^2 + h\nu = E_K^- + E_K^+ \quad (\because v_N \approx 0)$$
$$h\nu = E_K^- + E_K^+ - 2m_0c^2 > 0$$

これより，

$$h\nu > 2m_0c^2 = 1.022 \text{ MeV} \quad \text{――}(2.3.44)$$

であり，運動量保存が成立するために原子核の存在が必要となる．しかし，原子核質量 M が大きいため $p_N = Mv_N$ において，v_N は有意な大きさをもたない．よって，電子対生成の光子の閾エネルギーは 1.022 MeV となる．

▶ **三対子生成の閾エネルギー**

三対子生成は軌道電子近傍で発生するため，軌道電子の反跳後の運動エネルギー $E_{K,orbit}$ が加わる．

$$m_0c^2 + h\nu = E_K^- + E_K^+ + E_{K,orbit}$$

このとき，電子，陽電子および反跳電子のエネルギーは任意に分配されるが，3者に等しくエネルギーが分配されるとすると，これらの電子の運動中の質量を m とすれば

$$m_0c^2 + h\nu = 3mc^2 \quad \text{――}(2.3.45)$$

上記ですべての粒子が平均運動エネルギーをもつとしたので，速度はすべて v とすると運動量保存より，光子の運動量 p が $E = h\nu = pc$ であるから

$$\frac{h\nu}{c} = 3mv$$

と表せる．ここで，$\beta = v/c$ とすると

$$\frac{h\nu}{c} = 3m\beta c \quad \text{――}(2.3.46)$$

と書き換えられ，これを式 **2.3.45** に代入すると

$$m_0 + 3m\beta = 3m$$

となる．また，相対論より $m_0 = m\sqrt{1-\beta^2}$ であるから，$v \neq c$ の条件のもとで

$$\sqrt{1-\beta^2} + 3\beta = 3$$
$$\therefore \beta = \frac{4}{5}$$

また，これより

$$m = \frac{m_0}{\sqrt{1-\beta^2}} = \frac{5}{3}m_0$$

よって，三対子生成の閾値となる $h\nu$ の値は式 **2.3.46** より

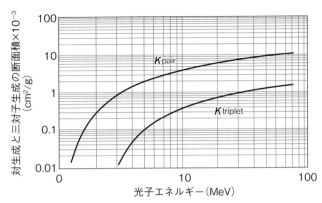

図2-3-18 炭素における光子エネルギーによる電子対生成と三重対生成の断面積の変化

$$hv = 3 \times \frac{5}{3} m_0 \times \frac{4}{5} c^2 = 4m_0 c^2 = 2.044 \text{ MeV} \quad \text{———(2.3.47)}$$

電子対生成と三対子生成はこれまでみてきた相互作用と異なり，光子エネルギーが高くなるほど相互作用の確率が高くなる（**図 2-3-18**）．すなわち，高エネルギー光子ほど透過率が低下するという逆転現象が起きる．また，電子対生成で発生する陽電子は物質中の自由電子と遭遇することで短時間に消滅し，0.511 MeV の消滅放射線を放出する．この結果，光子のエネルギースペクトルを軟質化する．電子対生成と三対子生成は光子エネルギーが高いほど確率が高く，三対子生成の割合は低原子番号ほど高い．

● **光子線における転移エネルギー，吸収エネルギーおよび散乱エネルギーの変化**

これまでエネルギー転移係数 μ_{tr} とエネルギー吸収係数 μ_{en} をみてきた．これらの係数の定義より，転移エネルギー，吸収エネルギー，散乱エネルギーおよび放射エネルギーのそれぞれの入射光子エネルギーに対する平均値の相対値を，下記のように得ることができる（51 頁，**式 2.3.19** 参照）．

転移エネルギーの相対値：$\dfrac{\overline{E}_{tr}}{hv} = \dfrac{\mu_{tr}}{\mu}$ ———(2.3.48)

吸収エネルギーの相対値：$\dfrac{\overline{E}_{en}}{hv} = \dfrac{\mu_{en}}{\mu}$ ———(2.3.49)

散乱エネルギーの相対値：$\dfrac{hv - \overline{E}_{tr}}{hv} = 1 - \dfrac{\mu_{tr}}{\mu}$ ———(2.3.50)

で与えられる．
われわれが注目する物質である人体等価物質の水における光子の転移，吸収および散乱でのエネルギーの遷移比率を，上記の式から求めた結果を**図 2-3-19** に示す．これより，水における転移と散乱の割合は

- 入射光子のエネルギーが 10 keV：大半（92.8％）が転移，吸収され，7.2％が散乱
- 100 keV 程度：14.9％が転移，吸収され，85.1％は散乱
- 1 MeV：44％が転移するが，43.9％が吸収され，56％が散乱

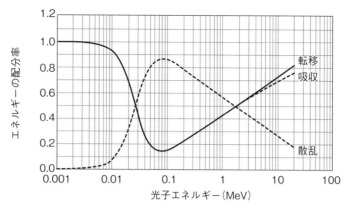

図2-3-19 水における光子のエネルギー転移，吸収および散乱のエネルギー遷移比率の変化

- 10 MeV：73.3％が転移するが，70.6％が吸収され，26.7％が散乱
となる．

　X線の吸収がなければ放射線医療では人体内部構造を知ることはできない．また，悪性細胞の制御もかなわない．エネルギー付与を重視する放射線治療で用いるX線エネルギーの実効エネルギーは1〜3 MeVである．**図 2-3-19**からわかるように，吸収と散乱に関係するエネルギー比率が拮抗する領域から吸収比率が多くなる領域である．しかし，散乱線がもつエネルギーは有意であり，散乱線の挙動を追跡していくことが重要であることがわかる．このことはPDDやTMRなどの深部線量関数においても重要な因子である．また，治療計画システムのアルゴリズムの1つであるconvolution/superposition法におけるTERMA(ターマ)において反映されている．

2-4 吸収線量

　吸収線量 D は質量 dm の物質へ電離放射線によって付与される平均エネルギー $d\bar{\varepsilon}$ として定義される．吸収線量の単位は $J\ kg^{-1}$ であり，特別単位はグレイ Gy である．

$$D = \frac{d\bar{\varepsilon}}{dm} \quad \text{(2.4.1)}$$

　吸収線量は間接および直接電離放射線のいずれにも適用される．しかし，間接電離放射線では"間接"とあるように，吸収線量を生む荷電粒子へのエネルギー転移過程が必要である．すなわち，カーマ K を用いると，物質 med において

$$K = \frac{dE_{tr}}{dm} = \left(\frac{\mu_{tr}}{\rho}\right)_{med} h\nu \Phi$$

となる．これだけの運動エネルギーを受け取った荷電粒子は衝突カーマ K_c だけ物質にエネルギーを付与する．このエネルギー付与が吸収線量となる．

荷電粒子は運動エネルギーをもつ限り物質中を移動し，その飛跡に沿ってエネルギーを落とす．その結果，

光子から荷電粒子へのエネルギー転移の位置≠荷電粒子から物質へのエネルギー付与の領域
となり，間接電離放射線の相互作用点で起きたエネルギー授受を，そのまま相互作用点での吸収線量とできない問題が起きる．このような状況に対応するために，**荷電粒子平衡**(charged particle equilibrium：CPE)や**過渡荷電粒子平衡**(transit CPE：TCPE)の考え方が必要となる．

加速器からの光子線においては，吸収線量を評価する媒質中の任意の点において常に光子は減弱を受けており，減弱した光子数に相当する分の補給がないためCPEは成立しない．しかし，到達した光子数(KやK_cの定義式におけるΦ)に応じたエネルギーの転移があるため，Kと吸収線量Dとの間に平行関係が生まれる．これがTCPEである．この平行関係はK(あるいは，K_c)からDを導くうえで重要な関係となる(4章参照)．

2-5 阻止能

荷電粒子が吸収線量の担い手であることをみてきた．そこで，この項では荷電粒子のエネルギー損失の形式とエネルギー損失を集約した尺度である阻止能について述べる．

❶ 荷電粒子のエネルギー損失のメカニズム

放射線治療で扱うエネルギー領域では，荷電粒子が電子の場合のエネルギー損失で重要になるのはクーロン力による相互作用と制動放射の発生である．陽子線や炭素線による治療では，その他に原子核との相互作用が加わる．チェレンコフ光★15で失われるエネルギーは非常に小さいので，エネルギー損失では無視できる．

入射荷電粒子(電荷量Ze)と原子の軌道電子(もしくは原子核)の衝突は，弾性もしくは非弾性である．弾性衝突では入射電子はエネルギーを失うことなく飛行行路に変化が生じる．非弾性衝突の場合には，入射電子は飛行行路の変化と同時に，エネルギーの一部を軌道電子に転移するか，制動放射の形式で放出する．エネルギーの高い電子では物質中を飛行する間に複数回の衝突を経る．このときの相互作用はクーロン力Fによる．

$$F = k\frac{Ze^2}{r^2} \quad\text{---(2.5.1)}$$

ここで，kは比例定数，Zeは入射粒子の電荷(電子であれば，e)，eはエネルギーを受け取った電子の電荷，rは電荷間の距離である．

Memo

★15 透明物質中を通過する荷電粒子の速度vが物質中の光速度c/n(c：真空中の光速度，n：物質の屈折率)を超えるとき，荷電粒子飛跡に沿って発する光．たとえば，水の屈折率を1.34とすると，電子線の場合チェレンコフ光放射の臨界エネルギーは約240 keVとなる．電子線の線量分布をフィルムで測定する場合には注意が必要となる．

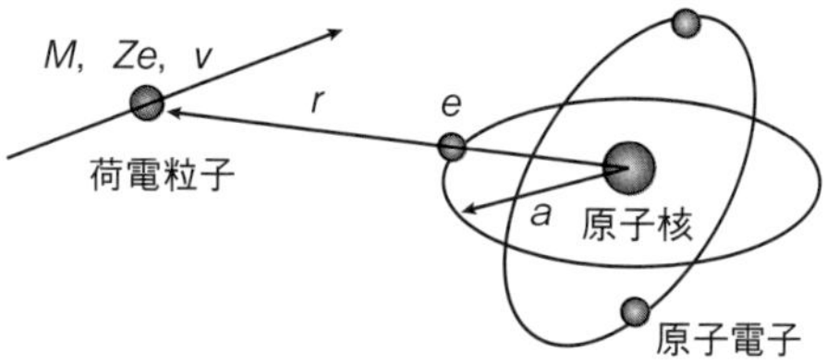

図2-5-1 原子近傍における荷電粒子との関係

クーロン力は両電荷間の距離の影響を強く受けることが**式 2.5.1** からわかる．そのことより，荷電粒子のエネルギー損失は距離によって次のように分類される（**図 2-5-1**）．

- **弱い衝突**（soft collision）$r \gg a$（a：原子半径）：入射電子と原子全体との衝突であり，入射電子から軌道電子へのエネルギーの転移はわずかである．
- **強い衝突**（hard collision）$r = a$：入射電子の運動エネルギーのかなりの部分が軌道電子に転移する．かなりのエネルギーをもつ二次電子（δ線）が放出され，入射電子と異なる新たな飛跡を形成する．
- **放射作用**（radiative interaction）$r \ll a$：入射電子は光子を放射する．この相互作用が制動放射である．放出される光子のエネルギーは広がりをもち，パラメータrに依存する．

❷ 阻止能

物質中を進む荷電粒子はクーロン力によりエネルギーを失っていく．このとき荷電粒子の単位行路長 dx 当たり失うエネルギー dE を**線阻止能** S（stopping power）と呼ぶ．

$$S \left[\frac{\text{J}}{\text{cm}}\right] = \frac{dE}{dx} \quad \text{——(2.5.2)}$$

阻止能は[J/cm]を用いることは少なく，$1\,\text{eV} = 1.602 \times 10^{-19}\,\text{J}$ により[MeV/cm]で表されることが多い．

質量阻止能 S/ρ は線阻止能をエネルギー吸収する物質の密度 ρ で除したものである．よって，質量阻止能の単位は $\text{MeV cm}^2/\text{g}$ である．

荷電粒子が物質中を進み静止するまでに，エネルギーを失う形式に応じて阻止能は，次のように分けられる．

- 電子や原子核とのクーロン相互作用：衝突阻止能 S_{col}
- 制動放射の発生：放射阻止能 S_{rad}
- チェレンコフ放射光の放出：衝突阻止能 S_{col}

すなわち，質量阻止能は次のように2つの阻止能によって構成される．

$$\frac{1}{\rho}\left(\frac{dE}{dx}\right)_{\text{tot}} = \left(\frac{S}{\rho}\right)_{\text{tot}} = \left(\frac{S}{\rho}\right)_{\text{col}} + \left(\frac{S}{\rho}\right)_{\text{rad}} \quad \text{——(2.5.3)}$$

荷電粒子の中で，一般的な放射線治療において注目する電子の**質量衝突阻止能** $(S/\rho)_{\text{col}}$ は ICRU Report 37[7] によれば，次のように展開される．

$$\left(\frac{S}{\rho}\right)_{\text{col}} = \frac{2\pi r_e^2 m_e c^2 N_A Z}{\beta^2 M_A} \left\{ \ln\left[\frac{\tau^2(\tau+2)}{2(I/m_e c^2)^2}\right] + F(\tau) - \delta \right\} \quad \text{——(2.5.4)}$$

ただし，

$$F(\tau) = 1 - \beta^2 + \frac{[\tau^2/8 - (2\tau+1)\ln 2]}{(\tau+1)^2} \quad \text{——(2.5.5)}$$

$m_e c^2$：電子の静止質量
τ：電子の静止質量に対する運動エネルギーの比率 $\tau = E/m_e c^2$
β：光の真空中の速度 c に対する電子の速度 v の比率 $\beta = v/c$
N_A：アボガドロ定数 $(6.02252 \times 10^{23} \text{ mol}^{-1})$
r_e：電子半径 $(e^2/m_e c^2 = 2.818 \times 10^{-15} \text{ m})$
Z：原子番号
M_A：物質 A のモル質量
I：平均励起エネルギー
δ：密度効果補正

Column

　質量衝突阻止能は**式 2.5.4** で与えられるが，この式の主要な部分がどのように導かれるのかを，ここでみてみよう．

　物質中に電子が飛び込んだとき，物質中の電子に対して入射電子はどのような力を与えるのか．電子は運動エネルギーをもって進み，そして静止する．よって，その間に速度の変化がある．ここで，**運動量 p** が $p=mv$(質量×速度)であることより，速度変化を運動量の変化として表すことができる．

　電子の速度 v が物質中を進む中で変化するのであるから，その間の微小区間における運動量の変化 Δp は，

$$\Delta p = p_2 - p_1 = m(v_2 - v_1)$$

である．速度変化を加速度で置き換えると，

$$a = \frac{\Delta v}{\Delta t} = \frac{v_2 - v_1}{\Delta t}$$

である．また，**ニュートンの第 2 法則**($F=ma$：m は質量，a は加速度)より

$$\Delta p = ma\Delta t = F\Delta t$$

これより，速度変化(加速度)を生み出した力と運動量の変化を関係づけることができた．この $F\Delta t$(力と時間の積)は**力積**(りきせき)と呼ばれる物理量である．

　これを物質の原子電子が入射電子から受けた力に適用すると，荷電粒子間の力はそれぞれの電場によるクーロン力

$$F = k\frac{Q_1 Q_2}{r^2}$$

によるので，Q_1 と Q_2 を入射電子と軌道電子の電荷 e で置き換えれば，

$$dp = \int F dt = k \int \frac{e^2}{r^2} dt$$

今，電子-電子間での力は入射電子の進行方向に対する原子電子までの法線に対する角度 θ の位置関係(**図 A-1**)にあるので，力は x 成分と y 成分に分けられる．x 成分の力は入射電子が

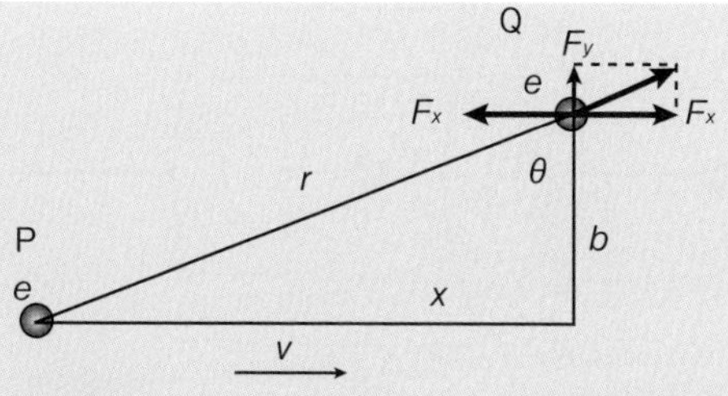

図A-1 P点の入射電子とQ点の原子軌道電子の関係

原子電子の法線方向の直下を通過するときに方向の反転があるので実質的力をもたない．そこで y 成分について展開してみよう．そのとき上式は

$$dp = \int_{-\infty}^{+\infty} F_y dt = \int_{-\infty}^{+\infty} F\cos\theta \, dt = k\int \frac{e^2}{r^2}\cos\theta \, dt \quad \text{——(A.1)}$$

時刻 t の変化は角度 θ の変化であるので，$t \to \theta$ の変数変換を行う．
まず，r については，$\cos\theta = b/r$ より，

$$\frac{1}{r^2} = \left(\frac{\cos\theta}{b}\right)^2 \quad \text{——(A.2)}$$

dt については，$\tan\theta = x/b$ の左辺を θ で微分すると

$$(\tan\theta)' = \left(\frac{\sin\theta}{\cos\theta}\right)' = \frac{(\sin\theta)'\cos\theta - \sin\theta(\cos\theta)'}{\cos^2\theta} = \frac{1}{\cos^2\theta} = \sec^2\theta$$

であり，$\tan\theta = x/b$ の右辺を x で微分すると $1/b$ であるから，

$$\sec^2\theta \, d\theta = \frac{dx}{b}$$

また，$dx/dt = v$ より，

$$\sec^2\theta \, d\theta = \frac{dx}{b} = \frac{v}{b}dt$$

$$dt = \frac{b}{v}\sec^2\theta \, d\theta \quad \text{——(A.3)}$$

変数変換に伴い，積分区間は
$t \to +\infty$ のときには，$\theta \to \pi/2$
$t \to -\infty$ のときには，$\theta \to -\pi/2$
となり，**式 A.1** は次式のように θ の関数で置き換えられ，運動量の変化を入射粒子の速度で表すことができる．

$$dp = k\int_{-\infty}^{+\infty} \frac{e^2}{r^2}\cos\theta \, dt$$

$$= ke^2 \int_{-\pi/2}^{+\pi/2} \left(\frac{\cos\theta}{b}\right)^2 \frac{b}{v}\cos\theta \sec^2\theta \, d\theta$$

$$= ke^2 \int_{-\pi/2}^{+\pi/2} \frac{1}{bv}\cos\theta \, d\theta$$

$$= \frac{ke^2}{bv}[\sin\theta]_{-\pi/2}^{+\pi/2} = \frac{2ke^2}{bv} \quad \text{——(A.4)}$$

次に，上記の運動量の変化 dp をエネルギーの変化でみてみよう．

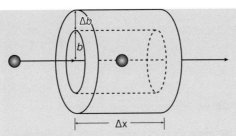

図A-2 荷電粒子の飛跡周囲の円環状の物質

エネルギー E は古典力学的にとらえると，$E=mv^2/2$ であった．相対論的処理を無視すると，静止質量 $m_0 =$ 運動中の質量 m として

$$E=\frac{1}{2}m_0v^2=\frac{1}{2}m_0\left(\frac{p}{m_0}\right)^2=\frac{p^2}{2m_0}$$

であることを用いると，

$$dE=\frac{(dp)^2}{2m_0}=\frac{2k^2e^4}{2m_0b^2v^2}=\frac{k^2e^4}{m_0b^2v^2} \quad\text{---(A.5)}$$

この結果より，電子-電子間のクーロン力によるエネルギー損失（あるいは，軌道電子に転移したエネルギー）は
「電子-電子間の法線方向の"距離 b の2乗および，入射電子の速度の2乗に反比例する"」
という常識的にも判断がつく結論と一致した．

　もう1つ考えなければならないのは，物質中の電子がどれくらい存在するかということである．
エネルギー変化の**式A.5**で距離 b があるので，**図A-2**のような状況で物質中の電子数を考えてみる．

　物質中には電子がランダムに分布している．その中を入射電子が進む．入射電子の行路の回りの半径 b と $b+\Delta b$ の長さ Δx の円柱の鞘の中の電子が対象となる．

　アボガドロ定数を N_A，原子量を A とすると N_A/A はg当たりの原子数であるので，物質の原子番号 Z とすれば，g当たりの電子数は ZN_A/A となる．

　よって，物質の密度を ρ とすると，上記の円柱鞘の体積中の電子数 Δn は

$$\Delta n=\left(\frac{ZN_A}{A}\right)[(b+\Delta b)^2-b^2]\pi\Delta x\rho$$

$$=\left(\frac{ZN_A}{A}\right)2\pi\rho b\,\Delta b\,\Delta x \quad\text{---(A.6)}$$

ここで，$\Delta b < 1$ であるので，$(\Delta b)^2 \to 0$ と近似した．

　式A.5と**A.6**より，電子が進む行路長 Δx あたりの電子のエネルギー損失は

$$\frac{dE}{dx}=\int_{b_{min}}^{b_{max}}dE\frac{dn}{dx}=\frac{k^2e^4}{m_0v^2}\left(\frac{ZN_A}{A}\right)2\pi\rho\int_{b_{min}}^{b_{max}}\frac{b}{b^2}db=\frac{k^2e^4}{m_0v^2}\left(\frac{ZN_A}{A}\right)2\pi\rho\left(\ln\frac{b_{max}}{b_{min}}\right) \quad\text{---(A.7)}$$

ここで，k はクーロン定数であるので，下記に示す古典電子半径 r_0 と呼ばれる定義量を導入すると

$$r_0=\frac{ke^2}{m_0c^2}=2.81794\times10^{-15}\,\text{m}$$

ただし，m_0 は電子の静止質量，c は光の速度である．

$$\frac{dE}{dx} = 2\pi\rho\left(\frac{N_A Z}{A}\right)\frac{r_0^2(m_0c^2)^2}{m_0v^2}\left[\ln\frac{b_{max}}{b_{min}}\right] = 2\pi\rho\left(\frac{N_A Z}{A}\right)\frac{r_0^2 m_0 c^2}{(v/c)^2}\left[\ln\frac{b_{max}}{b_{min}}\right] \quad\text{---(A.8)}$$

式 **A.8** は入射電子が進む単位行路長あたりのエネルギー付与を表している．次元でみると，

$$\rho\left(\frac{N_A Z}{A}\right)r_0^2 m_0 c^2 \rightarrow \left[\frac{kg}{m^3}\right]\left[\frac{1/mol}{kg/mol}\right][m^2][J] = \left[\frac{J}{m}\right]$$

となり，単位長さあたりのエネルギーとなる．

入射電子の周囲の物質電子の"個数"という観点から，入射電子のエネルギー損失をみた．このとき入射電子から原子電子までの距離 b は，クーロン衝突で電荷間の距離は重要なパラメータであり，**衝突径数**(impact parameter)と呼ぶ．

阻止能に関する**式 2.5.4** のデータは NIST[8] や ICRU Report 37[7] に示されている．これらのデータに基づき，電子運動エネルギーに伴う炭素とタングステンの阻止能の変化を**図 2-5-2** に示す．

質量衝突阻止能の変化の特徴は，以下のように概略できる．

- 電子運動エネルギー $E \leq 100$ keV：全阻止能に対して衝突阻止能が大半 ($S_{tot} \fallingdotseq S_{col}$) であり，$S_{col} \propto 1/E$．タングステンと炭素の S_{col} の相違は，Z/M_A がタングステンのほうが小さいことと，タングステンの原子電子の結合エネルギーが高いことによる．また，原子番号が高いほうが，平均励起エネルギーが高いことにも依存している (タングステンで 727 eV，炭素で 78 eV)．
- 100 keV $< E < 1.0$ MeV：β がほぼ 1.0 となり，計算式の中の括弧の中の項の E に対する変化が緩やかでほぼ一定となるため S_{col} はほぼ一定
- S_{col}/ρ が最小値 E：炭素で約 1.5 MeV，タングステンで約 1.0 MeV である．

● 質量放射阻止能

電子に関する**質量放射阻止能**の計算式

$$\left(\frac{S}{\rho}\right)_{rad} = \frac{4r_e^2 \alpha}{\beta^2} N_A \frac{Z(Z+1)}{M_A}(\tau+1)m_e c^2 \ln(183 Z^{-1/3} + 1/18) \quad\text{---(2.5.6)}$$

ただし，記法については質量衝突阻止能と同じであるが，α は微細構造定数で約 1/137 である．

質量放射阻止能の変化の特徴は，以下のように概略できる．

- モル質量 (M_A) は質量数 A で置き換えることができるので，質量放射阻止能は $Z(Z+1)/A$ に比例することになる．しかし，水素を除いた物質では $Z/A \fallingdotseq 0.5$ であるので，原子番号に比例する★16．
- 質量放射阻止能は電子運動エネルギーとともに増加する．
- 質量衝突阻止能と質量放射阻止能の比率は次式で示される．すなわち，これら2つの阻止能が一致する電子運動エネルギーが，個々の元素で固有に定まる (**図 2-5-2**)．

Memo
★16 高原子番号物質での質量放射阻止能が高いため制動放射効率がよい．そこで融点を考慮して X 線ターゲットとしてタングステンが利用される．

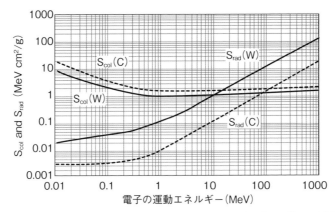

図2-5-2 炭素とタングステンにおける電子運動エネルギーに対する阻止能

$$\frac{(S/\rho)_{rad}}{(S/\rho)_{col}} \approx \frac{ZE}{1600m_ec^2} = \frac{ZE}{817} \approx \frac{ZE}{800} \quad \text{——(2.5.7)}$$

- 2つの阻止能が等しくなる E 以下の電子エネルギー以下においては，$S_{rad} \ll S_{col}$
- $S_{col} = S_{rad}$ 以降の E で $S_{rad} > S_{col}$

❸ CSDA 飛程

　荷電粒子は物質中でクーロン力による作用を受け，その運動エネルギーを失い，最終的に静止する．エネルギー損失の過程が連続的である（突然大きなエネルギー損失を受けない）と仮定することを，**連続減速近似（シスダ）**（continuous slowing down approximation：CSDA）と呼ぶ．CSDAによりエネルギーを失った荷電粒子の到達する遠位端を **CSDA 飛程** と呼ぶ．

　水中での電子の運動エネルギーに対する全阻止能の変化を，**図 2-5-3** に示す．**図 2-5-3** の横軸は，物質に入射する電子エネルギーの低下と対応させるために逆方向に目盛りを附している．図より阻止能の変化は連続的であるので，電子の運動エネルギーは連続的に減速し，最終的にゼロとなる．運動エネルギーがゼロになるまでの距離がCSDA飛程となる．

　全阻止能は衝突阻止能と放射阻止能の和であることは先に述べた．衝突阻止能は電子エネル

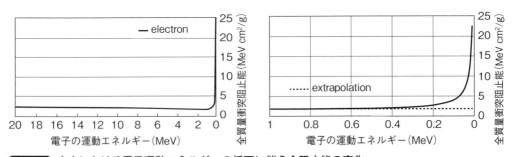

図2-5-3 水中における電子運動エネルギーの低下に伴う全阻止能の変化

飛程末端に相当する電子運動エネルギーゼロ近傍において全阻止能の急激な増加がみられる．右図中の点線は，水中での電子全阻止能の最小値に向けての高エネルギーからの外挿直線である．

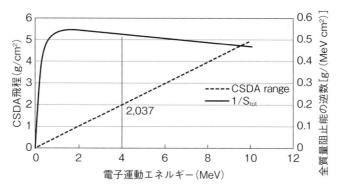

図2-5-4 電子運動エネルギーに対するCSDA飛程と全阻止能の逆数の関係

ギーの増加とともに低下し，一方，放射阻止能は増加する．したがって，全阻止能が最小となる電子エネルギーが存在する〔E_K：電子運動エネルギー，m_0：電子の静止質量，c：光速度とすると，$(E_K)_{\min} \approx 2.5 m_0 c^2$〕．この最小値に向かって，全阻止能は電子エネルギーに対して単調に減少し，電子エネルギーが最小点より高くなると全阻止能は増加する．

図2-5-3 の横軸は深さと読み替えることもできる．そのように横軸をみるとき，電子の飛程末端で急激なエネルギー損失が生じている．これは**ブラッグピーク**(Bragg peak)と呼ばれる．しかし，電子の場合には多重散乱を繰り返すために，飛程末端のブラッグピークは複数の電子の飛程の重なりによりぼやけたものとなる．このため，実際の電子ビームでブラッグピークを観察することはできない．

線阻止能 S の単位は MeV/cm であるから，微小なエネルギー変化 ΔE を失うときに電子が進む距離 ΔR は

$$\Delta R [\text{cm}] = \frac{\Delta E [\text{MeV}]}{S [\text{MeV/cm}]} \quad \text{——(2.5.8)}$$

で与えられる．したがって，電子の入射エネルギーを E_0 とすると，E_0 がゼロとなるまでに電子が進む距離 R_{CSDA} は

$$R_{\text{CSDA}} = \int_0^{E_0} \frac{1}{S_{\text{tot}}(E)} \, dE \quad \text{——(2.5.9)}$$

で与えられる．この関係を**図2-5-4**に示す．水中に4 MeVの電子が入射するとき，CSDA飛程は図中に示すように2.037 cmである．この値は，$1/S_{\text{tot}}$ 曲線の0～4 MeV までの積分値に一致する．

❹ 制限質量衝突阻止能

制限質量衝突阻止能(restricted mass collision stopping power)，L/ρ は，放射線生物学や空洞電離箱を用いた線量評価において用いられる阻止能である．ICRU(1984)[9] により，電子について次のように定義される．

$$\left(\frac{L}{\rho}\right)_{\text{col},\Delta} = \frac{2\pi r_e^2 m_e c^2 N_A Z}{\beta^2 M_A} \left\{ \ln\left[\frac{\tau^2(\tau+2)}{2(I/m_e c^2)^2}\right] + F(\tau, \Delta) - \delta \right\} \quad \text{——(2.5.10)}$$

$$F(\tau, \Delta) = -1 - \beta^2 + \ln\left[\frac{4\Delta(\tau-\Delta)}{\tau^2}\right] + \frac{\tau}{\tau-\Delta} + \frac{\Delta^2/2 + (2\tau+1)\ln(1-\Delta/\tau)}{(\tau+1)^2} \quad \text{---(2.5.11)}$$

記法については前述の衝突阻止能と同様である．ただし，Δは**カットオフエネルギー**と呼ばれ，荷電粒子がエネルギーを消費する領域全体ではなく，注目する領域に対応した値が与えられる（電離箱を用いた計測では空洞を横切ることのできる電子の運動エネルギーとして 10 keV とされる）．

通常の衝突阻止能は，荷電粒子と原子電子との間の弱い衝突と強い衝突におけるエネルギー損失を含んだものである．したがって，衝突によってエネルギーを受けた電子の中には，特に強い衝突によって発生するδ線は相互作用点から離れた位置までエネルギーを運び去る．同時に，入射電子の他にδ線が加わることで，電子スペクトルに変化が生じる．制限質量衝突阻止能では，このようなスペクトルの変化を考慮している（後述の**式 2.6.2** 参照）．

電離箱を用いた線量評価で注目する領域は電離箱空洞であり，Δは電離箱の大きさ（空洞弦長）を横切るエネルギーに対応させた値とする．通常，Δは 10 keV とする．10 keV の電子の CSDA 飛程は空気中で 2.884×10^{-4} cm^2/g，乾燥空気の密度は 1.20479×10^{-3} g/cm^3 であるから，約 2.4 mm，15 keV で約 4.9 mm となる．★17．

制限衝突阻止能におけるΔの値を低くすれば，通常の非制限衝突阻止能となる．いうならば，Δの値を規定することで局所的なエネルギー付与の有無，言い換えると電離空洞に入射する電子（入射電子とδ線）をエネルギーによって選別している．Attix[6] は以下のような 2 つの群に選別している．

①高速電子群（電子運動エネルギー $E \geq \Delta$）：空洞を横切るのに十分なエネルギーをもつ．
②低速電子群（電子運動エネルギー $E < \Delta$）：E がΔ以下の電子は"局所に"，そのエネルギーを付与し，空洞に入射できない．

線量評価において注目する物質は，空洞空気と標準媒質の水である．これらの物質の非制限質量衝突阻止能 S/ρ と制限質量衝突阻止能 L/ρ（カットオフエネルギー $\Delta = 10$ keV）の電子エネルギーに伴う相違を**図 2-5-5** に示す．1 MeV 以下の電子エネルギーでは，阻止能の比率は水と空気でほとんど同じ変化を示し，1 MeV 以上で有意な相違となる．これはΔの規定から当然である．たとえば，100 keV と 10 MeV の電子において，一次電子か二次電子かの区別は一次電子のエネルギーを T_1 とすると，二次電子が取り得るエネルギーは $T_1/2$ 以下となる（いずれも電子の場合，衝突後の一次電子か二次電子かの区別は，高いエネルギーをもつほうを一次電子とする）．よって，10 MeV のほうがΔを超えるエネルギーをもつ二次電子が運ぶエネルギーの割合が多くなるのである．逆に考えると，低エネルギー（1 MeV 以下）の電子の場合，媒質が低原子番号であれば制限と非制限の 2 つの衝突阻止能の相違はさほど大きなものではないということである．

Memo
★17 ファーマ形電離箱（PTW30013）の空洞の幾何学的平均弦長を Chilton の式（本文中の**式 2.2.4**）を用いると，5.5 mm となる．

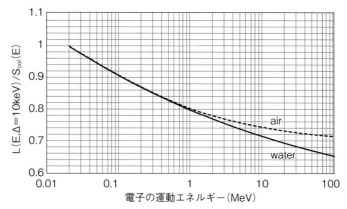

図2-5-5 水と空気の電子運動エネルギーに対する質量阻止能 $S_{col}(E)$ と制限質量衝突阻止能 $L(E, \Delta = 10\,keV)$ の比率の変化

〔International Commission on Radiation Units and Measurement (ICRU): Report 35, Radiation dosimetry; Electron beams with energies between 1 and 50 MeV. ICRU, Bethesda, 1984 より〕

2-6 空洞理論

われわれは媒質中の吸収線量を知りたい．そのとき，吸収線量を生み出す荷電粒子による電離量を計測することで吸収線量を導く．電離は空洞電離箱を用いる場合には，空洞空気の電離である．この電離を生み出した荷電粒子はどこからくるのであろう．このことを想定することで空洞理論を理解することができる．

❶ 空洞理論

フルエンスΦ，運動エネルギーEの荷電粒子が，異なる物質wとgを通過する（**図2-6-1a**）．このとき物質wの吸収線量D_wは

$$D_w = \Phi\left(\frac{\bar{S}_{col}}{\rho}\right)_w \quad —— (2.6.1)$$

となる．ただし，$(\bar{S}_{col}/\rho)_w$は物質w中での荷電粒子の平均質量衝突阻止能である．空洞内での電離により荷電粒子の運動エネルギーは低下し，それに伴い質量衝突阻止能の変化が空洞内で生じる．そこで，**式2.6.1**では，空洞内での平均値である"平均"質量衝突阻止能を用いている．

同様に，物質g中では荷電粒子フルエンスΦが空洞内と同じであれば，

$$D_g = \Phi\left(\frac{\bar{S}_{col}}{\rho}\right)_g \quad —— (2.6.2)$$

式2.6.1と**2.6.2**より

$$\frac{D_w}{D_g} = \frac{(\bar{S}_{col}/\rho)_w}{(\bar{S}_{col}/\rho)_g} \equiv (\bar{S}_{col}/\rho)_{w,g} \quad —— (2.6.3)$$

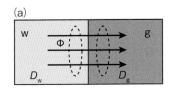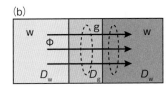

図2-6-1 Bragg-Gray の空洞理論で想定する異なる物質間での荷電粒子フルエンスの不変

a：フルエンスΦの荷電粒子が物質 w と g を通過する．このとき w と g の境界においてフルエンスの変化はない．
b：物質 w で挟まれた物質 g をフルエンスΦの荷電粒子が通過している．同様に，物質間の境界でのフルエンスの変化はない．

この**式 2.6.3** を媒質中に配置した空洞電離箱に適用したのが Bragg-Gray の空洞理論であり（**図 2-6-1b**），**式 2.6.3** を Bragg-Gray の関係式と呼ぶ．これより，検出器である空洞気体 g の吸収線量がわかれば，空洞内で電離を生んだ電子が発生した媒質（w）の吸収線量を，媒質 w と空洞気体 g の平均質量衝突阻止能比によって知ることができる．

上記（**図 2-6-1b**）の展開において立てられた仮定は，
①物質（空気）g は電子フルエンスに変化を及ぼさないほどに小さい．
②物質（空気）g の吸収線量は物質 g の外側で反跳した電子のエネルギー付与による．
ということである．

上記の仮定 2 は，入射放射線が光子（間接電離放射線）の場合には，<u>空洞内で光子による相互作用がないこと</u>でもある．

これらの仮定を Bragg-Gray の条件と呼ぶ．

実際の電離箱では空洞の大きさ，電離箱壁の存在などにより，上記の仮定が必ずしも成立しないため，種々の擾乱補正係数を必要とする．これについては，吸収線量の評価の 4 章で説明する．

実際の場では光子自体がスペクトルをもつので，光子の相互作用の時点でエネルギーの異なる電子のフルエンスが形成される．また，反跳角に応じて反跳電子自体もエネルギー分布をもつ．その結果，阻止能も分布をもつので電子フルエンスによる平均処理による 2 重の平均の平均質量阻止能 $\bar{S}_{col}/\rho$ を，下記のように求めることになる．物質 w では

$$\left(\frac{\bar{S}_{col}}{\rho}\right)_w = \frac{\int_0^{T_{max}} \Phi_T \left(\frac{S_{col,T}}{\rho}\right)_w dT}{\int_0^{T_{max}} \Phi_T dT}$$

$$= \frac{1}{\Phi} \int_0^{T_{max}} \Phi_T \left(\frac{S_{col,T}}{\rho}\right)_m dT = \frac{D_w}{\Phi} \quad \text{——(2.6.4)}$$

同様に，物質 g では

$$\left(\frac{\bar{S}_c}{\rho}\right)_g = \frac{D_g}{\Phi} \quad \text{——(2.6.5)}$$

以上より，スペクトルをもつ光子によって反跳した電子の場合には

$$\frac{D_w}{D_g} = \frac{(\bar{S}_{col}/\rho)_w}{(\bar{S}_{col}/\rho)_g} \equiv (\bar{S}_{col}/\rho)_{w,g} \quad \text{——(2.6.6)}$$

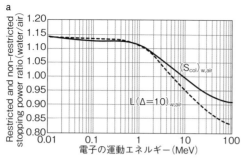
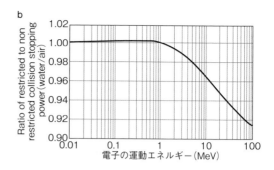

図2-6-2
a：水/空気の質量衝突阻止能比と制限質量衝突阻止能比．
b：質量衝突阻止能比に対する制限質量衝突阻止能比の比率

となる．

❷ Spencer-Attix の空洞理論

媒質を空洞電離箱で置換することで電荷という計測量が得られる．このとき，電離空洞内で電離を生む質量衝突阻止能は空洞を横切る荷電粒子のエネルギーΔ以上によることを考慮し，Spencer-Attix の空洞理論では，制限質量衝突阻止能 L/ρ を適用する．

また，空洞に飛び込む荷電粒子は δ 線も含めて，相互作用点近傍で静止する荷電粒子を除いた粒子である．したがって，空洞内の荷電粒子はある下限エネルギーから最大エネルギーまでの範囲となる．Spencer-Attix の空洞理論では，この下限エネルギーを制限質量衝突阻止能のΔと同じ値に定める．

このことを踏まえ，Nahum[10] と ICRU[9] は次式で示す制限質量衝突阻止能比の近似式を開発した．

$$S_{\mathrm{w,air}}^{\mathrm{SA}} = \frac{\int_{\Delta}^{E_{\max}} \Phi_{E,\mathrm{w}} (L/\rho)_{\Delta,\mathrm{w}} dE + \Phi_E(\Delta)(S(\Delta)/\rho)_{\mathrm{w}} \Delta}{\int_{\Delta}^{E_{\max}} \Phi_{E,\mathrm{w}} (L/\rho)_{\Delta,\mathrm{air}} dE + \Phi_E(\Delta)(S(\Delta)/\rho)_{\mathrm{air}} \Delta} \quad\quad (2.6.7)$$

ただし，
　$\Phi_{E,\mathrm{w}}$：水中の注目する点の全電子フルエンス
　Δ：カットオフエネルギー
　$(L/\rho)_\Delta$：Δ以下のエネルギー損失に制限した質量衝突阻止能
　$\Phi_E(\Delta)$：エネルギーΔのときの電子フルエンス
　$(S(\Delta)/\rho)$：エネルギーΔのときの非制限質量衝突阻止能
である．

カットオフエネルギーΔを 10 keV としたときの，水に対する空気の質量衝突阻止能比の相違を**図2-6-2**に示す．相違は比較的少ないことがわかる．

文献

1) Chilton AB：A note on the fluence concept. Health Phys 34：715-716, 1978
2) Mayles P, et al：Handbook of Radiotherapy Physics：Theory and Practice. CRC Press, 2007
3) Khan FM, et al：Effect of air space on depth dose in electron beam therapy. Radiology 126：249-251, 1978
4) National Institute of Standards and Technology：Physical reference data. http://physics.nist.gov/PhysRefData/XrayMassCoef/cover.html
5) National Institute of Standards and Technology：Physical reference data. http://physics.nist.gov/PhysRefData/Xcom/Text/XCOM.html
6) Attix FH：Introduction to radiological physics and radiation dosimetry. John Wiley & Sons, 1986, USA.
7) International Commission on Radiation Units and Measurement(ICRU)：Report 37, Stopping Power for Electrons and Positrons, ICRU, Bethesda, 1984
8) National Institute of Standards and Technology：Physical reference data. http://physics.nist.gov/PhysRefData/Star/Text/ESTAR.html
9) International Commission on Radiation Units and Measurement(ICRU)：Report 35, Radiation dosimetry；Electron beams with energies between 1 and 50 MeV. ICRU, Bethesda, 1984
10) Nahum AE：Water/air mass stopping power ratios for megavoltage photon and electron beams. Phys Med Biol 23：24-38, 1978

第3章
放射線治療におけるデータ解析

3-1 基本的統計量

　日々臨床業務に追われる中,投与線量にかかわる計測,精度管理にかかわるデータ解析を行っている.その中で統計学的な知識と処理法が必要とされている.絶対線量の評価においてわれわれが準拠すべき「標準計測法12」においても,当たり前のように"不確かさ"といった統計学的量と関連する用語が用いられている.ここで統計学全般を語る力量と時間はわれわれにはない.
　本章では臨床で用いる計測量の処理や解析に関係する部分を概説する.

❶ 母集団

　実務で扱うデータ数は限られたものである.このとき,装置,器具,計測者に細心の注意が払われていれば,計測値はある値を中心とした分布をもつ.この分布はデータ数を増やすこと(無限個のデータ)で安定した(収束した)形をもつ.このときのデータ全体を母集団(population)と呼ぶ.

　われわれが扱うデータの中で自然科学系のものは,ある値を中心とした釣鐘形の左右対称の分布をもつ.これを正規分布,あるいはガウス分布(Gaussian distribution)と呼ぶ(図3-1-1).正規分布において,最も頻度の高い計測値が平均値(図3-1-1中のμ)となる.また,計測値のちらばりの度合いは標準偏差(図3-1-1中のσ)で表される.図3-1-1では同じ平均値μ(=0)であっても標準偏差σが2倍になると計測値の分布が広がっていることがわかる.

　計測値から母集団の分布を説明するパラメータである平均値と平均値の確かさ,すなわち統計学的に信頼のおける平均値の広がり(標準偏差)を解析することが,測定後の分析作業として必要になる.したがって,分析作業の元データとなる計測値は歪みや広がりの少ないものとなるような測定上の工夫がいる.平均値と標準偏差は,後述する不確かさを表す用語と関連し,測定値の分布が正規分布であることを前提としている.

　現実には左右対称とならない分布,二峰性分布,U字分布なども存在する.これらの分布に対する解析法は正規分布と異なる.

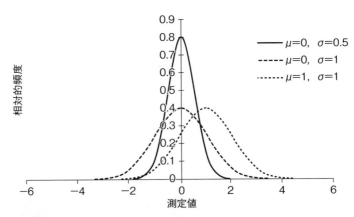

図3-1-1 平均値μと標準偏差σの値による正規分布の違い

❷ 平均値

　無限回の測定をすることは不可能であるので，ある母集団から抜き取った標本から母集団の代表パラメータである平均値を求めなければならない．正規分布を想定すると，測定頻度が最も高い測定値が代表値としてふさわしいことは常識と一致する．この値を平均値と呼ぶ．

　平均値には種々の種類があるが，正規分布を仮定するときには**相加平均**(**算術平均**)が用いられる(**式 3.1.1** を Excel 関数で求めるときには"AVERAGE")．

$$\bar{x} = \frac{x_1 + x_2 + x_3 + \cdots + x_n}{n} = \frac{1}{n}\sum_{i=1}^{n} x_i \quad\text{(3.1.1)}$$

$x_1, x_2, \cdots, x_n$ は n 個の測定値，$\bar{x}$ が平均値である．x_i には同じ値のものもある．したがって，**式 3.1.1** は頻度による加重平均と同じことである．相加平均は**式 3.1.1** からわかるように，データ数には依存しないので，母集団であっても標本であっても同じ**式 3.1.1** を適用する．ただし，データのちらばりによって標本平均の確かさ(母集団の平均と標本の平均の関係)が変わるので，次に説明する標準偏差と合わせて評価することになる．

　その他の平均として以下に示すものがある．

- **相乗平均**(または**幾何平均**)G は，n 個の正の数について，これらの全部の積の n 乗根で表される(Excel 関数：GEOMEAN)．

　これを使える前提は，データが正規分布に従わない場合や，離散データであること．

$$G = \sqrt[n]{x_1 x_2 x_3 \cdots x_n} \quad\text{(3.1.2)}$$

　使用例：ある実験において，5 回計測したとき，6，13，38，55，800 となった．このときの，平均値はいくらか？

$$G = \sqrt[5]{6 \times 13 \times 38 \times 55 \times 800} = 41.98 \fallingdotseq 42$$

この例のように，数値分布に極端な偏りがあるような場合の平均値の計算には，相乗平均が適している．

- **調和平均** H は，いくつかの数があるとき，それぞれの数の逆数の相加平均の逆数で表される(Excel 関数：HARMEAN)．

　これは，連続数値データでない場合に用いる．

$$H = \left(\frac{x_1^{-1} + x_2^{-1} + \cdots + x_n^{-1}}{n}\right)^{-1} = \left(\frac{1}{n}\sum_{i=1}^{n} x_i^{-1}\right)^{-1} \quad\text{(3.1.3)}$$

　使用例：たとえば，東京-大阪間 500 km を往復したとして，行きが平均時速 100 km/h，帰りが平均時速 150 km/h であった．往復の平均時速を求めよ．

$$\left(\frac{100^{-1} + 150^{-1}}{2}\right)^{-1} = 120$$

この場合，相加平均では 125 km/h となるが，この例の単位は平均時速であるため，単純な相加平均は適応できない．

　平均時速などの場合では，行きは 500 km を平均 100 km/h で走るので，5 時間かかる．帰りは平均 150 km/h なので 3.33 時間かかることになる．よって往復の 1000 km では 5 + 3.33 = 8.33 時間かかることになるので，1000 ÷ 8.33 ≒ 120 km/h となる．

❸ 分散

　分散には母分散, 標本分散, 不偏分散があり, 平均値からのずれ(偏差)の2乗和(偏差平方和)から導かれる.

　統計では分散の考え方が基本になるため, 最も重要であるが, 何を対象とするかで定義が異なる.

　μ は母平均, m 個(母集団は無限個のデータとしているので, 少し違和感があるが m 個とする)の母集団では

$$\text{母分散}: \sigma^2 = \frac{\sum (x_i - \mu)^2}{m} \quad \text{---(3.1.4)}$$

正しい測定がなされたとすると, 平均値の項で述べたように, $\mu = \bar{x}$(標本平均)として, 現実的に n 個の標本における分散は, 式 3.14 と同様に

$$\text{母分散}: s^2 = \frac{\sum (x_i - \bar{x})^2}{n} \quad \text{---(3.1.5)}$$

と定義できる. 式 3.14 と式 3.15 は $\mu = \bar{x}$ であるかぎり同値であるので, 式 3.1.5 も母分散と呼ぶ. あるいは, 根二乗平均(root mean square: RMS)と呼ばれることもある.

　一方, $\bar{x}$ は標本平均, n 個のデータからなる標本の分散は

$$\text{不偏分散(標本分散)}: v^2 = \frac{\sum (x_i - \bar{x})^2}{n-1} \quad \text{---(3.1.6)}$$

と定義される. 一部のテキストでは式 3.1.5 を標本分散, 式 3.1.6 を不偏分散と呼ぶものもある. ここでは, 一般的な表記である上記の表記を採用した.

　式 3.1.5 と式 3.1.6 の違いはどこにあるのだろう. たとえば, 1回測定の場合 $n = 1$ であるから, 式 3.1.6 では不能であり定義されない. 一方, 式 3.1.5 では計算は可能であるが, 分子が0となる. ばらつきがゼロはおかしい. そこで, 統計学的には不偏(標本)分散は $n > 1$ の場合にのみ定義する. ここを誤ると, データ数の少ない測定では正しい分散とならないので注意が必要である.

3-2 標準偏差と正規分布

❶ 標本標準偏差(standard deviation: SD)

標本標準偏差は不偏分散(式 3.1.6)の平方根である(Excel では, STDEV).

$$SD = \sqrt{v^2} = \sqrt{\frac{\sum (x_i - \bar{x})^2}{n-1}} \quad \text{---(3.2.1)}$$

　一方, 母分散の平方根をとるのが母集団の標準偏差であり, エクセル関数には STDEVP(式 3.1.4)もあるが, われわれはサンプリングによって母集団全体を評価するので不偏分散(Excel 関数 STDEV)から導くことに注意しなければならない.

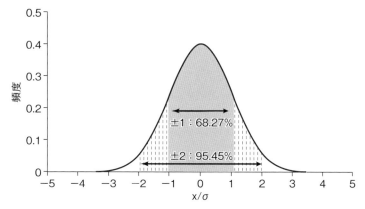

図 3-2-1 正規分布（平均 0，標準偏差 1）

　ここでいう平均値とは，正規分布が前提としたときの相加（算術）平均の値である．すなわち，ここでいう平均値とは，統計学では標本平均を指し，母平均の推定値であるが，真の平均値（母平均）ではない．しかし，母平均の最良推定量である．すなわち，平均値を求める独立した測定を複数回行った場合には，複数の平均値はある幅の中にある．この幅についての統計量が後述する標準誤差（あるいは平均値の標準偏差）である．これについては以降の標準誤差項で述べる．

❷ 標準正規分布における標準偏差の意味

　標準正規分布における標準偏差 SD の持つ意味は，全データの占める割合を意味する．つまり図 3-2-1 に示すように，平均値±1 SD の範囲内には全データの 68.27% が含まれる．また，平均値±2 SD の範囲内には全データの 95.45% が含まれる．さらに，平均値±2.5 SD では，全データの 98.76% が含まれる．平均値±3 SD では，全データの 99.73% が含まれる．3.5 SD では 99.954%，4.0 SD では 99.994% なので，現実的には 3 SD までが評価対象となる．

❸ 変動係数（coefficient of variation：CV）

　標準偏差を平均値で割ったものを % 表示したもので，変動係数 CV% と呼ぶ．

$$CV = \frac{SD}{\bar{x}} \times 100 \, [\%] \quad \text{----(3.2.2)}$$

　式 3.2.2 からわかるように変動係数は，ばらつきを相対的に表した統計量である相対標準偏差となり，異なる平均値をもつサンプル間の比較が可能となる．

❹ 標準誤差（standard error：SE）

　標準誤差（SE）は標準偏差（SD，式 3.2.1）をデータ数 n の平方根で割ったものとして定義される．

$$SE = \frac{SD}{\sqrt{n}} = \sqrt{\frac{v^2}{n}} = \sqrt{\frac{\sum(x_i - \bar{x})^2}{n}} = \sqrt{\frac{1}{n(n-1)}\sum(x_i - \bar{x})^2} \quad\text{------(3.2.3)}$$

つまり標準誤差とは，不偏分散 v^2 をサンプルサイズで割り，平方根を取ったものであるので，標本平均の標準偏差 (standard deviation of the mean：SDOM) とも呼ばれる．これは標本平均が母平均に対してどれだけの精度があるかを表す指標として用いられる．

したがって，この指標は不確かさのタイプ A の評価に用いられる．後述するように，標本平均の不確かさを，平均値±不確かさとして表す場合は，不確かさは式 3.2.3 を用いる．これより標本平均が母集団の平均値に対してどれくらいの精度で測定できているかが判断できる．

❺ 95%信頼区間（95% confidence interval：95% CI）

得られたデータから母集団の平均値や分散などの母数を推定することができる．推定には点推定と区間推定があり，点推定は標本平均から母平均を推定する場合などで，1つの値で推定しようとするものである．

区間推定とは，母集団のある母数 θ（たとえば，平均値）をデータの値から適当な幅をもたせて推定しようとするものである．

得られたデータから母数 θ を推定するために，2つの統計量 T1，T2 (T1≦T2) を作り，あらかじめ与えられた危険率 a（通常は 0.05 あるいは 0.01）に対して，いつも確率

$$P(T1 \leq \theta \leq T2) = 1 - a$$

を満たすように区間 (T1, T2) を定めることを区間推定という．また，$1-a$ を信頼度，区間 (T1, T2) を信頼度 $1-a$ に対する信頼区間という．

通常は，これらは％で表記して $100(1-a)$ ％を信頼度，$100(1-a)$ ％信頼区間と表現する．つまり 95% 信頼区間や 99% 信頼区間となる．言い換えれば「100回サンプリングしたら，95回 (99回) は，この範囲内に値が当てはまる (という確率)」といえる．簡単にいうと，「誤差の範囲」(許容できる誤差) ということである．

図 3-2-2 に示すように，T1，T2 を信頼限界といい，下限値，上限値で表す．

平均値が有意確率 5% (許容できる誤差が 95%) の精度である場合は，平均値±1.96×標準誤差 (SE) とする．つまり標本平均が母平均である確率を示す指標である．ただし t 値が 1.96 である場合は，理想的には標本 (サンプル) 数が無限大の場合に限る．

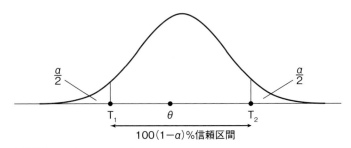

図 3-2-2 信頼区間の概念

正確に 95% CI を求めるには，サンプル数に応じた t 値を求めて，

平均値 ± t 値 × SE ——(3.2.4)

となる．

たとえば，標本数 30，平均値 5.0，標準偏差 0.5 の場合で，母平均 μ が 5 である信頼区間は，n が 30 なので，自由度は $n-1$ で 29 になり，t 分布値は 2.045（t 分布表もしくはエクセル関数 TINV）となる．また標準誤差 SE は $\frac{SD}{\sqrt{n}}$ であるので，$\frac{0.5}{\sqrt{30}} = 0.0913$ となり，95% CI は

下限値：5.0 − 2.045 × 0.0913，上限値：5.0 + 2.045 × 0.0913

となり，平均 5.0，95% CI (4.81, 5.19) と表現する．つまり平均値の 5.0 は母集団の 4.81〜5.19 の範囲に 95％の確率で存在することを意味する．

また，標本数を 30 から 5 にすると，SE = 0.224，t 値は 2.776 に変わるので，95% CI は (4.32, 5.68) に広がる．つまり，95% CI は SD，n と密接に関係している．

※t 値はエクセル関数 TINV（確率，自由度）で求まる．上記の例では TINV (0.05, 29) = 2.045 となる．

3-3 不確かさ

❶ 不確かさの導入

不確かさとは，従来「確信のなさ」「不明確」といった定性的意味合いで使われることの多かった"uncertainty"である．これが国際度量衡局（Bureau International des Poids et Mesures：BIPM）による誤差評価方法の国際的統一の中で，従来「誤差 error」といっていた表現に変わるものとして 1980 年に導入された．その後の改訂を経て，1993 年に BIPM，国際電気標準会議（International Electrotechnical Commission：IEC），国際臨床化学連合（International Federation of Clinical Chemistry and Laboratory Medicine：IFCC），国際標準化機構（International Organization for Standardization：ISO），国際純正及び応用化学連合（International Union of Pure and Applied Chemistry：IUPAC），国際純粋応用物理学連合（International Union of Pure and Applied Physics：IUPAP），および国際法定計量機関（International Organization of Legal Metrology：OIML）の 7 機関の共同編集による国際文書「Guide to the expression of Uncertainty in Measurement」（GUM と略称される）が ISO から発行された[1]．

わが国においても旧計量法（1952 年）を全面改正し，計量の基準を定め，適正な計量の実施を確保することを目的として 1992 年に新たな計量法が制定された．計量法の実施においては指定検定機関が定められる．放射線治療の分野では医用原子力技術研究振興財団が 2008 年に「計量法校正事業者登録制度（Japan Calibration Service System：JCSS）」の認定を受け，JCSS 登録事業者として電離箱の校正を行ってきた．その後，2013 年には水吸収線量校正についての認定

を受け，われわれの手元にはJCSSのロゴの付いた校正結果が送られてくる．JCSSとは計量法トレーサビリティ制度を表すJapan Calibration Service Systemの略称であり，登録事業者が発行するJCSSロゴマーク付きの校正証明書は，国家標準とのつながり（トレーサビリティ）を証明している．すなわち，JCSS校正証明書付の標準器は，国際または国家計量標準にトレーサブルであるということである．

校正結果の証明書には，「校正の不確かさは，包含係数$k=2$とした**拡張不確かさ**で，信頼の水準は約95％です」という記載がされており，水吸収線量校正定数の値とともに不確かさの値が示されている．校正された道具を用いる者としては，その意味を理解しておく必要がある．また，標準計測法12では平行平板形電離箱の相互校正を推奨している．相互校正ではユーザビームによる水吸収線量校正定数を推定することになるので，不確かさも当然示すことになる．

不確かさの定義は，国際計量法基本用語集（VIM）[2]に次のように記されている．

「不確かさ」とは，疑いを意味し，このため「測定の不確かさ」は広い意味では，ある測定の結果への確実さへの疑いをいう．形容詞のつかない一般的な「不確かさ」は，不確かさの定量的尺度を指す時に使われる．ある特定の尺度を表す時には適切な形容詞を付けて用いる．

測定の不確かさ（uncertainty of measurement）とは，測定の結果に付随した，合理的に測定量に結び付けられ得る値のばらつきを特徴づけるパラメータとされている[1]．

このパラメータは，たとえば，標準測定不確かさと呼ぶ標準偏差（またはその指定倍量），または区間の半幅である場合があり，記述された包含確率をもつ．また一般に多くの成分からなり，その一部はタイプA評価による場合がある．一連の測定で得られる量の値の統計分布から評価され，標準偏差によって特徴付けることができる．その他の成分は，タイプB評価による場合があり，経験またはその他の情報によって特徴づけることができる．

● **誤差評価（error approach：EA）**

従来の「誤差（error）」は，「測定値の真の値からの差」の定義上，測定量の真の値がわからなければ誤差はわからないという計測の宿命のようなものを背負っていた．そのため，「不確かさ」を次のように定義することによって，真の値を想定せずに定量化できるようにした．すなわち「誤差（error）」という概念ではなく，「不確かさ（uncertainty）」という概念によって計測の信頼性を定量化しようとしている．実際，不確かさの評価の中では，従来の測定量の最良推定値（＝平均値），標本標準偏差（あるいは標本分散）や変動係数（＝相対不確かさ）を用いることになるので，「真の値」を想定しないことが重要である．

まず，EAとは，実験（測定）から得られた結果に重点を置いて評価が行われてきた．その理由は，

①誤差は"測定値−真の値"と定義されている．しかし，実際に"真の値"を求めることは困難である．

②誤差評価においては，偶然誤差や系統誤差を総合的に評価するための合理的な合成方法が定められていない．

③測定結果を表現するための用語の定義が国・地域や専門技術分野によって異なる場合がある（たとえば，誤差，精度，公差，など）．

これらの理由から最近では誤差評価より，不確かさ評価（uncertainty approach：UA）へと転換してきた．

表 3-3-1 誤差評価と不確かさ評価の比較

関連項目	誤差評価（EA）の場合	不確かさ評価（UA）の場合
真の値	存在を前提として誤差を求める	考慮しない（概念は残す）
ばらつきの指標	標準偏差	標準不確かさ（標準偏差）
ばらつきの推定と分類	偶然誤差，系統誤差	統計的方法（タイプA） 統計以外の方法（タイプB）
ばらつきの合成方法	二乗和平方根，代数和	二乗和平方根
信頼の水準の決め方	標準偏差（σ）の倍数	包含係数（k），包含確率
最終的な表現の方法	決定的な方法はない	拡張不確かさ（総合評価）

〔小笠原正明，他：化学実験における測定とデータ分析の基本．東京化学同人，2004 より〕

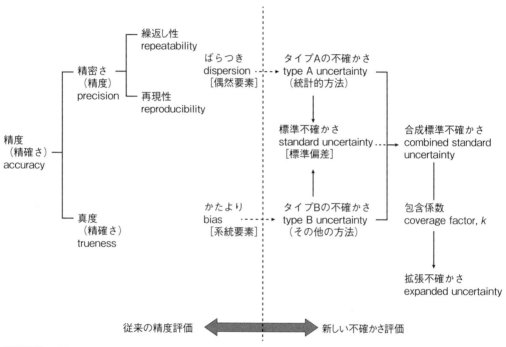

図 3-3-1 測定における不確かさ評価の概念（EA⇒UA）

〔今井秀孝（編）：計測の信頼性評価．日本規格協会，2007 より〕

誤差評価と不確かさ評価の比較を**表 3-3-1** に示す．この表でもわかるように，従来の標準偏差を標準不確かさと表現している．また包含係数 k は通常 2〜3 である．つまり 2 SD，3 SD と意味は同じである．

● 誤差評価から不確かさ評価への転換

従来の EA を起点とする概念と UA の概念を模式的に**図 3-3-1** に示す．

ここで，標準不確かさにはタイプ A とタイプ B がある．タイプ A の不確かさは，さまざまな統計的な手法を導入して実験（測定）により求めた繰り返しの標準偏差と同じ意味をもつことになる．また，タイプ B の不確かさの評価には，校正証明書の内容，ハンドブックなどの文献データ，過去の管理データ，メーカの仕様書の内容，物理定数の引用などを参考にすることができる．

❷ 不確かさの評価に用いる量

● 標準不確かさ（standard uncertainty）
▶ タイプAの不確かさの評価

　統計的手法によって推定する方法で，正規分布をしていることが前提となる．実際に測定したデータについて統計的に解析することにより不確かさを推定する．これには，通常のSDで表される場合とSEで表される場合がある．一般的な標準不確かさの場合は，式3.2.1を用いる．また，平均値の精度を含めた結果の報告として，測定結果（平均値）±不確かさ（通常，$k=2$）を採用する場合は，式3.2.3で表される不確かさを用いる．

▶ タイプBの不確かさの評価

　タイプA以外の情報に基づいて標準偏差に相当するものを推定する．経験則や技術的な知識や文献情報を用いてばらつきを求める．

　タイプBの不確かさは，繰り返し観測から求めることのできない成分を，入手可能な情報に基づく科学的判断により，測定値の分布を仮定して求める．これらには

①過去の観測データ
②測定資料や計測器に関する知識や経験
③計測器の製造者の仕様
④校正証明書や成績書記載のデータ
⑤引用した参考データの不確かさ

などである．

　さらにデータの分布には，矩形分布（一様分布），三角分布，U字分布，正規分布がある．

　タイプBの評価法の90％以上は矩形分布が使われる．デジタル表示の不確かさは矩形分布である．限界値などによく適用される．計算式は$\sqrt{3}$で半幅aを割れば（$a/\sqrt{3}$），標準偏差が算出される．

● 合成標準不確かさ（combined standard uncertainty）

　複数の標準不確かさ$u(x_i)$の合算，あるいはタイプAとタイプBの合算などを行う場合，これを合成標準不確かさ$u_c(y)$という．計算は単純加算ではなく**二乗和平方根法**で行う．ここでいう標準不確かさのタイプAとは，式3.2.3からの不確かさが用いられる．

$$u_c(y) = \sqrt{u(x_1)^2 + u(x_2)^2 + \cdots + u(x_n)^2} \quad \text{——(3.3.1)}$$

● 拡張不確かさ（expanded uncertainty）

　拡張不確かさはUと表記される．合成標準不確かさに合理的理由に基づいた幅をもたせた尺度である．すなわち，合成標準不確かさ$u_c(y)$に包含係数kを乗じて求める．

$$U = k u_c(y) \quad \text{——(3.3.2)}$$

　kは一般的に2～3の範囲にある．測定の結果は便宜的に，測定量Yを$Y = y \pm U$と表す．Yは最良推定値である平均値yに対して，$y - U \leq Y \leq y + U$の範囲にある．

表 3-3-2 包含係数と信頼水準

信頼水準 p(%)	包含係数 k
68.27	1.000
90.00	1.645
95.00	1.960
95.45	2.000
99.00	2.576
99.73	3.000

● 包含係数（coverage factor）

包含係数は，測定値の信頼水準に相当する．包含係数と信頼水準の関係を**表 3-3-2** に示す．

❸ 不確かさで何を評価したいのか

われわれが日常の測定などで得られた値に関して解析をする場合，**式 3.2.1** で計算するべきか**式 3.2.3** で計算するべきかという問題に出会う．要は何を評価したいのかという点である．

● 1. 測定値のバラツキの範囲が想定された範囲に入っているのかを知りたい場合

普通に標準偏差（**式 3.2.1**）を計算して，これをもってタイプ A の測定標準不確かさとする．場合によっては複数の要因が関与している場合には，二乗和平方根法を用いて合成測定標準不確かさとする．またタイプ B が存在する場合は，それぞれを二乗和平方根法により合成測定標準不確かさとする．このように各因子の平均値ではなく，各因子のバラツキ（標準偏差）を評価する場合には**式 3.2.1** を用いて，最終的に合成標準不確かさで評価してもかまわない．

端的に表現すれば，測定値を x_i，平均値を $\bar{x}$，標準偏差を v とすると，"測定値 x_i は

$$x_i = \bar{x} \pm v \quad \text{──(3.3.3)}$$

の範囲に約 68% がある" という．

● 2. 校正定数などの係数がどれくらい真の値（母集団）に近いかを判断する場合

校正定数などはもともとタイプ B の範疇なのでユーザが直接不確かさを求めるわけではないが，線量計校正証明書には，必ず測定精度としてこの不確かさが記載されている（**図 3-3-2**）．この場合は当然 "測定結果（平均値：校正定数）± 拡張不確かさ（$k=2$）" を採用しているので，**式 3.2.3** が用いられる．**式 3.2.3** は平均値の標準偏差ともいわれるように，繰り返しのバラツキを評価している．

端的に表現すれば，"測定値を x_i から得た平均値を $\bar{x}$，標準偏差を v とすると，真の平均値 X は

$$X = \bar{x} \pm \frac{v}{\sqrt{n}} \quad \text{──(3.3.4)}$$

の範囲に約 68% がある" という．

この $v/\sqrt{n}$ がタイプ A の標準不確かさ u である．すなわち，平均値の標準偏差 SDOM であることを明確にするには

$$u = \sigma_{\bar{x}} = \frac{v}{\sqrt{n}} \quad \text{---(3.3.5)}$$

としたほうが誤解は少ない.

上記の 1. と 2. に明白な違いがあることが理解できたことと思う.

いずれにおいても,測定回数に不確かさは大きく左右される.また不確かさは最終的に拡張不確かさ(**式 3.3.2**,通常 $k=2$)で報告するので,測定回数が4〜5回程度なら結果的には測定標準偏差とほぼ同じ値になる.不確かさはあくまでも測定精度の"見積もり"を表す値であることに注意すべきで,絶対的な指標ではない.なぜなら測定回数を4回から10回に増やすと,不確かさは約 1.6 倍(3.16/2.0)小さくなる.つまり精度は $1/\sqrt{n}$ 小さくなるわけだが,50回,100回と測ったところで,格段に精度がよくなるわけではない(**図 3-3-3**).測定回数の決定は変動係数(**式 3.2.2**)を参考に決めるべきである.

なお,不確かさはあくまでも見積もり値であるため,相対拡張不確かさ($k=2$)を表現する場合は,慣例として有効数字1桁もしくは2桁表示とし,最終桁を繰り上げて表記する.例えば,相対合成標準不確かさが 1.2% とすると,相対拡張不確かさ($k=2$)は 3% と表記する.

Column

式 3.3.5 の $\sigma_{\bar{x}} = \frac{v}{\sqrt{n}}$ の証明

最良推定値 $x_{\text{best}}(=\bar{x})$ は

$$\bar{x} = \frac{x_1 + x_2 + \cdots + x_N}{N}$$

であり,測定値 $x_1, \cdots, x_N$ の関数ということである.測定値によって構成される関数,ここでは $\bar{x}$ の分布($\bar{x}$ のばらつき,誤差)は誤差の伝播の公式により求めることができる.誤差の伝播については次頁で後述する.ここで,測定値 $x_1, \cdots, x_N$ は独立で正規分布しており,それぞれ真の値 X をもつので,$\bar{x}$ の真の値 X は

$$\frac{X + \cdots + X}{N} = X$$

となり,N 個の測定値の平均値 $\bar{x}$ が複数得られれば,複数個の $\bar{x}$ も X のまわりで正規分布する.この分布の幅は,誤差伝播より

$$\sigma_{\bar{x}} = \sqrt{\left(\frac{\partial \bar{x}}{\partial x_1}\sigma_{x_1}\right)^2 + \cdots + \left(\frac{\partial \bar{x}}{\partial x_N}\sigma_{x_N}\right)^2}$$

である.また,上記の偏微分は平均値の式より同じ値となる.すなわち,

$$\frac{\partial \bar{x}}{\partial x_1} = \cdots = \frac{\partial \bar{x}}{\partial x_N} = \frac{1}{N}$$

である.以上をまとめると,

$$\sigma_{\bar{x}} = \sqrt{\left(\frac{1}{N}\sigma_{x_1}\right)^2 + \cdots + \left(\frac{1}{N}\sigma_{x_N}\right)^2}$$

x_i はすべて同一量 x の測定量であるので,σ_{xi} はすべて同じ σ_x をもつので

$$\sigma_{\bar{x}} = \sqrt{\left(\frac{1}{N}\sigma_x\right)^2 + \cdots + \left(\frac{1}{N}\sigma_x\right)^2} = \frac{\sigma_x}{\sqrt{N}}$$

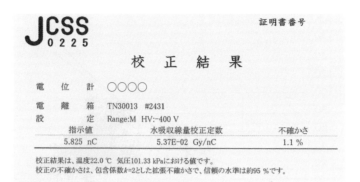

図 3-3-2 線量計校正定数証明書の例

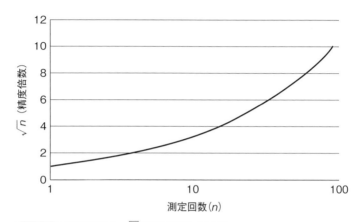

図 3-3-3 測定回数と√n（精度倍数）の関係

3-4 不確かさの伝播

　誤差を不確かさと言い換えたとしても，計測量 x になんらかの演算を加えて目的量 y を求めるときには，x と y の関係により x がもつ誤差が y にどのように伝わるかを評価することと同じである．誤差の伝わり方を"誤差の伝播"と呼ぶ．

　たとえば，計測量 x と目的量 y の間に**図 3-4-1** に示すような関係があるとする．図より，

$$\delta y = y(\bar{x} + \delta x) - y(\bar{x}) \quad \text{(3.4.1)}$$

である．ここで，両辺を x の誤差 δx で除すと

$$\frac{\delta y}{\delta x} = \frac{y(\bar{x} + \delta x) - y(\bar{x})}{\delta x} \quad \text{(3.4.2)}$$

となる．**式 3.4.2** の右辺の δx が微小であれば，右辺は微分係数そのものである．したがって，**式 3.4.2** は

$$\frac{\delta y}{\delta x} = y' = \frac{dy}{dx}$$

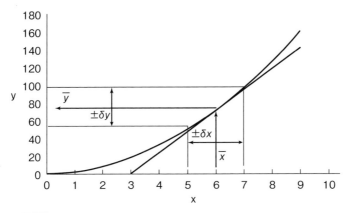

図 3-4-1 計測量 x と目的量 y における誤差の対応

$$\delta y = \frac{dy}{dx} \delta x \quad \text{(3.4.3)}$$

と書き直すことができる．この展開は，誤差論では Taylor 展開の一次近似といわれる．これが x から y への誤差の伝播を表す一般式である．

誤差の伝播の中に微分が入ってくるので，計測量と目的量との間の関係によって伝播の仕方が変わってくる．また，1つの目的量が複数の計測量によって導かれることも多い．われわれが扱う吸収線量の評価で用いる線質変換係数 k_Q は $TPR_{20,10}$ に対する多項式で表されるが，$TPR_{20,10}$ 自体は $M(20,10 \times 10)/M(10,10 \times 10)$ という2つの計測量による．したがって，**式 3.4.3** をさらに一般化するためには，多変数の微分である偏微分処理をしなければならない．幸い，偏微分は微分がわかれば理解できるので問題はない．例を示そう．

$$q = x + y \to \frac{\partial q}{\partial x} = \frac{1}{dx} x + \frac{1}{dx} y = 1, \quad \frac{\partial q}{\partial y} = \frac{1}{dy} x + \frac{1}{dy} y = 1$$

ここで，y は x には無関係であるので定数と見なす．よって，定数の微分は 0 である．

式 3.4.3 によって，あるいは偏微分によって得られる誤差と二乗和の規則より，誤差伝播の一般式は，計測量の演算の種類により，下記の一般式で表すことができる．ただし，計測量は互いに独立（複数の変数の間に相関をもたない）で，ランダムであることが必要である．

❶ 誤差が独立のときの誤差の伝播の一般式

● 和と差

$x = \bar{x} \pm \delta x, y = \bar{y} \pm \delta y \to q = x + y$ のときの $q = \bar{q} \pm \delta q$

$$\delta q = \sqrt{\left(\frac{\partial q}{\partial x} \delta x\right)^2 + \left(\frac{\partial q}{\partial y} \delta y\right)^2} = \sqrt{(\delta x)^2 + (\delta y)^2} \quad \text{(3.4.4)}$$

● 積と商

$q = xy$ のとき

$$\delta q = \sqrt{\left(\frac{\partial q}{\partial x} \delta x\right)^2 + \left(\frac{\partial q}{\partial y} \delta y\right)^2} = \sqrt{(y \delta x)^2 + (x \delta y)^2} \quad \text{(3.4.5)}$$

ここで、δq を相対誤差 $\delta q/|q|$ とするときには、式の形式はもっと単純な次のような形式となる.

$$\frac{\delta q}{|q|} = \sqrt{\left(\frac{y}{xy}\delta x\right)^2 + \left(\frac{x}{xy}\delta y\right)^2} = \sqrt{\left(\frac{\delta x}{x}\right)^2 + \left(\frac{\delta y}{y}\right)^2} \quad \text{---(3.4.6)}$$

$q = \dfrac{x}{y}$ のとき

$$\delta q = \sqrt{\left(\frac{\partial q}{\partial x}\delta x\right)^2 + \left(\frac{\partial q}{\partial y}\delta y\right)^2} = \sqrt{\left(\frac{1}{y}\delta x\right)^2 + \left(\frac{x}{y^2}\delta y\right)^2} \quad \text{---(3.4.7)}$$

ここで、相対誤差 $\delta q/|q|$ で表すと,

$$\frac{\delta q}{|q|} = \sqrt{\left(\frac{1}{y}\frac{y}{x}\delta x\right)^2 + \frac{x}{y^2}\frac{y}{x}(\delta y)^2} = \sqrt{\left(\frac{\delta x}{x}\right)^2 + \left(\frac{\delta y}{y}\right)^2} \quad \text{---(3.4.8)}$$

となる. 式 3.4.6 と式 3.4.8 を比較すると、相対誤差とすることで積と商の誤差伝播は同じ式で表すことができることがわかる. 当然,

$$\delta q = \left[\sqrt{\left(\frac{\delta x}{x}\right)^2 + \left(\frac{\delta y}{y}\right)^2}\right] \times |q|$$

ただし、積の場合には $|q| = \bar{x} \cdot \bar{y}$、商の場合には $|q| = \bar{x}/\bar{y}$ である.

例題 3-1 照射野サイズ 10 cm×10 cm における深さ 10 cm の測定電荷量 $Q(10)$ と深さ 20 cm の $Q(20)$ が下記の値のとき、線質指標 $TPR_{20,10}$ の誤差を求めなさい.

$Q(10) = 150.2 \pm 0.1$ nC, $Q(20) = 105.1 \pm 0.3$ nC

【解】

$TPR_{20,10}$ は

$$\overline{TPR}_{20,10} = \frac{Q(20)}{Q(10)} = \frac{105.1}{150.2} = 0.700$$

であるので、$Q(10)$ と $Q(20)$ の誤差を相対誤差で表すと、それぞれ 0.07%（= 0.1/150.2×100）、0.3%（= 0.3/105.1×100）である. よって,

$$\frac{\delta TPR_{20,10}}{TPR_{20,10}} = \sqrt{(0.07)^2 + (0.3)^2} = 0.3\%$$

以上より

$$TPR_{20,10} = 0.700 \pm 0.700 \times \frac{0.3}{100} = 0.700 \pm 0.002$$

相対誤差を用いれば、深さ 20 cm の電荷量の低下に伴う誤差の増加を、深さ 10 cm の照射 MU 値よりも増やした測定を行ったときの誤差も深さ 10 cm と同様に扱うことができる.

例題 3-1 で注意しなければならないのは、深さ 10 cm と 20 cm の測定値に相関があることである. これについては「誤差の独立、正規分布という条件がないときの誤差の伝播」の項で述べる.

例題 3-2 narrow beam の透過率 T を指数関数 $T(t) = \exp[-\mu t]$ で計算する．測定により $\mu = 0.050 \pm 0.006$ であった．このときの $t = 5$ cm での T の誤差はいくらか．ただし，深さに誤差はないものとする．

【解】

T の最良推定値は，$\exp[-0.050 \times 5] = 0.779$

$$\delta T = \left|\frac{dT}{d\mu}\right|\delta\mu = |-\mu \exp[-\mu t]|\delta\mu = |-5 \exp[-0.050 \times 5]| \times 0.006 = |-3.89| \times 0.006 = 0.02$$

$\therefore T(t=5) = 0.779 \pm 0.02$

水吸収線量計測における不確かさの伝播

水吸収線量 D は真の計測量 M，水吸収線量校正定数 $N_{D,w}$ および線質変換係数 k_Q の3つの変数の積で表される(実際には，M_{raw} から M に至るまでに多くの因子が関係するが，ここでは省く)．

$$D = M \cdot N_{D,w} \cdot k_Q$$

D の相対不確かさ $\delta D/D$ は不確かさの伝播則より，相対誤差で表現すると

$$\frac{\delta D}{D} = \sqrt{\left(\frac{\delta M}{M}\right)^2 + \left(\frac{\delta N_{D,w}}{N_{D,w}}\right)^2 + \left(\frac{\delta k_Q}{k_Q}\right)^2}$$

と表される．$N_{D,w}$ は医用原子力技術研究振興財団(Association for Nuclear Technology in Medicine：ANTM)での校正によって与えられ，不確かさは0.5％($k=1$)程度である．標準計測法12によれば，k_Q は電離箱型式そのものに対する計算値で0.5％，電離箱の個体間の相違と $TPR_{20,10}$ の測定値に対する相対不確かさなどを含めて，合計1.0％と想定されている．

以上の条件を考慮すると，真の計測値の相対不確かさは吸収線量の相対不確かさに応じて**表3-4-1**に示すような相対誤差が許容される．標準計測法12で示された吸収線量の相対合成標準不確かさは1.5％($k=1$)である．したがって，真の計測量については1.0％以下の精度が要求される．

表 3-4-1 水吸収線量の相対不確かさに対する真の計測量に許容される相対不確かさ

$\delta D/D$, %	$\delta N_{D,w}/N_{D,w}$, %	$\delta k_Q/k_Q$, %	$\delta M/M$, %
1.2	0.5	1.0	0.4
1.5	0.5	1.0	1.0
2.0	0.5	1.0	1.7
2.5	0.5	1.0	2.2
3.0	0.5	1.0	2.8

● 測定値と定数の積

$q = ax$ のとき

$$\delta q = |a|\delta x \quad \text{あるいは，} \quad \frac{\delta q}{|q|} = \frac{|a|\delta x}{|ax|} = \frac{\delta x}{|x|} \quad \text{——(3.4.9)}$$

● **べき乗**

$q = x^n$(ただし，n は既知)のとき

$$\delta q = \sqrt{\left(\frac{\partial q}{\partial x}\delta x\right)^2} = \sqrt{(nx^{n-1}\delta x)^2} = |nx^{n-1}|\delta x \quad\text{——(3.4.10)}$$

あるいは，

$$\frac{\delta q}{|q|} = \frac{|nx^{n-1}|\delta x}{|x^n|} = |n|\frac{\delta x}{|x|} \quad\text{——(3.4.11)}$$

❷ 誤差の独立，正規分布という条件がないときの誤差の伝播

目的量 q が複数の変数 x, y によって得られるとき，複数のデータ (x_i, y_i) によって得られる q_i は

$$q_i = q(\bar{x}, \bar{y}) + \frac{\partial q}{\partial x}(x_i - \bar{x}) + \frac{\partial q}{\partial y}(y_i - \bar{y}) \quad\text{——(3.4.12)}$$

x_i が $\bar{x}$ の近傍にあるとき，y_i が $\bar{y}$ の近傍にあるとき(言い換えると，データのばらつきが少ないとき)，$\partial q/\partial x$ と $\partial q/\partial y$ はすべての i で同じである．したがって，平均値の式に**式 3.4.12** を入れると

$$\bar{q} = \frac{1}{N}\sum_{i=1}^{N} q_i = \frac{1}{N}\sum_{i=1}^{N}\left[q(\bar{x}, \bar{y}) + \frac{\partial q}{\partial x}(x_i - \bar{x}) + \frac{\partial q}{\partial y}(y_i - \bar{y})\right]$$

平均値の定義より，$\Sigma(x_i - \bar{x}) = 0$，$\Sigma(y_i - \bar{y}) = 0$ であるから，

$$\bar{q} = q(\bar{x}, \bar{y}) \quad\text{——(3.4.13)}$$

となり，x と y が独立していなくとも平均値はこれまでどおり，$x = \bar{x}$，$y = \bar{y}$ として q に代入するだけで $\bar{q}$ が得られる．

一方，q_i という N 個の不偏分散は

$$\sigma_q^2 = \frac{1}{N-1}\sum_{i=1}^{N}(q_i - \bar{q})^2$$

式 3.4.12 と**式 3.4.13** を代入すると

$$\sigma_q^2 = \frac{1}{N-1}\sum_{i=1}^{N}\left[\frac{\partial q}{\partial x}(x_i - \bar{x}) + \frac{\partial q}{\partial y}(y_i - \bar{y})\right]^2$$

$$= \left(\frac{\partial q}{\partial x}\right)^2 \frac{1}{N-1}\sum_{i=1}^{N}(x_i - \bar{x})^2 + \left(\frac{\partial q}{\partial y}\right)^2 \frac{1}{N-1}\sum_{i=1}^{N}(y_i - \bar{y})^2 + 2\frac{\partial q}{\partial x}\frac{\partial q}{\partial y}\frac{1}{N-1}\sum_{i=1}^{N}(x_i - \bar{x})(y_i - \bar{y})$$

$$\text{——(3.4.14)}$$

($\partial q/\partial x$ と $\partial q/\partial y$ はすべての i で同じであることを用いている)

を得る．右辺の第 1 項と第 2 項は，これまでみてきた x_i と y_i のそれぞれの分散である．第 3 項がこれまでにない項である．この項を x と y の共分散(covariance)と呼び，σ_{xy} と表記する．

したがって，変数の独立と正規分布の有無を問わないときの変数 x, y からなる目的量 q の不偏分散の一般式は次のようになる．

$$\sigma_q^2 = \left(\frac{\partial q}{\partial x}\right)^2 \sigma_x^2 + \left(\frac{\partial q}{\partial y}\right)^2 \sigma_y^2 + 2\frac{\partial q}{\partial x}\frac{\partial q}{\partial y}\sigma_{xy} \quad\text{——(3.4.15)}$$

共分散 σ_{xy} が 0 でない場合に, x と y の誤差は相関していることになる. このことを無視して**式 3.4.4** で分散を評価すると誤った答えになるので注意が必要である.

3-5 有効数字の表記と計算

有効数字の桁数の取り扱い例を以下に示す.
① 0 ではない数字に挟まれた 0 は有効である.
　たとえば, 60.8 は有効数字 3 桁となり, 39008 は有効数字 5 桁となる.
② 0 ではない数字より前に 0 がある場合, その 0 は有効ではない.
　たとえば, 0.093827 は有効数字 5 桁となる. このことを明確にするために工学的表記では 9.3827E-02 と表現する.
③ 0 ではない数字より後ろに 0 がある場合, その 0 は有効な場合と, そうでない場合がある.
　これは文脈の中で考えるしかない. ただし, 96000 を 9.6E+04 と表現するときは 2 桁, 9.60E+04 と表現するときは 3 桁となる.
④ 小数点より右にある 0 は有効である.
　たとえば, 35.00 は有効数字 4 桁となる. なぜなら小数点以下 3 桁目を四捨五入して 2 桁目が 0 となっているからである. 小数点以下 1 桁表示の測定器で得た値を, たとえば 12.50 と表記してはならない.

さらに有効数字はその測定精度を表している. たとえば, 校正深における水吸収線量計測の計算の場合, 水吸収線量校正定数 $N_{D,w}$ が有効数字 2 桁, 3 桁, 4 桁で吸収線量がどう変化するかを**表 3-5-1** に示す. ただし, 線質変換係数が 3 桁であるので, 吸収線量の有効数字は $N_{D,w}$ の有効桁数によって変化する. 有効桁数 3 桁の $N_{D,w}$ における線量を基準とすると, -3.2% から -0.6% の範囲の影響を受ける. 有効数字の桁数が少ないことの影響が大きいことがわかる.

このように有効数字のもつ意味は, それぞれの計測精度(不確かさ)を間接的に表現しているため, 有効桁数を考慮せずに計算結果を安易に表示することに注意しなければならない. 科学的合理性にあった桁数にしなければならない.

表 3-5-1 有効数字の桁数の違いによる吸収線量の誤差

線量計表示値	28.98 nC	28.98 nC	28.98 nC
温度気圧補正	1.000	1.000	1.000
極性効果補正	1.000	1.000	1.000
イオン再結合補正	1.000	1.000	1.000
線質変換係数	0.990	0.990	0.990
水吸収線量校正定数	0.054	0.0539	0.05385
吸収線量[Gy]	1.5	1.55	1.54
3 桁に対する相対誤差(%)	−3.2	−	−0.6

3-6 有意差検定

❶ 有意差検定とは

　標本平均値からのズレが，もしも"差がない"と仮定したときに，どの程度のまれな現象であるのかを有意確率 P(probability)という形で求める．その有意確率 P があらかじめ設定した有意水準(危険率) a より大きければ，帰無仮説("差がない")は棄却されず，そのズレは偶然の範囲内のもの，あるいは計測誤差範囲と考える．通常 a は 0.05 もしくは 5％をとる．

　たとえば，2つの標本の平均値を比較する場合，その平均値の差がサンプルの取り方による偶然の差(＝同じ母集団データ)なのか，それとも偶然では起こりにくい差(＝違う母集団データ)なのかを調べるときに検定という手法を使う．この2つの標本の平均値が偶然の差である場合は，平均値には"差がない"という仮説になり，これを「帰無仮説」という．

　一方，この帰無仮説のもとでは起こりうる確率がきわめて小さく，偶然では起こりにくいという仮説を「対立仮説」という．通常，検定では結果が「偽」であってほしいことが前提になるため，この確率がきわめて小さい(5％もしくは1％)のときに，この帰無仮説が棄却され，このときに採用される仮説を「対立仮説」という．

❷ 有意確率と有意水準

　有意差検定では，標本平均値からのズレが，もしも差がないと仮定したときに，どの程度のまれな現象であるのかを有意確率 P(probability)という形で求める．有意確率 P があらかじめ設定した有意水準(危険率) a より大きければ，帰無仮説は棄却されず，そのズレは偶然の範囲内のもの，あるいは計測誤差範囲と考える．

　たとえば，帰無仮説が棄却されない場合は，有意差なし(non-significant：NS)とするよりは，有意差なし(P＝0.157)などと実際の数字を表すことにより多くの情報を提示できる．

　逆に有意確率 P が有意水準 a 未満のときは，帰無仮説を棄却して対立仮説を採用する．つまり「有意差あり」となる．

　通常，
a＝0.05(危険率5％)未満の場合，$P<0.05$→統計的に有意(statistically significant)
a＝0.01(危険率1％)未満の場合，$P<0.01$→統計的にきわめて有意(highly statistically significant)

❸ 検定の種類

● パラメトリック検定(正規検定)

　データが正規分布していることが前提，すなわち平均値の差の検定である．もしくは正規性にかかわらずデータ数が多い場合，中心極限定理により統計的に正規分布とみなすことができる．表現を変えると，数学的に連続データであること，四則演算が可能なデータ群であれば，

パラメトリック検定法が使用できる．

　パラメトリック検定には，
①t 検定（独立した2群の差の検定：Student t-test, Welch t-test），
②Pearson の順位相関係数検定（関連のある2群の差の検定：Paired t-test）：Pearson correlation coefficient test

などがある．

● ノンパラメトリック検定（非正規検定）

　データの正規性が満たされず，母集団について正規性の仮定を前提としないような場合，あるいは対応するデータの差の分布が極端に正規分布から偏っているか，あるいは標本数が少ない場合，または離散データや正規性の不明な場合にノンパラメトリック検定法を用いる．すなわち正規分布でないことが前提なので，平均値の概念は使えなく，中央値の差の検定となる．

　離散データとは，人数，製品数，不適合品数，アンケートの回答，スコア化された評価値などのように，整数1と2の間にデータはなく，このため一般に数えることにより得られるデータのことを指す．計数値ともいわれる．数学的に四則演算にそぐわないデータ群であるため，平均値や標準偏差などに関する計算ができないため，中央値や順位などの評価しかできない．そのためデータの尺度を順序尺度レベルにして，ノンパラメトリック検定を適用する．

　ノンパラメトリック検定には，
①Mann-Whitney U 検定
②Wilcoxon 符号付順位和検定
③Spearman の順位相関係数検定

などがある．

● 独立した多群の差の検定

　3つ以上の母集団の平均値または中央値が等しいかどうかを，それぞれの母集団から独立にとったデータに基づいて検定する方法．
①各群からのデータが正規分布していて，各群の分散が等しいとみなせる場合は，一元配置分散分析法 One-factor ANOVA を用いる．
②分散が等しいかどうかを検定するのは，Bartlett test を用いる．
③各群からのデータが極端に正規分布から偏っているか，各群の分散が等しいとみなせない場合や離散データの場合は，Kruskal-Wallis 検定を用いる．

● 多重比較検定（multiple comparison test）

　一元配置分散分析法などの分散分析の検定の結果，各水準間に差が認められた場合に，その水準とどの水準に差があるのかを2つずつの組み合わせについて，同時に検定する方法である．
　これらには，Tukey-Kramer 法，Scheffé F test，Bonferroni/Dunn 法がある．

● 相関係数検定

　相関係数（correlation coefficients）は2変数の直線的関係の強さを数値化したもので，-1〜$+1$の間の値をとる．

表 3-6-1 相関係数の検定

φ	\multicolumn{4}{c}{P(両側確率)}	φ	\multicolumn{4}{c}{P(両側確率)}
	0.1	0.05	0.02	0.01		0.1	0.05	0.02	0.01
10	0.4973	0.5760	0.6581	0.7079	25	0.3233	0.3809	0.4451	0.4869
11	0.4762	0.5529	0.6339	0.6835	30	0.2960	0.3494	0.4093	0.4487
12	0.4575	0.5324	0.6120	0.6614	35	0.2746	0.3246	0.3810	0.4182
13	0.4409	0.5139	0.5923	0.6411	40	0.2573	0.3044	0.3578	0.3932
14	0.4259	0.4973	0.5742	0.6226	50	0.2306	0.2732	0.3218	0.3541
15	0.4124	0.4821	0.5577	0.6055	60	0.2108	0.2500	0.2948	0.3248
16	0.4000	0.4683	0.5424	0.5897	70	0.1954	0.2319	0.2737	0.3017
17	0.3887	0.4555	0.5285	0.5751	80	0.1829	0.2172	0.2565	0.2830
18	0.3783	0.4438	0.5155	0.5614	90	0.1726	0.2050	0.2422	0.2673
19	0.3687	0.4329	0.5034	0.5487	100	0.1638	0.1946	0.2301	0.2540
20	0.3598	0.4227	0.4921	0.5368	近似式	$\dfrac{1.645}{\sqrt{\varphi+1}}$	$\dfrac{1.960}{\sqrt{\varphi+1}}$	$\dfrac{2.326}{\sqrt{\varphi+2}}$	$\dfrac{2.576}{\sqrt{\varphi+3}}$

表 3-6-2 検定法

	パラメトリック検定	ノンパラメトリック検定
独立した2群データ	t検定 (Student t-test)	Mann-Whitney U 検定
関連のある2群データ	t検定 (Paired t-test)	Wilcoxon 符号付順位和検定
多群比較検定	多重比較検定	Kruskal-Wallis 検定
相関係数検定	Pearson 検定	Spearman 検定

相関係数の検定とは，得られたデータの相関係数 r を基にして，母集団の相関係数(母相関係数) ρ に関する仮説を検定する方法である．帰無仮説 $\rho=0$，相関係数が 0 であるとき，無相関となる．つまり 2 変量の間に相関はない．相関係数の検定の両側確率の値を**表 3-6-1** に示す．

12 個のデータで $r=0.5$ の相関係数を得た場合を検定してみよう．**表 3-6-1** の φ は $\varphi=n-2$ の両側確率である．$P=0.1$ の場合，片側検定では $P/2=0.05$ となる．表より，$(\varphi, n)=(10, 0.1)$ の P は 0.4972 であるので，得られた相関係数 0.5 はこれより大きいので有意となる．**表 3-6-1** の中に示した近似式を用いて P を求めてもよい．

検定法を**表 3-6-2** に整理して示す．

●2群の相関関係評価法―Bland-Altman plot 解析

Bland-Altman plot 解析法は，2 つの測定技術（あるいは研究デザイン）を比較する統計的手法で，2 つの技術（デザイン）間の違いを数式検定法を使わず図式で検定する方法である．前提として，同じ物理量を 2 つの方法で測定したものでなければならない．いわば Paired t-test と同じである．

方法として，縦軸に資料 A と資料 B の差，横軸に資料 A と資料 B の平均値をとって散布図 (Bland-Altman plot, Bland-Altman graphs, difference plot) を作り，そのデータのばらつき具合から判断する相関評価法である．また測定値に，系統誤差が存在しているかどうか，はずれ

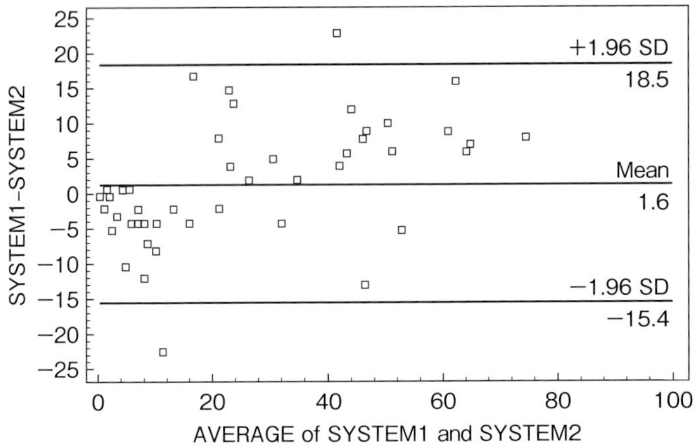

図 3-6-1 評価例 1

平均値はほぼ 0 付近でデータは 0 を挟んでランダムに分布しており，加算誤差も比例誤差もない．さらにはずれ値は 2 点のみで，それ以外は平均値±1.96 SD(SD＝8.6)の範囲内に収まっている．結果として 2 つの system 間の平均値に対するデータ差はほぼ一定であるので，2 つの system 間には有意差はない．

値が存在しているかを検討するための統計学的手法の 1 つとしても用いられる．

評価の仕方としては，

① 縦軸の散らばり(2 法の差)が 0 を中心にランダムに分布している(平均値が 0 付近にある)と加算誤差(真の値にかかわらず特定方向に生じる誤差)がなく，系統誤差(systematic error)もない．ただ散らばり具合が大きいと，ランダム誤差(random error)が大きいといえる．こういった分布は"有意差なし"と評価する(**図 3-6-1**)．

② 縦軸の散らばりの中心が 0 からずれている(平均値が 0 から離れている)と，加算誤差が存在すると判定する．さらにランダムに分布している場合は，系統誤差があると判定する．こういった分布は"有意差なし"と評価する(**図 3-6-2**)．

③ 縦軸と横軸に相関が認められない，または xy 間の回帰直線の傾きが 0 あるいは 0 に近い場合は，"有意差なし"と評価する．

④ 縦軸と横軸に相関が認められると，比例誤差(真の値に比例して大きくなる誤差)が存在すると判定する．こういった分布は"有意差あり"と評価する(**図 3-6-3**)．

⑤ 縦軸の分布が右に開いた扇状になると，比例誤差が存在し，測定値が大きいほど誤差が大きくなる．こういった分布は"有意差あり"と評価する(**図 3-6-4**)．

⑥ 縦軸の分布が左に開いた扇状になると，測定値が大きいほど誤差が小さくなる．こういった分布は"有意差あり"と評価する．

❹ Excel でできる検定法

● カイ(χ)2 乗検定

カイ(χ)2 乗検定とは，連続量ではなく度数で示された 2 つの事象 A，B について，独立かどうかを検定する方法である．

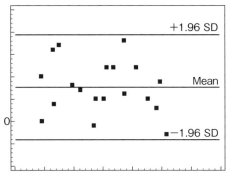

図 3-6-2 評価例 2

これも評価例 1 とほぼ同じ分布であるが，平均値が 0 から大きく離れているため，典型的な系統誤差(systematic error)が含まれている．2 群間には有意差はない．

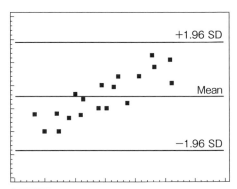

図 3-6-3 評価例 3

縦軸と横軸には明らかに相関関係があるため，比例誤差を認める．つまり 2 つの system 間の平均値が大きくなるにつれ，差も大きくなっているため，2 群間には有意差を認める．

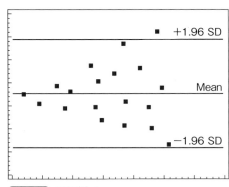

図 3-6-4 評価例 4

縦軸の分布が右に開いた扇状になっているので，測定値(平均値)が大きいほど誤差(差)が大きい．よって 2 群間には有意差を認める．

　　帰無仮説："2 つの事象 A，B は独立である"
　　対立仮説："2 つの事象 A，B は独立でない"

有意水準 a を決め，そのときのカイ 2 乗分布の値 k と統計量 T の比較で判断する．すなわち，$T>k$ で帰無仮説を棄却し，対立仮説を採用．つまり，有意水準 a で，2 つの事象 A，B は独立でないといえる．

一般的に，2×2 分割表と呼ばれている検定である．2×2 分割表において，どのセルも期待度数が 5 以上の場合，各セルの観察度数と期待度数と偏りを表す統計量 χ^2 を求めて，帰無仮説：「2 要因に関連はない」を検定する．χ^2 値は偏りが大きくなればなるほど値は正の方向に大きくなるため，棄却域は上側にとられるので，χ^2 独立性の検定は上側検定法となる．

● F 検定

独立した 2 群の分散が等しいかどうかを検定する．いわゆる 2 つの正規母集団 $N_1(\mu_1, \rho_1^2)$，$N_2(\mu_2, \rho_2^2)$ で，$\rho_1^2 = \rho_2^2$ であるかどうかを検定する．

例題 3-3 肺癌患者の喫煙の有無と生存率とのデータがあったとする．肺癌と喫煙関係に生存率が関与するかどうかを危険率5%で検定しなさい．

表 3-6-3 喫煙者 55 名，非喫煙者 60 名の集計済みデータ

	死亡	生存
喫煙者	39	38
非喫煙者	32	41

【解】

①仮説の設定
帰無仮説：「喫煙の有無と生存率は関係しない」
対立仮説：「喫煙の有無と生存率は関係する」
②データフォーム（集計済み）を**表 3-6-3** に示す．
③観察度数より期待度数を求める（**表 3-6-4**）．
④χ^2 値を求める．
χ^2 値は期待度数 E_i からの観察度数 O_i のずれをみる統計量であるので，

$$\chi^2 = \sum_i \frac{(O_i - E_i)^2}{E_i}$$

となる．したがって，**表 3-6-5** に示すセル番号で表すと，

$$\chi^2 = \frac{(C4-C10)^2}{C10} + \frac{(D4-D10)^2}{D10} + \frac{(C5-C11)^2}{C11} + \frac{(D5-D11)^2}{D11}$$

表 3-6-3 より，$\chi^2 = 0.6879$

①自由度1の χ^2 分布の片側95%確率を求める（たとえば，Excel 関数 CHIINV）．
この場合，セル数は各2個なので，自由度は 2−1 で 1 となる．
実際は，χ^2 分布の片側95%確率の逆関数（5%）を求めることになる
エクセル関数 CHIINV は，CHIINV（確率, 自由度）なので，CHIINV（0.05, 1）を入力する．
CHIINV（0.05, 1）= 3.84　となる．

表 3-6-4 観察度数から期待度数を求める

観察度数

	死亡	生存	合計
喫煙者	39	38	77
非喫煙者	32	41	73
合計	71	79	150

期待度数

	死亡	生存	合計
喫煙者	36.447	40.553	77
非喫煙者	34.553	38.447	73
合計	71	79	150

期待度数の求め方

	死亡	生存
喫煙者	77×71/150	77×79/150
非喫煙者	73×71/150	73×79/150

表 3-6-5 それぞれのセルの例

観察度数

	生存	死亡
喫煙者	C4	D4
非喫煙者	C5	D5

期待度数

	生存	死亡
喫煙者	C10	D10
非喫煙者	C11	D11

② χ^2 値判定

得られた χ^2 値と自由度1の $\chi^2(0.95)$ 値を比較すると,

　得られた χ^2 値 (0.6979) ＜自由度1の χ^2 値 (3.84)

なので,帰無仮説は棄却されず,「喫煙の有無と生存には関係があるとはいえない」となる.

③確率 P を危険率5％で判定する(Excel関数CHITEST)

エクセル関数CHITESTは,CHITEST(観察度数,期待度数)なので,**表3-6-4**より CHITEST(C4:D5, C10:D11)を入力すると, $P = 0.403$ となり,有意差は認められないので危険率5％では帰無仮説は棄却されない.よって,「喫煙の有無と肺癌の生存率には有意な差は認められない」という判定結果となる.

● t検定

2群の平均値が等しいかどうかを検定する.いわゆる2つの正規母集団 $N_1(\mu_1, \rho_1^2)$, $N_2(\mu_2, \rho_2^2)$ で, $\mu_1 = \mu_2$ であるかどうかを検定する.

例題 3-4 同じリニアックの出力を2つの線量計で測定した(**表3-6-6**).2つの線量計の精度(バラツキ)は同等であるかを危険率5％で検定しなさい.

表 3-6-6 線量計A,Bの10回の測定値と標準偏差

回数	線量計A	線量計B
1	14.39	14.392
2	14.39	14.392
3	14.39	14.392
4	14.40	14.393
5	14.39	14.392
6	14.39	14.385
7	13.54	13.541
8	13.54	13.544
9	13.43	13.429
10	13.61	13.612
Mean	14.05	14.047
SD	0.45	0.446

【解】
①仮説の設定

帰無仮説:「線量計Aと線量計Bの母分散に差はない」

対立仮説:「線量計Aと線量計Bの母分散は差がある」

②データフォームを**表3-6-6**に示す.平均値はともに14.05である.

③F検定をする(Excel関数FTEST)

エクセル関数FTESTはFTEST(系列A,系列B)なので,FTEST(B2:B11, C2:C11)を入力する.

F値は0.995となる.

④F値判定

得られたF値が,上側境界値(0.975)と下側境界値(0.025)の範囲内にあるか判定する.範囲内に入っていれば,帰無仮説は棄却されない.

関数は，逆関数の FINV を用いる．FINV(確率, 自由度 A, 自由度 B)なので，上側境界値(0.975)は FINV(0.025, 9, 9)，下側境界値(0.025)は FINV(0.975, 9, 9)を入力．

上側境界値(0.975)と下側境界値(0.025)はそれぞれ 4.026，0.248 となり，得られた F 値は両範囲内に入っている．0.248＜0.995＜4.026

よって，帰無仮説は棄却されず，「2つの線量計の測定値のバラツキ(標準偏差)に有意な差はない」と判定できる．

例題 3-5 同じリニアックの出力を2つの線量計で測定した(**表 3-6-7**)．線量計 A は有効数字 4 桁まで，B は有効数字 3 桁まで計測できる．この2つの線量計の平均値(精度)は同等であるかを危険率 5%で検定しなさい．

表 3-6-7 データフォームの例

測定回数	線量計 A	線量計 B
1	14.39	15.3
2	14.39	14.9
3	14.39	14.8
4	14.40	15.1
5	14.39	15.0
6	14.39	14.9
7	13.54	14.9
8	13.54	15.0
9	13.43	15.2
10	13.61	14.9
平均値	14.05	15.0
SD	0.45	0.2

【解】
①仮説の設定
帰無仮説：「線量計 A と線量計 B の平均値に差はない」
対立仮説：「線量計 A と線量計 B の平均値は差がある」
②データフォームを表 3-6-7 に示す．平均値の差は約 0.95 である．
③t 検定をする(TTEST)
エクセル関数 TTEST は，条件により入力が変わる．
入力は＝TTEST(配列 1, 配列 2, 尾部, 検定の種類)
配列 1：A 群のデータのセル範囲
配列 2：B 群のデータのセル範囲
尾部：片側検定は 1，両側検定は 2
検定の種類：対応のある t 検定(Paired t-test)は 1
　　　　　　独立 2 群検定/等分散を仮定(Student t-test)は 2
　　　　　　　　　　　　/等分散を仮定しない(Welch t-test)は 3
例題 3-5 であれば，両側検定および Student t 検定を使用しなければならない．よって，TTEST(配列 1, 配列 2,2,2)となる．
④確率 P を危険率 5%で判定する(Excel 関数 TTEST)
TTEST(B2：B11, C2：C11,2,2)を入力する．P 値(両側確率)は 5.4E-06 となり，$P<0.01$ なので，危険率 1%でも帰無仮説は棄却され，統計的にきわめて有意な差があると判定される．つまり「線量計 A と線量計 B の平均値には差がある」となる．

文献

1) 飯塚幸三(監):ISO 国際文書:計測における不確かさの表現のガイド―統一される信頼性表現の国際ルール.日本規格協会,2009
2) International Vocabulary of Metrology-Basic and General Concepts and Associated Terms, VIM 3rd edition. ISO/IEC Guide 99, 2007

参考文献

測定における誤差を広く学習するための参考書として,下記の 2 冊を推薦する.分野が異なるのでデータになじみがないかもしれないが,具体的である.
1. Taylor JR:計測における誤差解析入門(林茂雄,他訳),東京化学同人,2010
2. 小笠原正明,他:化学実験における測定とデータ分析の基本.東京化学同人,2008

第4章

高エネルギー光子線の相対線量評価

4-1 はじめに

直線加速器から放出され患者に到達する光子は，Sheikh-Bagheriら[1]によれば，図4-1-1に示すような加速器ヘッド構造を想定すると，10 cm×10 cmの照射野において
① ターゲットからの直接線　約95%
② 一次コリメータからの散乱線　約1～2%
③ 平坦化フィルタからの散乱線　約2～4%
④ 絞りからの散乱線　約0.2%
であり，入射光子は直接線と散乱線を含む．

これらの光子による物質中での一連の相互作用は，図4-1-2のようなヒストリを繰り返すことになる．これだけの相互作用を繰り返すけれども，たとえば10 MVの光子線（実効エネルギー3 MeV[★1]）では厚さ25 cmの水をビーム中に入射させると，相互作用せずに透過する入射光子は約37%に達する．一方，水中25 cm深で評価した場合，散乱線の寄与により深部線量は増加する．

高エネルギー光子線の線量評価におけるビームエネルギーに変わる線質を表現する指標として**線質指標**がある．現在，線質指標として$TPR_{20,10}$が用いられる．$TPR_{20,10}$は水中の深さ10 cmと20 cmの照射野サイズ10 cm×10 cmにおける線量の比率である．照射野サイズと深さを規定することで，エネルギーという表現はしていないが実質的にエネルギーの代用指標として機能する．

実際には，連続スペクトルのビームが物質に入射するときには深さによる線質の変化が生じ

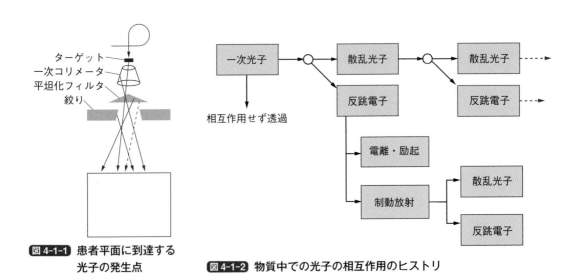

図4-1-1 患者平面に到達する光子の発生点

図4-1-2 物質中での光子の相互作用のヒストリ

Memo
★1 10 MVという慣例表記は電子の最大加速エネルギーが10 MeVであるが，連続スペクトルであることから実効エネルギーに変換すると，最大加速エネルギーの3分の1ルールにより単色エネルギーでほぼ3 MeVになる．

るが，広い線束の高エネルギー光子線の場合には臨床的にはエネルギーの変化は無視できる．これは電子線と大きく異なる点である．線質の変化が無視できることから，以下で述べる深部線量関数という相対的透過率で吸収線量の評価が可能となる．

● 相対的吸収線量を得るための種々の量
▶ 深さと照射野に対する相対量を評価する関数
- 深部量百分率（percentage depth dose：PDD）
- 組織最大線量比（tissue-maximum ratio：TMR）
- 組織ファントム線量比（tissue-phantom ratio：TPR）
- 組織空中線量比（tissue-air ratio：TAR）

▶ 照射野サイズに対する相対量を評価する関数
- 出力係数（output factor：OPF）
- 全散乱係数（total scatter factor：S_{cp}）
- コリメータ散乱係数（collimator scatter factor：S_c）
- ファントム散乱係数（phantom scatter factor：S_p）

▶ 照射野内の位置に対する相対量を評価する関数
- 軸外線量比（off-axis ratio：OAR）
- 軸外空中線量比（off-axis air ratio：OAR_0）

これらの関係は，たとえば TMR を用いる場合には

$$D(d, A, r) = DMU(d_r, 10 \times 10) \cdot MU \cdot OPF(d_r, A) \cdot OAR_0(r) \cdot TMR(d, A) \cdot \\ WF(d, A, r) \cdot others \quad —— (4.1.1)$$

によって，条件 (d, A) の点の吸収線量を基準条件の吸収線量 $D(d_r, 10 \times 10)$ から導くことになる．以下で，個々について述べる．

4-2 深部線量関数

❶ 深部量百分率（PDD）

線源ファントム表面間距離（source-surface distance：SSD）一定の条件で，任意の照射野サイズにおいて基準深★2 d_r（＝最大線量深 d_{max}）の真の計測量 $M(d_{max}, A_0)$ に対する深さ d の $M(d, A_0)$ 比率の百分率で表す．高エネルギー光子線の場合，相対量を求めるうえで線量を真の計

Memo
★2 ビーム軸上の目的に応じて定める特定の深さを基準深とする．

測量で置き換えることができる．

SSDは定格（公称）治療距離（nominal treatment distance：NTD）とする．通常 100 cm である．照射野サイズ A_0 はファントム表面で規定する（**図 4-2-1**）．

$$PDD(d, A_0) = \frac{M(d, A_0)}{M(d_{\max}, A_0)} \times 100 [\%] \quad \text{——(4.2.1)}$$

❷ 組織最大線量比（TMR）

線源と評価点間距離（source-chamber distance：SCD）あるいは線源回転軸間距離（source-axis distance：SAD）を一定とし，任意の照射野サイズにおいて最大線量深 $d_{\max}$ の $M(d_{\max}, A)$ に対する深さ d の $M(d, A)$ の比率で表す．

SCD もしくは SAD は NTD とする．通常 100 cm である．照射野サイズ A は深さ d で規定する（**図 4-2-2**）．

$$TMR(d, A) = \frac{M(d, A)}{M(d_{\max}, A)} \quad \text{——(4.2.2)}$$

❸ 組織ファントム線量比（TPR）

SCD あるいは SAD を一定とし，任意の照射野サイズにおいて基準深 d_r（現在，TPR の基準深は 10 cm）の $M(d_r, A)$ に対する深さ d の $M(d, A)$ の比率で表す．TMR との違いは，基準深 d_r が，$d_r \neq d_{\max}$ という点である．

SCD もしくは SAD は NTD とする．通常 100 cm である．照射野サイズ A は深さ d で規定する（**図 4-2-3**）．

$$TPR(d, A) = \frac{M(d, A)}{M(d_r, A)} \quad \text{——(4.2.3)}$$

❹ 組織空中線量比（TAR）

SCD あるいは SAD を一定とし，任意の照射野サイズにおいて，空中の微小質点 Δm の

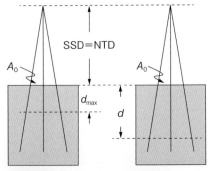

図 4-2-1 PDD の幾何学的関係

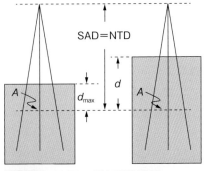

図 4-2-2 TMR の幾何学的関係

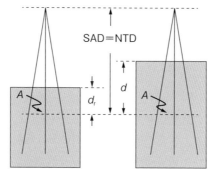

図4-2-3 TPRの幾何学的関係

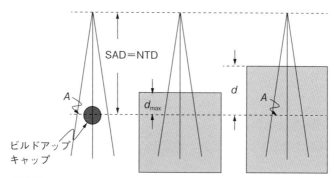

図4-2-4 TARの幾何学的関係

$M_{\Delta m}(A)$ に対する深さ d の $M(d, A)$ の比率で表す．$M_{\Delta m}(A)$ は，ビルドアップキャップを装着した状態での空中計測量である．ビルドアップキャップとは，光子線の $d_{\max}$ に相当する厚さ（ρt：ビルドアップキャップの密度×ビルドアップキャップの厚さ）のキャップである．ビルドアップキャップは電離箱の電離箱部分を覆うように装着される．

SCDもしくはSADはNTDとする．通常100 cmである．照射野サイズ A は深さ d で規定される（**図4-2-4**）．

$$TAR(d, A) = \frac{M(d, A)}{M_{\Delta m}(A)} \quad \text{---(4.2.4)}$$

現在，TAR は臨床のMU値計算に用いられることは，ほとんどない[★3]．しかし，PDDからTMRを導く場合に概念的に用いる関数である．

4-3 出力係数 OPF

一般的に，照射野サイズに伴う基準深の出力の変化を**出力係数**と呼ぶが，対象の取り方によ

Memo

★3 ^{60}Co γ 線や4 MV 光子線による治療が主であった時代には，TARが一般的な関数であった．

表 4-3-1 散乱係数と出力係数の相違

	対象	基準照射野	基準深
散乱係数	散乱線の変化	0×0	ピークを形成する場合には最大線量深, それ以外は表面
出力係数	(一次線＋散乱線)の変化	10 cm×10 cm	

り**散乱係数**と**出力係数**の2つの評価法がある．照射野サイズに伴う出力の変化は，絞り開度による加速器からファントムへの入射量の変化と基準深における散乱線による．散乱係数と出力係数において，散乱線の取扱いが**表 4-3-1** に示すように異なる．

出力係数 OPF は深部線量関数に相当する透過率（transmission factor：TF）である PDD, TMR, TPR と組み合わせて，例えば**式 4.1.1** に示すように線量評価に用いられる．

OPF の深さは TF の基準深に一致させる必要がある．TPR では深さ 10 cm，その他の関数（PDD, TMR および TAR）では最大線量深を基準とする．したがって，OPF の定義は

$$OPF(s) = \frac{M(d_r, s)}{M(d_r, 10\,\mathrm{cm} \times 10\,\mathrm{cm})} \quad \text{(4.3.1)}$$

となり，基準深 d_r（d_max あるいは水中 10 cm）での基準照射野 10 cm×10 cm に対する照射野サイズに伴う出力の相対的変化を表す．

TPR を用いた線量評価をする場合には，**線量モニタ単位**（dose monitor unit：DMU）に対してさらに処理を加える必要がある．通常，DMU は条件（d_max, 10cm×10 cm）で規定される．よって，TPR を用いる場合には，**式 4.1.1** は

$$D(d, s) = DMU(d_r = 10\,\mathrm{cm}, 10\,\mathrm{cm} \times 10\,\mathrm{cm}) \cdot OPF(d_r = 10\,\mathrm{cm}, s) \cdot MU \cdot TPR(d, s)$$

$$= \frac{DMU(d_\mathrm{max}, 10\,\mathrm{cm} \times 10\,\mathrm{cm})}{TPR(d_\mathrm{max}, 10\,\mathrm{cm} \times 10\,\mathrm{cm})} OPF(d_r = 10\,\mathrm{cm}, s) \cdot MU \cdot TPR(d, s) \quad \text{(4.3.2)}$$

と変換する必要がある．このような MU 値の計算上の処理ではなく，加速器の調整で対応することは勧められない．モニタ線量計の感度調整で対応した場合には，加速器の冷却系の問題から，加速器の寿命を縮めてしまうことになる．

TMR を例に，TMR と OPF の関係を**図 4-3-1** に模式的に示す．**図 4-3-1** における OPF (d_max) が S_cp に相当する．OPF を S_cp と再定義する理由については，次項で説明する．基準とする深さを d_max とするか 10 cm にするかで S_cp (=OPF) 曲線の照射野サイズに伴う変化挙動が異なる．その要因については，次項で述べるファントム散乱係数によって説明する．

❶ 直線加速器からの高エネルギー X 線出力係数の特徴

直線加速器からの高エネルギー X 線では，患者平面内の深部の吸収線量の均一性を確保するために平坦化フィルタをビーム中に挿入する．これにより，線源からの X 線は減弱，散乱を受ける．また，平坦化フィルタを通過したビームは上絞りの直上に配置されたモニタ線量計を通過し，その後上下絞りやマルチリーフコリメータ（multi-leaf collimator：MLC）によってビーム形状が整形される．すなわち，加速器からのビームを監視するモニタ線量計は，上下絞りによる整形以前の一次コリメータで規定される使用可能最大照射野（40 cm×40 cm）の線量を監視しており，患者側でのビームの整形に伴うビーム出力の変化を知ることはできない（**図 4-3-2**）．

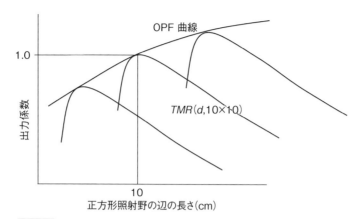

図 4-3-1 OPF と TMR の関係の模式図

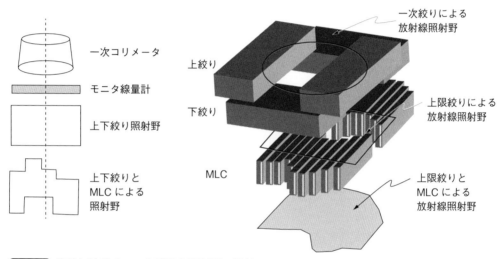

図 4-3-2 直線加速器のヘッド構造と照射野の関係

出力は直線加速器ヘッド内構造により影響を受ける．たとえば，モニタ線量計への主として上絞りからの後方散乱〔コリメータ反転効果（collimator exchange effect）〕，ヘッド内構造物（絞りや平坦化フィルタなど）による散乱線の発生である．Sheikh-Bagheri ら[1]はモンテカルロシミュレーションにより，加速器ヘッド内構造物による直接線に対する散乱線比率を，照射野サイズ 10 cm×10 cm において求めている（**表 4-3-2**）．それによれば，4〜25 MV の公称 X 線エネルギーにおいて散乱線の混入率は 3〜8％程度である．

以上のことより，直線加速器からの X 線の基準深における出力は，加速器ヘッド内の構造とファントム中の散乱線という 2 つの因子によって変化する．これは Khan ら[2]により提案された 2 つの散乱係数〔**コリメータ散乱係数**（collimator scatter factor：S_c）と**ファントム散乱係数**（phantom scatter factor：S_p）〕で表され，次式で定義される．

$$OPF(s) = S_{cp}(s) = S_c(c) \cdot S_p(s) \quad\text{―――(4.3.3)}$$

このとき，S_{cp}，S_c および S_p はすべて 10 cm×10 cm における測定値で標準化する．

表 4-3-2 光子エネルギーフルエンスに対する直接光子と散乱光子の寄与率

加速器	公称エネルギー (MV)	入射電子 10^6 個当たりの光子数	ϕ_{direct} (%) [$\bar{E}_{direct}$ (MeV)]	ϕ_{PC} (%) [$\bar{E}_{PC}$ (MeV)]	ϕ_{FF} (%) [$\bar{E}_{FF}$ (MeV)]	ϕ_{jaw} (%) [$\bar{E}_{JAW}$]
Varian Clinac High-energy	6	1,647±1	94.97±0.07 [1.63]	2.14±0.01 [1.39]	2.61±0.01 [1.16]	0.213±0.003 [1.91]
	10	2,869±3	94.56±0.06 [3.04]	1.15±0.01 [1.77]	4.00±0.01 [1.79]	0.234±0.002 [2.44]
Elekta SL25	6	1,513±1	96.96±0.08 [1.87]	0.600±0.005 [0.75]	2.13±0.01 [1.30]	0.285±0.004 [1.95]
	25	4,583±3	91.86±0.09 [6.05]	3.38±0.002 [3.10]	4.46±0.02 [3.11]	0.269±0.003 [2.85]

値は 10 cm×10 cm の照射野に対するものである．PC：一次コリメータ，FF：平坦化フィルタ，$\bar{E}$ は距離 100 cm に到達する散乱光子の平均エネルギーであり，その値は鈎括弧の中に示す．
〔Sheikh-Bagheri D, et al：Monte Carlo calculation of nine megavoltage photon beam spectra using the BEAM code. Med Phys 29：391-402, 2002 より〕

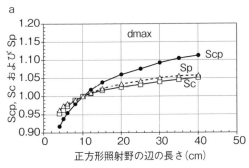
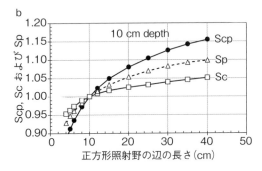

図 4-3-3 10 MV 光子線の散乱係数（S_{cp}，S_c，S_p）の照射野サイズによる変化
a：最大線量深，b：10 cm 深．

全散乱係数（出力係数）を**式 4.3.3** のように S_c と S_p の 2 つの因子の積としているのは，これらが独立した因子として機能することによる．すなわち，
① S_c は加速器ヘッド内構造に由来する患者への入力量の変化
② S_p は照射体積と評価点の関係から決まる散乱線の評価点への到達量の変化
である．端的に表現すれば，照射体積が同じ，すなわち照射野が同じであれば変わらないのがファントム散乱係数である．一方，コリメータ散乱係数は評価点側からの視野（detector's eye view）でヘッド内をみたときにヘッド内構造物の範囲，あるいはコリメータ反転効果の影響を受けた患者表面に入射する X 線量の照射野サイズによる変化である．
コリメータ反転効果は，上絞りによって遮蔽されたビームの後方散乱によりモニタ線量計に再度入射する散乱光子や電子による電離量の増加による．したがって，コリメータ反転効果は上絞りの開度が狭いほど，その影響を受ける．このようなコリメータ反転効果の機序から，コリメータ散乱係数の変数である照射野サイズは，患者表面に投影される最終的照射野ではなく上下絞りによる照射野サイズ（コリメータ開度）となる．Flying wedge を搭載する加速器では，上絞りではなく Flying wedge がモニタ線量計の直下にあるためモニタ線量計への後方散乱線

表 4-3-3 深部線量関数と DMU および出力係数の組合せ

MU 値計算用深部線量関数	DMU の深さ	S_c の測定	S_p の深さ
PDD	各エネルギーの d_{max}	ミニファントム	各エネルギーの d_{max}
TMR	各エネルギーの d_{max}	ミニファントム	各エネルギーの d_{max}
TPR	$d_r = 10$ cm に変換	ミニファントム	$d_r = 10$ cm

が増加する要因を抱えている．この装置では対応策として，厚さ3mm程度のアルミニウムフィルタを間に挿入し，後方散乱線がモニタ線量計に入射することを抑制している．

一般的な S_c と S_p の変化を 10 MV の光子線を例に**図 4-3-3** に示す．**基準深**を d_{max} とするか，あるいは 10 cm にするかによる S_{cp} の変化が，散乱線の寄与を反映する S_p の変化に大きく依存していることが明瞭である．このことより，線量評価において用いる深部線量関数と対応する散乱係数の組合せに留意しなければならない（**表 4-3-3**）．

❷ コリメータ散乱係数 S_c とファントム散乱係数 S_p のデータ

全散乱係数は従来の出力係数と同値であるので，これらの散乱係数は目的とする深さ（**表 4-3-3**）で照射野サイズを変化させたときの 10 cm × 10 cm 照射野での測定値に対する相対値である．実際にこれらの3つの散乱係数を測定することはない．**式 4.3.3** からわかるように，いずれか2つの散乱係数の測定によって他の1つの散乱係数を得ることができる．通常は，測定の容易さから全散乱係数 S_{cp} とコリメータ散乱係数 S_c の測定値からファントム散乱係数 S_p を**式 4.3.3** から導く．

S_{cp} の測定は，MU 値の計算に用いる深部線量関数の違いにより，下記の2つの式のいずれかによる．

$$PDD, TMR, TAR \text{系}: S_{cp}(s) = \frac{M(d_{max}, s)}{M(d_{max}, 10 \times 10)} \quad \text{---(4.3.4)}$$

$$TPR \text{系}: S_{cp}(s) = \frac{M(d_r = 10, s)}{M(d_r = 10, 10 \times 10)} \quad \text{---(4.3.5)}$$

ここで，s は PDD では A_0（ファントム表面での照射野），SAD 一定のその他の関数（TAR，TMR，TPR）では A（アイソセンタ平面での照射野）である．

S_c は入射光子フルエンスの照射野サイズ依存を表すので，MU 値の計算に用いる深部線量関数の違いによらず，S_c の測定は，次式による．

$$S_c(c) = \frac{M(10 \text{ cm in miniphantom}, c)}{M(10 \text{ cm in miniphantom}, 10 \times 10)} \quad \text{---(4.3.6)}$$

ここで，c は S_c がコリメータ開度に依存することを明確にするためにコリメータ開度 c としている．S_c の計測時には実質的に上記の s と同じである．ただし，不整形照射野の MU 値計算時には $s \neq c$ であることに注意しなければならない．

従来，S_{cp} と S_c の2つの量を測定することが一般的であった．それは S_p の測定が実務的に困難であったことによる．S_c の測定は van Gasteren ら[3]が提唱したミニファントムを用いた空中測定による．この測定法は比較的容易であるが，側方電子平衡の成立および加速器ヘッドから

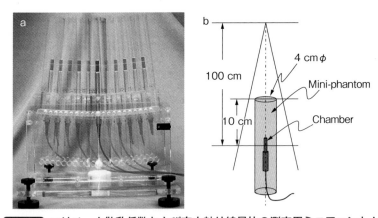

図 4-3-4 コリメータ散乱係数および空中軸外線量比の測定用ミニファントム
a：振子型ミニファントム，b：ミニファントムの測定配置．

の二次電子の混入を防ぐことを条件としているため，直径 4 cm，厚さ 10 cm のアクリル製の円柱ファントムを利用する．このため 4 cm×4 cm 以下の照射野の測定はできない．種々のファントム材を用いたときの S_c に対する補正については Li ら[4]の報告がある．アクリル製ミニファントムの概要を**図 4-3-4** に示す．このファントムは後述する**軸外空中線量比** $OAR_0(r)$ の測定も可能なように開発されたものである．

近年のビームデータ取得において，S_c を直接測定することが省かれる傾向にある．これは治療計画システム（treatment planning system：TPS）で要求されるデータが S_{cp} のみであることによる．ただし，TPS では内部演算データとして，Storchi ら[5]によって編纂された深さ 10 cm の S_p データ（**図 4-3-5**）を利用している．ただし，彼らの意図は S_c 測定が不要であるとするものではなく，S_{cp} と S_c の測定値から**式 4.3.3** によって導いた S_p の妥当性を確認するデータの提供であった．

Storchi らの S_p データは $TPR_{20,10}$ の関数として導出したものである．S_p の妥当性は $TPR_{20,10}$ の線形内挿によって該当する $TPR_{20,10}$ の S_p との比較によって行うことができる．しかし，$TPR_{20,10}=0.630$ 近傍において Storchi らの S_p 値は連続性に欠ける（**図 4-3-6**）．したがって，4 MV 程度の光子線においては若干の注意が必要であろう．Storchi らの S_p データは確認用であって，取得時間の短縮を意図したものではない．また，Storchi らのデータは欧州における複数の加速器のデータの平均値であり，加速器のタイプ別に示したものではない．また，深さ 10 cm の S_p であることに留意しなければならない．この S_p を用いて PDD から TMR を導出することはできない．ビームデータ取得時間を短縮する場合には，10 cm×10 cm とそのほかに 10 cm×10 cm 以下と以上の照射野の複数の S_c を測定することを勧める．この問題については **4-5 項**（120 頁参照）であらためて述べる．

❸ コリメータ散乱係数の有効性

上下絞り以外に第 3 段 MLC による不整形照射野の線量評価において，コリメータ散乱係数 S_c は有効となる．ここでは 4 MV の X 線（2100C，Varian 社）を用いた実験的状況により，そのことを説明する．

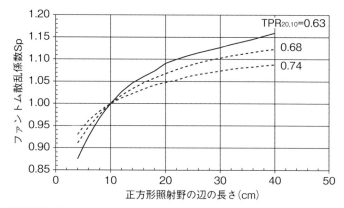

図 4-3-5 Storchi と van Gasteren (1996) による 3 種類の $TPR_{20,10}$ 値における照射野サイズに対する S_p の変化

〔Storchi P, et al：A table of phantom scatter factors of photon beams as a function of the quality index and field size. Phys Med Biol 41：563-571, 1996 より〕

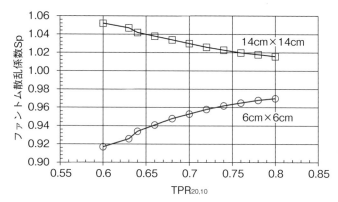

図 4-3-6 Storchi と van Gasteren (1996) の 10 cm×10 cm 以下と以上の 2 つの照射野での $TPR_{20,10}$ に対する S_p の変化

〔Storchi P, et al：A table of phantom scatter factors of photon beams as a function of the quality index and field size. Phys Med Biol 41：563-571, 1996 より〕

上下絞りにより 20 cm×20 cm の正方形照射野を固定し，その内側に MLC により辺の長さが 20 cm から 2 cm 間隔で短くし，4 cm までの正方形照射野を作成する．このときのビーム中心軸上で全散乱係数 S_{cp} とコリメータ散乱係数 S_c を計測し，MLC で作成された照射野（ファントムに投影された照射野）と上下絞りによる照射野（20 cm×20 cm）に対する計算値を比較する．S_{cp} に関する結果を**図 4-3-7a** に示す．MLC 投影照射野に対する計算値と実測 S_{cp} の差は，2 つの照射野の辺の比率が 0.9 のとき −0.5％，0.6 で −1.4％，0.4 で −2.3％と MLC 投影照射野が小さくなるほど大きくなる．このことは，S_{cp} は第 3 段 MLC 投影照射野の形状からは正しく推定できないことを示している．臨床で第 3 段 MLC を用いた照射野の場合，この例で示したほど上下絞りと MLC による照射野開度に大きな違いがみられない．そのため，ここで示した

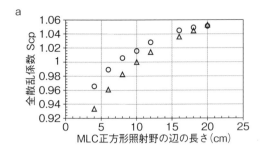
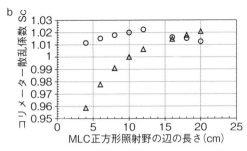
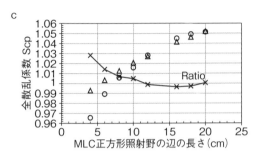

図 4-3-7 上下絞りで 20 cm×20 cm の照射野に固定するとき，第 3 段 MLC で 20 cm×20 cm 以下の照射野を作成したときの全散乱係数（出力係数）が 20 cm×20 cm の S_c を維持した中で，MLC 照射野によって変化する S_p の影響を受けて変化することを示す実験結果

○：測定値, △：MLC 照射野による計算値.
a：S_{cp} の相違, b：S_c の相違, c：実測 S_{cp} と S_c(jaw)S_p(MLC)の一致性.

事実に気づいていないのである.

同様に，S_c の実測値と MLC 投影照射野に対する S_c の計算値の変化を**図 4-3-7b** に示す．実測 S_c は 1.016±0.004（この平均値は 20 cm×20 cm の S_c に相当する）の変化に過ぎない.

次に，上下絞り照射野 20 cm×20 cm に対する $S_c(20\times 20)$ 値と MLC 投影照射野に対するファントム散乱係数 S_p(MLC)の積と実測 S_{cp}(MLC)を比較してみる（**図 4-3-7c**）．MLC 投影照射野 8 cm×8 cm までは両者の比は

$$\frac{S_{cp}(MLC)}{S_c(20\times 20)\cdot S_p(MLC)} = 1.001 \pm 0.004$$

程度である.

以上より，ターゲット，あるいは平坦化フィルタから最も遠い位置に MLC がある装置の場合には，最終的に投影照射野を決定する MLC によって出力係数を正しく求めることはできないことを示している．この種の装置の場合には，出力係数を**式 4.3.3** に示すように S_c と S_p に分離し，かつ S_c は上下絞り開度から求めるべきである．不整形照射野を多用する現在の放射線治療では，特に留意すべきである.

4-4 空中軸外線量比 OAR_0, OAR in air

加速器における平坦化フィルタは患者平面における光子フルエンスの一様化を目的としたものであるが，実際には単純な一様化ではない．平坦化フィルタの形状から，ビーム軸上ではター

ゲットから放出される最大フルエンスを減弱し，軸外への散乱によって平面内のフルエンスの均一化をめざす．一方，照射野辺縁領域では媒質内での散乱線の不足を補うために入射光子フルエンスを高める．このようなことを意図して平坦化フィルタの形状が設計されている．意図されたフルエンスの入射平面内の分布を知ることが，たとえば，軸外点の線量評価において有効となる．

入射平面内の光子フルエンス分布は，ビームアライメントが確保された加速器ではビーム軸に対して対称である．この情報を知るには，ターゲットから等距離にミニファントムを配置し，**空中軸外線量比OAR_0**を取得する必要がある（**図 4-4-1**）．$OAR_0(r)$は患者平面上の軸外距離 r において 10 cm×10 cm の出力を測定し，$r=0$ での出力に対する相対値とするものである．ただし，このときのミニファントムの位置は**図 4-4-1** からわかるように，ターゲットから 100 cm の等距離に設定される．

いくつかの加速器で得た $OAR_0(r)$ の例を**図 4-4-2** に示す．軸外距離に伴う $OAR_0(r)$ の変化は決して単調ではない．また，その形状は偶然の結果ではなく，加速器設計者の意図を反映している．$OAR_0(r)$ は入射光子フルエンスの変化によるものであり，加速器設計者はそれぞれの加速器と光子エネルギーによりフルエンスの変化を加えることで，媒質中での線量プロファイルの平坦度を一定の水準内に保つようにしている．

ユーザは $OAR_0(r)$ の形状を反映した線量計算法を考える必要がある．また，$OAR_0(r)$ の評価を通して媒質中での線量プロファイルの平坦度や対称性が確保できるか否かを判断する必要がある．平坦度や対称性の判断は，媒質中のプロファイルよりも $OAR_0(r)$ のほうが容易となる．$OAR_0(r)$ の評価では水ファントムを用いることなくプロファイルの予備的評価が可能となるので，受入試験や品質管理において有効である．

$A_0(r)$ を組み入れた線量評価は**式 4.4.1** により行われる[6~8]．

$$D(d, s, r) = DMU \cdot S_c(c_{eq}) \cdot S_p(s_{eq}) \cdot MU \cdot OAR_0(r) \cdot G(r) \cdot TMR(d, s) \cdot \text{others}$$
——(4.4.1)

ここで，$G(r)$ は定格治療距離 100 cm で得た $OAR_0(r)$ を患者平面に戻すための逆二乗則による補正項であり，次式で展開される．

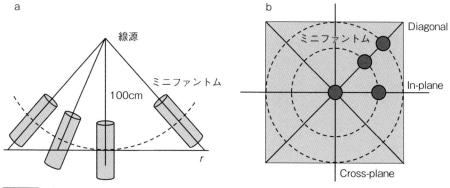

図 4-4-1 空中軸外線量比の測定配置
a：ターゲットから等距離 100 cm の円周上のミニファントムの幾何学的位置関係．
b：ターゲット側から見た cross-plane, in-plane および diagonal line 上のミニファントムの位置．

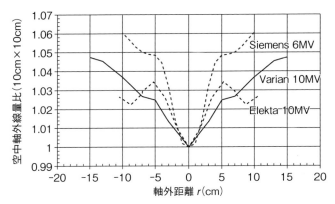

図4-4-2 加速器メーカ3社の加速器の空中軸外線量比 $A_0(r)$

$$G(r) = \left(\frac{100}{\sqrt{100^2 + r^2}}\right)^2 \quad\text{——(4.4.2)}$$

厳密にいえば，軸外距離 r に伴い線質の変化が見込まれるため，TMR などの深部線量関数も変化することが予想される．しかし，実務的には $OAR_0(r)$ を組み入れることで深部線量関数の変化は無視できるレベルにあることが確認されている[9]．

4-5 くさび係数

くさび係数(wedge factor：WF)はビーム中にくさびフィルタが挿入されたときの出力の変化を補正する．現在，くさびフィルタには次の3種類がある．

① 物理的くさびフィルタ：高原子番号物質により作成されたくさび状のフィルタ．
② ソフトくさびフィルタ：絞りの動きと照射を連動させることで照射野内の光子フルエンスを連続的変化させ，くさび状の線量分布を得る．Enhanced dynamic wedge, Virtual wedge など．
③ Flying wedge filter：くさび角度60°の高原子番号くさびフィルタとオープン照射の組合わせにより任意の等線量曲線の傾きを得るくさびフィルタ．

ここでは，物理的くさびフィルタに限定する．Enhanced dynamic wedge については保科の報告[10]がある．

物理的くさびフィルタにおける WF は，IEC[11] と JIS[12] により，次のように定義される．

$$WF(d_r, s) = \frac{\bar{D}_{\text{wedge}}(d_r, s)}{D_{\text{open}}(d_r, s)} \quad\text{——(4.5.1)}$$

深さ d_r は標準測定深10 cm である．また，$\bar{D}_{\text{wedge}}$ は加速器ヘッドのフィルタスロットに**図4-5-1**に示すように挿入方向を反転させたときの吸収線量の平均値である．これはスロットの弛みを考慮している．

臨床的には**式4.5.1**で定義される WF は有効ではなく，受入試験における役割をもつに過ぎ

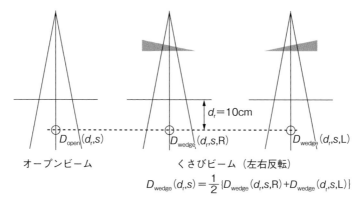

図 4-5-1 くさび係数 *WF* の測定配置

ない．くさびフィルタの使用目的は，
① くさびフィルタは比較的浅い，偏在する腫瘍の PTV 領域の線量の均一化を図る．
② 多門照射におけるビームの挟角に応じて PTV 領域の線量の均一性を改善する．
③ ビーム入射面の傾きといった組織欠損の補償体として利用する．
などがあり，照射野サイズだけでなく深さについてもかなり広い範囲となる．したがって，単一の深さにおける *WF* のみでは対応が難しい．照射野サイズと深さによる *WF* のビーム軸上での変化の例を**表 4-5-1** に示す．これは SAD 一定の条件で測定した結果である．くさび角度により *WF* 値の照射野サイズと深さ依存は異なる．臨床的に使用頻度の高い 45°以下のくさびフィルタにおいて，深さ 5 cm と 10 cm の *WF* は 2% 以上の相違がみられる．しかしながら，個々のくさびフィルタにおいて複数の照射野と深さのくさび係数を求めることは，多大な時間を要する作業となる．この問題に対する磯ら[13]の方法について以下で参考までに示す．

45°くさびフィルタの *WF* 値の磯らの測定結果を**表 4-5-2** と**図 4-5-2** に示す．他のくさび角度においても同様の傾向があり，注目すべき点は，深さ間の *WF* の変化傾向は相似に近いことである．この事実に基づいて，データ取得の省力化と精度のトレードオフを目標とした *WF* の算出法について展開する．

磯らは 6 MV (Siemens 社，Primus) X 線の物理的くさびフィルタ (15°〜60°) について，照射野サイズ 4 cm×4 cm〜25 cm×25 cm (60°くさびフィルタは 20 cm×20 cm)，深さ 1.5〜15 cm まで 6 種類の深さでくさび係数を計測した．45°のくさび係数の照射野サイズに伴う変化を**図 4-5-2** に示す．各深さにおける照射野に対する *WF* の変化はかなり相似的である．そこで，

照射野サイズにおける各深さの *WF* を，深さ 10 cm の *WF* で標準化する．これを標準化くさび係数 $NWF(d, s, \theta)$ とする．

$$NWF(d, s, \theta) = \frac{WF(d, s, \theta)}{WF(10, s, \theta)} \quad\text{(4.5.2)}$$

ここで，d は深さ，s は照射野サイズ，θ はくさび角度である．

45°くさびフィルタの $NWF(d, s)$ の照射野サイズに対する変化を**図 4-5-3** に示す．高エネルギー光子ビーム中に物質を挿入したときの二次電子の影響を，**図 4-5-3** は如実に示している．この 6 MV の例では，深さ 3 cm よりも浅い領域で *NWF* の照射野サイズ依存が顕著である．
① 深さ 3 cm よりも浅い領域で *NWF* の照射野サイズ依存：くさびフィルタからの二次電子が，

表 4-5-1 くさび係数の照射野サイズと深さ依存（Varian 600C, 4 MV, physical wedge）

くさび角度	15°				30°			
	深さ（cm）				深さ（cm）			
正方形照射野の辺の長さ（cm）	1	3	5	10	1	3	5	10
5	0.983	0.987	0.991	0.999	0.970	0.979	0.983	0.997
10	0.986	0.990	0.992	1.000	0.977	0.982	0.987	1.000
15	0.993	0.997	0.999	1.004	0.990	0.996	0.999	1.010
20	1.002	1.005	1.007	1.012	1.007	1.012	1.014	1.024

くさび角度	45°				60°			
	深さ（cm）				深さ（cm）			
正方形照射野の辺の長さ（cm）	1	3	5	10	1	3	5	10
5	0.955	0.967	0.977	1.004	0.944	0.958	0.969	1.000
10	0.960	0.968	0.976	1.000	0.952	0.962	0.971	1.000
15	0.971	0.980	0.985	1.007	0.967	0.978	0.986	1.013
20	0.986	0.994	0.998	1.018	—	—	—	—

深さ 10 cm，照射野サイズ 10 cm×10 cm のくさび係数で規格化している．File：くさび係数測定 3（600C 4MV & 10 MV）

表 4-5-2 6 MV 光子線（Mevatron）の 45°くさびフィルタの WF の例

正方形照射野の辺の長さ（cm）	深さ（cm）					
	1.5	3	5	7.5	10	15
4	0.305	0.311	0.314	0.318	0.321	0.330
6	0.305	0.310	0.313	0.316	0.320	0.329
8	0.305	0.310	0.313	0.317	0.319	0.329
10	0.307	0.311	0.314	0.317	0.320	0.329
12	0.309	0.313	0.315	0.318	0.321	0.330
15	0.313	0.317	0.318	0.322	0.324	0.333
18	0.318	0.322	0.323	0.326	0.328	0.336
20	0.321	0.325	0.326	0.329	0.331	0.339
25	0.330	0.335	0.334	0.338	0.340	0.347

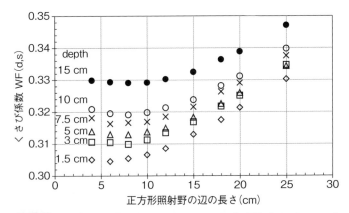

図 4-5-2 6 MV 光子線（Mevatron）の 45°物理的くさびフィルタのくさび係数と照射野サイズの関係

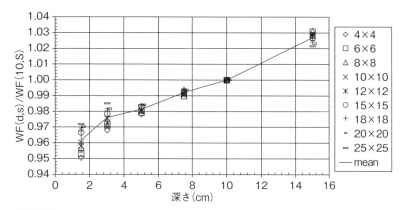

図 4-5-3 6 MV 光子線（Mevatron）の 45°物理的くさびフィルタの標準化くさび係数 NWF と照射野サイズの関係

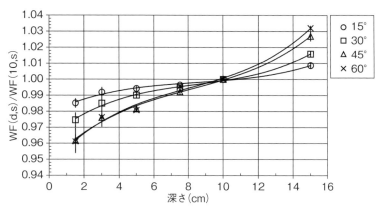

図 4-5-4 照射野サイズで平均処理した各くさび角度の深さに対する *NWF* の変化

表 4-5-3 6 MV 光子線（Mevatron）の 4 cm×4 cm から 25 cm×25 cm（60°くさびフィルタについては 20 cm×20 cm）の *NWF* に対する平均 *NWF* を用いたくさび係数の各深さにおける誤差%

Wedge angle	深さ					
	1.5 cm	3.0 cm	5.0 cm	7.5 cm	10 cm	15 cm
15°	0.3±0.2%	0.3±0.2%	0.1±0.1%	0.1±0.1%	0.1±0%	0.2±0.1%
30°	0.4±0.2%	0.4±0.2%	0.2±0.1%	0.1±0.1%	0.1±0%	0.2±0.1%
45°	0.7±0.3%	0.5±0.4%	0.2±0.2%	0.1±0.1%	0.04±0%	0.3±0.2%
60°	0.5±0.3%	0.3±0.2%	0.4±0.1%	0.3±0.1%	0.1±0%	0.1±0.1%

照射されるくさびフィルタ面積に依存して増加している．10 cm×10 cm の境界として小照射野と大照射野の *NWF* の変化傾向が異なる．
②深さ 5 cm 以降では *NWF* の照射野サイズ依存は解消される．

以上のことを踏まえると，4 cm×4 cm から 25 cm×25 cm の *NWF* の平均値（**図 4-5-3** 中の mean 曲線）を用いることによる誤差は，比較的少ないことが予想される．各くさびフィルタ角

度における mean 曲線を**図 4-5-4** に示す．また，平均値に近い NWF を示すのは，すべてのくさび角度において 12 cm×12 cm であることがわかる．**図 4-5-4** に示す平均 NWF から求めたくさび係数の誤差は深さ 1.5 cm を除くと 1%を超えない（**表 4-5-3**）．

この方法によれば，12 cm×12 cm において深さ 1.5〜15 cm で求めたくさび係数による平均 NWF の深さに対する回帰から得た $\overline{NWF}(d, \theta)$ を，**式 4.5.2** の $NWF(d, s, \theta)$ と置き換えることで**式 4.5.2** から $WF(d, s, \theta)$ を得る．この方法で必要となる測定は，**表 4-5-2** に示すデータ数を 1/9 まで減らすことができる．

4-6 種々の深部線量関数の関係式

深部線量関数の中で実測されるのは，深部量百分率（PDD）である．完全な水等価固体ファントムが開発されれば，SAD 一定系の TMR や TPR の測定のほうが深さの再現性が高いので，測定すべき対象となる．しかし，残念ながらこれに見合う固体ファントムは存在しない．

TAR，TMR および TPR といった他の深部線量関数は，PDD から計算によって導くことになる．このときに基本となる考え方は，
①**距離の逆二乗則**：空中における距離に伴うフルエンスの変化
②**媒質による散乱線**：散乱係数（ピーク散乱係数）
の 2 点である．

空中と水中の線量比較のための幾何学的配置を**図 4-6-1** に示す．この条件のもとで，PDD から TMR への変換式は以下のように導くことができる．

● **Step 1：空中の点 P_1 と P_2 の線量**

線量は点 P_1 と P_2 の光子フルエンスに比例するとすれば

$$\frac{D(P_2)}{D(P_1)} = \left(\frac{SSD + d_{max}}{SSD + d}\right)^2 \quad \text{---(4.6.1)}$$

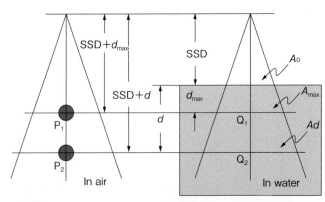

図 4-6-1 空中線量と水中線量の比較における幾何学的関係

ここで，SSD は定格治療距離に相当するので，通常 100 cm である．$d_{\max}$ は測定対象の X 線の最大線量深，d は TMR の値を求めたい深さである．

実務的問題：$d_{\max}$ は X 線エネルギーに対して決まるが，照射野サイズに対しても依存する（**図 4-6-2**）．TMR などの深部線量関数は $S_{cp}(A)〔=OPF(A)〕$ とともに線量計算に用いる．よって，両者の基準条件を一致させておくことが必要である．この基準条件は 10 cm×10 cm の照射野を基準とする．そこで，**式 4.6.1** で用いる $d_{\max}$ は 10 cm×10 cm の照射野の $d_{\max}$ とする．

このことにより，すべての照射野の PDD を 10 cm×10 cm の照射野の $d_{\max}$ の深さの PDD 値で標準化をし直す必要がある．

● **Step 2：水中の点 Q_1 と Q_2 の線量**

これら 2 点の線量比は $PDD(d, A_0)$ であるので

$$\frac{D(Q_2)}{D(Q_1)} \times 100 = PDD(d, A_0) \quad \text{——(4.6.2)}$$

● **Step 3：空中と水中の線量の関係**

点 P_1 と P_2 の Δm の線量より TAR の定義と逆二乗則である**式 4.6.1** を適用すると，

$$TAR(d, A_d) = \frac{D(Q_2)}{D(P_2)} = \frac{D(Q_2)}{D(P_1)}\left(\frac{SSD+d}{SSD+d_{\max}}\right)^2 = \frac{D(Q_2)}{D(Q_1)/PSF(A_{\max})}\left(\frac{SSD+d}{SSD+d_{\max}}\right)^2$$

——(4.6.3)

ここで，PSF はピーク散乱係数である．PSF は，$d_{\max}$ で評価した散乱係数（112 頁，**表 4-3-1** 参照）である．すなわち

$$PSF(A_{\max}) \simeq \frac{D(Q_1)}{D(P_1)}$$

が近似的に成立する．

式 4.6.2 の PDD の定義より

$$TAR(d, A_d) = \frac{PDD(d, A_0)}{100} PSF(A_{\max}) \left(\frac{SSD+d}{SSD+d_{\max}}\right)^2 \quad \text{——(4.6.4)}$$

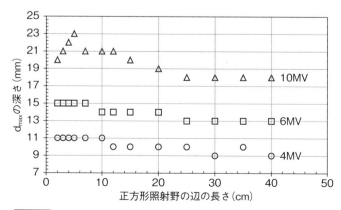

図 4-6-2 照射野サイズに伴う最大線量深の変化

● **Step 4：TAR と TMR の関係**

$$TMR(d, A_d) = \frac{D(d, A_d)}{D(d_{\max}, A_d)} = \frac{D(d, A_d)/D_{\Delta m}(A_d)}{D(d_{\max}, A_d)/D_{\Delta m}(A_d)} = \frac{TAR(d, A_d)}{TAR(d_{\max}, A_d)}$$

また，$TAR(d_{\max}, A_d) \equiv PSF(A_d)$ であるので（この関係式が**式 4.6.5** と **4.6.8** が成立する要の部分である），

$$TMR(d, A_d) = \frac{TAR(d, A_d)}{PSF(A_d)} \quad\text{(4.6.5)}$$

したがって，**式 4.6.4** は

$$TMR(d, A_d) = \frac{PDD(d, A_0)}{100} \frac{PSF(A_{\max})}{PSF(A_d)} \left(\frac{SSD + d}{SSD + d_{\max}}\right)^2 \quad\text{(4.6.6)}$$

ピーク散乱係数 PSF はゼロ照射野を基準とした散乱線の増加比率であるが，基準照射野 A_{ref} の PSF で標準化した NPSF を用いると，

$$NPSF(A) = \frac{PSF(A)}{PSF(A_{\text{ref}})} = S_p(d_{\max}, A) \quad\text{(4.6.7)}$$

となり，ファントム散乱係数 S_p を適用できる．これより，**式 4.6.6** は次式のように書き改めることができる．

$$TMR(d, A_d) = \frac{PDD(d, A_0)}{100} \frac{S_p(d_{\max}, A_{\max})}{S_p(d_{\max}, A_d)} \left(\frac{SSD + d}{SSD + d_{\max}}\right)^2 \quad\text{(4.6.8)}$$

ここで，照射野は以下の関係にある．

$$A_d = A_0 \left(\frac{SSD + d}{SSD}\right) \qquad A_{\max} = A_0 \left(\frac{SSD + d_{\max}}{SSD}\right) \quad\text{(4.6.9)}$$

これより，$A_d > A_0$ であるので，TMR は PDD を測定した最小照射野を超えることはできない．

　ここで注意が必要である．下記の Step 5 で述べるが**式 4.6.8** で用いる S_p は，TMR を導こうとしているので $d_{\max}$ での値である．近年，TPS の基本データとしてコリメータ散乱係数 S_c が要求されないということを聞くが，Storchi らの深さ 10 cm の S_p 値を用いて TPS が TMR を求めているのではないことに留意しなければならない．これは Storchi らのデータに対する誤解である．

　ミニファントムがなく S_c の測定が困難な施設では，対応策として Storchi ら[5]が示した関係式により，Storchi らの 10 cm 深の S_p を $d_{\max}$ での S_p に変換しなければならない．ただし，Storchi らの S_p が施設の装置に適用できるかどうかは別問題である．

$$S_{cp}(s)_{d_{\max}} = S_c(c) \cdot S_p(s)_{d_{\max}} \quad\text{(4.6.10)}$$

$$S_{cp}(s)_{10} = S_c(c) \cdot S_p(s)_{10} \quad\text{(4.6.11)}$$

ここで，S_c は共通であるので

$$S_p(s)_{d_{\max}} = \frac{S_{cp}(s)_{d_{\max}}}{S_{cp}(s)_{10}} S_p(s)_{10} \quad\text{(4.6.12)}$$

測定の省力化を求めて既存の $S_p(A)_{10}$ を利用した場合でも，**式 4.6.12** に示すように全散乱係数を 2 つの条件で測定しなければならない．このような事情を考慮すると，ミニファントムを用いた S_c の測定を加えたほうがよいであろう．

● Step 5：PDD と TPR 関係

出力係数の項で説明したように，現在多くのユーザはコリメータ散乱係数の測定を省略し，Storchi らの深さ 10 cm の S_p 値を利用している．この場合には，PDD から TPR に変換する必要がある．この変換では式 4.6.8 と 4.6.9 中の d_{max} を $d_{ref}(=10\,cm)$ と置き換えることになる．

式 4.6.8 によって得た TMR から

$$TPR(d, A) = \frac{TMR(d, A)}{TMR(d_{ref}, A)}$$

であるので，

$$TPR(d, A_d) = \frac{PDD(d, A_0)}{PDD(d_{ref}, A_{ref})} \frac{S_p(d_{max}, A_{ref})}{S_p(d_{max}, A_d)} \left(\frac{SSD+d}{SSD+d_{ref}}\right)^2 \quad\text{---(4.6.13)}$$

ここで，

$$A_{ref} = A_0 \left(\frac{SSD+d_{ref}}{SSD}\right) \quad\text{---(4.6.14)}$$

である．
を介して求めることになる．

$S_p(A)_{10}$ と $S_p(A)_{dmax}$ の照射野 A に対する変化を**図 4-6-3** に示す．散乱体積の相違から，照射野に対する $S_p(A)_{10}$ の変化が大きい．このため，最大線量深の照射野 A_{max} と深さ d の照射野 A_d に対する S_p として，$S_p(A)_{dmax}$ ではなく $S_p(A)_{10}$ を用いると，式 4.6.8 の右辺の第 2 項から明らかなように誤差は深くなるほど（照射野が拡大するので）大きくなる（**図 4-6-4**）．**図 4-6-4** の横軸は，たとえば 1.3 ということは深さ 30 cm での照射野拡大率に相当し，表面の照射野 A_0 に対する深さ d の照射野の比率である．**図 4-6-4** から明らかなように，照射野が小さいほど，S_p の誤った使用による誤差は大きい．誤差の大きさが小さいために見過ごされがちな系統誤差である．

水ファントムスキャナーによっては，PDD を測定することでアプリケーションにより TMR や TPR に変換するものもある．この場合には，複数の条件で TMR や TPR を実測により確認することが必要となる．

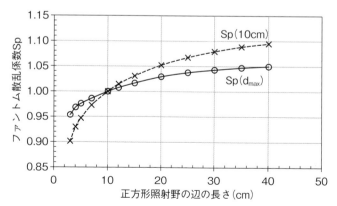

図 4-6-3 10 MV 光子線の深さ 10 cm と最大線量深でのファントム散乱係数の変化

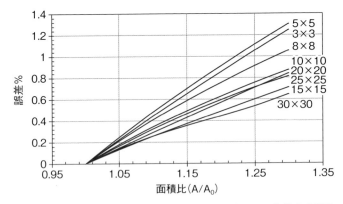

図 4-6-4 10 MV 光子線の $S_p(A)_{10}$ と $S_p(A)_{d_{max}}$ の変化率相違によって生じる $[S_p(A_{max})/S_p(A)]_{d_{max}}$ に $[S_p(A_{max})/S_p(A)]_{10}$ を用いたときの誤差

横軸は表面の照射野 A_0 に対する深さ d での照射野 A の比率である.

4-7 線量モニタ単位 DMU

　加速器からの出力ビームの制御は，モニタ線量計が計測する電離量によって行われる．一次コリメータによって常に一定に制限されたビームサイズが，モニタ線量計全体を透過する．そこで，加速器では光子線，電子線およびエネルギー別の感度調整のための独立した回路をもつ．さらに，個々の照射条件（照射野サイズ，距離など）に対するモニタ線量計の感度については，人為的に変える必要がある．しかし，照射野サイズによる出力の変化については，モニタ線量計を透過するビームサイズが常に一定であるため感度調整が不可能である．このため，ある基準条件でモニタ線量計の感度を固定し，照射条件の違いによる出力の変化をモニタ線量計の計測量ではない独立した外部で行う必要がある．以上が DMU という考え方を導入した背景である．

　DMU はモニタ線量計の 1 カウント，すなわち，1 目盛りをある照射条件の絶対線量と関連させるために導入した考え方である．
①深部線量の基準値は基準深の線量である．
②出力係数の基準照射野は 10 cm×10 cm である．
従来から使われているこれらの条件を満たすには，DMU[Gy/MU] を 10 cm×10 cm の最大線量において，モニタ線量計の 1 カウント（1 MU）の線量を規定すればよい．DMU の意味を次元からみてみると，下記のようになる.

$$D(d, s)\,[\text{cGy at }s\text{ and }d] =$$

$$DMU\,\underbrace{\underbrace{\underbrace{\left[\frac{\text{cGy}}{\text{MU}}\text{ at }10\,\text{cm}\times10\,\text{cm and }d_{\max}\right]\cdot x[\text{MU}]}_{[\text{cGy at }10\,\text{cm}\times10\,\text{cm and }d_{\max}]}\cdot OPF(s)[s]}_{[\text{cGy at }s\text{ and }d_{\max}]}\cdot TMR(d, s)}_{[\text{cGy at }s\text{ and }d]}$$

説明上，正規には次元とはならない条件も加えて展開したが，両辺の次元は等しく，OPF や TMR などの深部線量関数を用いるときのモニタ線量計の感度(すなわち，DMU)にかかわる基準量の条件が定まる．

このような考え方で規定される DMU を出力校正で確認することになる．出力校正については **6-5 項**(199 頁参照)で説明する．

4-8　平坦度と対称性

深部線量関数や出力係数は，基本的にはビーム軸(コリメータ回転軸)上で規定される．そのうえで，線量の空間的な変化については軸外線量比 $OAR(r)$ によって評価する．このときの評価指標として，**平坦度**(flatness)と**対称性**(symmetry)がある．これらの指標は，本質的にはビームアライメントの善し悪しの評価である．TPS では線量プロファイルデータとして必要となる．対称性が許容値以内としても，TPS では対称性のくずれた分布をそのまま登録できないので，平均処理などの人為的処理が加えられる．したがって，恒常的に平坦度や対称性に問題がある場合には注意が必要である．

❶ 平坦化領域

照射野は幾何学的照射野と放射線照射野がある．
- **幾何学的照射野**：線源(ターゲット)を点と想定したときに得られる照射野サイズである．
- **放射線照射野**：ビーム中心軸上の線量の 50％となる照射野辺縁の点で規定される照射野サイズである．

これら 2 つの照射野は線源の大きさによってサイズに違いが生じる．直線加速器のターゲットサイズは 3 mm 以下であるので，ターゲットサイズによる影響は実質的に少ない．よって，2 つの照射野間の相違は上下絞りの開閉の円弧軌道の精度によることが多い．

水ファントムスキャナーには，線量プロファイルの 50％線量から照射野中心を割り出すアプリケーションが搭載されたものがある．これを利用するか，あるいは測定した線量プロファイルを微分することで，半影領域内にある変曲点をみつけることで 50％点をみつけることもできる．

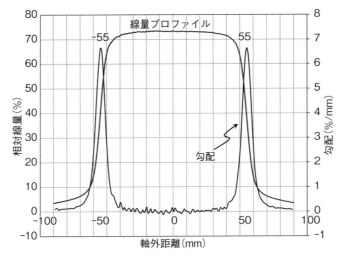

図 4-8-1 照射野 10 cm×10 cm，深さ 10 cm の SSD 100 cm での線量プロファイルと微分プロファイル

軸外距離 r の線量プロファイルの値を $OAR(r)$ とすると，$OAR(r)$ の微分を

$$\mathrm{d}OAR(r) = \left| \frac{OAR(r+\Delta) - OAR(r-\Delta)}{2\Delta} \right| \quad\text{——(4.8.1)}$$

とするとき，$OAR(r)$ が 50% の点で $\mathrm{d}OAR(r)$ は極大値をもつ．**図 4-8-1** に 10 cm×10 cm，SSD 100 cm，深さ 10 cm における線量プロファイルと勾配を示す．$r=\pm55$ mm で勾配は極大値をもつので，放射線照射野は 11 cm となり，数値照射野 10 cm の幾何学的拡大から想定される放射線照射野と一致する．

このような処理によって決定した照射野中心にもとづき，平坦度と対称性を評価する照射野内の領域である**平坦化領域**が規定される（**図 4-8-2** と**表 4-8-1**）．

❷ 平坦度と対称性

JIS による平坦度と対称性の規定は下記のとおりである．

● 平坦度

放射線照射野内の最大吸収線量に対する平坦化領域内の最小吸収線量の比の最大値

JIS 平坦度：$\dfrac{D_{\max}}{D_{\min}} \times 100\,[\%]$ ——(4.8.2)

JIS 規定値は，水中の深さ 10 cm（標準測定深）で

　照射野サイズ 5 cm×5 cm から 30 cm×30 cm：106%
　照射野サイズ 30 cm×30 cm 以上：110%

平坦度の評価式として，**式 4.8.3，4.8.4** の 2 種類がある．製造業者によって評価式が異なる場合もあるので確認する必要がある．

AAPM TG51：$\left(\dfrac{D_{\max} - D_{\min}}{D_{\max} + D_{\min}}\right) \times 100\,[\%]$ ——(4.8.3)

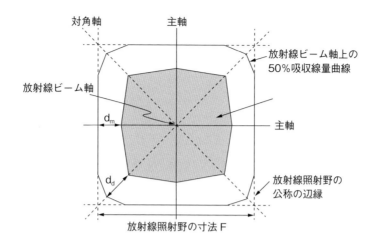

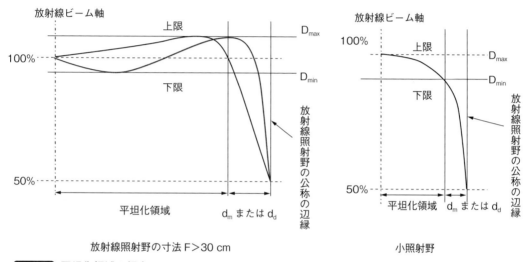

図 4-8-2 平坦化領域の規定

表 4-8-1 平坦化領域の定義

正方形の放射線照射野の辺の長さ F (cm)	平坦化領域を定義する寸法	
	d_m	d_d
$5 \leq F \leq 10$	1 cm	2 cm
$10 < F \leq 30$	$0.1F$	$0.2F$
$30 < F$	3 cm	6 cm

$$\frac{D_{\max} - D_{\min}}{2} \quad \text{---(4.8.4)}$$

● **対称性**

　正方形照射野の平坦化領域内で，コリメータ回転軸（JISでは放射線ビーム軸と表記）に対称な2点間の吸収線量で高い値に対する低い値の比

JIS 対称性：$\left(\dfrac{D(x)}{D(-x)}\right)_{max} \times 100 [\%]$ ——(4.8.5)

JIS 規定値は，水中の深さ 10 cm（標準測定深）で 103％

対称性の評価式として，以下の2種類がある．製造業者によって評価式が異なる場合もあるので確認する必要がある．

$\dfrac{|a-b|}{|a+b|} \times 100 [\%]$

ただし，a：ビーム中心軸の左側の面積，b：右側の面積である．

$|D(x) - D(-x)|_{max}$

文献

1) Sheikh-Bagheri D, et al：Monte Carlo calculation of nine megavoltage photon beam spectra using the BEAM code. Med Phys 29：391-402, 2002
2) Khan FM, et al：Revision of tissue-maximum ratio and scatter-maximum ratio concepts for cobalt 60 and higher energy x-ray beams. Med Phys 7：230-237, 1980
3) van Gasteren JJ, et al：The determination of phantom and collimator scatter components of the output of megavoltage photon beams：measurement of the scatter part with a beam-coaxial narrow cylindrical phantom Radiother Oncol 20：250-257, 1991
4) Li J, et al：Measurement of in-air output ratios using different miniphantom materials. Phys Med Biol 51：3819-3834, 2006
5) Storchi P, et al：A table of phantom scatter factors of photon beams as a function of the quality index and field size. Phys Med Biol 41：563-571, 1996
6) Dutreix A, et al：Monitor unit calculation for high energy photon beams. ESTRO Booklet No. 3, 1997
7) Mijnheer B, et al：Monitor unit calculation for high energy photon beams：practical examples. ESTRO Booklet No. 6, 2001
8) Gibbons JP (eds.)：Monitor unit calculations for external photon and electron beams. Proceeding of the South East AAPM Chapter Symposium, Advanced Medical Publishing, Inc, 2000
9) 保科正夫，他：第51回放射線治療分科会（鹿児島）　シンポジウム　「処方線量の計算と検証」患者処方線量の不確かさの検討Ⅱ（スプレッドシートによる MU 計算）．2005
10) 保科正夫：Dynamic wedge の評価と応用の可能性について．放射線治療分科会誌 13：12-17, 1999
11) IEC 600977：Medical electrical equipment—Medical electron accelerators in the range 1 MeV to 50 MeV-Guidelines for functional performance characteristics. 1989
12) 日本工業規格 JIS Z 4714, 医用電子加速装置—性能特性．日本規格協会，2011
13) 磯昌宏，他：最小限のデータから任意の条件のくさび係数を算出する方法．群馬放射線治療研究会，2008

第5章

ビームデータの取得

5-1 ビームデータの測定の意義

　加速器や治療計画システム(treatment planning system：TPS)の受入試験の後に行うコミッショニングは，臨床で使用する装置の特性の評価，測定，記録を行う重要な過程である．この過程の中でビームデータの収集は最も時間を要する作業であり，電子線の測定も含めコミッショニングに要する期間は 1.5 か月以上とされている[1]．しかし，施設の状況によりさらに短い期間(1 か月以内)しか与えられていない施設があるのも事実である．一方，AAPM TG-53[2]による TPS の外照射線量計算の受け入れ基準は厳しく，ビームモデリングのもとになるビームデータには非常に高い精度(1%以内)が求められる．

　以上のことから，ビームデータの収集を効率よく高精度で行うためには，3 次元水ファントムの取り扱い方を含めたビームデータの収集のための正しい技術や知識を身につけておくことが重要である．なお，ビームデータの測定に関して，可能な限り AAPM TG-106[1]と重複する内容は省略した．

5-2 ビームデータの種類

　TPS のビームモデリングに必要なビームデータには，スキャンデータと非スキャンデータがある．以下にその代表的なデータの種類を示すが，TPS やそのアルゴリズム，強度変調放射線治療(intensity-modulated radiation therapy：IMRT)や強度変調回転放射線治療(volumetric-modulated arc therapy：VMAT)の施行の有無によって異なる．

▶ スキャンデータ
- 深部線量関数 PDD(percent depth dose)，TPR(tissue phantom ratio)：オープン，ウェッジ．
- 線量プロファイル：オープン，ウェッジ．

▶ 非スキャンデータ
- S_{cp}，S_c，ウェッジ係数，各種透過率(MLC，Jaw，ブロック)．

　測定内容や測定条件などの詳細は，TPS に添付する測定マニュアルの原版(英語版)に従う．メーカーが提供する日本語版の簡易測定マニュアルについては，原版との相違がないことを確認する．スキャンデータの測定を効率よく行うためには 3 次元水ファントムの正しい使用が必須であり，以下でその取り扱いと測定手順について説明する．

5-3 検出器の選択と配置

❶ 検出器の選択

　検出器は有感体積によって，マイクロ(~ 1 mm^3)，ミニ($1 \sim 100$ mm^3)，スタンダード(100 mm$^3 \sim$)型に分類される．**表 5-3-1** に代表的な検出器の各種データを示す．一般に $4 \sim 40$ cm の照射野のスキャンデータの測定に使用される検出器は，照射条件(エネルギー，照射野，深さ)によらずエネルギーレスポンス特性がフラットで方向依存性に優れている 100 mm^3 程度の電離箱が選択される．しかし，検出器サイズ(直径)が 5 mm 前後と大きいため，容積平均の影響が問題となる．この影響が顕著なのは，プロファイルの肩や PDD のビルドアップ領域などの曲率(線量勾配の変化)が大きい領域である．特に小照射野の測定では，さらに有感体積の小さい検出器が選択される．しかし，その代表であるダイオードや 10 mm^3 程度の電離箱は，照射条件(エネルギー，照射野，深さ)に大きく依存するため小照射野に限定して使用する．

　最近では，普及が進んでいる VMAT，IMRT に対応するため小照射野の測定に重点を置い

表 5-3-1 代表的な検出器の各種データ

分類 [mm^3]	No.	モデル	製造元	タイプ	感度容積 [mm^3]	感度 [nC/Gy]	感度外径 [mm]	感度長 [mm]
スタンダード (100 mm$^3 \sim$)	1	30013	PTW	AIC	600	20	6.1	23
	2	CC13	IBA	AIC	130	4	6	5.8
	3	31010	PTW	AIC	125	3.8	5.5	6.5
ミニ ($1 \sim 100$ mm^3)	4	CC04	IBA	AIC	40	1	4	3.6
	5	CC01	IBA	AIC	10	0.33	2	3.6
	6	PinPoint 31016	PTW	AIC	16	0.4	2.9	2.9
	7	PinPoint 31014	PTW	AIC	15	0.4	2	5
	8	A16	Exradin	AIC	7	0.3	2.4	1.8
	9	Diamond 60003	PTW	NGD	$1 \sim 6$	$50 \sim 500$	$2 \sim 4$	$0.1 \sim 0.4$
	10	microLion 31018	PTW	LIC	1.7	9.8	2.5	0.35
マイクロ (~ 1 mm^3)	11	EFD	IBA	UD	0.188	25	2.0	0.06
	12	PFD	IBA	SD	0.188	35	2.0	0.06
	13	Diode SRS 60018	PTW	UD	0.030	175	1.0	0.25
	14	SFD	IBA	UD	0.017	6	0.6	0.06
	15	microDiamond 60019	PTW	SYD	0.004	1	2.2	0.001
	16	Diode E 60017	PTW	UD	0.030	9	1.0	0.03
	17	Diode P 60016	PTW	SD	0.030	9	1.0	0.03
	18	Edge Detector	SNC	UD	0.002	32	0.8	0.03

AIC : air filled ionization chamber, LIC : liquid filled ionization chamber, SD : shielded diode, UD : unshielded diode, SYD : synthetic diamond, NGD : naturally grown diamond.

た50 mm³程度の電離箱が用いられる傾向にある．これ以下の感度容積の電離箱では深部での信号がきわめて小さいため，ステムやケーブルからの信号に配慮が必要である．したがって，照射野全域を1つの検出器でカバーできない場合は，照射野サイズに応じて数種類の検出器を使い分けることになる[★1]．広い範囲の照射野サイズに対応する検出器として，新型のダイヤモンド検出器(PTW 60019，表 5-3-1 No.15)が注目されている[3]．

❷ 検出器の配置

スキャンデータの測定での理想的な検出器の配置は，①ビームの入射方向に対してレスポンスの角度依存性が小さく，②スキャン方向に対して感度容積のサイズが小さい(空間的に高分解能になる)配置である．

図 5-3-1にPDDおよび線量プロファイル測定での代表的な検出器の配置例およびレスポンスの角度分布(上部)を示す．図 5-3-1aは電離箱(PTW 31010，表 5-3-1 No.3)の配置例で，レスポンスに指向性がないため，両測定においてスキャン方向に高分解能が得られるように検出器の長軸を中心軸とスキャン方向に対して垂直に配置する．感度容積の直径と長軸方向の長さがほぼ等しい電離箱(PTW 31016，表 5-3-1 No.6)では，図 5-3-1aの配置が基本ではあるが，長軸を中心軸と平行にした図 5-3-1bの配置も可能である．感度容積が長軸方向に長い電離箱(PTW 31014，表 5-3-1 No.7)を図 5-3-1bの配置とした場合は，深部方向の空間分解能が低下する．図 5-3-1cはダイオードの配置例で，レスポンスに指向性があるため両測定において検出器先端を線源方向に向けて配置する．図 5-3-1dは旧タイプのダイヤモンド(PTW 60003，表

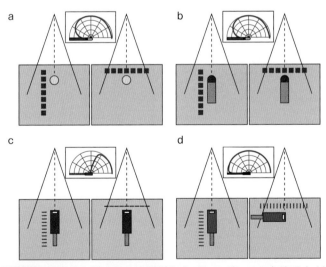

図 5-3-1 代表的な検出器の配置例およびレスポンスの角度分布(上部)

a：PTW 31010，b：PTW 31016，c：IBA PFD，d：PTW 60003．

Memo

★1 小照射野をダイオード，中〜大照射野を電離箱で測定した場合，検出器の特性の違いにより測定データに乖離が生じるため，TPSのモデリングが難しい場合がある．

5-3-1 No.9)の配置例である．ダイオード同様に素子がディスク構造であるが，レスポンスに指向性がないのが特長である．したがって，スキャン方向に高分解能が得られるようにPDDでは先端を線源に向けて，線量プロファイルではスキャン方向に対して長軸を平行に配置することも可能である．これらの配置はあくまで原則であり，複数の検出器と比較して検討することが重要である．

5-4 3次元水ファントムの取り扱い

❶ 3次元水ファントムの基本構成

　3次元水ファントムの基本構成を図5-4-1に示す．3次元水ファントムは，①水槽，②検出器を取り付けるスキャン部，③スキャン部を3方向に動かすスキャンアームおよび駆動部，④駆動部を制御するコントローラ，⑤測定器(検出器，電位計)から構成され，⑥PCがこれらを総合的に管理してデータ収集がなされる．その他に⑦水ファントムの昇降装置，⑧測定水の注出入および保管を行うリザーバータンクなどがある．

❷ 3次元水ファントムの理想的な配置

　測定における絶対的な幾何学的基準は水面であり，3次元水ファントムの理想的な設置は次のような状態である．①ビームの中心軸は水ファントムの原点(中央)を通り水面に対して垂直に入射する．②原点に設置した検出器の垂直(深さ)方向の軌道は，常に中心軸上にある．③ス

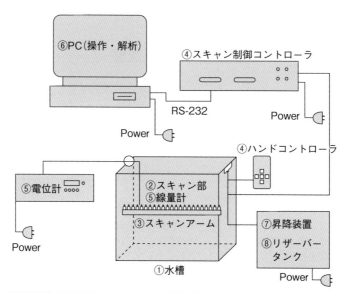

図5-4-1 3次元水ファントムの基本構成

キャン部は水平方向(2軸)の駆動により常に水面に対して平行な面上を移動する．④スキャン部の水平方向の各軸の駆動による軌道は，ビーム加速方向に対して常に平行(あるいは垂直)である．

❸ 3次元水ファントムの設置前の準備

測定に使用する水はリザーバータンクを満水にして，数日前から室温に馴染ませておく．測定前に行っておくべき項目は以下のとおりである．①光照射野と放射線照射野の一致を確認する．②ガントリ角度を0度にする．これは磁石付きのデジタル角度計をヘッドの所定の場所(現調時の調整面など)に取り付けて行う．③コリメータ角度を0度にする★2．④水ファントム下部のすべての調整機構は調整範囲を確保するために中間位置(または基準の位置)にする．

❹ 3次元水ファントムの移動と固定

① 3次元水ファントムをガントリヘッド直下に移動する．このときの配置はスキャンアームの長軸をクロスライン方向と一致させる．この配置によるクロスライン方向の線量プロファイルの測定では，スキャンアームの移動がないために水面の揺れの影響が抑えられる★3．ただし，水ファントムによってはスキャンアームを垂直に配置したほうがスキャン範囲を広く取れる場合がある．

② 水槽の中心とビーム中心軸を一致させる．具体的には水槽底面の十字ラインと光照射野のクロスヘアを一致させる．

③ 昇降台のストッパーで床に固定後，昇降装置によって水槽の注水上限ライン(ラインがない場合は水槽上縁付近)をほぼSSD 100 cmの高さに合わせる．

④ 水槽の上限ライン(ラインがない場合は水槽上縁から約5 cm下)まで注水する．深さ30 cmまで測定が必要な場合，水位を40 cm以上確保する．

⑤ すべてのケーブルを接続後，電源を投入して駆動系の動作確認を行う★4．

❺ 3次元水ファントムの設置位置の微調整

① 水ファントム下部の傾斜調整機構を使って水槽上面を水平にする．この際，水準器(またはデジタル角度計)を水槽上面に置いて確認する．

② 水ファントム下部の2軸移動および回転調整機構を使って，クロスヘアに水槽底面ラインを

Memo

★2 コリメータ角度を0度にする簡易的な方法
　①ガントリ0度時の光照射野中心を床にマーキングする．
　②照射野全開でガントリを左右に回転させ，床に投影された光照射野のクロスライン方向のクロスヘアがこの点を常に通る状態に調整する．

★3 水面の揺れを抑制するためには①検出器の位置をスキャンアームから線源方向に離す，②スキャン速度を下げるなどの工夫が必要である．

★4 ケーブルの破損やノイズの発生を避けるため，コントロールケーブルや線量計のケーブルは，測定者が通る動線と交差しないように敷設することが重要である．

正確に合わせる．
③①および②を繰り返して正確に調整する．
④ソフトウェアの設定によって，スキャンの座標軸(x, y, z)と加速器の座標軸を一致させる．
⑤各スキャン軸の駆動範囲(リミッター)を設定する(検出器の取り付け後も再度確認する)．

　スキャン軸(3軸)が水槽上面に対して正確に組み立てられている場合，この時点でスキャン軸は水面に対して水平(または垂直)，底面ラインに平行(または垂直)に駆動する．以下，スキャン軸の駆動について確認作業を行う．

❻ スキャン軸の水平性および垂直性の確認

● 水平スキャン軸(2軸)の確認

　スキャンアームを水面に合わせてアーム上面が水面に一致することを目視で確認する．**図 5-4-2** は水平性の確認のための専用ツールで検出器に装着して使用する．このツールが水面に一致している場合は **図 5-4-3a** となり，そうでない場合は **図 5-4-3b** のようになる．水槽の四隅において水面への一致が確認できれば，この軸の水平性が全域で保たれていることになる．ズレがある場合はスキャン軸の水平性を調整する．スキャン軸が調整できないシステムでは，水槽の傾斜の調整機構を使って水平性を調整する．

● ガントリ角度の微調整

　線量プロファイルの解析によりガントリ角度のズレを求めて微調整を行う．一般に照射野 5〜10 cm，2深〜3深(5, 15, 25 cm など)の線量プロファイルから解析を行う．**図 5-4-4** は 3 深で測定した線量プロファイルで，その半影部分(四角の部分)を拡大したのが **図 5-4-5** である．ガントリ角度のズレによって，線量プロファイルの交点が **図 5-4-5** のように変化する．**図 5-4-**

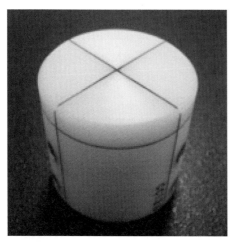

図 5-4-2 検出器の位置を鏡面像により確認するための専用ツール

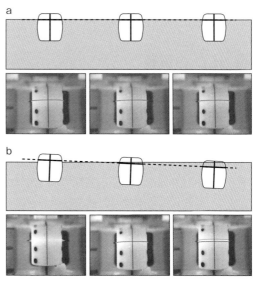

図 5-4-3 水平方向のスキャン軸(2軸)の水平性の確認

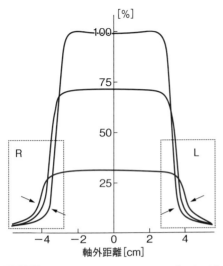

図 5-4-4 線量プロファイルによるガントリ角度の確認（照射野 8×8 cm，3 深）

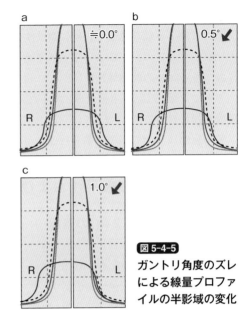

図 5-4-5 ガントリ角度のズレによる線量プロファイルの半影域の変化

5a のように線量プロファイルの交点が左右対称となることがガントリ 0 度の目安になる．最新のシステムには線量プロファイルからガントリ角度を自動計算する機能が組み込まれているものが多い．最終的に 0.3 度程度を上限にガントリ角度を微調整する．

● 垂直スキャン軸の確認

光照射野や精密に調整された壁レーザーを用いて垂直スキャン軸が垂直であることを目視で確認する．図 5-4-6 は光照射野による確認の例で，検出器を光照射野中心に配置して上下動させ，測定域において検出器と光照射野中心の位置のズレが 1 mm 以内であることを確認する[★5]．例えば，ヘッド部のサグによるヘッドの垂れが 0.3 度の場合，線源検出器間距離を 100 cm から 130 cm に変化させたときの中心ズレは 1.6 mm 程度になる．

❼ SSD の調整

検出器をスキャン部に取り付け，スキャンアームを深部に沈めた状態[★6]で SSD の設定を行う．フロントポインタを用いる場合は，先端が水面に一致するように水量の加減（または昇降台の上下）を行う．その後，壁レーザーの水平ラインの位置を水槽の外側面にテープなどを貼ってマーキングする．このラインは以後の測定で水ファントムを昇降させた場合などに再設定の基準として利用する．また，長時間の測定では水が蒸発するので定期的にこのラインまで水を補充する．目視による水位の管理には限界があるため，自動水位調整器（例：クオリタ製，0.1 mm

---

Memo
- ★5 リニアックはガントリヘッドの荷重によるサグ（gantry sag）があるため，ガントリ 0 度の状態では中心軸がインライン方向でガン側へ 0.2〜0.3 度傾く特性がある．
- ★6 検出器やスキャンアームを空中に置いて水位を調整すると，空中に出ていた容積分だけ測定の際に水かさが増加する．特に線量モニタ校正用の小型の水槽ではこれらの容積の影響が問題となる場合がある．

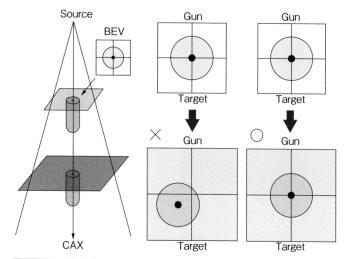

図 5-4-6 垂直方向のスキャン軸の光照射野による確認
BEV：beam's eye view, CAX：beam central axis

以下の調整精度）を用いて水位をモニタすることが望ましい．

❽ 検出器の照射野への設定

● 水平方向の設定

図 5-4-7 は専用のツールを用いた設定の様子で，光照射野中心に検出器の実効中心を設定する．インライン・クロスライン方向にスキャン部を移動させて，専用ツールのラインが光照射野のクロスヘアに全域で一致するように調整する．最終的な設定は線量プロファイルの解析により ±0.2 mm 以内で行う．

● 深さ方向の設定

相対線量測定では，検出器の実効中心を水面へ正確に設定することが重要である．深さ方向の実効中心が表記されている検出器は直接合わせ，それがない場合は次の 2 段階で設定するか専用ツールを用いるのが一般的である．
①検出器の実効中心との位置関係が明確な幾何学的な基準を水面に設定する．
②幾何学的な基準から実効中心までの規定量をシフトして実効中心を水面に設定する．

これらの設置は 3 次元水ファントムのスキャン軸のマニュアル駆動でシフトする．正しい方向に移動したことを目視により確認し，その位置を測定座標の原点とする．

▶電離箱の長軸を水面と平行に設置する場合

図 5-4-8a の PTW 31010（表 5-3-1 No. 3）を例に説明する．
①検出器の幾何学的中心を水面に一致させると，検出器の先端側から見た鏡面像は検出器の位置によって図 5-4-8d のように変化する．検出器の幾何学的中心が水面に一致している状態は鏡面像が真円に見える位置である（中央）．対象の直径が大きいほど真円の判定が難しく，この方法では 0.3 mm 程度の誤差が生じる．ビルドアップキャップ先端の点（図 5-4-8b）など

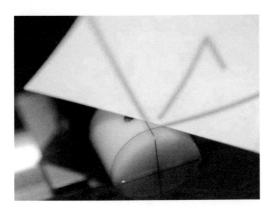

図 5-4-7 専用ツールを用いて検出器をクロスヘアに合わせている様子
〔Blue Phantom2 ユーザガイドより〕

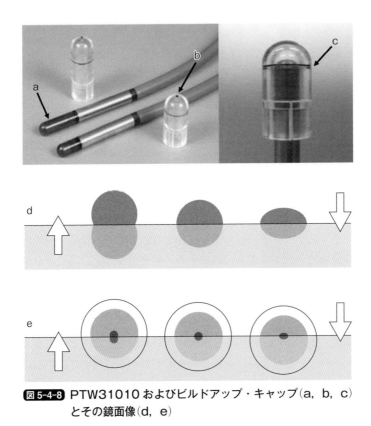

図 5-4-8 PTW31010 およびビルドアップ・キャップ(a, b, c)とその鏡面像(d, e)

の小径の円を利用すると，**図 5-4-8e** のような鏡面像となり精度が向上する．

②電離箱では実効中心が水面に一致するように規定量(電離空洞半径×0.6)をシフトする(沈める)．

PTW 31010 の長軸を水面と垂直に設置する場合は，ビルドアップキャップに刻印されたライン(**図 5-4-8c**)を基準にして，実効中心を設定する．

▶固体検出器の長軸を水面と垂直に設置する場合

固体検出器の素子の位置が刻印されている場合は，そのラインを水面に直接合わせ，そうで

ない場合は，以下の手順で設置する．
① 固体検出器の先端などの幾何学的な基準を水面へ一致させる．
② 幾何学的な基準から規定量をシフトする．半導体検出器では先端-素子間距離をシフトする（先端を水面から出す）[★7]．

5-5 スキャン方式と測定パラメータ

❶ スキャン方式の種類

　スキャンデータの収集方式にはステップモードと連続モードがある（図 5-5-1）．ステップモードは設定した測定間隔と収集時間で検出器の移動，停止，データ収集を繰り返すモードである．測定時間は長いが，各点の測定値は設定した収集時間の積算値であるため，変動の少ない安定したデータの取得が可能である．一方，連続モードは検出器を移動させながらデータの収集を行うモードである．測定時間を短縮できる利点はあるが，収集時間が短くなるために測定値の変動が大きくなり，適切なスキャン速度や線量率の設定が重要になる．連続モードでは測定点を多く（最大 50 ポイント/秒）取れるのが特長である．これらのモードは一長一短で，どちらのモードでもスムージングなどの処理が必須であることから，それぞれの利点を生かして状況で使い分けることが重要である．

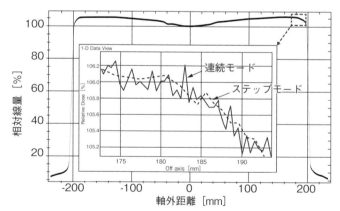

図 5-5-1　スキャンデータの収集方式による線量プロファイルの違い（ステップモード，連続モード）

Memo

[★7]　半導体の先端-素子距離は公称値ではなく，個々に発行される技術仕様書に記載された値を使用する．

❷ スキャン方式のパラメータ

● ゲイン調整

　測定において最適な信号を得るためには，測定条件(線質，照射野，ウェッジの有無など)を変えるたびに電位計のゲイン調整を行うのが基本である．一般に信号が飽和しないように中心軸の d_{max} に検出器を設定して行う．角度の大きいウェッジビームの線量プロファイルの測定では，必要に応じてゲイン調整の位置を高線量側に変位する．ゲインが自動調整されるシステムでも，常にゲインの確認を行う．

● 線量率と収集時間

　一般に線量率と収集時間を増加すると測定データの変動(バラツキ)が減少する．ただし，過度な増加は加速器に負荷を与えるため，両者のバランスが取れた設定で測定を行うことが望ましい．また，線量計の線量率依存性について事前に確認する．

● スキャン速度

　連続モードでは前述のとおりスキャン速度は測定データの信号量に直接影響する．両モードで問題になるのが，スキャン部またはスキャン軸の高速移動による水面の揺れである．浅い深度での線量プロファイルの測定では特に注意が必要で，電子線の測定では水面の揺れがデータに直接影響する．また，水面の揺れの影響は照射野サイズにも依存する．ステップモードでは測定前に遅延時間を設けることも可能であるが，短時間では効果は小さい．

❸ 外部モニタ線量計の設定

　ビームデータの収集を行うフィールド線量に対して，外部モニタ線量計は加速器の出力の時間変化を補正するモニタ線量計である．PDDや線量プロファイルなどのスキャンデータの測定には必須である．その設置場所は，フィールド線量計の測定域および中心軸から離れた照射野の角が一般的である．PDDなどの各点の測定値は，モニタ線量計の信号に対するフィールド線量計の信号の比で与えられるため，外部モニタ線量計からの信号が十分でなければノイズの原因となる．したがって，原則として外部モニタ線量計の検出部を照射野内の平坦領域に完全に含める．また，測定中に移動しないように専用のツールで確実に固定し，照射野の大きさに応じて位置を変える．

　小照射野域の測定では外部モニタ線量計を照射野内に設置するスペースがないため，フィールド線量計だけで測定を行う．この場合，加速器の出力変動は各測定点のデータ収集時間を延長することでキャンセルする．外部モニタ線量計用として加速器のヘッドの照射口に装着させる透過型電離箱として製造されたStealth電離箱(IBA社)は，通常の照射条件だけでなく小照射野用の2種類が用意されている．

5-6 PDD および $TMR(TPR)$ の測定

❶ PDD の測定

一般に TPS で要求される深部線量関数のほとんどが PDD である．PDD はオープンおよびウェッジ照射野の各照射野について深さ 30 cm 程度まで測定する．PDD では SSD を一定にして検出器を移動させて測定を行う．スキャン方向は水面の揺れの影響を避けるために深部から水面に向けて行うのが基本である．**図 5-6-1** に示すように水面から深部へ測定すると，水の表面張力によって水面が沈下する現象が起こり，測定データにも影響する．

通常の照射野（≥ 4 cm）では深さの全領域で測定間隔を 1 mm にする．線量勾配が比較的小さい深部でも，2 mm を超える測定間隔はデータの質を著しく損ねるため精密な測定では避ける．必要に応じて測定データにスムージング処理を行い，TPS が指定するデータ間隔に補間処理を行う．

表面線量の測定は平行平板形線量計が一般に用いられるが，表面近傍の線量を過大に評価する傾向があるため注意が必要である[4,5]．したがって，電極間距離が小さく広いガードリングを持つ平行平板形電離箱か，マイクロ線量計（電離箱，ダイオード），ガフクロミックフィルムなど複数の検出器により検証する．

❷ $TMR(TPR)$ の測定

$TMR(TPR)$ の測定では SCD 100 cm に検出器を設置し，水量（深さ）を変化させながら測定する点が PDD と異なる．マニュアルで水量を調整しながら測定する場合は，水槽の側面にス

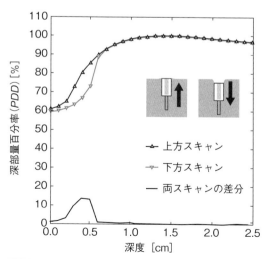

図 5-6-1 PDD 測定時のスキャン方向の違いによって生じる水の表面張力の影響

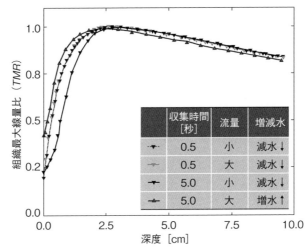

図 5-6-2 $TMR(TPR)$測定時の水の注入流量と収集時間の設定によって生じる収集データへの影響

ケールを貼って目視により深さを調整してポイント測定を行う．ビルドアップ領域付近の水量の調整は難しいため前述の自動水量調整器を利用するとよい．この方法では測定ポイント数に限界があるため，適切にデータの近似処理を行う．

自動水位調整のオプションを利用する場合は，水量調整と測定のタイミングがシステムにより異なるため事前のチェックを行う．スキャン部に取り付けたフロートで深度を実測するタイプのシステムではスキャンアームの上下動により水面が激しく揺れるので，水面を安定させるために遅延時間を設定する．フロートを水槽の隅に設置するシステムでは，水を注入しながら同時計測するので注入流量と収集時間の設定が重要である．収集時間，注入流量，増減水の違いによる TMR の変化を**図 5-6-2**に示す．水の注入流量と収集時間が大きい場合，水位の変化にデータ収集が追いつかない現象が起きる．一般に注入流量は最小にすることが望ましく，注入流量とデータ収集時間の最適な組み合わせを事前に検討しておく必要がある．

リザーバータンクが昇降ユニットから分離しているシステムでは，注水による荷重で水ファントムの沈み込みが発生するので注意する．この場合は，基準深まで水を注入した状態で SCD の調整を行う．必要に応じて深部の測定データに沈み込み量に対する補正を行う．

$TMR(TPR)$の測定では外部モニタ線量計から安定した高信号を得るために，加速器のヘッド寄りに設置する．この理由は水位の上昇による散乱線の影響を避けるためである．外部モニタ線量計の有無で測定データを比較して適正な位置を決定する必要がある．最終的に測定した $TMR(TPR)$はポイント測定を行って検証することは必須である[★8]．

Memo

[★8] TPS により変換された $TMR(TPR)$では，小照射野側および深部側のデータが外挿による誤差が生じる可能性があるため同様の検証が必要である[1]．ただし，すべての TPS が $TMR(TPR)$を用意するとは限らない．

5-7 線量プロファイル

　一般に線量プロファイルはビームの加速方向に対して①垂直方向(クロスライン)および②平行方向(インライン)の測定を行う．TPS によっては③対角方向や④10 度ごとのスターパターンの測定が要求される．測定深は d_{max} を含めて 5〜7 種類，照射野の例として最小照射野から 6 cm までは 1 cm 間隔，8，10，12，15，20〜40 cm は 5 cm 間隔で行う．線量プロファイルは半影域で急峻に線量が変化するため，次のような項目に注意して測定を行う．

❶ 検出器の選択と配置

　線量プロファイルの測定では容積平均の影響が少ない小容積の電離箱を選択する．その配置については **5-3-2 項**(136 頁参照)で述べた．インライン，クロスライン両方のプロファイルが必要な場合，**図 5-3-1a** の配置ではスキャン方向に対して検出器の向きを変える必要がある．**表 5-3-1** の No.4 および No.6 の検出器のように感度容積の直径と長軸方向の長さがほぼ等しい電離箱を選択するならば，深さ方向の分解能も高いためビーム軸と平行に配置して測定することも可能である(**図 5-3-1b**)．この場合はあらかじめ PDD の測定から実効中心の位置を求め，配置の違いによるプロファイルの変化がないことを確認する．

❷ スキャン範囲と測定間隔

　線量プロファイルのスキャン範囲は，照射野のエッジから両端にそれぞれ 5〜6 cm 以上拡大した領域とし，大照射野では半影が拡大するため適宜広げる．ビームの拡散のために深部ほどスキャン範囲を広げる必要があるが，この設定はソフトウェアの機能を利用して行う．ただし，すべての深さのプロファイルについて同一の測定範囲を要求する TPS もあるので，この場合は最深部の広いスキャン範囲を全ての深さに適用する．

　通常の照射野(≥ 4 cm)での測定間隔は，全領域で測定間隔を 1 mm 以下にする．効率のよい測定を行うには線量勾配を基準に 3〜5 の領域に分け，1〜3 mm の範囲で測定間隔を調整する．小照射野では低線量域を 1 mm 間隔，それ以外は 0.5 mm 以下の間隔で行う．スキャン方向はインライン，クロスライン方向のプロファイルに差がなければ，効率を上げるため交互スキャンを選択する[★9]．

Memo
★9　線量プロファイルの交互スキャンでヒステリシスがある場合は，両方向のプロファイルを平均化する必要がある．

5-8 大照射野の線量プロファイル

3次元水ファントムのスキャン可能範囲は水平方向に50〜60 cmであるため，SSD 100 cmで深部30 cmのプロファイルをフルスキャンできる照射野は25〜30 cmが限度である．これ以上の大照射野の測定では，水ファントムをシフトしてハーフプロファイルを測定する．この場合でも，測定範囲の終端と水槽壁との間に十分な側方ビルドアップ(5 cm以上)を確保する．

シフト量の決定は最大照射野の光照射野を目安にして行う．具体的には，水槽の底面(深さ約50 cm)に投影された光照射野のエッジ(測定側)と水槽内壁との距離を10 cm以上確保する．一方，対側の光照射野のエッジは水ファントムからはみ出さないようにバランスを取る．一般に市販の3次元水ファントムでは中心から5〜10 cm程度のシフトが必要になる．水ファントムの移動は漏水や転倒の危険があるので水を抜いて行うのが基本である．

ハーフプロファイルの測定データの処理方法には，①片側のプロファイルを測定して，ミラー機能で両側に適用する方法，②両側のハーフプロファイルを測定してデータを結合する方法がある．最終的に水ファントムをシフトする前のプロファイルと比較して，照射野内の平坦領域で線量差が1％，半影域で0.5 mmを超えないことを確認する(**図 5-8-1**)．

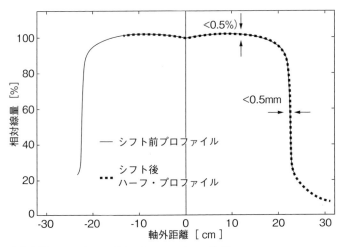

図 5-8-1 大照射野の線量プロファイルの比較

5-9 非スキャニングデータの測定

❶ 出力係数（output factor）

出力係数の詳細は**4-3 項**(111頁参照)で解説した．TPSにより量の違いはあるが，膨大な組

み合わせの矩形照射野の出力係数が要求される．出力係数の測定では，検出器の位置を線量プロファイルから正確に設定する必要があるため，3次元水ファントムの使用を推奨する．

測定データの逸脱や人為的エラーを解消するために，測定値をグラフで確認しながら行うことが重要である．測定が長時間になる場合は，水位の調整タイミングに注意する．また，測定の順番は無秩序に行うのではなく，コリメータの片方(X または Y)を固定して一方を可変するなど一貫したデータの取得に努める．

測定値の温度気圧補正については，温度気圧補正の変動が少ない大気が安定した日を測定日に選ぶことが重要である．温度気圧補正を省略する測定手順として，3種類程度の照射野の測定に前後して基準照射野($10\,\mathrm{cm} \times 10\,\mathrm{cm}$)の測定を行って，出力係数を個別に完結する方法がある．この方法では前後の基準照射野の平均値から対象の照射野の出力係数を求めることから，温度気圧の影響を最小限に抑えられる．

測定データは正方形照射野について基準照射野($10\,\mathrm{cm} \times 10\,\mathrm{cm}$)の出力係数 1.0 を固定値とした近似補正を行う．同様に矩形方向の測定データに対しても正方形照射野の出力係数を固定値とした近似補正を行う．最終的に近似補正の前後で大きなエラーがないことを確認する．

❷ くさび係数の測定

くさび係数の詳細は **4-5 項**(120 頁参照)で解説した．くさび係数の線量測定は，ファーマ型電離箱を用いて混入電子の影響がない標準測定深($10\,\mathrm{cm}$)で行うのが一般的である．ウェッジビームの線量プロファイルは傾斜しているため，電離箱の直径方向をウェッジ角度の方向に配置する．また，中心軸上に電離箱を正確に設置することが重要で，ウェッジの挿入方向を反転させた時の線量差が 1% 以内であることを確認する．一般に，くさび係数はオープンビームの線量に対するウェッジ線量の比(透過率)から求める(ただし，TPS へ入力するくさび係数は TPS の定義に従う)．ここで，ウェッジ線量はウェッジの挿入方向を反転させて測定した平均線量とする[★10]．

5-10 小照射野の測定

近年，定位照射，IMRT，VMAT などの高精度な治療の普及によって，TPS のモデリングのため小照射野の測定が必須となっている．この領域の測定では，検出器サイズによる容積平均の影響(volume averaging effect)やフルエンスの擾乱が顕著であるため，通常の照射野($4\,\mathrm{cm} \times 4\,\mathrm{cm}$ 以上)とは異なる配慮が必要である．この章では小照射野の出力係数，PDD，線量プロファイルなどの相対線量測定について説明する．以下，$3\,\mathrm{cm} \times 3\,\mathrm{cm}$ 以下の照射野を小照射野の対象とするが，特に $1\,\mathrm{cm}$ 以下の照射野を極小照射野と呼ぶ．

Memo

★10 ウェッジフィルタの取付け精度や挿入スロットの"遊び"による誤差を平均化することが目的なので，コリメータを回転してはいけない．

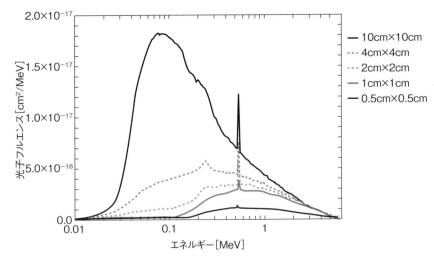

図 5-10-1 MC による水中 10 cm における光子フルエンス・スペクトル（Varian 社製 Clinac iX 6MV X 線）

❶ 小照射野のビーム特性

　小照射野のビームでは，側方電子平衡の欠如，エネルギースペクトルの変化などの特異な現象が起こる[6]．また，極小照射野の領域では，フォーカルスポット・ビームがコリメータによって遮蔽されるため著しく出力が低下する．**図 5-10-1** に Varian 社製 Clinac iX の 6 MV X 線のモンテカルロ (MC) シミュレーションによる深さ 10 cm のフルエンス・スペクトルを示す[7]．照射野によってスペクトルが大きく変化し，特に小照射野では 100 keV 以下の低エネルギー成分が急激に減少する．したがって，小照射野の測定では，検出器のレスポンスの変化や容積平均の影響などを考慮した測定を注意深く行う必要がある．

❷ 小照射野の測定に用いる検出器

　小照射野の測定に用いる検出器は，容積平均の影響が無視できるほど照射野に対して感度容積が小さく，二次電子フルエンスの擾乱 (1%未満) が無視できる検出器を選択する．小容積の電離箱[8,9]の他に，ダイオード[10,11]，液体電離箱 (LIC)[12,13]，マイクロダイヤモンド[14,15]などの高感度な検出器が用いられる．

▶ 電離箱

　小照射野の測定では，電離容積が $10\ \text{mm}^3$ 程度の電離箱 (**表 5-3-1**，No. 5, 6, 7, 8) が選択される．中心電極がスチールの電離箱 (No. 5, 7) は照射野の適応範囲が狭いので，使用には十分な注意が必要である．問題点として，検出器サイズによる容積平均の影響，リーク電流，極性効果，ケーブル信号の影響などがある．

▶ **固体検出器**

ダイオードは低エネルギーの散乱光子に対してオーバーレスポンスであるが,小照射野では 100 keV 以下の低エネルギー成分が減少するためその影響は小さい.しかし,ダイオード単独の測定は避け,他の検出器と併用することは必須である.

❸ 小照射野の出力係数

出力係数の詳細は **4-3 項**(111 頁参照)章で解説した.実測による小照射野の出力係数は検出器に大きく依存性するため,出力係数を補正する必要がある(出力補正係数)[16,17].この補正係数は,検出器の幾何学的構造や物質組成に基づいた MC シミュレーションによって計算される.この手順は煩雑であるため,この補正が不要な検出器を選択して測定するほうが現実的である.ここで,出力補正係数について説明する.

● MC シミュレーションによる出力補正係数

小照射野の相対線量測定[7,17]では,治療装置固有の基準照射野 f_{msr}(線質 Q_{msr})および小照射野 f_{clin}(線質 Q_{clin})の基準深における水吸収線量をそれぞれ $D_{W,Q_{msr}}^{f_{msr}}$, $D_{W,Q_{clin}}^{f_{clin}}$ とすると,出力係数 $\Omega_{Q_{clin},Q_{msr}}^{f_{clin},f_{msr}}$ との関係は **式 5.10.1** で表される.

$$D_{W,Q_{clin}}^{f_{clin}} = D_{W,Q_{msr}}^{f_{msr}} \cdot \Omega_{Q_{clin},Q_{msr}}^{f_{clin},f_{msr}} \quad \text{——(5.10.1)}$$

出力係数 $\Omega_{Q_{clin},Q_{msr}}^{f_{clin},f_{msr}}$ は MC シミュレーション単独で計算できるが,線量測定で直接求めるには検出器のレスポンスの差を補正する必要がある.線量測定による出力係数を $M_{Q_{clin}}^{f_{clin}}/M_{Q_{msr}}^{f_{msr}}$ とすると, $\Omega_{Q_{clin},Q_{msr}}^{f_{clin},f_{msr}}$ は **式 5.10.2** で表される.

$$\Omega_{Q_{clin},Q_{msr}}^{f_{clin},f_{msr}} = \frac{D_{W,Q_{clin}}^{f_{clin}}}{D_{W,Q_{msr}}^{f_{msr}}} = \frac{M_{Q_{clin}}^{f_{clin}}}{M_{Q_{msr}}^{f_{msr}}} \cdot k_{Q_{clin},Q_{msr}}^{f_{clin},f_{msr}} \quad \text{——(5.10.2)}$$

ここで, $k_{Q_{clin},Q_{msr}}^{f_{clin},f_{msr}}$ は出力補正係数で,この補正係数が 1 であれば,線量測定によって真の出力係数が得られることを意味する.検出器のレスポンスは感度容積内の吸収線量に比例すると仮定して, $k_{Q_{clin},Q_{msr}}^{f_{clin},f_{msr}}$ は MC シミュレーションで求められる.照射野 f_{msr} および f_{clin} における検出器の吸収線量に対する水の吸収線量の比をそれぞれ $D_{W,Q_{msr}}^{f_{msr}}/D_{det,Q_{msr}}^{f_{msr}}$ および $D_{W,Q_{clin}}^{f_{clin}}/D_{det,Q_{clin}}^{f_{clin}}$ とすると,出力補正係数は **式 5.10.3** で表される.

$$k_{Q_{clin},Q_{msr}}^{f_{clin},f_{msr}} = \left(\frac{D_{W,Q_{clin}}^{f_{clin}}/D_{det,Q_{clin}}^{f_{clin}}}{D_{W,Q_{msr}}^{f_{msr}}/D_{det,Q_{msr}}^{f_{msr}}} \right) \quad \text{——(5.10.3)}$$

以下,小照射野の出力補正係数に関する Benmakhlouf らの論文[7]を引用して,6 MV 光子線の小照射野に対する代表的な検出器の特性を説明する★11.

Memo

★11 2017 年 TRS-483(IAEA)において検出器の出力補正係数が表形式で示された[18].

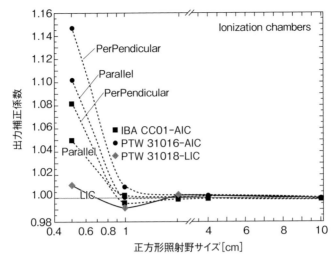

図 5-10-2 LIC（PTW 31018）および電離箱（IBA CC01, PTW 31016）の出力補正係数（電離箱については配置による出力補正係数も示す）[7]

▶ 電離箱

図 5-10-2 は LIC（PTW 31018，表 5-3-1 の No. 10）および IBA CC01（同 No. 5），PTW 31016（同 No. 6）の出力補正係数を示す．後者については配置による違いも示す．CC01 および PTW 31016 では，1 cm 以下の照射野では 5〜15％の補正が必要になる．他の文献[19,20]のデータも考慮すると，CC01 および PTW 31016 の電離箱の適応範囲は照射野 2 cm までと考えられる．測定配置については，容積平均の影響のため中心軸に対して平行な配置が有利である．一方，LIC の出力補正係数は，極小照射野 0.5 cm から全域にわたり ±1％以内である．

▶ 固体検出器

図 5-10-3 は，基準照射野（10 cm×10 cm）で標準化した固体検出器（No. 9, 11, 12, 14, 16, 17）の出力補正係数である．素子サイズが 2 mm 前後とやや大きいダイヤモンド（No. 9）だけが，極小照射野 0.5 cm から全域でほぼ平坦な特性を示している．他の検出器にみられる多様な特性には，次の 3 つの因子の寄与が考えられる．

　①検出器素子内の過渡電子平衡
　②基準照射野（10 cm×10 cm）での検出器のオーバーレスポンス
　③検出器の容積平均の影響

検出器の組成，素子のサイズやシールドの有無によって，これらの因子は検出器のレスポンスに複雑な影響を与える．①は電子平衡が成立しない小照射野であっても，素子内では過渡的な電子平衡が成立するためにオーバーレスポンスになり，出力補正係数は小さくなる．②は非シールドタイプのダイオードで特に顕著で，基準照射野においてオーバーレスポンスとなるため，逆に小照射野側では出力係数は小さくなる（出力補正係数は高くなる）．一方，シールドタイプのダイオードはオーバーレスポンスの影響は小さい．③はすべての検出器に影響し，照射野および検出器サイズに応じて変化する．

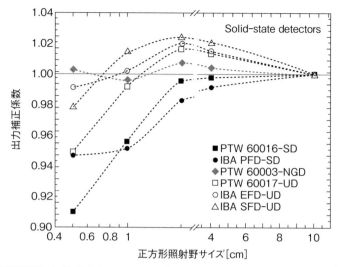

図 5-10-3 各種ダイオードおよびダイヤモンド検出器の出力補正係数[7]

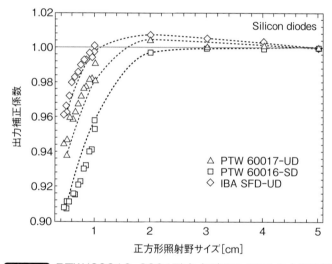

図 5-10-4 PTW(60016, 60017)および IBA SFD の中間照射野 5×5 cm² で標準化された出力補正係数(白抜きは Cranmer-Sargison らのデータ)[7]

②の影響を除くため,**図 5-10-3** の PTW 60016(No. 17),PTW 60017(No. 16),IBA SFD(No. 14)のデータを照射野 5 cm の中間照射野で仮の標準化をしたのが,**図 5-10-4** である.データは,Cranmer-Sargison ら[21]のデータ(白抜き)と非常に良い一致を示す.標準化によって出力補正係数が ±1% 以内になるのは,PTW 60016(N0.17),PTW 60017(No. 16)では照射野 2 cm まで,小照射野用の IBA SFD(素子サイズ 0.6 mm)では 1 cm までである.IBA SFD は照射野 0.5 cm で 4% のオーバーレスポンスを示す.これは素子サイズの有利さよりも,①の影響が大きくなるためと考えられる.

● 出力係数の測定の実際

　小照射野の測定では，主コリメータや MLC の位置精度，円形コリメータの加工精度や検出器自体の製造精度まで問題となるため，検出器の中心軸への設定精度はより重要になる．したがって，検出器の位置を微調整できる 3 次元水ファントムを用いる．可能であれば，PDD や線量プロファイルの測定後の 3 次元水ファントムの設定が最良な状態で行うことが望ましい．

　検出器の配置は，線源方向から見た電離容積の投影断面が最小になるように中心軸に平行に配置し，実効中心を測定深（通常 10 cm）に設定する．EDGE Detector（**表 5-3-1** の No. 18）[★12]については，素子側の面を線源に向けて配置する．

　検出器の設定は，**5-4-6 項**（139 頁参照）同様に線量プロファイルの解析から 0.2mm 以内の精度で行う．ただし，小照射野では線量プロファイルに平坦な領域がないため，最大信号の位置を基準に照射野中心を判断する．

▶ 検出器の適応照射野の範囲

　小照射野の測定において，検出器の適応照射野の範囲を把握することが重要である．

- 照射野 2～5 cm まで：電離箱（No. 5, 6），ダイオード（No. 12, 17, 18）
- 照射野 1～5 cm まで：IBA SFD（No. 14）
- 照射野 0.5～10 cm 以上：ダイヤモンド（No. 9），LIC（No. 10）

　ダイヤモンド（No. 9）や LIC（No. 10）は，極小照射野を含めた広い範囲に適応する．ダイヤモンド（No. 9）に代わるマイクロダイヤモンド（No. 15）に関する最近の論文では，照射野 1～10 cm 出力係数において PinPoint 31014（No. 7）と同等との報告がある[14,15]．一方，照射野 2 cm 以下の出力係数においてのオーバーレスポンス（4 mm において最大 9.3％）を示したとの報告もある[22]．よって，小照射野の測定では，電離容積の異なる電離箱やガフクロミックフィルムを含めた複数の検出器による相互比較は必須である．

▶ 中間照射野による仮の標準化

　基準照射野でオーバーレスポンスの影響がある検出器では，**図 5-10-4** の手順と同様に中間照射野（5×5 cm など）による仮の標準化は必須である（2 ステップ法）[23]．具体的には，以下の手順で出力係数を補正する．

① 対象とする小照射野の出力係数を中間照射野で仮の標準化を行う．
② 電離箱（10～100 mm^3 クラス）を用いて，基準照射野 10×10 cm で標準化された出力係数を求める．
③ ②から①の中間照射野の出力係数を求める．
④ ①の中間照射野以下の仮の出力係数に，③の出力係数を乗じる．

最終的に，出力係数が適切な基準照射野で標準化され，照射野全域にわたり整合性があることを確認する．

Memo

[★12] EDGE Gold タイプのハウジングは真鍮製で，素子の下部に銅製のシールドを有するため，電子フルエンスの擾乱が大きい．使用には十分な検討が必要である[16]．

❹ 小照射野の Sc および Sp

　Sc および Sp の詳細は **4 章**(115 頁参照)で解説した．小照射野の Sc の測定では，検出器およびミニファントムの選択や検出器の設定精度が重要である．

● 検出器およびミニファントムの選択

　Sc に適した検出器は，**5-10-3 項**(151 頁参照)の出力係数の測定と同様である．出力係数とのデータの整合性を確保するには，出力係数の測定と同じ検出器を選択することが望ましい．

　小照射野用のミニファントムは，材質に真鍮($\rho = 8.4 \text{ g/cm}^3$)やアルミニウム($\rho = 2.7 \text{ g/cm}^3$)を用いて小型化する[24,25]．**図 5-10-5** に示すようにミニファントムは円筒形状で，内部に検出器の有効容積を十分にカバーできる長さ(h_D)が必要である．また，検出器上方(h_U)を 10 g/cm^2，側壁(W_L)を 1.2 g/cm^2(18 MV まで)として，側壁から電子が混入しない厚さと側方電子平衡を成立させる直径を確保する．外径(Φ_1)7 mm のダイオード SRS(PTW 60018)を例にすると，材質を真鍮とした場合，$h_U = 1.2$ cm，$W_L = 0.15$ cm，$\Phi_2 = 1$ cm になる．このミニファントムを十分にカバーできる照射野サイズは 1.5 cm が限界である．

● 検出器の設定

　検出器を中心軸上に平行に配置し，実効中心(または感度容積中心)を $SAD = 100$ cm に設定する．小照射野へのミニファントムの設置は，精密に設定する．この場合，検出器を水槽上部に配置することで周辺構造物や水槽からの散乱を避ける．

● 測定データの処理

　小照射野の Sc の測定は，他の検出器およびミニファントムの組み合わせによる検証を十分に行う必要がある．適宜，Sc においても 2 ステップ法を採用する．一般にファーマ型電離箱で

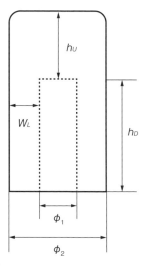

図 5-10-5 小照射野 15×15 mm までの金属ミニファントムのデザイン（<18MV）

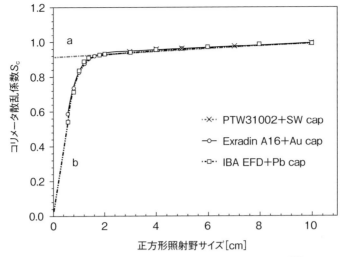

図 5-10-6 各種検出器とミニキャップによる S_c のデータ[25]

測定可能な最小照射野5 cmで仮の標準化をする．**図 5-10-6** に小照射野の S_c を示す．極小照射野ではフォーカルスポットの遮蔽によって S_c は急激に低下する．測定データは**図 5-10-6a** のように大照射野側からの外挿ではなく，**図 5-10-6b** のように小照射野の S_c からゼロに外挿する★13．S_p は測定した S_{cp} と S_c から計算により求める（115頁，4章参照）．

❺ 小照射野の PDD および線量プロファイル

小照射野の PDD および線量プロファイルの測定においても，厳密には 5-10-4項と同様に MC シミュレーションによる補正が必要である．以下，CyberKnife（6 MV X線）のビームについて解析を行った Francescon らの論文[16]を引用して，これらの測定での各種検出器の特性を説明する．

● MC シミュレーションによる PDD および線量プロファイルの補正係数

軸外距離 r，深さ z の PDD および OAR の補正係数 $k_\Omega(r,z)$ は，それぞれ**式 5.10.4** および**式 5.10.5** で表される[16]．

$$PDD : k_\Omega(0, z, PDD) = \frac{(D(0, z, f_{clin})_w) \cdot (D(0, z_{ref}, f_{msr})_{det})}{(D(0, z, f_{clin})_{det}) \cdot (D(0, z_{ref}, f_{msr})_w)} \quad (5.10.4)$$

$$OAR : k_\Omega(r, z, OAR) = \frac{(D(r, z, f_{clin})_w) \cdot (D(0, z_{ref}, f_{msr})_{det})}{(D(r, z, f_{clin})_{det}) \cdot (D(0, z_{ref}, f_{msr})_w)} \quad (5.10.5)$$

ここで，z_{ref} は基準深で，$D(r,z,f)_{det}$ および $D(r,z,f)_w$ は，それぞれ照射野 f，軸外距離 r，深さ z における検出器の感度容積内の吸収線量および検出器の実効中心での水吸収線量である．相対線量測定では，k_Ω が全測定域で一定であることが重要で，1に近いことが望ましい．

Memo
★13 厳密には外挿はゼロではなく，JAW（絞り）からのリーク線量に外挿する．

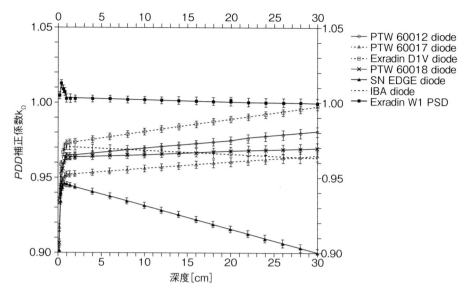

図 5-10-7 各種ダイオードおよび Exradin W1 PSD の *PDD* 補正係数 $k_\Omega(0, z, PDD)$ [16]

図 5-10-7 に 0.5 cmφ 円形照射野の *PDD* 補正係数 $k_\Omega(0, z, PDD)$ を示す．対象の検出器は，Exradin W1 PSD[★14] およびダイオード（PTW 60012，Exradin D1V，**表 5-3-1** の No. 13, 14, 16, 18）である．Exradin W1 PSD の補正係数 k_Ω はほぼ 1 で平坦である．また，Edge Detector（No. 18）を除く，その他のダイオードにおいても深さによる k_Ω の変化は 2% 未満であり，ほぼ補正なしで測定できる．

図 5-10-8 は同一条件での LIC（No. 10）および電離箱（No. 5, 7, 8）の *PDD* 補正係数 $k_\Omega(0, z, PDD)$ で，後者については配置による違いも示す．LIC の k_Ω はほぼ平坦な特性で 1 に近い．一方，電離箱（No. 5, 8）の k_Ω の変化は，中心軸への平行配置で 4%，垂直配置では 8% である．さらに，電離容積の長軸方向の長さが 5 mm の電離箱（No. 7）の垂直配置では 18% の減少となっている．この原因は，空洞による電子フルエンスの擾乱や容積平均の影響が深さで変化するためである．

図 5-10-9 は Edge Detector を除いたダイオードの円形照射野（5, 10, 25 mmφ）に対する $k_\Omega(0, z, PDD)/k_\Omega(0, 1.5, PDD)$ の平均値を示す．同様に，**図 5-10-10** は電離箱（No. 5, 7, 8）の平均値を示す．深部での $k_\Omega(0, z, PDD)/k_\Omega(0, 1.5, PDD)$ の変化が小さく（1% 以下），補正無しで測定できる照射野は，ダイオードでは円形照射野 5 mmφ まで，電離箱の平行の配置では円形照射野 10 mmφ までである．

▶ *PDD*（*TMR*）測定時の注意点

PDD 測定のスキャン間隔については，小照射野のビルドアップ領域は急峻な変化を示すため 0.5 mm 以下，5〜10 cm より深部は 1 mm とする．検出器の位置やスキャン軸のズレは，小

Memo

[★14] 水等価素材の検出器で優れた特性を示す Exradin W1 PSD は，最近，限定的にスキャン測定が可能になった．

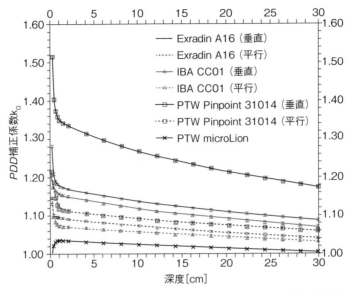

図 5-10-8 各種電離箱および MicroLion の PDD 補正係数 $k_\Omega(0, z, PDD)$[16]

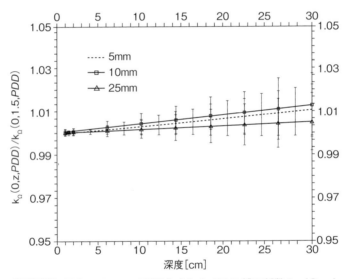

図 5-10-9 深度 1.5 cm で標準化された PDD 補正係数 $k_\Omega(0, z,)$ の平均値（ダイオード）[16]

照射野では照射野内に平坦な領域がないため大きな測定誤差となる．したがって，スキャン軸とガントリー角度は 0.2° 以内で設定する必要がある[26]．また，複数の検出器による比較は必須である．

TMR の測定では，検出器を固定して測定するため，深さによる検出器の特性の変化や幾何学的な設置精度の影響は小さく，電離箱(No.5, 7, 8)でも極小照射野 5 mmφ まで測定が可能である[16]．

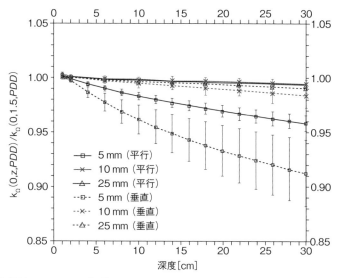

図 5-10-10 深度 1.5 cm で標準化された PDD 補正係数 $k_\Omega(0, z,)$ の平均値（電離箱）[16]

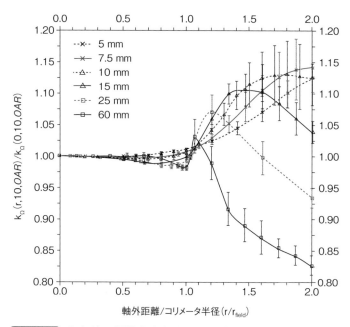

図 5-10-11 中心軸で標準化された OAR 補正係数の平均値（ダイオード）[16]

● **線量プロファイル**

　円形照射野 5〜60 mmφ，深さ 10 cm での OAR 補正係数の変化を**図 5-10-11** に示す．このデータは Exradin D1V，ダイオード（PTW 60012，No. 13, 14, 16）の平均値で，縦軸は OAR 補正係数の中心軸に対する比 $k_\Omega(r, 10, OAR) / k_\Omega(0, 10, OAR)$，横軸 r/r_{field} は照射野の半径に対する軸外距離の比である．すべての照射野で k_Ω 比は，中心軸から半影域まで平坦でほぼ 1 であるが，照射野外の領域で最大 15% の変化がある．

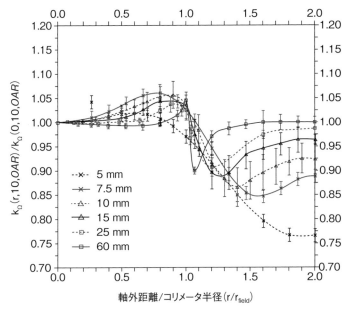

図 5-10-12 中心軸で標準化された OAR 補正係数の平均値（電離箱）[16]

同様に**図 5-10-12** は電離箱（No. 5, 7, 8）の解析結果である．k_Ω 比は照射野内で高く，照射野外で低い傾向があり，小照射野ほど変化が大きい．照射野 10 mmϕ の k_Ω 比は，照射野内は 5% 高くなり，照射野外で 13% 減少する．また，照射野 5 mmϕ では r/r_{field} = 0.8 から照射野外まで k_Ω 比は急峻に約 25% 減少する．

これらのデータから，照射野内の線量が重要となる SRS や SRT では，照射野内で平坦なレスポンスをもつことが重要で，Exradin D1V，ダイオード（PTW 60012, No. 13, 14, 16）が適している．一方，照射野内外でレスポンスの変化が大きい電離箱は線量プロファイルの測定に不向きである．

▶ 線量プロファイル測定時の注意点

検出器の長軸をビームに対して平行に配置にする．小照射野の線量プロファイルは，半影域において急峻な変化を示すため，スキャン間隔は 0.5 mm 以下とする．目安として，照射野に応じて半影幅（20〜80%）が異なるため，この半影域において 5〜6 点以上の測定点が得られるようにスキャン間隔を調整する．また，小容積の電離箱による深々部での測定では，S/N が悪化するためスキャン速度を下げる（または，収集時間を大きくする）必要がある．また，スキャン位置のエラーは 0.1 mm でも，極小照射野では大きな線量誤差となるため，複数回数の線量プロファイルを平均化して誤差を軽減する．小照射野の測定ではガフクロミックフィルムによる検証は欠かせない．

文献

1) Das IJ, et al：Report of the TG-106 of the Therapy Physics Committee of the AAPM：Accelerator beam data commissioning equipment and procedures. Med Phys 35：4186-4215, 2008
2) Fraass B, et al：American Association of Physicists in Medicine Radiation Therapy Committee Task Group 53：Quality assurance for clinical radiotherapy treatment planning. Med Phys 25：1773-1829, 1998
3) Ciancaglioni I, et al：Dosimetric characterization of a synthetic single crystal diamond detector in clinical radiation therapy small photon beams. Med Phys 39：4493-501, 2012
4) Gerbi BJ：Measurement of dose in the buildup region using fixed-separation plane-parallel ion chambers. Med Phys 17：17-26, 1990
5) Mellenberg DE, Determination of buildup-up region over-response corrections for a Markus-type chamber, Med Phys 17：1041-1044, 1990
6) Das IJ, et al：Nonequilibrium radiation dosimetry. Med Phys 35：206-215, 2008
7) Benmakhlouf H, et al：Output correction factors for nine small field detectors in 6 MV radiation therapy photon beams：A PENELOPE Monte Carlo study. Med Phys 41：041711, 2014
8) Agostinelli S, et al：Response to high-energy photons of PTW31014 PinPoint ion chamber with a central aluminium electrode. Med Phys 35：3293-3301, 2008
9) Martens C, et al：The value of the PinPoint ion chamber for characterization of small field segments used in intensity modulated radiotherapy. Phys Med Biol 45：2519-2530, 2000.
10) Beddar AS, et al：Absorbed dose perturbation caused by diodes for small field photon dosimetry. Med Phys 21：1075-1079, 1994
11) McKerracher C, et al：Notes on the construction of solid state detectors. Radiother Oncol 79：348-351, 2006
12) Daşu A, et al：Liquid ionization chamber measurements of dose distributions in small 6 MV photon beams. Phys Med Biol 43：21-36, 1998
13) Gonzalez-Castano DM, et al：A liquid-filled ionization chamber for high precision relative dosimetry. Phys Med 27：89-96, 2011
14) Ciancaglioni I, et al：Dosimetric characterization of a synthetic single crystal diamond detector in clinical radiation therapy small photon beams. Med Phys 39：4493-4501, 2012
15) Marsolat F, et al：A new single crystal diamond dosimeter for small beam：comparison with different commercial active detectors. Phys Med Biol 58：7647-7660, 2013
16) Francescon P, et al：Variation of $k_{Q_{clin},Q_{msr}}^{f_{clin},f_{msr}}$ for the small-field dosimetric parameters percentage depth dose, tissue-maximum ratio, and off-axis ratio. Med Phys 41：101708, 2014
17) Alfonso R, et al：A new formalism for reference dosimetry of small and non-standard fields. Med Phys 35：5179-5186, 2008
18) International Atomic Energy Agency：Dosimetry of Small Static Fields Used in External Beam Radiotherapy. Technical Reports Series No. 483, 2017
19) Czarnecki D, et al：Monte Carlo calculated correction factors for diodes and ion chambers in small photon fields. Phys Med Biol 58：2431-2444, 2013
20) Wang LLW, et al：Study of the response of plastic scintillation detectors in small-field 6 MV photon beams by Monte Carlo simulations. Med. Phys 38：1596-1599, 2011
21) Cranmer-Sargison G, et al：Implementing a newly proposed Monte Carlo based small field dosimetry formalism for a comprehensive set of diode detectors. Med Phys 38：6592-6602, 2011
22) Ralston A, et al：Over-response of synthetic microDiamond detectors in small radiation fields. Phys Med Biol 59：5873, 2014
23) Zhu XR, et al：Total scatter factors and tissue maximum ratios for small radiosurgery fields：Comparison of diode detectors, a parallel-plate ion chamber and radiographic film. Med Phys 27：472-477, 2000
24) Zhu TC, et al：Report of AAPM Therapy Physics Committee Task Group 74：In-air output ratio, S_c, for megavoltage photon beams. Med Phys 36：5261, 2009
25) Warrener K, et al：Small field in-air output factors：The role of miniphantom design and dosimeter type. Med Phys 41：021723, 2014
26) Khelashvili G, et al：Dosimetric characteristics of the small diameter BrainLab™ cones used for stereotactic radiosurgery. J Appl Clin Med Phys 13：4-12, 2012

第6章

高エネルギー光子線の吸収線量評価

6-1 吸収線量の決定の基礎

❶ 放射線計測学による吸収線量モデル

　空洞電離箱による電離電荷量から吸収線量に至る考え方について述べる．光子線は間接電離放射線である．したがって，吸収線量を評価するには光子から電子へのエネルギー転移と電子から物質へのエネルギー付与という2段階で考えることになる．

　光子は媒質との相互作用により電子に運動エネルギーを与える．媒質中に電離箱を想定した小さな空洞を挿入した（**図6-1-1**）．電子は微小空洞を横切る中で，空洞気体（空気）の原子や分子から電子を遊離する（空洞気体の電離）．電離箱はこれらの電離電荷を収集する．

　気体中で1回の電離に必要な平均エネルギーは，気体の圧力や電子のエネルギーの広い範囲で一定である．1回の電離で1個のイオン対が生成されるので，1イオン対を生成するのに必要な平均エネルギーがわかれば，計測した電荷量から消費したエネルギーを知ることができる．すなわち，

「線量計測の原理：生成したイオン対の数が吸収された放射線のエネルギーに比例する」

ということである．

　1イオン対を生成するのに必要な平均エネルギーを**W値**と呼ぶ．空気の場合，国際度量衡委員会の電離標準放射線計測諮問委員会（Consultative Committee for Standards for Ionizing Radiation：CCEMRI）による推奨値である 33.97 eV（±0.05 eV）が用いられる．

　吸収線量は[J/kg]単位であるので，W値を[eV]から[J]に変換しておこう．また，電離電荷量[C]を計測するので，イオン対の個数を[C]単位に変換しておく．この変換で用いるのは，a) 電荷の単位量である素電荷 e は 1.602×10^{-19} C である．b) 電荷 q が一様な電場 E の中で受ける電気力（クーロン力）は qE，電荷 q を距離 d 動かすときの仕事は $-qEd$ である．単位電荷あたりでみると $-Ed$ となるが，これを電位差[V]としている．以上より，電荷 e を1Vで加速したときの仕事は，$1\,\text{eV} = 1.602 \times 10^{-19}\,\text{C} \times 1\,\text{V} = 1.602 \times 10^{-19}\,\text{J}$ となる．これを用いると，

$$W = \frac{33.97[\text{eV}]}{1\text{イオン対}} = \frac{33.97[\text{eV}]}{e[\text{C}]} = \frac{W}{e} = \frac{33.97[\text{eV}] \times 1.602 \times 10^{-19}[\text{J/eV}]}{1.602 \times 10^{-19}[\text{C}]} = 33.97[\text{J/C}]$$

となる．

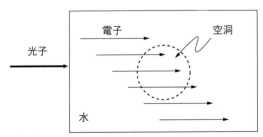

図6-1-1 水中の空洞電離箱を配置するとき，光子の相互作用による反跳電子が空洞を横切る

空洞空気の吸収線量 D_{air} は計測した電離電荷量 Q と W 値を用いることで，次式により得られる．

$$D_{air}\left[\frac{J}{kg}\right] = \frac{Q[C]}{m_{air}[kg]} \frac{W}{e}\left[\frac{J}{C}\right] \quad \text{---(6.1.1)}$$

ここで，m_{air} は空洞空気の質量である．

● **電離箱校正の背景にある意味**

空洞空気の吸収線量 D_{air} は，空洞空気の質量を m_{air} とすると，吸収線量の定義から式 6.1.1 で表される．空洞空気の質量 m_{air} は空洞体積 V と空気密度 ρ から求められる．ただし，ρ の値は 22.0℃，101.33 kPa のときの値である．ρ の値についてボイル・シャルルの法則から理想気体[★1]の状態方程式（後述する）により求められるが，残念ながら空洞体積を正確に求めることは困難である．これを克服するのが，吸収線量が既知の場での電離箱校正である．

すなわち，既知の吸収線量を D_{air}，測定電荷量を Q とすると，両者の比より，m_{air} は次のように得ることができる．

$$N_{D,air} = \frac{D_{air}[J/kg]}{Q[C]} = \frac{1}{m_{air}[kg]} \frac{W}{e}\left[\frac{J}{C}\right] \quad \text{---(6.1.2)}$$

これより，W/e は定数であるから，D_{air} が明らかな校正場における D_{air}/Q により，間接的に m_{air} を求めたことになる．これが"校正"の意味である．

この校正定数 $N_{D,air}$ は空気吸収線量に基づくものである．標準計測法 12[1)] では，水吸収線量の国家標準が確立したことにより，水吸収線量に基づく**水吸収線量校正定数** N_{D,w,Q_0} 形式に変更された．これら 2 つの校正定数の関係は，水と空気の間で Bragg-Gray の関係式を当てはめると

$$N_{D,w,Q_0} = N_{D,air} \cdot (S_{w,air})_{Q_0} \cdot P_{Q_0} \quad \text{---(6.1.3)}$$

で与えられる．$(S_{w,air})_{Q_0}$ は校正ビームである基準線質 Q_0 での水/空気の阻止能比，P_{Q_0} は Bragg-Gray の空洞理論の条件が満たされないことに対する**擾乱補正係数**である．

現在，式 6.1.2 と 6.1.3 より，$D_w = D_{air} \cdot (S_{w,air})_{Q_0} \cdot P_{Q_0}$ は，グラファイトカロリメータによる吸収熱量からのグラファイト吸収線量 D_G が国家標準，あるいは水吸収線量の一次標準である D_w として与えられている．詳細については後述する（171 頁，**6-2 項**参照）．

● **空気質量と温度気圧補正**

理想気体においては，
①ボイルの法則（Boyle's law）：温度と質量が一定の条件下では体積は圧力に反比例する．
②シャルルの法則（Charles's law）：圧力と質量が一定の条件下では体積は絶対温度に比例する．
が成り立つ．このような性質は，圧力を P，体積を V，物質量[★2]を n，絶対温度を T，気体定数（普遍気体定数）を R^* として，

Memo
★1　気体分子自身の体積や分子間力などが存在しない仮想的な気体を理想気体という．
★2　空気の分子量をアボガドロ数 N_A で除した量．

> **例題 6-1** 20.0℃, 101.33 kPa の状態の空気が充填された体積 1 cm³ の空洞電離箱を放射線場に置いた.このとき 3.336×10⁻¹⁰ C の電荷量を得た.空洞空気の吸収線量を求めなさい.ただし, 20.0℃, 101.33 kPa における空気の密度は 0.001205 g/cm³ である.
>
> 【解】
>
> $$m_\text{air} = 1\times10^{-6}\,\text{m}^3 \times 0.001205\left[\frac{\text{g}}{\text{cm}^3}\right] \times \frac{10^{-3}[\text{kg/g}]}{10^{-6}[\text{m}^3/\text{cm}^3]} = 1.205\times10^{-6}\,\text{kg}$$
>
> $$D_\text{air} = \frac{3.336\times10^{-10}[\text{C}]}{1.205\times10^{-6}[\text{kg}]} \times 33.97\left[\frac{\text{J}}{\text{C}}\right] = 9.404\times10^{-3}\left[\frac{\text{J}}{\text{kg}}\right] = 9.404\,[\text{mGy}]$$
>
> MKS 単位系になる前は CGS 静電単位系を用いていた.その当時,R(レントゲン)単位が使われていた.
>
> レントゲンの定義:1 R = 1 esu/cm³(0℃,101.33 kPa)
>
> 1 esu(electrostatic unit) = 3.336×10⁻¹⁰ C
>
> 0℃,101.33 kPa における乾燥空気の質量 1.293 kg/m³ = 1.293×10⁻⁶ kg/cm³
>
> 1 R = 3.3356×10⁻¹⁰ / 1.293×10⁻⁶ = 2.580×10⁻⁴ C/kg

$$pV = nR^*T \quad\text{---(6.1.4)}$$

と表すことができる.これを理想気体の状態方程式という.気体定数 R^* は,$R^* = 8.31\,\text{J/(mol K)}$ である.なお,0℃ は絶対温度 273.2 K に対応する.**式 6.1.4** より,

$$p = \frac{n}{V}R^*T = \rho RT$$

乾燥空気の分子量はほぼ一定であるので,$n/V = \rho$ と置き換えて

$$\rho(p, T) = \frac{p}{RT}$$

$$\rho(p_0, T_0) = \frac{p_0}{RT_0}$$

以上より,

$$\rho(p, T) = \rho(p_0, T_0)\frac{T_0}{T}\frac{p}{p_0} \quad\text{---(6.1.5)}$$

体積一定の中での質量の違いである密度の違いと温度気圧の関係を得る.また,D_air の評価で質量は分母にあるので,温度と気圧の変化に伴う質量変化に対する補正 k_TP は逆数となり,

$$k_\text{TP} = \frac{T}{T_0}\frac{p_0}{p} = \frac{273.15 + T\,℃}{273.15 + 22.0\,℃} \times \frac{101.33\,\text{kPa}}{p\,[\text{kPa}]} \quad\text{---(6.1.6)}$$

ただし,基準条件は $T_0 = 22.0$ ℃,$p_0 = 101.33$ kPa である.先の $N_\text{D,air}$ で説明した通気型電離箱[★3]

Memo

★3 防浸型の電離箱の場合も信号ケーブルを介した通気構造となっている.

❷ 放射線物理学による吸収線量モデル

放射線による吸収線量を考えるときには，荷電粒子の運動エネルギーとフルエンスを知る必要がある．直接電離放射線の場合には，物質中でどのようなエネルギーとフルエンスをもつかである．一方，間接電離放射線の場合には，間接電離放射線と物質の相互作用によって荷電粒子へのエネルギーの転移を知ることから始めなければならない（**図 6-1-2**）．

図 6-1-2において，間接電離放射線が点 P で電子へ転移するエネルギーはカーマ K によって表すことができる（42 頁，**2 章**参照）．電子が受け取った運動エネルギーであるカーマ K の中で物質に付与するエネルギーは，衝突カーマ K_c で表される．

$$K_c = \frac{dE_{en}}{dm} = \left(\frac{\mu_{en}}{\rho}\right) h\nu \Phi \quad \text{――(6.1.7)}$$

ここで，μ_{en}/ρ は質量エネルギー吸収係数，$h\nu$ は光子エネルギー，Φ は光子フルエンスである．

動き出した電子は運動エネルギーを失うまで進む．したがって，間接電離放射線の場合には，**図 6-1-2** の点 P で受け取ったエネルギーは点 P ですべて消費されるわけではない．そこで，**式 6.1.7** で求めたエネルギーがどのような領域で消費されるかを考える必要がある．

"エネルギーを消費する領域"を考えるとき，荷電粒子のエネルギー付与のパターンとして**荷電粒子平衡**（charged particle equilibrium：**CPE**）と**過渡荷電粒子平衡**（transit charged particle equilibrium：**TCPE**）という 2 つの考え方を想定する．

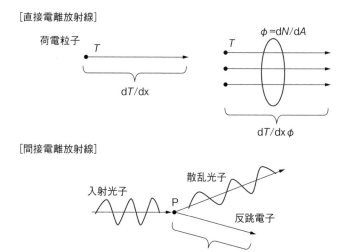

図 6-1-2 直接，間接電離放射線での荷電粒子のエネルギー付与

T は荷電粒子の運動エネルギー，ϕ は荷電粒子フルエンス．

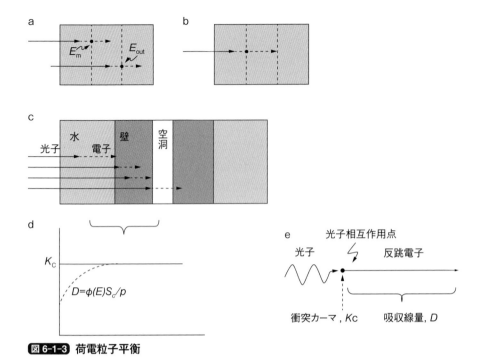

図 6-1-3 荷電粒子平衡

● 荷電粒子平衡での吸収線量

図 6-1-3a の2本の破線の内側の領域をみると，外側から2個の光子（実線矢印）が向かってきている．それぞれの光子は物質と相互作用をし，2個の電子（点線矢印）を反跳させた．1個の反跳電子は破線の内側の領域に E_{in} のエネルギーを持ち込んだ．もう1つの反跳電子は破線の内側から外側に向けて E_{out} のエネルギーを運び去った．このとき，

$$E_{in} = E_{out}$$

であれば，図 6-1-3b に示すように1個の光子が反跳した電子が破線の内側で，その全運動エネルギーを消費したことと同値となる．このことを荷電粒子平衡（CPE）と呼ぶ．電子が反跳を起こすための供給量に相当する光子エネルギーフルエンスが反跳電子の飛程の中で変わることがなければ，CPE が至るところで成立することになる（図 6-1-3c, d）．

したがって，CPE が成立し，かつ相互作用点に到達する光子のエネルギーフルエンスが一定であるとき，光子の相互作用により光子から電子への衝突カーマを評価すれば，衝突カーマに相当するエネルギーが物質に吸収されたことになる．すなわち，"光子の相互作用「点」と吸収線量の「広がり」"の相違が克服（キャンセル）される（図 6-1-3e）．

▶ 荷電粒子平衡によって何を得るのか

衝突カーマ K_c は間接電離放射線によって質量 dm の物質中で遊離したすべての電離粒子の初期運動エネルギーの中の物質へのエネルギー付与の総和である dE_{en} を dm で除した商である．これは吸収線量の定義でもあるので，光子フルエンスを Φ とすると

$$\text{CPE が成立している場合：} K_c = \frac{dE_{en}}{dm} = \frac{\mu_{en}}{\rho} h\nu\Phi = \frac{\mu_{en}}{\rho}\Psi = D \quad\text{(6.1.8)}$$

となり，衝突カーマは吸収線量に等しい．
　ここで2つの物質 A と B の吸収線量を比較してみよう．

　　CPE が成立している場合：$\dfrac{D_A}{D_B} = \dfrac{(\mu_{en}/\rho)_A \Psi_A}{(\mu_{en}/\rho)_B \Psi_B}$　——(**6.1.9**)

　ここで，A→B に光子が進むとするとき，物質 A 中での光子エネルギーフルエンス($\Psi = h\nu\Phi$)が変化しなければ

　　CPE が成立している場合：$\dfrac{D_A}{D_B} = \dfrac{(\mu_{en}/\rho)_A}{(\mu_{en}/\rho)_B}$　——(**6.1.10**)

　吸収線量を評価するうえで，CPE とは非常に好都合な状況なのである．しかし，現実にはそれほど好都合な状況はなく，TCPE という状況で考えていかなければならない．

● **過渡荷電粒子平衡での吸収線量**
　物質中の有限な大きさをもつ領域まで電子が拡散するとき，その距離に応じて光子数の減弱が起こる．その結果，衝突カーマも低下し，吸収線量も低下することになる．この状況においても，衝突カーマ K_c と吸収線量 D が平行関係を維持する深さ領域が生じる(**図 6-1-4**)．この領域を TCPE にあるという．
　K_c と D が平行にあることより，これらの深さ勾配を μ，反跳電子の平均飛程を $\bar{x}$ とすれば，

　　TCPE が成立している場合：$D \approx K_c(1 + \mu\bar{x})$　——(**6.1.11**)

　　TCPE が成立している場合：$D = \beta K_c$　——(**6.1.12**)

となり，吸収線量と衝突カーマの平行関係を用いることで，ある深さ d の衝突カーマがわかれば，それより深部($d + \bar{x}$)の吸収線量を知ることができる．

● **荷電粒子平衡にとらわれない阻止能比による吸収線量の評価**
　吸収線量を評価する道具として空洞電離箱を用いる状況は，電離箱周囲の媒質の吸収線量を評価することにある．すなわち，
　　空洞気体の吸収線量⇒周囲の媒質の吸収線量
という変換を必要とする．
　吸収線量をもたらす荷電粒子(電子)がどのようにエネルギーを物質に付与するかは阻止能に

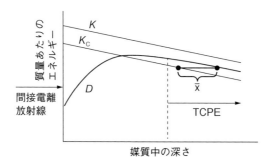

図 6-1-4 過渡荷電粒子平衡

よって表せた(**2-5-2 項参照**).阻止能はエネルギー消費の形式により,

　全阻止能 S = 衝突阻止能 S_{col} + 放射阻止能 S_{rad}

である.電離に寄与するのは衝突阻止能 S_{col} である.

　衝突阻止能を用いて吸収線量を表してみよう.衝突阻止能は 1 個の荷電粒子が物質中を単位長さ進む間に電離により失うエネルギー dE として定義される.

$$S_{col} = \frac{dE}{dx} \left[\frac{J}{m}\right] \quad \text{---(6.1.13)}$$

荷電粒子数を N とすると,

$$dE = S_{col} dx N$$

dE から吸収線量 D を得るには,上式の両辺を質量 dm で割ればよい.

$$D = \frac{dE}{dm} = \frac{S_{col} dx N}{\rho dV} = \frac{S_{col}}{\rho} \frac{dx N}{dx dA} = \frac{S_{col}}{\rho} \frac{N}{dA} = \frac{S_{col}}{\rho} \Phi \quad \text{---(6.1.14)}$$

ここで,Φ は荷電粒子フルエンスである.S_{col}/ρ を質量衝突阻止能と呼ぶ.

　空洞内の電子のフルエンスを Φ_{air} とする.空洞に飛び込む電子は電離箱の壁で発生すると仮定し,壁内の電子のフルエンスを Φ_{wall} とすると

$$\frac{D_{wall}}{D_{air}} = \frac{\Phi_{wall}}{\Phi_{air}} \frac{(S_{col}/\rho)_{wall}}{(S_{col}/\rho)_{air}} = \frac{\Phi_{wall}}{\Phi_{air}} \left(\frac{S_{col}}{\rho}\right)_{wall,air} \quad \text{---(6.1.15)}$$

空洞の存在による電子フルエンスの乱れはないとすると(これは"空洞の大きさが電子の飛程に比べて小さい"とも表現できる),

$$\Phi_{wall} = \Phi_{air}$$

が成立する.したがって,壁と空洞空気の吸収線量の比率は

$$\frac{D_{wall}}{D_{air}} = \frac{(S_{col}/\rho)_{wall}}{(S_{col}/\rho)_{air}} = \left(\frac{S_{col}}{\rho}\right)_{wall,air} \quad \text{---(6.1.16)}$$

と質量衝突阻止能比で表すことができる.これがブラッグ・グレイ(Bragg-Gray)の空洞理論(以降,B-G 空洞理論)における関係式である.測定電荷量から得る D_{air} から**式 6.1.16** によって導かれる吸収線量は空洞入射電子が反跳した壁の吸収線量 D_{wall} であることに注意しなければならない.

　光子と物質の相互作用の結果,光子が単色あるいはエネルギースペクトルをもついずれの場合においても,動き出す電子はエネルギー分布,すなわちエネルギースペクトルをもつ.このため B-G 空洞理論における線量比では,スペクトルに対して平均した阻止能を用いることになる.つまり,2 章の阻止能で説明したように,

- 光子相互作用の時点での光子がスペクトルをもつことによる反跳電子のスペクトルの平均
- 個々の光子エネルギーで発生する反跳電子のスペクトルの平均
- 空洞内での電子の阻止能の平均

という平均処理が必要になる.

▶ **電離箱による吸収線量評価での阻止能:制限衝突阻止能**

　連続的に減速するという CSDA 近似(continuously slowing down approximation)のもとで,

荷電粒子はエネルギーを失うと仮定する．不連続に突然大きなエネルギー損失はないということである．しかし，実際にはエネルギー損失の過程で，高速の電子が発生する．これをδ線と呼ぶ．δ線は入射電子に対して二次電子であり，δ線自身も物質にエネルギーを付与し，電離を行う．先の平均阻止能の中ではδ線は考慮されていない．

発生したδ線は物質中の電子スペクトルに加わり，低エネルギーの電子数を増やす[★4]ことになる．そこで，Attix[2)]が指摘したように，ある下限エネルギーΔを境界エネルギーとして，Δ以下の運動エネルギーの電子は空洞に入射せず，光子相互作用点で吸収されると仮定する．現在は，Nahumにより提案された空洞内で減速した結果，Δ以下のエネルギーとなった電子の寄与分が補正項として加えられている．この下限エネルギーΔ（カットオフエネルギー）の設定はいくぶん任意であるが，電離空洞をちょうど横切る運動エネルギー程度とされている．このようにして求められた平均質量衝突阻止能を，**平均制限質量衝突阻止能** $\bar{L}/\rho$ と呼ぶ（73頁，**2-5-4項参照**）．

標準計測法12では，臨床で用いる線質と電離箱に対する$(\bar{L}/\rho)_{\text{med,air}}$の値が示されている．$\bar{L}/\rho$を用いると，空洞空気の吸収線量から電離箱壁の吸収線量は次式で求めることができる．

$$D_{\text{wall}}\left[\frac{\text{J}}{\text{kg}}\right] = D_{\text{air}} \cdot \left(\frac{\bar{L}}{\rho}\right)_{\text{wall,air}} = \frac{Q[\text{C}]}{m_{\text{air}}[\text{kg}]} \frac{W}{e}\left[\frac{\text{J}}{\text{C}}\right] \cdot \left(\frac{\bar{L}}{\rho}\right)_{\text{wall,air}} \quad \text{——(6.1.17)}$$

6-2 水吸収線量の一次標準（国家標準）

電離箱を用いて水吸収線量を評価するためには，空洞気体質量m_{air}が既知でなければならない．m_{air}を間接的に知るために，吸収線量が既知の場が必要であった（**式 6.1.2**）．この既知の場が国家標準（一次標準）として提供されている．

現在，わが国の水吸収線量の一次標準は産業技術総合研究所（産総研）に設置されている．産総研における水吸収線量の測定は
- 熱量測定：グラファイトカロリメータ
- 電荷測定：電離箱による電荷測定

という2系統を組み合せたハイブリッド式である．電荷測定を加えているのは，二次標準とユーザによる測定での電離箱を使用を考慮したものである．

産総研では線量率評価であるが，ここでは線量評価で一次標準について説明する．

グラファイト中に納められたカロリメータ（直径20 mm，厚さ2 mm，質量M_Gのグラファイト素子）によって得た^{60}Co γ線での吸収熱量P_{rad}より，グラファイト吸収線量$D_G(c)$は

$$D_G(c) = \frac{P_{\text{rad}}}{M_G} k_i \quad \text{——(6.2.1)}$$

Memo
[★4] 入射電子かδ線かの区別は，入射電子のエネルギーをEとするとδ線が発生したとき$E/2$以上を入射電子，$E/2$以下をδ線とするので，低エネルギー成分が増えることになる．

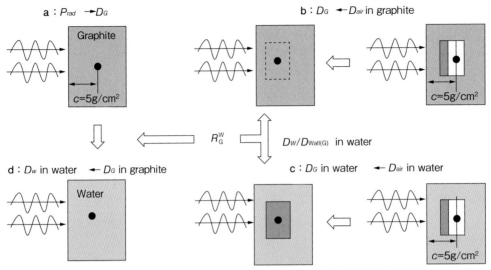

図 6-2-1 グラファイトカロリメータのグラファイト吸収線量を水吸収線量に変換するための吸収線量比の決定の流れ

で与えられる（図 6-2-1a）．ここで，k_i はグラファイトファントム中のカロリメータの幾何学的配置条件に対する補正係数である．c はカロリメータのグラファイト中の深さで，5 g/cm^2 である．$D_G(c)$ が国家標準となる．

次に，二次標準となる電離箱用の水ファントム中での水吸収線量 D_W を定めるために，グラファイト吸収線量 D_G に乗じる変換係数となる吸収線量比 R_G^W を，同じ空洞電離箱を用いて決定する．

空洞電離箱の壁材はグラファイトで，厚さ 5 mm である．グラファイト 5 mm は ^{60}Co γ 線による二次電子の最大飛程（0.5 g/cm^2）よりも厚い（グラファイトの密度は 1.7 g/cm^3 であるので $\rho t = 0.85$ g/cm^2）．したがって，空洞に入射する二次電子は電離箱壁で反跳した電子である．
注：一次標準の中で用いられている電離箱はグラファイト吸収熱量を基準としているので，電離箱の壁材はグラファイトであり，基準線質の ^{60}Co γ 線による反跳電子の飛程を考慮して 5 mm（0.85 g/cm^2）と厚い．このことより，以降の説明の中での空洞吸収線量はグラファイトファントムと水ファントムのいずれにおいても，電離箱壁からの電子によるものである．

● Step 1：グラファイトファントム中深さ c に厚さ 5 mm のグラファイト壁をもつ電離箱を挿入する

このとき得られた電荷量は $Q_G(c)$，補正（k_{TP}, k_H, k_{pol}, k_s）[★5]，電離箱の空洞幾何学的中心を測定深としたことによる変位補正 P_{dis}（標準計測法 12 の付録 2 では k_{CAV}^G と表記）を加える．

$$D_{\text{air in G}} = \frac{Q_G(c) \cdot k_{TP} \cdot k_{pol} \cdot k_s \cdot k_H}{m} \left(\frac{W}{e}\right) k_{CAV}^G$$

k_{CAV}^G の G は空洞入射電子の起点が壁（グラファイト）にあることによる．

Memo

[★5] k_{TP}：温度気圧補正係数，k_H：湿度補正係数，k_{pol}：極性効果補正係数，k_s：イオン再結合補正係数．

次に，空洞に飛び込んだ電子がすべて壁（グラファイト）から来ているので，B-G 空洞理論によりグラファイト中の空洞空気の吸収線量 $D_{\text{air in G}}$ をグラファイト吸収線量 $D_{\text{G in G}}$ に変換する．

$$D_{\text{G in G}} = D_{\text{air in G}} \left(\frac{\bar{L}}{\rho}\right)_{\text{G,air}}$$

この変換では空洞がグラファイトに置き換わるので，グラファイトと空洞で 5 g/cm^2 の深さを想定してきたが，空洞をグラファイトで置き換えたことによる深さの変化を補正する必要がある．この補正係数を $k_{\text{depth}}^{\text{G}}$ として，

$$D_{\text{G in G}}(c) = D_{\text{G in G}} \cdot k_{\text{depth}}^{\text{G}} = D_{\text{air in G}} \left(\frac{\bar{L}}{\rho}\right)_{\text{G,air}} \cdot k_{\text{depth}}^{\text{G}} \quad \text{---(6.2.2)}$$

● **Step 2：水ファントム中に厚さ 5 mm のグラファイト壁をもつ電離箱を挿入する**

このときの深さは（水＋電離箱壁＋空洞）で 5 g/cm^2 である．この深さを c' と表記する．測定電荷量は $Q_{\text{w}}(c')$ である．補正係数は Step 1 と同様であるが，防浸鞘を用いているので k_{sleeve} が加わる．

$$D_{\text{air in water}} = \frac{Q_{\text{w}}(c') \cdot k_{\text{TP}} \cdot k_{\text{pol}} \cdot k_{\text{s}} \cdot k_{\text{H}} \cdot k_{\text{sleeve}}}{m} \left(\frac{W}{e}\right) k_{\text{CAV}}^{\text{G}}$$

B-G 空洞理論より

$$D_{\text{G in water}} = D_{\text{wall(G) in water}} = D_{\text{air in water}} \left(\frac{\bar{L}}{\rho}\right)_{\text{G,air}}$$

$$D_{\text{G in water}}(c') = D_{\text{wall(G) in water}} \cdot k_{\text{depth}}^{\text{G}} = D_{\text{air in water}} \left(\frac{\bar{L}}{\rho}\right)_{\text{G,air}} \cdot k_{\text{depth}}^{\text{G}}$$

グラファイト中では同質であったので問題にはならなかったが，ここでは水吸収線量 $D_{\text{w in water}}$ を求めたいので，物質間の反跳電子の衝突カーマの違いである質量エネルギー吸収係数比を適用する．

$$D_{\text{w in water}}(c') = D_{\text{G in water}}(c') \left(\frac{\mu_{\text{en}}}{\rho}\right)_{\text{w,G}} = D_{\text{air in water}} \left(\frac{\bar{L}}{\rho}\right)_{\text{G,air}} \cdot k_{\text{depth}}^{\text{G}} \cdot \left(\frac{\mu_{\text{en}}}{\rho}\right)_{\text{w,G}}$$

さらに，$D_{\text{w in water}}$ と $D_{\text{G in water}}$ の間には到達光子のエネルギーフルエンスの違いが発生している．この違いの補正係数を $\Psi_{\text{w,G}}$ とする．

また，この測定系は TCPE 状態にあるので，衝突カーマと吸収線量との間の平行関係にかかわる補正係数 β の水とグラファイトでの違いを補正する $\beta_{\text{w,G}}$ を適用する必要がある．よって，

$$D_{\text{w in water}}(c') = D_{\text{air in water}} \left(\frac{\bar{L}}{\rho}\right)_{\text{G,air}} \cdot k_{\text{depth}}^{\text{G}} \cdot \left(\frac{\mu_{\text{en}}}{\rho}\right)_{\text{w,G}} \cdot \Psi_{\text{w,G}} \cdot \beta_{\text{w,G}} \quad \text{---(6.2.3)}$$

● **Step 3：上記 2 つの step で得られた $D_{\text{w in water}}$ と $D_{\text{G in G}}$ を用いて，カロリメータで得た吸収線量 $D_{\text{G}}(c)$ を $D_{\text{w in water}}(c')$ に変換するための係数 R_{G}^{w} を得る**

式 6.2.2 と 6.2.3 より

$$R_{\text{G}}^{\text{w}} = \frac{D_{\text{w in water}}(c')}{D_{\text{G in G}}(c)} \quad \text{---(6.2.4)}$$

を得る．これより一次標準となる水吸収線量 $D_{\text{w in water}}(c')$ と吸収熱量から得たグラファイト吸

収線量 $D_G(c)$ の関係は

$$D_{\text{w in water}}(c') = D_G(c) R_G^w \quad \text{——(6.2.5)}$$

となる．

例題 6-2 20.0℃，101.33 kPa の状態の空気が充填された体積 1 cm³ の空洞電離箱（壁材 PMMA）を PMMA ファントムに配置し，^{60}Co γ 線で照射した．このとき 0.300 nC の電荷量を得た．PMMA ファントムの吸収線量を求めなさい．ただし，20.0℃，101.33 kPa における空気の密度は 0.001205 g/cm³ である．ただし，$(\bar{L}/\rho)_{\text{PMMA,air}} = 1.102$ とする．

【解】

$$m_{\text{air}} = 10^{-6}[\text{m}^3] \times 1.205\left[\frac{\text{kg}}{\text{m}^3}\right] = 1.205 \times 10^{-6}[\text{kg}]$$

$(\bar{L}/\rho)_{\text{PMMA,air}} = 1.102$ であるので

$$D_{\text{wall}} = D_{\text{PMMA}} = D_{\text{air}} \cdot \left(\frac{\bar{L}}{\rho}\right)_{\text{PMMA,air}} = \frac{3.00 \times 10^{-10}}{1.205 \times 10^{-6}}\left[\frac{\text{C}}{\text{kg}}\right] \times 33.97\left[\frac{\text{J}}{\text{C}}\right] \times 1.102 = 9.320 \times 10^{-3}\left[\frac{\text{J}}{\text{kg}}\right]$$

この例題ではファントムと電離箱の壁材が同じ材質（PMMA）であるので，D_{air} から D_{wall} に変換することで PMMA ファントムの吸収線量となる．

6-3 実用電離箱による水吸収線量の決定

❶ 実用電離箱の水吸収線量評価の定式

　今までの議論に基づいて水の吸収線量を得るには，水中に壁のない電離箱があれば $D_{\text{air}} \to D_w$ を簡単に求めることができた．しかし，実際の電離箱は壁を有する．ここでは壁をもつ電離箱を実用電離箱と呼ぶ．

　実用電離箱において，電離空洞での電離に供する電子はどこで反跳するのだろう．壁厚が反跳電子の飛程よりも薄い場合には，壁以外の周囲の媒質（水）から反跳した電子も空洞を横切る（**図 6-3-1a**）．壁厚が反跳電子の飛程よりも厚いときには（**図 6-3-1b**），Bragg-Gray の空洞理論より，**式 6.1.17** より空洞空気吸収線量 D_{air} と壁吸収線量 D_{wall} を関係づけることになる．

　"電離箱壁厚＜反跳電子の飛程"のときには，補正係数 P_{wall} を用いることで，**式 6.1.17** を

$$D_{\text{wall}}\left[\frac{\text{J}}{\text{kg}}\right] = D_{\text{air}} \cdot \left(\frac{\bar{L}}{\rho}\right)_{\text{wall,air}} \cdot P_{\text{wall}} = \frac{Q[\text{C}]}{m_{\text{air}}[\text{kg}]} \frac{W}{e}\left[\frac{\text{J}}{\text{C}}\right] \cdot \left(\frac{\bar{L}}{\rho}\right)_{\text{wall,air}} P_{\text{wall}} \quad \text{——(6.3.1)}$$

として，D_{air} から D_{wall} を導くことができる．

　しかし，われわれが知りたいのは電離箱周囲の媒質（水）の吸収線量 D_w である．**式 6.3.1** で得たのは壁吸収線量 D_{wall} である．壁が薄く，組成も媒質（水）と大きく変わらないとするときには，

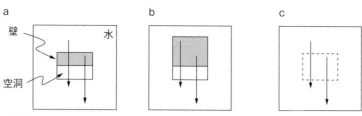

図6-3-1 壁を有する電離箱の空洞吸収線量から媒質の吸収線量への展開
a：電離空洞に入射する電子が媒質(水)と壁で発生.
b：電離空洞に入射する電子が壁のみで発生.
c：電離箱が存在しない.

壁の存在が媒質(水)中の光子スペクトルを変えることはないと考えることができる．同じ光子スペクトルのもとで物質の違いによって生じるのは，相互作用の確率の違いである．ここで考えているのは吸収線量であるので，相互作用の確率の違いは衝突カーマの違いによって評価する．光子フルエンスをΦ，1回の相互作用で光子から吸収される平均エネルギーを$\bar{E}_{en}$とすると，次式のように物質間の吸収線量比は質量エネルギー吸収係数比として表すことができる．

$$\frac{D_w}{D_{wall}} = \frac{(K_c)_w}{(K_c)_{wall}}$$

$$= \frac{\Phi_w \left[\frac{\mu}{\rho}\bar{E}_{en}\right]_w}{\Phi_w \left[\frac{\mu}{\rho}\bar{E}_{en}\right]_{wall}} = \left(\frac{\bar{\mu}_{en}}{\rho}\right)_{w,wall} \quad \text{——(6.3.2)}$$

ただし，吸収線量と衝突カーマが一致するのは荷電粒子平衡CPEにあるとき($\Phi_w = \Phi_{wall}$)である．したがって，**式6.3.2**を過渡荷電粒子平衡TCPEに適用するためには，補正係数βを必要とする．

以上より，$D_{air} \to D_{wall} \to D_w$の展開(**図6-3-1のa**と**c**の間の関係)が下記のように得られる．

$$D_w = D_{wall} \left(\frac{\mu_{en}}{\rho}\right)_{w,wall} \beta$$

$$= D_{air} \cdot \left(\frac{\bar{L}}{\rho}\right)_{wall,air} \left(\frac{\bar{\mu}_{en}}{\rho}\right)_{w,wall} \beta \cdot P_{wall}$$

$$= 33.97 \left[\frac{J}{C}\right] \frac{Q[C]}{m_{air}[kg]} \left(\frac{\bar{L}}{\rho}\right)_{wall,air} \left(\frac{\bar{\mu}_{en}}{\rho}\right)_{w,wall} \beta \cdot P_{wall} \quad \text{——(6.3.3)}$$

式6.3.3中の$(\bar{L}/\rho)_{med,air}$と$(\bar{\mu}_{en}/\rho)_{w,med}$の値は標準計測法12の中で，^{60}Co$\gamma$線と加速器からの種々の光子エネルギーに対して与えられている(標準計測法12の表A4-3とA4-4)．

❷ 空洞電離箱の擾乱補正係数

Bragg-Grayの空洞理論における吸収線量比と阻止能比の関係が成立するための条件が満たされないことに対して擾乱補正 perturbation correction が加えられる．擾乱補正として，壁補正係数P_{wall}，空洞補正係数P_{cav}，変位補正係数P_{dis}，中心電極補正係数P_{cel}がある．

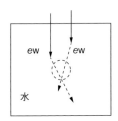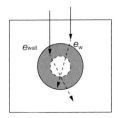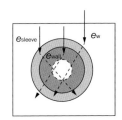

図 6-3-2 空洞に入射する電子の発生点の違い

● 壁補正係数

壁補正係数は"空洞電離箱の電離電荷はどこで動き出した電子によるのか？"という問題に関係する（**図 6-3-2**）．水中に配置した電離箱の場合，空洞に入射する電子の発生点は水，壁，防浸鞘（防浸型電離箱では不要）である．

Bragg-Gray の空洞の場合の吸収線量は，周囲の水からの電子のみが空洞に入射するので

$$\frac{D_\mathrm{w}}{D_\mathrm{air}} = \frac{(\bar{L}/\rho)_\mathrm{w}}{(\bar{L}/\rho)_\mathrm{air}} = \left(\frac{\bar{L}}{\rho}\right)_\mathrm{w,air}$$

実際の電離箱（壁や防浸鞘をもつ電離箱）による吸収線量評価の基準となる D_air を生む電子の発生起点の違いを補正する．これを壁補正係数 P_wall と呼ぶ．

$$\frac{D_\mathrm{w}}{D_\mathrm{air}} = \left(\frac{\bar{L}}{\rho}\right)_\mathrm{w,air} \cdot P_\mathrm{wall} \quad \text{――(6.3.4)}$$

空洞内で生じた全電離電荷に対する入射電子の発生起点割合を

壁：a，防浸鞘：τ，水：$1-a-\tau$

とする．壁や防浸鞘をもつ電離箱に対して Bragg-Gray 空洞における関係式を適用すると，下記のようになる．

$$\tau D_\mathrm{w} = \tau D_\mathrm{sleeve}\left(\frac{\bar{\mu}_\mathrm{en}}{\rho}\right)_\mathrm{w,sleeve} = \tau D_\mathrm{air}\left(\frac{\bar{L}}{\rho}\right)_\mathrm{sleeve,air}\left(\frac{\bar{\mu}_\mathrm{en}}{\rho}\right)_\mathrm{w,sleeve} \quad \text{――(6.3.5)}$$

$$a D_\mathrm{w} = a D_\mathrm{wall}\left(\frac{\bar{\mu}_\mathrm{en}}{\rho}\right)_\mathrm{w,wall} = a D_\mathrm{air}\left(\frac{\bar{L}}{\rho}\right)_\mathrm{wall,air}\left(\frac{\bar{\mu}_\mathrm{en}}{\rho}\right)_\mathrm{w,wall} \quad \text{――(6.3.6)}$$

$$(1-a-\tau)D_\mathrm{w} = (1-a-\tau)D_\mathrm{air}\left(\frac{\bar{L}}{\rho}\right)_\mathrm{w,air} \quad \text{――(6.3.7)}$$

$$D_\mathrm{w} = D_\mathrm{air}\left(\frac{\bar{L}}{\rho}\right)_\mathrm{w,air} \quad \text{――(6.3.8)}$$

これらの合計と壁も防浸鞘もない理想的な電離箱（Bragg-Gray 空洞）での吸収線量である**式 6.3.7** との比率が，壁擾乱係数となる．

$$P_\mathrm{wall} = \frac{a\left(\frac{\bar{L}}{\rho}\right)_\mathrm{wall,air}\left(\frac{\bar{\mu}_\mathrm{en}}{\rho}\right)_\mathrm{w,wall} + \tau\left(\frac{\bar{L}}{\rho}\right)_\mathrm{sleeve,air}\left(\frac{\bar{\mu}_\mathrm{en}}{\rho}\right)_\mathrm{w,sleeve} + (1-a-\tau)\left(\frac{\bar{L}}{\rho}\right)_\mathrm{w,air}}{\left(\frac{\bar{L}}{\rho}\right)_\mathrm{w,air}} \quad \text{――(6.3.9)}$$

▶ 電離箱壁と防浸鞘からの電離割合 a，τ の値

- 基準線質 ^{60}Co γ 線：Lempert ら[3]の計測値によると（**図 6-3-3**），

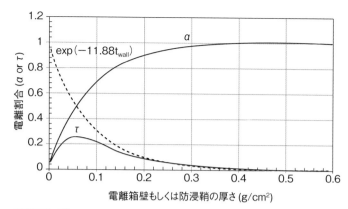

図 6-3-3 ⁶⁰Coγ線における電離箱の壁（α）と防浸鞘（τ）からの電子による電離割合

表 6-3-1 空洞での全電離電荷に対する壁および鞘で生じる二次電子による電離電荷の割合（α, τ）

壁厚 (g/cm⁻²)	TPR₂₀,₁₀										
	0.56	0.59	0.62	0.65	0.68	0.70	0.72	0.74	0.76	0.78	0.80
0.05	0.377	0.333	0.272	0.211	0.176	0.155	0.145	0.125	0.120	0.112	0.109
0.10	0.592	0.560	0.491	0.396	0.333	0.290	0.258	0.228	0.204	0.182	0.172
0.20	0.792	0.753	0.667	0.547	0.468	0.411	0.371	0.326	0.288	0.251	0.222
0.40	0.921	0.901	0.835	0.709	0.625	0.570	0.524	0.476	0.423	0.377	0.330
0.55	0.977	0.966	0.918	0.815	0.723	0.657	0.603	0.551	0.500	0.453	0.414

〔日本医学物理学会（編）：外部放射線治療における吸収線量の標準計測法（標準計測法 12）．通商産業研究社，p.138，2013 より〕

$$a(t_{\text{wall}}) = 1 - \exp[-11.88 t_{\text{wall}}] \quad\quad (6.3.10)$$

$$\tau(t_{\text{sleeve}}) = \exp[-11.88 t_{\text{wall}}](1 - \exp[-11.88 t_{\text{sleeve}}]) \quad\quad (6.3.11)$$

- 加速器からの光子線：a と τ は，標準計測法 12 では表形式で示されている．それを**表 6-3-1**，**図 6-3-4** および**図 6-3-5** に示す．

$TPR_{20,10}$ に対する a と τ の変化は単調であるので，実務的には線形内挿によって求めることができる．防浸鞘は一般的に PMMA（$\rho = 1.17 \sim 1.19$ g/cm³）製で，厚さは 1 mm であるので，面積密度では 0.119 g/cm² 程度となる．

光子線の線量評価で用いることの多い PTW 30013 について，壁，防浸鞘および水ファントムから空洞に飛び込む電子の割合を調べてみよう．電離箱のみで使用した場合には，4 MV では電離電荷の約 70％，10 MV で約 85％が水中からの電子による（**表 6-3-2**）．しかし，防浸鞘を用いた場合には，水中からの電子の寄与は 4 MV で約 19％，10 MV で約 60％まで低下することがわかる（**表 6-3-2**）．

光子線エネルギーが高いほど媒質（水）からの電子の寄与が増加するが，式 6.3.9 中の $(\bar{L}/\rho)$ と $\bar{\mu}_{\text{en}}/\rho$ の光子線のエネルギーに対する変化の相違により，高エネルギーで $(P_{\text{wall}})_{\text{Q}}$ は増加する．吸収線量評価において P_{wall} は線質変換係数の中で用いる．このときの P_{wall} の影響は

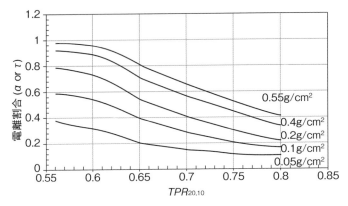

図6-3-4 壁あるいは防浸鞘の厚さ[g/cm^2]をパラメータとしたときの加速器からの光子線の $TPR_{20,10}$ に対する電離割合の変化

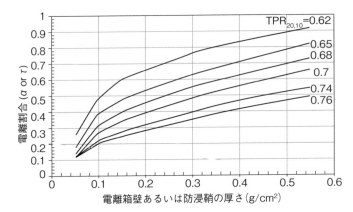

図6-3-5 加速器からの光子線の $TPR_{20,10}$ をパラメータとしたときの壁あるいは防浸鞘の厚さ[g/cm^2]に対する電離割合の変化

表6-3-2 ファーマ形電離箱 PTW 30013 に PMMA 製防浸鞘 1 mm を用いたときの光子線エネルギーごとの壁，防浸鞘および周囲の水からの電子による電離割合

PTW 30013	壁(PMMA)			防浸鞘(PMMA)			水		
厚さ(g/cm^2)	0.057			0.119			防浸鞘ありのときの値		
公称エネルギー, MV	4	6	10	4	6	10	4	6	10
$TPR_{20,10}$	0.623	0.666	0.734	0.623	0.666	0.734	0.623	0.666	0.734
電子割合	0.296	0.216	0.146	0.514	0.389	0.256	0.189	0.394	0.598

$(P_\text{wall})_{Q,Q_0}$ で評価する．PTW 30013 に対する P_wall の光子エネルギーに対する変化を**図6-3-6**に示す．Sleeve 1 mm と Sleeve 0 mm は線質 Q の P_wall である．標準計測法 12 では防浸鞘なしと PMMA 1 mm の P_wall の平均値を線質 Q の P_wall としている．この平均値を ^{60}Co γ 線での P_wall で除した $(P_\text{wall})_{Q,Q_0}$ が線質変換係数の中で用いられる．

^{60}Co γ 線における平行平板形電離箱の P_wall の値は，Mainegra-Hing ら[4]のモンテカルロシミュレーションの結果を採用している（**表6-3-3**）．

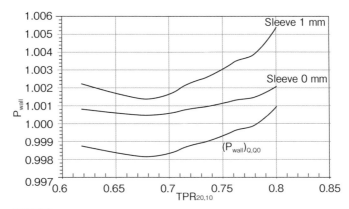

図 6-3-6 標準計測法 12 で採用している PTW30013 電離箱の壁補正係数 P_{wall} と線質変換係数における $(P_{wall})_{Q,Q_0}$ の $TPR_{20,10}$ に対する変化

表 6-3-3 ^{60}Co γ 線における平行平板形電離箱の壁補正係数 P_{wall}

平行平板電離箱	防浸鞘	P_{wall}
NACP02	—	1.0207
Roos	—	1.0090
Classic Markus	0.87 mm PMMA	1.0048
Advanced Markus	0.87 mm PMMA	1.0082
Roos	—	1.0090
Exradin A10	1.00 mm PMMA	0.9621
Exradin P11	—	1.0280
Capintec PS-033	1.00 mm polystyrene	0.9861

▶ 電子線の P_{wall}

電子線における円筒形と平行平板形の電離箱の P_{wall} は 1.0 である．平行平板形電離箱については，Araki[5]のモンテカルロシミュレーションの結果（**図 6-3-7**）を採用している．Araki の結果をみると，保護リング幅が確保され，空洞の幅と高さの比率が良好な NACP02 と Roos の R_{50} に対する P_{wall} の変化は，ほぼ平行関係にある．しかし，保護リング幅の狭い Classic Markus は 6 MeV (R_{50} = 2.37 g/cm^2) 以上では Roos と同等であるが，4 MeV (R_{50} = 1.31 g/cm^2) で NACP02 と同等の P_{wall} の値となる変化を示す．Araki の結果を**表 6-3-4** に数値で示しておく．

● 空洞補正係数

電離箱が存在しないときの水中の電子フルエンスと電離空洞内の電子フルエンスの違いは，空洞補正係数 P_{cav} で補正する．^{60}Co γ 線と光子線ともに，電離箱の存在による電子フルエンスの変化はない，すなわち P_{cav} = 1.0 とされている．

電子線の場合には，空洞と電離箱壁での散乱により電子フルエンスの相違が生じる．媒質中では多重散乱するが，空洞空気では散乱の低下による直進性（obliquity と呼ぶ）により空洞内の電子フルエンスが低下する（**図 6-3-8**）．これとは反対に，媒質中では評価点に向かう散乱はないが，電離箱壁の存在により大きな散乱角で電子が空洞に入射する．これを in-scattering 効果

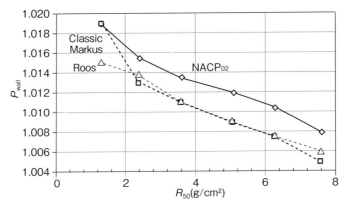

図 6-3-7 電子線における平行平板形電離箱(NACP02, Classic Markus, Roos)の R_{50} に対する P_{wall} の変化

〔Araki F : Monte Carlo calculations of correction factors for plane-parallel ionization chambers in clinical electron dosimetry. Med Phys 35：4033-4040, 2008 より作成〕

表 6-3-4 校正深における平行平板形電離箱の電子線における壁補正係数

E(MeV)	4	6	9	12	15	18
R_{50}(g/cm^2)	1.31	2.37	3.59	5.06	6.27	7.6
NACP02	1.019	1.016	1.013	1.012	1.011	1.008
Classic Markus	1.019	1.014	1.011	1.009	1.008	1.005
Roos	1.015	1.013	1.011	1.009	1.007	1.006

〔Araki F : Monte Carlo calculations of correction factors for plane-parallel ionization chambers in clinical electron dosimetry. Med Phys 35：4033-4040, 2008 より作成〕

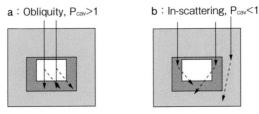

図 6-3-8 気体空洞と電離箱壁による電子の散乱の模式図と P_{cav} の関係

と呼ぶ．十分な保護リング幅をもつ電離箱では，in-scattering 効果の影響は低い．obliquity による影響は $P_{cav}>1$, in-scattering による影響は $P_{cav}<1$ と，それぞれ拮抗する方向に働く．これは低エネルギーの電子において顕著となる．標準計測法 12 では，$P_{repl} = P_{gr} \times P_{fl}$(AAPM TG51 表記) $= P_{dis} \times P_{cav}$ (標準計測法 12 表記) という 2 つの因子の積の値として，Araki の報告[5]による値を採用している(図 6-3-9 と表 6-3-5)．

● 変位補正係数

空洞の存在による媒質(水)の電子フルエンスの変化には，空洞内の電子フルエンスの深さに

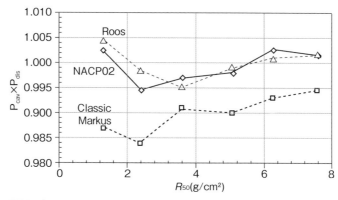

図 6-3-9 校正深における平行平板形電離箱の擾乱補正係数 $P_{cav} \times P_{dis}$ の R_{50} に対する変化

〔Araki F：Monte Carlo calculations of correction factors for plane-parallel ionization chambers in clinical electron dosimetry. Med Phys 35：4033-4040, 2008 より作成〕

表 6-3-5 校正深における平行平板形電離箱の電子線における $P_{cav} \times P_{dis}$ の R_{50} に対する変化

E(MeV)	4	6	9	12	15	18
R_{50}(g/cm²)	1.31	2.37	3.59	5.06	6.27	7.6
NACP02	1.003	0.995	0.997	0.998	1.003	1.002
Classic Markus	0.987	0.984	0.991	0.990	0.993	0.995
Roos	1.005	0.999	0.995	0.999	1.001	1.002

ただし，変位法による深さ設定を行うので，$P_{dis}=1$ である。
〔Araki F：Monte Carlo calculations of correction factors for plane-parallel ionization chambers in clinical electron dosimetry. Med Phys 35：4033-4040, 2008 より作成〕

対する変化とフルエンスの大きさの変化がある．フルエンスの大きさの変化については，先にみた P_{cav} で補正される．一方，電子フルエンスの深さに対する変化を補正するのが**変位補正係数 P_{dis}** である．

　光子線では減弱と散乱により，光子フルエンスは深さに対して勾配をもつ．勾配をもつ場に有限な大きさの空洞を挿入し，空洞電荷量から得た空洞空気吸収線量は光子フルエンス勾配の中での反跳電子による平均化した吸収線量となる．そのため，Bragg-Gray の空洞理論による理想空洞（壁をもたない電離箱）において

$$\frac{D_w}{D_{air}} = \left(\frac{\bar{L}}{\rho}\right)_{w,air}$$

が成立しない．そこで，

$$\frac{D_w}{D_{air}} = \left(\frac{\bar{L}}{\rho}\right)_{w,air} \cdot P_{dis}$$

とする補正係数 P_{dis} を導入することになる．

　変位補正係数 P_{dis} については，これまで Johansson ら[6]の実験値が採用されてきた．しかし，

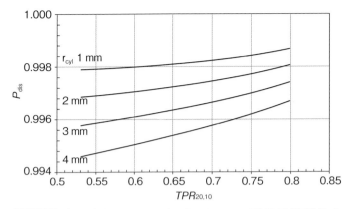

図6-3-10 空洞半径 r_{cyl} =1，2，3，4 mm の円筒形電離箱の $TPR_{20,10}$ に対する水中10 cm 深の P_{dis} の変化

Wangら[7,8]の報告により過大評価であることが示された．この問題はYoshiyamaら[9]やSwanpalmerら[10]によっても確認された．その結果，標準計測法12ではWangらの回帰式により水中10 cmの P_{dis} を次式で決定する．ただし，Farmer形電離箱の空洞の幾何学的中心を測定深としたときの P_{dis} 値である．

$$P_{dis} = 1.0021 - 0.00188 r_{cyl} - 0.0108 TPR_{20,10} - 2.5 \times 10^{-5} r_{cyl}^2 + 0.009 TPR_{20,10}^2 + 0.00169 r_{cyl} TPR_{20,10}$$
——(6.3.12)

ここで，r_{cyl} は mm 単位の円筒形電離箱の空洞半径である．この式は ^{60}Co γ 線と光子線に対して適用される．ただし，^{60}Co γ 線については $TPR_{20,10}$ =0.57 とする．適用範囲は，1 mm≦ r_{cyl} ≦10 mm，0.57≦ $TPR_{20,10}$ ≦0.80 である．$TPR_{20,10}$ については4章で述べた(116頁参照)．

いくつかの空洞半径における $TPR_{20,10}$ に対する P_{dis} の変化を**図6-3-10**に示す．深さに対する線量勾配が大きい光子線ほど P_{dis} の1.0からの乖離は大きく，また空洞半径が大きいほど，その傾向が強い．P_{dis} <1.0 であることより D_w < D_{air} となり，空洞の幾何学的中心で得た D_{air} は実際には幾何学的中心よりも浅い深さの測定量ということになる．

水吸収線量校正定数を用いる標準計測法12では，P_{dis} は線質変換係数 k_{Q,Q_0} の中で ^{60}Co γ 線の P_{dis} との比率として乗じる係数となる．よって，**式6.3.12**から得る $(P_{dis})_{Q,Q_0}$ を用いる．$(P_{dis})_{Q,Q_0}$ の $TPR_{20,10}$ に対する変化を**図6-3-11**に示す．線質 Q での P_{dis} 値よりも k_{Q,Q_0} の中の $(P_{dis})_{Q,Q_0}$ の線質依存は小さく，緩やかなものとなる．

平行平板形電離箱の場合には，水吸収線量校正定数を取得するときの基準深は空洞前壁内面とする．これは測定実効点に相当する．すなわち，電離箱が存在しない水中の空洞前壁内面の位置が吸収線量の深さに相当する．したがって，平行平板形電離箱の深さ設定が空洞前壁内面としている標準計測法12においては，平行平板形電離箱の P_{dis} は1.0となる．ただし，Wangら[7]によると，平行平板形電離箱の ^{60}Co γ 線での測定実効点は空洞中心にあるという指摘もある．

● 中心電極補正係数

電離箱には円筒形と平行平板形がある．円筒形電離箱の場合には，空洞内に中心電極をもつ．一方，平行平板形電離箱は空洞の両側に電極をもつ(**図6-3-12**)．このため，円筒形電離箱の中

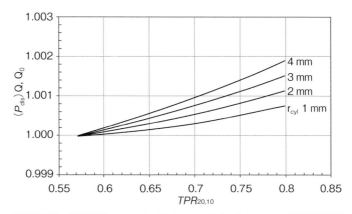

図 6-3-11 空洞半径 $r_{cyl}=1, 2, 3$ mm および 4 mm の円筒形電離箱の $TPR_{20,10}$ に対する水中 10 cm 深の $(P_{dis})_{Q,Q_0}$ の変化

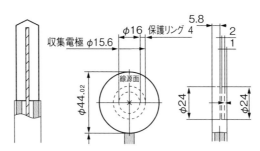

図 6-3-12 円筒形と平行平板形の電離箱

表 6-3-6 中心電極材質ごとの中心電極補正係数 (P_{cel}) の取扱い

中心電極材質	^{60}Co γ 線	光子線	電子線
C-552	1.0	1.0	1.0
A-150	1.0	1.0	1.0
グラファイト	1.0	1.0	1.0
アルミニウム	0.9926 実際には右欄の $(P_{cel})_{Q,Q_0}$ で補正する	$(P_{cel})_{Q,Q_0}=0.0109 TPR_{20,10}+0.994$	1.0
SPC steel	スチール電極も含め P_{cel} は不明のため対象外とする	IBA CC01 と Exradin A16 $(P_{cel})_{Q,Q_0}=0.0578 TPR_{20,10}+0.967$ その他の電離箱 $(P_{cel})_{Q,Q_0}=0.0298 TPR_{20,10}+0.983$	対象外とする

心電極と空洞空気の相違に対する補正が必要となる．これが中心電極補正係数 P_{cel} である．

現在，中心電極の材質は C-552：空気等価プラスチック，A-150：組織等価プラスチック，グラファイト，アルミニウム，SPC steel (silver-plated covered steel) である．これらに対する P_{cel} は**表 6-3-6** に示すように定められている．

6-4 標準計測法12に準拠した高エネルギー光子線の吸収線量評価

❶ 線質指標 $TPR_{20,10}$

　標準計測法12では，エネルギースペクトルをもつ高エネルギー光子線の線質を評価するために**線質指標 $TPR_{20,10}$** を用いる．これは水中での透過率の比率である（**図 6-4-1**）．したがって，計測量は一次線以外に散乱線も含んだ量となる．
- 一次線：媒質の透過厚による減弱とビーム拡散による逆二乗則の影響を受ける．
- 散乱線：照射野と深さ，すなわち照射体積による散乱線の発生と減弱の影響を受ける．

このような影響を回避するためには，計測時の条件を一定とする必要があり，これを基準条件としている（**表 6-4-1**）．

　基準条件のもとで，$TPR_{20,10}$ は次のように定義される．

$$TPR_{20,10} = \frac{D(d=20\text{ g/cm}^2, A=10\text{ cm}\times10\text{ cm})}{D(d=10\text{ g/cm}^2, A=10\text{ cm}\times10\text{ cm})}$$

$$= \frac{M(d=20\text{ g/cm}^2, A=10\text{ cm}\times10\text{ cm})}{M(d=10\text{ g/cm}^2, A=10\text{ cm}\times10\text{ cm})} \quad \text{---(6.4.1)}$$

　$TPR_{20,10}$ の定義を吸収線量比とするのは，少し矛盾を感じる部分である．$TPR_{20,10}$ を求める

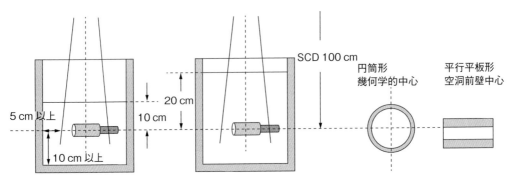

図 6-4-1 $TPR_{20,10}$ の測定配置

表 6-4-1 光子線の線質指標 $TPR_{20,10}$ 測定の基準条件

項　目	基準値あるいは基準条件
ファントム材質	水
電離箱	円筒形または平行平板形電離箱
測定深	10 g/cm² および 20 g/cm²
電離箱の基準点	円筒形：電離空洞の幾何学的中心 平行平板形：電離空洞前面の中心
電離箱の基準点の位置	円筒形，平行平板形ともに測定深
SCD	100 cm
照射野サイズ	10 cm×10 cm

段階は線質変換係数(後述する)が定まらないので,吸収線量比を求めることはできない.よって,**式6.4.1**の真の計測量 M の比率を用いる.

深さ $10\,\mathrm{g/cm^2}$ と $20\,\mathrm{g/cm^2}$ と電離箱の基準点の関係が,円筒形と平行平板形電離箱で異なる考え方をとる(**表6-4-1**).これは電離箱のタイプによる深さ設定の精度の確保を優先させたことによる.先にも述べたように,この時点では線量評価はできないので,円筒形電離箱,平行平板形電離箱ともに,それぞれの電離箱の測定実効点(Effective Point of Measurement:EPOM)を測定深に一致させる変位法を適用することになる.

円筒形電離箱の測定実効点は空洞半径を r_{cyl} とすると,光子線で $0.6r_{\mathrm{cyl}}$,電子線で $0.5r_{\mathrm{cyl}}$ だけ線源側に変位した位置にくる.平行平板形電離箱では空洞前壁内面中心となる.電離箱形状から,円筒形電離箱において測定実効点に深さを合わせることは誤差を生む要因となると IAEA TRS-398[11] で述べられている.このことを踏まえ,標準計測法 12 では円筒形電離箱に限り変位法とせず,幾何学的中心を深さに一致させることを採用した.また,このような処理による誤差は有意ではないとしている.誤差伝播の有意性からは,この判断は正しい.しかし,その結果,考え方の一貫性は失われた.

▶ $TPR_{20,10}$ 測定上の注意点

① SAD 一定とするので,線源電離箱間距離 SCD は 100 cm と一定である.
② 測定点はビーム中心軸上であり,側方と後方の散乱線を確保するために,水ファントムは測定点の横方向に照射野より 5 cm,深さ方向に 10 cm の余裕をもたせる.
③ 円筒形と平行平板形電離箱の基準点は異なる.

❷ 線質変換係数

線質変換係数 k_{Q,Q_0} は,Bragg-Gray の関係式にもとづいて次式により定義され,各電離箱タイプに対して与えられる.

$$k_{Q,Q_0} = \frac{[(\bar{L}/\rho)_{\mathrm{w,air}} P_i]_Q}{[(\bar{L}/\rho)_{\mathrm{w,air}} P_i]_{Q_0}} \quad\text{――(6.4.2)}$$

ここで,擾乱補正係数 P_i には P_{wall},P_{cav},P_{dis} および P_{cel} が含まれる.擾乱補正係数についてはすでに述べた.

k_{Q,Q_0} は線質 Q を光子線の線質指標 $TPR_{20,10}$ を用いて規定する.リファレンス線量計として利用されることの多い PTW 30013 の $TPR_{20,10}$ に対する k_{Q,Q_0} の変化を,**図6-4-2**に示す.光子線のエネルギーが高いほど k_{Q,Q_0} の値は小さくなる.その変化率はエネルギーが高いほど大きい.これは高エネルギー光子ほど反跳電子の運動エネルギーが高くなるため,**式6.4.2** の分子の水/空気の平均制限衝突阻止能比が基準線質 Q_0 よりも低下することによる.

❸ 円筒形電離箱での変位法によらない $TPR_{20,10}$ 測定時の k_{Q,Q_0} への誤差伝播

$TPR_{20,10}$ の**定義式6.4.1**における計測量 M の比率は,次式より TMR 比率と同値である.

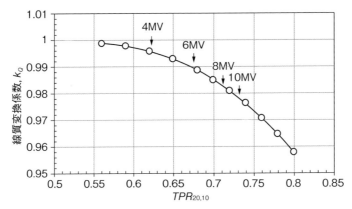

図 6-4-2 円筒形電離箱 PTW 30013 の $TPR_{20,10}$ に対する線質変換係数 k_{Q,Q_0} の変化

$$\frac{M(20,10\times10)}{M(10,10\times10)}=\frac{M(20,10\times10)/M(d_{\max},10\times10)}{M(10,10\times10)/M(d_{\max},10\times10)}=\frac{TMR(20,10\times10)}{TMR(10,10\times10)}$$

そこで,照射野 10 cm×10 cm の TMR の深さに対する変化率を BJR Supplement 25[12]) のデータを用いてみてみよう.図 6-4-2 に示すデータに不連続がみられるのは BJR データが平均処理を加えた結果である.光子エネルギーが高いほど TMR の変化率[cm^{-1}]は緩やかである.6 MV の深さ 10 cm 近傍では,-0.0028 mm^{-1},10 MV では -0.0025 mm^{-1},深さ 20 cm 近傍では 6 MV で -0.0022 mm^{-1},10 MV で -0.0021 mm^{-1} である.

円筒形電離箱の r_{cyl} を 3 mm とすると測定実効点は約 2 mm,6 MV において $TMR(10,10\times10)$ を 0.786 とするとき,変位量 2 mm による TMR の相対誤差は $0.0028\times2/0.786=0.007$,同様に $TMR(20,10\times10)$ を 0.532 とすると相対誤差は $0.0022\times2/0.532=0.008$ となるので,$TPR_{20,10}$ の誤差 $\delta TPR_{20,10}$ は相対誤差の 2 乗和より

$$\frac{\delta TPR_{20,10}}{TPR_{20,10}}=\sqrt{\left(\frac{\delta TMR(10,10\times10)}{TMR(10,10\times10)}\right)^2+\left(\frac{\delta TMR(20,10\times10)}{TMR(20,10\times10)}\right)^2}=\sqrt{0.007^2+0.008^2}=0.011$$

となる(誤差伝播処理が容易になる相対誤差を用いたテクニックは覚えておくとよい).よって,真の $TPR_{20,10}$ が $0.532/0.786=0.677$ に対して 1.1% の誤差となる.

この $TPR_{20,10}$ の誤差が k_{Q,Q_0} に及ぼす誤差について,次に検討してみる.PTW 30013 電離箱の k_{Q,Q_0} は図 6-4-2 に示すように滑らかな変化を示す.このとき $\delta TPR_{20,10}$ は k_{Q,Q_0} にどのように影響するのだろう.任意の $TPR_{20,10}$ において $\pm\delta TPR_{20,10}$ は k_{Q,Q_0} 曲線の傾きに応じて $\pm\delta k_{Q,Q_0}$ となることがわかる(図 6-4-3).

そこで,図 6-4-2 の k_{Q,Q_0} 曲線を下記のような 3 次多項式で回帰する(決定係数 $R^2=0.9998$).

$$k_{Q,Q_0}=-0.7894 TPR_{20,10}^3+0.8972 TPR_{20,10}^2-0.2845 TPR_{20,10}+1.0156$$

この回帰式を $TPR_{20,10}$ で微分すると

$$k_{Q,Q_0}'=-0.7894\times3\times TPR_{20,10}^2+0.8972\times2\times TPR_{20,10}-0.2845$$

上式に $TPR_{20,10}\pm\delta TPR_{20,10}$ を代入すると,6 MV の場合には 0.677 ± 0.007 であるので表 6-4-2 に示すように,k_{Q,Q_0} の相対誤差としては 0.1% となり,誤差は 1 桁落ちる.10 MV の場合も同

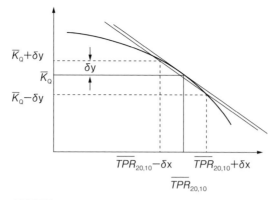

図 6-4-3 $TPR_{20,10}$ と k_{Q,Q_0} の誤差の関係

表 6-4-2 円筒形電離箱の幾何学的中心で $TPR_{20,10}$ の計測をしたときの k_{Q,Q_0} への誤差伝播

6 MV		$\delta TPR_{20,10}=0.011$		10 MV		$\delta TPR_{20,10}=0.007$	
	$TPR_{20,10}$	$TPR_{20,10}\pm\delta TPR_{20,10}$			$TPR_{20,10}$	$TPR_{20,10}\pm\delta TPR_{20,10}$	
	0.677	0.6844	0.6696		0.731	0.7361	0.7259
k_Q	0.9893	0.9881	0.9904	k_Q	0.9787	0.9775	0.9799
δk_Q	0	-0.001	0.001	δk_Q	0	-0.001	0.001
$\delta k_Q/k_Q$		-0.001	0.001	$\delta k_Q/k_Q$		-0.001	0.001

様に0.1%程度に過ぎない．これが標準計測法12で，円筒形電離箱に対して変位法を用いずに $TPR_{20,10}$ を測定することを認めている理由である．

❹ $TPR_{20,10}$ と TMR(10 cm，10 cm×10 cm)の関係

加速器の光子線におけるモニタ設定単位当たりの基準深吸収線量(dose monitor unit：DMU)評価では，TMR(10，10×10)の値を必要とする．DMU は患者投与線量の MU 値の独立検証において要となる値である．DMU は加速器の出力評価の中で，$TPR_{20,10}$ と TMR(10，10×10)の値を用いて導かれる．

$TPR_{20,10}$ を測定する中で，$TPR_{20,10}$ と TMR(10，10×10)の関係を理解しておくと，不用意な誤りを避けることができるので，両者の関係についてここで述べる．

現在，国内に設置されている Varian 社，Elekta 社および Siemens 社の直線加速器の4〜15 MV の $TPR_{20,10}$ と TMR(10，10×10)の関係を**図 6-4-4** に示す．これは4 MV が6台，6 MV が36台，10 MV が36台，15 MV が4台のデータからなる．公称加速エネルギーは同じであってもメーカーによって $TPR_{20,10}$ に違いがあることがわかる．

各社の X 線の連続スペクトルに相違があることが，Sheikh-Bagheri と Rogers(2002)[13] のモンテカルロシミュレーションによって示されている．このことが各社の装置間で，$TPR_{20,10}$ などの相違として現れていると考えられる．

TMR(10，10×10)と TMR(20，10×10)の関係は，実務的には線形である．例として，BJR Supplement 25 のデータにより4〜15 MV の両者の関係を**図 6-4-5** に示す．この線形関係を利

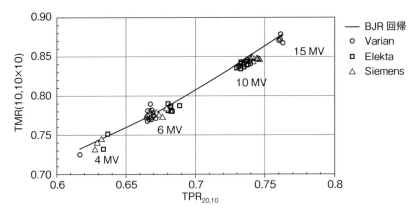

図 6-4-4 各社の直線加速器と BJR supplement 25 の光子線の $TPR_{20,10}$ と $TMR(10,10\times10)$ の関係

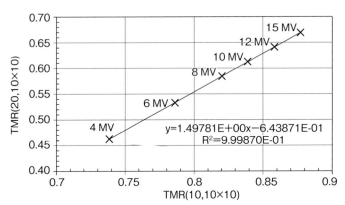

図 6-4-5 BJR Supplement 25 のデータによる $TMR(10,10\times10)$ と $TMR(20,10\times10)$ の関係

用すると，

$$TMR(20,10\times10) = \alpha TMR(10,10\times10) + \beta \quad\text{——(6.4.3)}$$

より，両辺を $TMR(10,10\times10)$ で除すと

$$\frac{TMR(20,10\times10)}{TMR(10,10\times10)} = TPR_{20,10} = \alpha + \frac{\beta}{TMR(10,10\times10)} \quad\text{——(6.4.4)}$$

となり，$TMR(10,10\times10)$ の逆数と $TPR_{20,10}$ との間に線形関係が成立する．ただし，α と β の値については，BJR Sup. 25 のデータが複数の装置の平均値を用いており，ここで利用したデータとの間に差がみられるので，BJR Sup. 25 による α と β の値を用いることはできない．

データ数の多い Elekta 社と Varian 社の 6 MV と 10 MV の $TPR_{20,10}$ と $TMR(10,10\times10)$ の関係を**図 6-4-6** に示す．BJR Sup. 25 の $TPR_{20,10}$ と $TMR(10,10\times10)$ の関係とは，6 MV よりは 10 MV において相違がみられる．一方，6 MV ではメーカ間の相違が有意である．

今後も $TPR_{20,10}$ と $TMR(10,10\times10)$ の関係について検討する必要性は高い．**図 6-4-6** において注目すべきは，下記のように X 線エネルギーによる変動幅の違いである．

- 10 MV：$TPR_{20,10}$ の最大値/最小値は 1.015，$TMR(10,10\times10)$ の最大値/最小値は 1.014

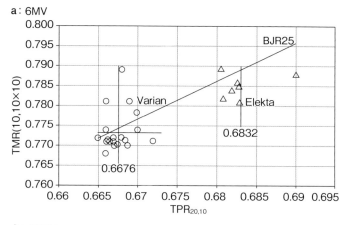

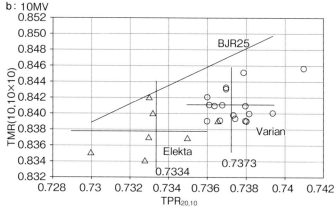

図 6-4-6 Elekta 社と Varian 社の $TPR_{20,10}$ に対する TMR (10,10×10) の関係

表 6-4-3 分析対象としたユーザビームデータにおける TMR(10,10×10) の最大値と最小値

製造業者	6 MV の TMR(10,10×10)			10 MV の TMR(10,10×10)			
	データ数	最小値	最大値	最大/最小	データ数	最小値	最大値	最大/最小
Varian 社	22	0.768	0.789	1.027	18	0.839	0.845	1.007
Elekta 社	7	0.781	0.789	1.011	7	0.834	0.842	1.010

・6 MV：$TPR_{20,10}$ の最大値/最小値は 1.038，TMR(10,10×10) の最大値/最小値は 1.029
X 線エネルギーに伴う線量勾配は 10 MV よりも 6 MV のほうが大きい．このため $TPR_{20,10}$ と TMR(10, 10×10) の測定精度は 6 MV で低下する可能性がある．

　上記の結果から，6 MV の $TPR_{20,10}$ の誤差は最大 4％程度である．**6-4-3 項**で述べたように，$TPR_{20,10}$ の誤差が k_{Q,Q_0} への影響は 1 桁落ちるので，吸収線量評価では 0.4％程度の影響である．
　一方，TMR(10, 10×10) の誤差の影響は $TPR_{20,10}$ と異なる．Elekta 社と Varian 社のデータにおける TMR(10, 10×10) の最大値と最小値を**表 6-4-3** に示す．ここで分析したデータでは TMR(10, 10×10) の誤差は 6 MV で 1.1～2.7％，10 MV で 0.7～1.1％と推定される．この結果は DMU の算出式を考えると，同じ誤差レベルで DMU の誤差として伝播する．この誤差は系

統誤差として，すべての患者に影響する誤差となる．

TMR 測定において大きな誤差要因となるのは最大線量の同定である．また，PDD から TMR を算出するときの $S_p(d_{max})$ を $S_p(d=10\,cm)$ としたことによる誤差の可能性もある〔**4-3-2**(115頁参照)と**4-5項**(120頁参照)参照〕．

❺ 光子線の吸収線量

吸収線量は光子線，電子線を問わず，次式により評価される．

$$D = M \cdot N_{D,w,Q_0} \cdot k_{Q,Q_0} \quad \text{——(6.4.5)}$$

ただし，電子線の場合には擾乱補正係数が既知の深さ d_c でのみ k_{Q,Q_0} が規定されるので，式 **6.4.5** による評価は校正深 d_c のみに許される．

式 **6.4.5** 中の各項目についてみてみよう．

● 種々の補正を加えた電位計の表示値 M

$$M = \overline{M}_{raw} \cdot k_{TP} \cdot k_{pol} \cdot k_s \cdot k_{elec} \quad \text{——(6.4.6)}$$

$$\overline{M}_{raw} = \frac{\sum M_{raw}}{N} \quad (N：測定回数) \quad \text{——(6.4.7)}$$

温度気圧補正係数：$k_{TP} = \dfrac{273.2 + T}{273.2 + 22.0} \times \dfrac{101.33}{P} \quad \text{——(6.4.8)}$

標準条件は 22.0℃，101.33 kPa である．

極性効果補正係数：$k_{pol} = \dfrac{|\overline{M}_{raw}^+| + |\overline{M}_{raw}^-|}{2|\overline{M}_{raw}|} \quad \text{——(6.4.9)}$

$\overline{M}_{raw}^+$ は印加電圧が正のときの表示値の平均，$\overline{M}_{raw}^-$ は負のときの表示値の平均である．分母の $\overline{M}_{raw}$ は通常用いる印加電圧の極性によって $\overline{M}_{raw}^+$，あるいは $\overline{M}_{raw}^-$ のいずれかとなる．絶対値とするのは，極性によって表示値が±のいずれかの符号をもつことによる．

イオン再結合補正係数：$k_s = a_o + a_1 \dfrac{\overline{M}_N}{\overline{M}_L} + a_2 \left(\dfrac{\overline{M}_N}{\overline{M}_L}\right)^2 \quad \text{——(6.4.10)}$

k_s は電離した電子やイオンの再結合による損失を補正する．損失量は印加電圧により変化するので複数の印加電圧による収集電荷量から k_s が推定される．式 **6.4.10** による評価は2つの印加電圧を用いることから**2点電圧法**と呼ばれる．$\overline{M}_N$ は通常使用時の印加電圧 V_N での表示値の平均，$\overline{M}_L$ は通常使用よりも低い印加電圧 V_L での表示値の平均である．

● 電位計校正定数 k_{elec}

電離箱と電位計を一体で校正している場合には 1.0 である．

● 水吸収線量校正定数 N_{D,w,Q_0}

二次標準センターである医療用線量標準センターでの ^{60}Co γ 線に対する電離箱線量計校正によって与えられる．一般的に年1回の校正が行われる．N_{D,w,Q_0} の単位は[Gy/nC]である．た

だし，[nC]は電位計のレンジによって変わるので，校正を受ける場合には加速器の出力校正時の電位計のレンジの単位で N_{D,w,Q_0} を得るように，標準センターへの校正依頼時に指定する必要がある．また，k_{pol} についても通常の測定で用いる極性（+もしくは−）を指定する．

● **線質変換係数 k_{Q,Q_0}**

式 **6.4.2** によって定義されるが，N_{D,w,Q_0} をもつリファレンス電離箱のタイプと $TPR_{20,10}$ が決まれば，標準計測法 12 の表 3-3 から求めることができる．

$TPR_{20,10}$ に対する k_{Q,Q_0} の変化は**図 6-4-2**（186 頁参照）に示すように緩やかな変化をするので，ユーザビームの $TPR_{20,10}$ 値に関して線形内挿によって求めることができる．

❻ 電離箱応答の安定性

計測値の安定を得ることがすべての計測における鉄則である．AAPM TG-51 Addendum[14] においても，このことは強調されている．電離箱の安定性とは，
① 複数回の測定によって測定値の安定性は標準偏差で推定することができる
② 連続した測定によって測定値の挙動，傾向を知り，安定状態であることを確認する
という 2 つの意味がある．

電離箱の動作条件を変えたときには，上記の②が問題となる．安定状態に至るためには電源を入れた状態を維持する単なるウォーミングアップだけでは困難なことが多い[15]．放射線の事前照射（pre-dose）を必要とする電離箱もある．このような現象は k_{pol} や k_s といった電離箱の動作条件を変更する計測で問題となる．

リファレンス線量計として用いられる PTW 30013 電離箱の印加電圧を変更したときの測定値の変化を，菅原らの報告[16]したデータにもとづき**図 6-4-7** に示す．各印加電圧において初期の測定値に若干の傾向性を示す．しかし，各印加電圧の中を全体，過渡期，安定期の 3 つの区間に分けて k_{pol} と k_s を比較すると，それぞれ 1.000 と 1.003 で有意な差はみられない．この

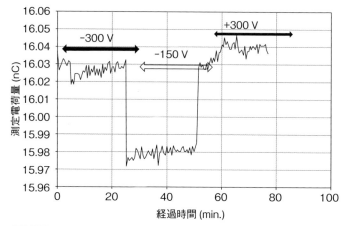

図 6-4-7 10 MV，照射野 10 cm×10 cm，水中 10 cm 深での 100 MU の照射を繰り返したときの PTW 30013 電離箱の測定電荷量（$M_{raw} k_{TP}$）の変化

結果はリファレンスクラスの電離箱に関する McEwen の報告[17]と一致する.

McEwen[17]によれば,電離箱の安定性は空洞体積の小さい電離箱において劣る傾向があることが示された.菅原ら[16]は IBA 社の CC13(空洞体積 0.13 cm^3),CC04(0.04 cm^3),CC01(0.01 cm^3)について,**図 6-4-7** と同様の測定を行った.その結果,表示値の有効桁数が CC13 で 4 桁,CC04 と CC01 で 3 桁であることにより,変動係数(CV%)が 30013 で 0.02%,CC13 で 0.06%,CC04 で 0.2%,CC01 で 0.6%と変化した.このため,CC13 においては 30013 と同様の傾向を示したが,CC04 と CC01 では有意な傾向性を見いだすことができなかった.

空洞体積の小さい電離箱はスキャンデータの測定に利用される.したがって,安定性の問題よりも収集電荷量の大小の影響を受ける.その意味で,空洞体積の電離箱の使用においては測定時間と収集時間のバランスを考え,どこかでトレードオフする必要がある.

❼ 測定値への影響量

ここに示す影響量は光子線と電子線に共通する.ただし,影響の程度は光子線と電子線によって,あるいは深さや線量率によって変化するので注意しなければならない.

● 温度気圧補正係数

温度気圧補正係数 k_{TP} は空洞気体に対する温度と気圧の影響を補正する.現在,防浸型の電離箱が用いられることが多い.防浸型電離箱においても電離空洞は外気と通気する構造をもっている.したがって,ファントム(水)の温度と照射室の室温は同程度に保つ必要があり,水は照射室内に保管するのがよい.

k_{TP} は次式によって定義される.

$$k_{TP} = \frac{273.2 + T[℃]}{273.2 + 22.0[℃]} \times \frac{101.33[kPa]}{P[kPa]}$$

病院内の室温は比較的高く管理されており,また照射室は加速器からの発熱の影響を受けており,通常 24℃前後にある.k_{TP} の日内の変動は比較的少ない.

実際のある都市の温度変化が 3.7℃あるときの気圧の日内変動と k_{TP} の変化を**図 6-4-8** に示

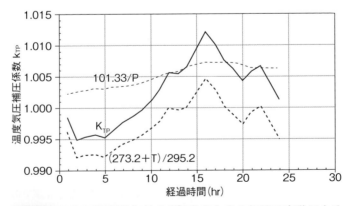

図 6-4-8 日内の温度変化が 3.7℃あるときの気圧の変動による k_{TP} の変化の例

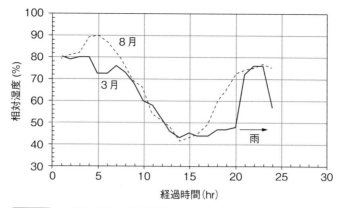

図6-4-9 3月と8月の相対湿度の日内変動

す．温度管理された照射室では，k_{TP} は主として気圧の変動の影響を受ける．通常，気圧の変動は緩やかであるので，測定中の k_{TP} の変化は少ない．よって，測定時には開始時，途中，終了時の温度気圧計測で十分である．

　照射室と電離箱保管室の室温の違いが大きい場合には，測定前の早い段階から電離箱を照射室に持ち込み，電離箱空洞の温度を室温になじませることも必要である．

● 湿度

　標準計測法12では，22.0℃では相対湿度10～90％，25.0℃で8～75％の間で湿度補正係数 k_H は，線量計校正とユーザの線量計測の間でキャンセルされることから，N_{D,w,Q_0} の中でも線量計の表示値に対して k_H は1.0としている．最近のMalcolmらの報告[18)]によっても，相対湿度の影響は有意ではないことが示された．

　国内のある都市の3月と8月の日内の相対湿度の変化を**図6-4-9**に示す．

● 極性効果補正係数 k_{pol} の測定

　印加電圧の極性の違いにより線量計の指示値に差が生ずる現象を極性効果と呼ぶ．極性効果は電離空洞内径が6mm程度のファーマ形電離箱ではほとんど問題にならないが，平行平板形電離箱では補正が必要となる．光子線と電子線で比較すると電子線で影響が大きい．特に電子線では入射電子が集電極や絶縁物質中で止められて直接ケーブルに運ばれるため，一般に正イオン収集時より負イオンの測定時で大きな値となる．よって，極性効果は電子線を平行平板形電離箱で測定する場合に問題となり，電離箱の構造，電子線エネルギーや測定深度に，印加電圧などに依存する．光子線の場合には，ビルドアップ領域で極性効果の変化が有意となることがあるが，最大線量深以降の深さでは深さ依存は比較的少ない．

　印加電圧を正負の極性としたときの計測量の違いを，両極性で得た計測量の平均値を真値として補正するのが極性効果補正係数 k_{pol} である．定義式は

$$k_{pol} = \frac{|\overline{M}_{raw}^+| + |\overline{M}_{raw}^-|}{2|\overline{M}_{raw}|}$$

であるので，真値は両極性の測定値の平均値である

$$\frac{|\overline{M}_{\text{raw}}^+| + |\overline{M}_{\text{raw}}^-|}{2}$$

となる．上式において，$|\overline{M}_{\text{raw}}| = |\overline{M}_{\text{raw}}^+|$ もしくは $|\overline{M}_{\text{raw}}| = |\overline{M}_{\text{raw}}^-|$ であるので，

$$k_{\text{pol}} = \frac{1}{2}\left(1 + \frac{|\overline{M}_{\text{raw}}^+|}{|\overline{M}_{\text{raw}}^-|}\right)$$

と書き直せる．通常，$\overline{M}_{\text{raw}}^-$ と $\overline{M}_{\text{raw}}^+$ は非常に近い値をもつ．しかし，それぞれで同程度の誤差をもつ場合には，k_{pol} の誤差は 1.4 倍となるので，安定した状態での測定が必要である．

深さ依存を明確にするために，**式 6.4.9** に示した k_{pol} の定義を次式のように書き改める．

$$k_{\text{pol}}(d) = \frac{|M(d)^+| + |M(d)^-|}{2|M(d)_{\text{raw}}|} \quad\text{——(6.4.11)}$$

ここで，$M(d)^+$ は正の極性の通常用いる印加電圧で得た深さ d における $\overline{M}_{\text{raw}}^+(d) k_{\text{TP}}$ である．同様に，$M(d)^-$ は負の極性のときの計測量である．$M(d)_{\text{raw}}$ は通常用いる印加電圧と極性で得た計測量である．極性により計測量に負記号がつくので絶対値をとっている．

正負の極性を変更したときには，電離箱の安定性が過渡的に低下する．よって，一方の極性で必要な深さをすべて測定した後に，逆の極性の測定を繰り返すのがよい．変動係数％(CV％)を

$$CV\% = \frac{\sigma}{\overline{M}_{\text{raw}}} \times 100 \quad\text{——(6.4.12)}$$

とするとき，電離箱の安定性を単純に標準偏差 σ でみるよりも明確になる．電子線の場合には深さに伴う信号量の急激な低下がある．このため，CV％でみると深さに伴う相対誤差の増加がわかる．

k_{pol} は毎回の計測で変化するものではない．電離箱別，放射線の種類別に事前に安定した状態を確保して測定すべきである．

電子線の k_{pol} については，7 章の **7-2-3 項**(218 頁参照)で詳しく述べる．深さ依存については**図 7-2-6**(220 頁参照)と**図 7-2-7**(220 頁参照)を参照するとよい．

● イオン再結合補正係数 k_s の測定

電離箱の測定において重要な問題は生成したすべてのイオンが収集できないことである．これは放射線により遊離したイオンの再結合によるものである．再結合のメカニズムとしては

- 初期再結合：1 個の電離粒子の飛跡内の正負のイオンの再結合であり，高 LET 粒子で有意となる．
- 一般再結合(体積再結合)：正負のイオンが電極に向かう中での拡散や移動の中での再結合．空洞内での電離密度に依存するので，線量率への依存がある．
- イオン拡散損失：イオンの拡散による電場からの散逸による損失．

がある．電極間隔 2〜3 mm，印加電圧 300 V 前後の計測では，一般再結合が主である．また，これらのメカニズムから，イオン再結合に影響する因子として，

- 印加電圧と電極間隔
- 電離箱のタイプ(円筒形，平行平板形)
- 連続放射線の場合は線量率，パルス放射線の場合はパルスあたりの線量

が挙げられる．

電離箱線量計はこの点を考慮して設計されているが，特に1パルスが1 mGy以上あるような高電離密度のパルス放射線ではイオン再結合は無視できない．

イオン再結合補正係数 k_s は，原理的には収集効率 (f) の逆数として求められる．

$$k_s = f^{-1} \quad\text{——(6.4.13)}$$

収集効率 f については，Boag理論[19]として展開される．Boag理論については，JohnsとCunningham[20]に詳しい展開が示されている．また，保科のレヴュー[21]も参考になる．

Boagの理論によるイオン収集効率の一般式は

$$f = \frac{1}{u} \ln\left[1 + \frac{e^{pu}-1}{p}\right] \quad\text{——(6.4.14)}$$

ここで，p は自由電子割合，また，$u = \mu q d^2 / V$ であり，μ は気体依存の定数，q はパルスあたり，空気体積あたりの初期電荷量，d は平行平板電離箱の電極間隔である．また，ICRU Report 34より $d < 2.5$ mm では $\mu = 3.02 \times 10^{10}$ V m/C，あるいはBoagとCurrantの実験値 3.22×10^{10} V m/C である．

ここで式6.4.14を一次近似により，

$$f = \frac{1}{u} \ln(1+u) \quad\text{——(6.4.15)}$$

よって，

$$k_s = f^{-1} = \frac{u}{\ln(1+u)} \quad\text{——(6.4.16)}$$

さらに，式6.4.16の分母を級数展開すると

$$k_s = \frac{u}{u - \frac{u^2}{2} + \frac{u^3}{3} - \cdots} \approx \left(1 - \frac{u}{2}\right)^{-1} \approx 1 + \frac{u}{2} \quad\text{——(6.4.17)}$$

ここで，真の，すなわち遊離した電離電荷量 Q_∞，印加電圧 V で収集された電荷量を Q とおくと，定義より

$$k_s = \frac{Q_\infty}{Q}$$

であるから，式6.4.17は次のように書き改めることができる．

$$k_s = \frac{Q_\infty}{Q} = 1 + \left(\frac{\mu q d^2}{2}\right)\frac{1}{V} \quad\text{——(6.4.18)}$$

$$\frac{1}{Q} = \frac{1}{Q_\infty} + \left(\frac{\mu q d^2}{2 Q_\infty}\right)\frac{1}{V} \quad\text{——(6.4.19)}$$

式6.4.19は V^{-1} に対する Q^{-1} の変化が一次式で表すことができることを示している．一次式の y 切片の値 $(Q_\infty)^{-1}$ より k_s の値を求めることができる．これがJafféプロットと呼ばれる k_s をグラフから求める手法の根拠である．よって，右辺の第2項の傾きの値は k_s の値を求める上で必要としない．すなわち，電離密度や電離箱の構造といった正確に知ることのできない量は問題とならない．

印加電圧を V_1 と V_2 とすると，そのとき得られる電荷量 Q_1 と Q_2 の関係は，式6.4.16より

表 6-4-4 パルスおよびパルススキャン放射線のイオン再結合補正係数計算式の係数の値[1]

V_N / V_L	パルス放射線			パルススキャン放射線		
	a_0	a_1	a_2	a_0	a_1	a_2
2.0	2.337	−3.636	2.299	4.711	−8.242	4.533
2.5	1.474	−1.587	1.114	2.719	−3.977	2.261
3.0	1.198	−0.875	0.677	2.001	−2.402	1.404
3.5	1.080	−0.542	0.463	1.665	−1.647	0.984
4.0	1.022	−0.363	0.341	1.468	−1.200	0.734
5.0	0.975	−0.188	0.214	1.279	−0.750	0.474

〔日本医学物理学会(編)：外部放射線治療における吸収線量の標準計測法(標準計測法12)．通商産業研究社，p.170，2012 より〕

$$\frac{Q_1}{Q_2} = \frac{Q_1/Q_\infty}{Q_2/Q_\infty} = \frac{\ln(1+u_1)/u_1}{\ln(1+u_2)/u_2} \quad \text{---(6.4.20)}$$

と表すことができる．ここで，$u_2 = u_1 V_1/V_2$ であることより

$$\frac{Q_1}{Q_2} = \frac{V_1}{V_2} \frac{\ln(1+u_1)}{\ln\left(1+\frac{V_1}{V_2}u_1\right)} \quad \text{---(6.4.21)}$$

これより，導いた u_1 を式 6.4.16 に代入することで k_s を得ることができる．

$$\frac{\ln(1+u_1)}{\ln\left(1+\frac{V_1}{V_2}u_1\right)} = \frac{u_1 - \frac{u_1^2}{2} + \frac{u_1^3}{3} - \cdots}{\frac{V_1}{V_2}\left[u_1 - \frac{V_1}{V_2}\frac{u_1^2}{2} + \left(\frac{V_1}{V_2}\right)^2\frac{u_1^3}{3} - \cdots\right]}$$

標準計測法 12 では，式 6.4.16 に対する Weinhous ら[22] の数値解の回帰式を用いて k_s を決定する．このときの回帰式は式 6.4.10 となり，それを下記に示す．

$$k_s = a_o + a_1 \frac{\overline{M}_N}{\overline{M}_L} + a_2 \left(\frac{\overline{M}_N}{\overline{M}_L}\right)^2$$

ここで，$\overline{M}_N$ は通常使用時の印加電圧 V_N での $M_{raw} \cdot k_{TP}$ の平均値である．同様に，$\overline{M}_L$ は V_N よりも低い印加電圧 V_L での平均値である．V_N/V_L の値に対する a_0 から a_2 の値を**表 6-4-4** に示す．ビームをスキャンさせない平坦化フィルタを介した光子線はパルス放射線である．近年導入が進んでいる平坦化フィルタをもたない光子線もパルススキャン放射線である．

平坦化フィルタをもたない光子線(FFF ビーム，flattening filter free beam)では，従来のビームに比してパルスあたりの線量率が 2〜4 倍程度高い．電離イオン損失，すなわちイオンの再結合は電離密度に依存するので，FFF ビームを取り扱うときには注意がいる．Kry らの報告[23]では X 線においても深さ依存があることが報告されている．パルスあたりの線量率依存については，X 線だけでなく電子線においても注意が必要である．電子線の場合には深さ方向の線量の低下が急激であるために，通常のパルスあたりの線量率においても浅い領域と深い領域における k_s の相違という現象が顕著となる．このことは Burns ら[24] によって報告されている．

k_s も k_{pol} 同様，事前に求めておくべきである．電子線の k_s はパルスあたりの線量に強く依存する．その結果，深さに対して依存することとなる．この問題については **7-2-2 項**(215 頁参照)で述べる．

▶ Jaffé プロットによる k_s の決定

最近 AAPM TG-51 Addendum においても議論されたが，k_s の決定は電離箱の最適な印加電圧の推定にも関係する．不用意に高い印加電圧を用いるのではなく，Boag 理論に基づく Jaffé プロットの利用が推奨される．特に，電離箱を購入した時点で最適動作を得るための印加電圧を，Jaffé プロットによって求めるとよい．

Jaffé プロットでは，印加電圧 V_i で得た電荷量に k_{TP} 補正したものを Q_i とするとき，**式 6.1.19** は

$$\frac{1}{Q_i} = \frac{1}{Q_\infty} + \frac{c}{V_i} \quad \text{---(6.4.22)}$$

という $(1/V)$ に対する $(1/Q)$ という逆数-逆数の一次式で表すことができることを利用する．このとき，イオン再結合がないときに収集されるはずの電荷量が Q_∞ となる．これより，k_s は Jaffé プロットによる y 切片の値 $1/Q_\infty$ の逆数をとることで

$$k_s = \frac{Q_\infty}{Q} \quad \text{---(6.4.23)}$$

ここで，Q は通常使用の印加電圧による電荷量である．

平行平板形電離箱に対する結果を**表 6-4-5** に示す．統計処理のためにデータを加工してある．Jaffé プロットから得られる一次式を表の中では

$$y = A + Bx$$

と表記している．

Jaffé プロットを**図 6-4-10** に示す．図中の直線は 50～200 V の電荷量に対する $1/V$ vs. $1/Q$ の直線回帰である．回帰式は

$$\frac{1}{Q} = 6.8510 \times 10^{-2} + 3.9170 \times 10^{-2} \frac{1}{V}$$

である．**図 6-4-10** からわかるように，データのばらつきが大きかったため，$R^2 = 0.9909$ であった．

この電離箱の場合，200 V 以上の印加電圧における $1/Q$ の値の回帰直線からの乖離は，印加電圧の増加とともに大きくなっている．したがって，通常使用の至適印加電圧は 200 V ということになる．

Jaffé プロットより

$$\frac{1}{Q_\infty} = 6.8510 \times 10^{-2}$$

表 6-4-5 平行平板形電離箱における印加電圧に対する電荷量

V	Q	$x(=1/V)$	$y(=1/Q)$	x^2	xy	y^2	$y-(A+Bx)$	$[y-(A+Bx)]^2$
50	14.43	0.02	6.930E-02	4.000E-04	1.386E-03	4.803E-03	−7.402E-06	5.479E-11
100	14.52	0.01	6.887E-02	1.000E-04	6.887E-04	4.743E-03	−1.750E-05	3.063E-10
150	14.53	0.006667	6.880E-02	4.444E-05	4.587E-04	4.733E-03	5.247E-05	2.753E-09
200	14.56	0.005	6.870E-02	2.500E-05	3.435E-04	4.720E-03	2.245E-05	5.040E-10
300	14.58	0.003333	6.859E-02	1.111E-05	2.286E-04	4.705E-03	−1.757E-05	3.086E-10
400	14.59	0.0025	6.854E-02	6.250E-06	1.714E-04	4.698E-03	−3.258E-05	1.061E-09
	Σ	0.0475	4.128E-01	5.868E-04	3.277E-03	2.840E-02	−1.298E-07	4.988E-09

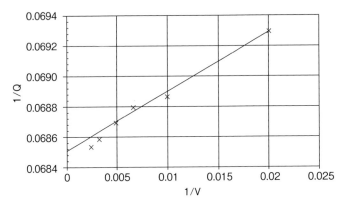

図 6-4-10 Jaffé プロットによる印加電圧 V と電荷量 Q の逆数-逆数プロット

表 6-4-6 2 点電圧法により求めた k_s の値

V_N[V]	V_L[V]	V_N / V_L	k_s
200	100	2	1.0024
300	150	2	1.0030
200	50	4	1.0028

であるので,

$$k_s = \frac{Q_\infty}{Q_N} = \frac{1/6.8510 \times 10^{-2}}{14.56} = 1.0028$$

となる．

標準計測法 12 に準拠し，V_N と V_L の 3 種類の組合わせにおける 2 点電圧法によって求めた k_s を**表 6-4-6** に示す．測定条件および Jaffé 法と 2 点電圧法との間で，実務的に問題となるような相違はみられない．

この結果から，TG-51 Addendum でも指摘されていることであるが，印加電圧を上げてイオン収集効率を上げ，k_s を 1.0 にしようとするのは，一種のトラウマである．Jaffé プロットから電離箱の動作の妥当性を直線性によって評価したうえで，最適な印加電圧を使用すべきである．

Jaffé プロットにおける直線性を評価する中で，電離箱によっては高い印加電圧あるいは低い印加電圧の領域で直線からの乖離がみられることがある．たとえば，低い印加電圧で乖離がみられる電離箱の場合には，電極間隔が問題となる．電極間隔が広い電離箱において印加電圧を低くすると電場強度の低下が生じる．このためイオンの拡散損失が顕著となる場合がある[25]．逆に印加電圧が高い領域での乖離が生じることもある．この場合には，たとえば円筒形電離箱の中心電極の先端では導電体形状が滑らかでないことにより局所的電場強度が高まり，集電極に向かうイオンの衝突によるイオン増殖が起こる可能性がある．

Jaffé プロットから，このような種々の状況を見極めることができる．その意味で k_s の正しい評価に必要な印加電圧を認識しなければならないし，通常使用における適正印加電圧を知ることもできるのである．

▶ **Jaffé プロットから得られる統計量**

直線回帰式を $y = Bx + A$ とすると，回帰値 y の誤差 σ_y は

$$\sigma_y = \sqrt{\frac{1}{N-2} \sum_{i=1}^{N} (y_i - A - Bx_i)^2}$$

回帰での A と B の誤差 σ_A と σ_B は

$$\sigma_A = \sigma_y \sqrt{\frac{\sum x^2}{\Delta}}, \qquad \sigma_A = \sigma_y \sqrt{\frac{N}{\Delta}}$$

で与えられる．ここで，Δ は

$$\Delta = N \sum x^2 - (\sum x)^2$$

で与えられる．表 **6-4-5** のデータを用いて評価すると，

$$\sigma_y = \sqrt{\frac{1}{N-2} \sum_{i=1}^{N} (y_i - A - Bx_i)^2} = \sqrt{\frac{4.988 \times 10^{-9}}{6-2}} = 3.531 \times 10^{-5}$$

$$\Delta = N \sum x^2 - (\sum x)^2 = 6 \times 5.868 \times 10^{-4} - 0.0475^2 = 1.2646 \times 10^{-3}$$

$$\sigma_A = \sigma_y \sqrt{\frac{\sum x^2}{\Delta}} = 3.531 \times 10^{-5} \times \sqrt{\frac{5.868 \times 10^{-4}}{1.2646 \times 10^{-3}}} = 2.405 \times 10^{-5}$$

$$A \pm \sigma_A = 6.8510 \times 10^{-2} \pm 2.405 \times 10^{-5}$$

以上より，y 切片の $1/Q_\infty$ は $[6.8485 \times 10^{-2}, 6.8534 \times 10^{-2}]$ の区間にある（1σ）．したがって，

$$\frac{1/6.8534 \times 10^{-2}}{14.56} = 1.0021, \qquad \frac{1/6.84585 \times 10^{-2}}{14.56} = 1.0033$$

となる．よって，2 点電圧法による k_s の推定値は Jaffé 推定区間の中にある．この電離箱に対して Jaffé プロットを適用したことで得たことは，"最適な印加電圧として 200 V を用いるべきである"ということである．

6-5 高エネルギー光子線の水吸収線量計測の具体例：加速器の出力校正

光子線の水吸収線量計測の基準条件は，表 **6-5-1** のように定められている．この条件での電離箱線量計の表示値に補正を加えた値の平均値を $\overline{M}_Q(10, 10 \times 10)$ とすると，校正深 d_c での水吸収線量 $D_{w,Q}$ は次式によって与えられる．

$$D_{w,Q}(d_c) = M \cdot N_{D,w,Q_0} \cdot k_{Q,Q_0} \quad\text{———(6.5.1)}$$

基準条件に従った計測は，実質的には加速器のモニタ線量計の出力校正を目的としたものである．加速器による外部放射線治療の根幹となる線量モニタ単位 DMU が決定される．また，

表 6-5-1 光子線の水吸収線量計測の基準条件

項目	基準値あるいは基準条件
ファントム材質	水
電離箱	ファーマ形
校正深 d_c	10 g/cm² (= ρt)
電離箱の基準点	電離空洞の幾何学的中心
電離箱の基準点の位置	校正深 d_c
SCD/SSD	80 cm または 100 cm [*1]
照射野サイズ	10 cm×10 cm [*2]

[*1]:加速器の場合は，定格治療距離は100 cmであり，SAD一定の治療系ではSCDを100 cmとする．[*2]:照射野サイズはSSD一定系ではファントム表面，SAD一定系では校正深での大きさである．

定期的に測定を行うので式 6.5.1 および次式で必要となるパラメータは，事前に取得しておく．

$$D(d_{max}, 10 \times 10) = \frac{D_{w,Q}(d_c)}{TMR(10, 10 \times 10)} \quad \text{---(6.5.2)}$$

$$DMU\left[\frac{Gy}{MU}\right] = \frac{D(d_{max}, 10 \times 10)}{N} \quad \text{---(6.5.3)}$$

ここで，N は $D_{w,Q}(d_c)$ を計測したときの MU 値である．

事前に求めておくべきパラメータ

- 印加電圧と極性，および測定レンジ：N_{D,w,Q_0} の取得条件と同じにする．
- k_{pol}：基準条件(表 6-5-1)における値．
- k_s：基準条件(表 6-5-1)における値，k_s は線量率に依存するので線量率を決めておく．
- k_{elec}：電離箱と電位計を一体で校正を受けている場合には 1.0 である．
- k_{Q,Q_0}：$TPR_{20,10}$ から求めておく．
- $TMR(10\,cm, 10\,cm \times 10\,cm)$

● 水吸収線量評価の具体例

表 6-5-2 の条件において，D_c，$D(d_{max}, 10\,cm \times 10\,cm)$ および DMU を求める．SAD一定，MU値100で照射したときの $d_c = 10\,g/cm^2$ における $10\,cm \times 10\,cm$ における測定結果を表 6-5-3 に示す．

▶ 計測値の平均値：測定値の最良推定値

$$\text{Mean} = \bar{M}_{raw} = \frac{\sum M_{raw}}{n} = \frac{82.03}{5} = 16.406 \quad \leftarrow \text{有効桁数に注意}$$

測定値の有効数字の桁数は4桁であるので計算結果も4桁としなければならない．ここでは5桁で表している．

　理由：これからいくつかの計算を進めて行くので，途中では「有効桁数＋1」で表す．そのことを意識していることを示すために，表 6-5-3 の Mean の欄では末桁の数字を少し小さくしている．

表 6-5-2 水吸収線量計測データ

電離箱	PTW 30013
ファントム	水
N_{D,w,Q_0} [Gy/nC]	5.199×10^{-2}
電離箱校正時の条件	印加電圧：−300 V, range：middle
X線エネルギー	10 MV
$TPR_{20,10}$	0.737
TMR(10 cm, 10 cm×10 cm)	0.8482
k_{pol}	0.999
k_s	1.003
k_{elec}	1.0

表 6-5-3 校正深における電離量

M_{raw} (nC)					Mean	s.d.	CV%
16.40	16.41	16.41	16.40	16.41	16.40$_6$	0.005	0.03

▶ **標本標準偏差：s.d., standard deviation**

$$\text{s.d.} = \sigma = \sqrt{\frac{(M_{raw} - \overline{M}_{raw})^2}{n-1}} \leftarrow (n-1)\text{で割っていることに注意}$$

母集団の中からいくつかをサンプリングした測定値であるので，このときの標準偏差は標本数 n で割るのではなく，$n-1$ で割る．
Excel関数で処理するときは，STDEVを用いる．STDEV.PやSTDEVPではない．
誤差という観点からs.d.を表記するときには，測定値の有効数字の末桁で合わせるので，0.01となる．ここでは，計算途中で平均値は5桁にしているのでs.d.の値も0.005としている．

▶ **変動係数%：CV%, coefficient of variation**

$$CV\% = \frac{\sigma}{\bar{x}} \times 100$$

標準偏差 σ は平均値からのばらつきを表すが，同じばらつきであっても平均値の大きさによって見かけ上ばらつきの大きさも変化する．CV%を求めておくと，このような変化はキャンセルされる．出力校正のような同じ作業をするとき，CV%の値は毎回の測定でほとんど変化しないはずである（例えば，100 MU照射しても200 MU照射しても！）．→校正作業や加速器の状態を知る間接的指標として活用できる．

▶ **温度気圧補正係数：k_{TP}**

測定中の水温と気圧は測定中に変化なく，**表 6-5-4** のとおりである．
基準状態：22.0℃，101.33 kPa

表6-5-4 測定時の水温と気圧

水温, T	24.6℃	気圧, P	100.2 kPa

表6-5-5 PTW 30013 の線量変換係数

$TPR_{20,10}$	0.56	0.59	0.62	0.65	0.68	0.7	0.72	0.74	0.76	0.78	0.8
k_{Q,Q_0}	0.999	0.998	0.996	0.993	0.989	0.985	0.981	0.977	0.971	0.965	0.958

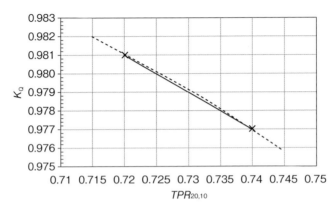

図6-5-1 PTW30013 電離箱の線量変換係数

$$k_{TP} = \frac{273.2 + T}{273.2 + T_0} \times \frac{P_0}{P} = \frac{273.2 + T}{273.2 + 22.0} \times \frac{101.33}{P} = \frac{297.8}{295.2} \times \frac{101.33}{100.2} = 1.020$$

▶ 真の計測値:$\bar{M}_{raw} \to M$

$$M = \bar{M}_{raw} \cdot k_{TP} \cdot k_{pol} \cdot k_s \cdot k_{elec} = 16.406 \times 1.020 \times 0.999 \times 1.003 \times 1 = 16.766 \, [nC]$$

▶ 校正深の水吸収線量 D_c

$$D_c = M \cdot N_{D,w,Q_0} \cdot k_{Q,Q_0}$$

測定ビームの $TPR_{20,10} = 0.737$,電離箱 PTW30013 の k_{Q,Q_0} は**表6-5-5**のとおりである. k_{Q,Q_0} は線形内挿により

$$k_{Q,Q_0}(TPR_{20,10} = 0.737) = 0.981 + \frac{0.977 - 0.981}{0.74 - 0.72} \times (0.737 - 0.72) = 0.978$$

緩やかな変化における限定された区間の推定では,線形内挿の精度はよい.**図6-5-1**で破線が正しい値,実線が2点間を結んだ直線である.線形内挿は,この直線で評価している.
以上より,100 MU 照射における D_c は

$$D_c = M \cdot N_{D,w,Q_0} \cdot k_{Q,Q_0} = 16.766 \text{ nC} \times 5.199 \times 10^{-2} \frac{\text{Gy}}{\text{nC}} \times 0.978 = 85.219 \text{ cGy}$$

▶ 最大線量深での水吸収線量 $D(d_{max}, 10\text{ cm}\times 10\text{ cm})$

$$TMR(10\text{ cm}, 10\text{ cm}\times 10\text{ cm}) = \frac{D_c(10\text{ cm}, 10\text{ cm}\times 10\text{ cm})}{D(d_{max}, 10\text{ cm}\times 10\text{ cm})}$$

であるから,

$$D(d_{max}, 10\text{ cm}\times 10\text{ cm}) = \frac{D_c(10\text{ cm}, 10\text{ cm}\times 10\text{ cm})}{TMR(10\text{ cm}, 10\text{ cm}\times 10\text{ cm})} = \frac{85.219\text{ cGy}}{0.8482} = 100.47\text{ cGy}$$

近年,TMR を PDD から求め,TMR を実測で確認しない施設が増えている.DMU を最大線量深で規定している限り,$TMR(10\text{ cm}, 10\text{ cm}\times 10\text{ cm})$ の実測評価は必須である.

▶ 線量モニタ単位 DMU の決定

照射 MU 値を N とすると

$$DMU = \frac{D(d_{max}, 10\text{ cm}\times 10\text{ cm})}{N} = \frac{100.47\text{ cGy}}{100\text{ MU}} = 1.005\text{ cGy/MU}$$

▶ 出力校正の品質管理

出力校正は外部照射の品質保証において要の部分である.たとえば,
- DMU 値が 1.0 cGy/MU に十分近い値であった.
- 直近の始業前点検で異常値ではなかった.

であったとしても,最小限の作業量で確かさの頑健性を維持すべきである.確認法として,次の 2 つがある.

① 出力校正後の水抜きを途中の深さ 5 cm で止め,校正で得た DMU 値を用いて水吸収線量を測定する.

このときの水吸収線量は

$$D_{\text{calculation}}(5\text{ cm}, 10\text{ cm}\times 10\text{ cm}) = DMU \cdot MU \cdot TMR(5\text{ cm}, 10\text{ cm}\times 10\text{ cm})$$

で得られるので,当日決定した DMU 値が正しいとすると上記の値を

$$D_{\text{measure}}(5\text{ cm}, 10\text{ cm}\times 10\text{ cm}) = M(5\text{ cm}, 10\text{ cm}\times 10\text{ cm}) \cdot N_{D,w,Q_0} \cdot k_{Q,Q_0}$$

と比較して

$$\frac{D_{\text{calculation}}(5\text{ cm}, 10\text{ cm}\times 10\text{ cm})}{D_{\text{measure}}(5\text{ cm}, 10\text{ cm}\times 10\text{ cm})} \leq DMU$$

であることを確認することで,当日の校正作業の妥当性を知ることができる.

② 近々の DMU 値の変動と比較する.

JIS[26] ではモニタ線量計の再現性は 0.5%,1 日内および 1 週間内の安定性は 2% と定められている.この値は国際規格である IEC 601-2-1[27] と整合が図られている.

図 6-5-2 はある施設の加速器導入後の約 1 年間の毎週の出力校正の結果である.この施設ではアクションレベルである DMU の管理限界を 1±0.015 と規定し,DMU の校正を行っている.モニタ線量計の感度調整は 2 年間で 3 回である(図中の上向きと下向きの矢印の位置).また,この間にリファレンス線量計の校正は 1 回行われている.管理限界に従った調整をすることで,モニタ線量計の感度特性の傾向を把握することができている.

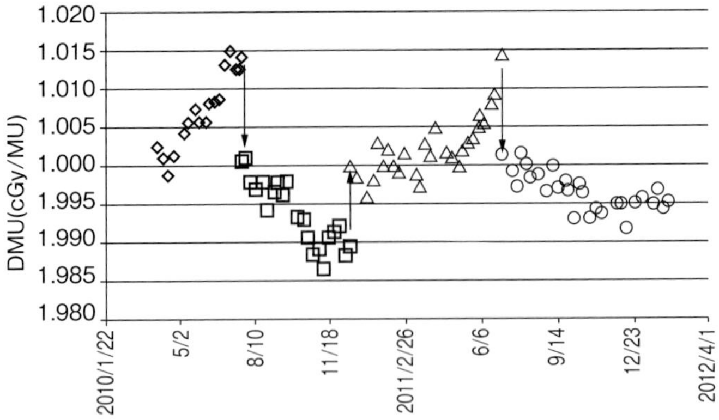

図6-5-2 DMUの年間の推移

　一部の施設では出力校正の度に感度調整がなされているが，そのような行為は校正作業に絶対的信頼を置いているとみなされる．それは過信であり，モニタ線量計の感度特性を見逃すことにもつながる．

　モニタ線量計の感度調整は管理限界に基づいて行われるべきである．また，異常と思われる値が得られたときは再測定し，再現性を確認した後に感度調整を行う．そのうえで，翌日に再度出力校正を実施するのが望ましい．

文献

1) 日本医学物理学会（編）：外部放射線治療における吸収線量の標準計測法（標準計測法12）．通商産業研究社，2013
2) Attix FH：Introduction to Radiological Physics and Radiation Dosimetry. John Willey & Sons, New York, 1986
3) Lempert GD, et al：Fraction of ionization from electrons arising in the wall of an ionization chamber. Med Phys 10：1-3, 1983
4) Mainegra-Hing E, et al：Calculations for plane-parallel ion chambers in ^{60}Co beams using the EGSnrc Monte Carlo code. Med Phys 30：179-189, 2003
5) Araki F：Monte Carlo calculations of correction factors for plane-parallel ionization chambers in clinical electron dosimetry. Med Phys 35：4033-4040, 2008
6) Johansson KA, et al：Absorbed-dose determination with ionization chambers in electron and photon beams having energies between 1 and 50 MeV. National and International Standardization of Radiation Dosimetry 2：243-270, 1978
7) Wang LLW, et al：Calculation of the replacement correction factors for ion chambers in megavoltage beams by Monte Carlo simulation. Med Phys 35：1747-1756, 2008
8) Wang LLW, et al：The replacement correction factors for cylindrical chambers in high- energy photon beams. Phys Med Biol 54：1609-1620, 2009
9) Yoshiyama F, et al：The perturbation correction factors for cylindrical ionization chambers in high-energy photon beams. Radiol Phys Technol 3：159-164, 2010
10) Swanpalmer J, et al：Experimental investigation of the effect of air cavity size in cylindrical ionization chambers on the measurements in ^{60}Co radiotherapy beams. Phys Med Biol 56：7093-7107, 2011
11) Andreo P, et al：Absorbed dose determination on external beam radiotherapy：An international code of practice for dosimetry based on standards of absorbed dose to water, TRS-398. IAEA, Vienna, 2000
12) Central axis depth dose data for use in radiotherapy. Brit J Radiol 17：1-147, 1983
13) Sheikh-Bagheri D, et al：Monte Carlo calculation of nine megavoltage photon beam spectra using the BEAM code. Med Phys 29：391-402, 2002
14) McEwen M, et al：Addendum to the AAPM's TG-51 protocol for clinical reference dosimetry of high-

15) 保科正夫, 他：放射線治療ビームにおける電離箱線量計のヒステリシス現象. 日放技 56：1349-1356, 2000
16) 菅原潤, 他：電離箱の安定性. 岩手県放射線治療研究会, 2014
17) McEwen, MR：Measurement of ionization chamber absorbed dose kQ factors in megavoltage photon beams. Med Phys 37：2179-2193, 2010
18) Malcolm R, et al：Examining the influence of humidity on reference ionization chamber performance. Med Phys 44：694-702, 2017
19) Boag JW：Ionization chambers. Kase KR, et al (eds.)：The Dosimetry of ionizing Radiation vol. II, London Academic, pp169-243, 1987
20) Johns HE, et al：The Physics of Radiology, 4th ed. Charles C Thomas, Springfield, IL, 1983
21) 保科正夫, 世界の基礎論文(イオン再結合補正). JSRT 放射線治療分科会誌 16：56-69, 2002
22) Weinhous MS, et al：Determining P_{ion}, the correction factor for recombination losses in an ionization chamber. Med Phys 11：846-849, 1984
23) Kry SF, et al：Ion recombination correction factors (Pion) for Varian TrueBeam high-dose-rate therapy beams. J Appl Clin Med Phys 13：318-325, 2012
24) Burns DT, et al：Ion recombination corrections for the NACP parallel-plate chamber in a pulsed electron beam. Phys Med Biol 43：2033-2045, 1998
25) Derikum K, et al：Measurement of saturation correction factors of thimble-type ionization chambers in pulsed photon beams. Phys Med Biol 38：755-763, 1993
26) 日本工業規格 JIS Z 4714, 医用電子加速装置―性能特性. 日本規格協会, 2011
27) IEC 600977：Medical electrical equipment―Medical electron accelerators in the range 1 MeV to 50 MeV-Guidelines for functional performance characteristics, 1989

第7章
高エネルギー電子線の吸収線量評価

7-1 吸収線量評価

❶ 線量評価の概要

　光子線と比較したとき，電子線における線量評価が複雑にみえる要因はステップの多さにある．なぜ，光子線では気にならなかった線量評価の過程が，電子線で複雑になるのだろう．ここで，もう一度，水吸収線量校正定数にもとづく吸収線量の評価式をみてみよう．

$$D = M \cdot N_{D,w,Q_0} \cdot k_{Q,Q_0} \quad\text{——(7.1.1)}$$

式7.1.1 を読み下してみると，

- $M \cdot N_{D,w,Q_0}$：この式の意味を大胆に表現すれば，"電離箱線量計が示した指示値 M を $^{60}\text{Co}\ \gamma$ 線によって生じたと考えると，測定量[C]を吸収線量[Gy]に変換している"ということである．ここまでは，たとえば電子線による指示値 M であっても Gy 変換の中では，まだ $^{60}\text{Co}\ \gamma$ 線とみている．

- k_{Q,Q_0}：線質変換係数は $M \cdot N_{D,w,Q_0}$ のままでは，あたかも $^{60}\text{Co}\ \gamma$ 線評価であったものを

$$k_{Q,Q_0} = \frac{[(\bar{L}/\rho)_{\text{w,air}} P_{\text{wall}} P_{\text{cav}} P_{\text{dis}}]_Q}{[(\bar{L}/\rho)_{\text{w,air}} P_{\text{wall}} P_{\text{cav}} P_{\text{dis}}]_{^{60}\text{Co}}} \quad\text{——(7.1.2)}$$

により，ここで初めて電子線であることを意識した処理が必要となる．**式7.1.2** 自体は光子線と同様であるが，電子線固有の展開が必要になる．

　電子線吸収線量評価過程の複雑さは，**式7.1.2** の分子の値を同定する中にある．最も面倒なのは，$(\bar{L}/\rho)_{\text{w,air}}$ である．これは Attix-Spencer 空洞理論（本質的に Bragg-Gray 空洞理論）における空洞空気に対する基準媒質である水の平均制限質量衝突阻止能比である．これが線質，すなわちモダリティやエネルギーによって変化するのである．特に，電子線の場合にはエネルギーが深さによって顕著に変化する．線量評価では，この深さ依存をまず評価しなければならない．

　電子線における吸収線量評価過程の理解を助けるために，電子線における線量評価の流れを**図7-1-1** に示す．**図7-1-1** の主なステップの意味を，以下で説明する．

① 真の計測量 M を得るための補正係数（イオン再結合補正係数 k_s，極性効果補正係数 k_{pol}）：k_s は表面的には "深さ依存" と映るが，実際には "線量/パルス依存" である．k_s と k_{pol} は光子線と比較すると電子線で有意である．

② 正しい深部電離量半価深 I_{50} の決定：電子線のエネルギーの相違は飛程の違い，線量低下の割合などに現れる．したがって，深部電離量が半分になる深さも到達距離の違いと同じ次元をもつので，I_{50} はエネルギーの指標として利用できる．

③ 深部量半価深 R_{50} の決定：I_{50} は電離量であり吸収線量ではない．これを I_{50} と R_{50} の関係式より R_{50} に変換する（変換式については後述）．この変換により，R_{50} をエネルギーの名目尺度として利用できる．

④ $(\bar{L}/\rho)_{\text{w,air}}$ の各深さの値の決定：エネルギーの名目的尺度 R_{50} を利用して $(\bar{L}/\rho)_{\text{w,air}}$ を深さの関数として表す．これを PDI と結びつけることで深部量百分率 PDD が得られる．

⑤ 電子線における校正深 d_c（出力校正する深さ）以外の擾乱補正係数は，平行平板形電離箱のみ

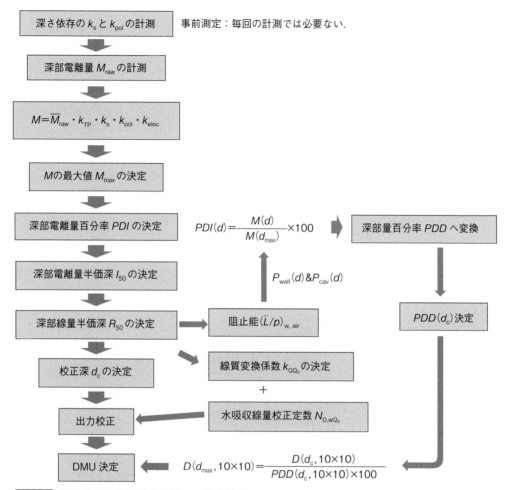

図 7-1-1 電子線の吸収線量と線量モニタ単位（DMU）の評価の流れ

で与えられている．円筒形電離箱については校正深の値のみが与えられている．したがって，I_{50} を決定するための深部電離量百分率測定に円筒形電離箱（ファーマ形を含む）は利用できない．

以上のことを承知したうえで，電子線の吸収線量の評価についてこれから学んでいく．

❷ 電子線の深部線量分布の概要

電子線の深部電離量の変化は，深さ方向および横方向ともに光子線と異なった変化を示す（**図 7-1-2**）．表面領域には X 線に似たビルドアップ領域があり，深部線量が最大になった後，急激な線量低下が始まり，R_{50} を経て媒質中の電子の静止領域に至る．低線量領域で混入 X 線成分による尾を引いた形となる．

ビーム中心軸の線量の変化だけでなく，空間的線量の広がりに，軽い荷電粒子である電子線の特徴がみられる（**図 7-1-3a**）．平面内の等線量分布でみると，深部ほど低線量域は外側に広がり，高線量域の幅は狭まる．これは電子の運動エネルギーの低下に伴う散乱能の増加によるも

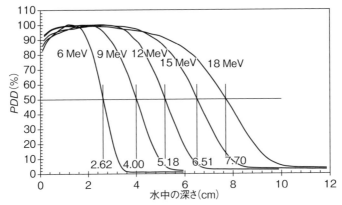

図7-1-2 6 MeV から 18 MeV 電子線（2100C Varian MS）の典型的な PDD 曲線と深部線量半価深 R_{50} の深さ（図中縦線下の数値）

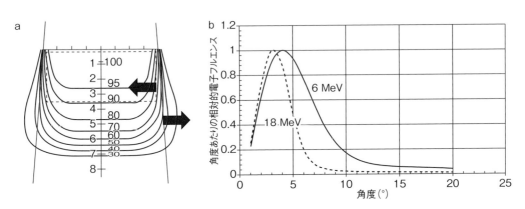

図7-1-3 電子線の等線量分布

a：電子線の等線量分布は治療領域（破線の領域）での 90％等線量曲線の先細り，半影領域の広がりが深さとともに拡大するという特徴がある．b：Ding ら[1]のデータから作成した入射表面における公称電子線エネルギーにおける角度に対する電子の相対的個数の変化．

〔文献 1）より作成〕

のである．**図7-1-3b** は，Ding ら[1]によって報告されたデータから入射表面における 6 MeV と 18 MeV の角度あたりの電子数の変化である．この図より，エネルギーの低下する深部における横方向への広がりを類推することができる．

入射電子線には，散乱箔から直接到達する一次電子，アプリケータにより散乱された二次電子，主絞りで散乱された二次電子があり，また，主に散乱箔から発生する制動放射線による混入 X 線成分で構成されている．加速器ヘッドやアプリケータ構造，主絞りサイズが変われば，これらの割合も変化する．電子線の表面近傍での等線量分布が照射野サイズに匹敵した形状とするためには，散乱箔のみでは不十分である．そこで加速器からの電子線ではアプリケータで散乱した電子も利用している．

電子線の計測をするうえで理解しておくべき光子線との違いが，表面近傍にみられる．電子線エネルギーの増加に伴い表面線量は増加する．ただし，線量最大深 d_{max} は電子エネルギーに応じて深くなる．しかし，表面から d_{max} までの線量勾配はエネルギーが低いほど急峻である．

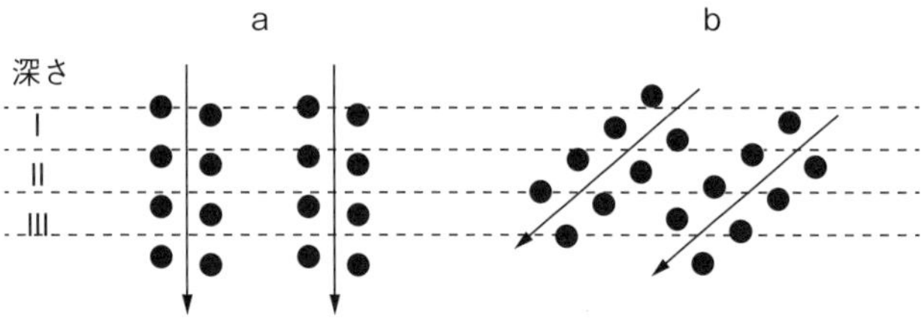

図 7-1-4 散乱による電子線のビルドアップ形成．青丸は電子飛跡上の電離を示す

電子線のビルドアップの機序は X 線とは異なる．光子線ではコンプトン散乱による反跳電子の最大飛程に関係しているが，電子線では原子と入射電子のクーロン散乱によるものである．入射電子はエネルギーが低いほど，入射直後からクーロン力により多重散乱を受ける．そのため，飛跡が曲げられ電子フルエンスが増加することとなる．**図 7-1-4a** では電子線は垂直に進んでいる．電子の飛跡の周りの青丸は電離を示す．飛跡長あたりの電離が等しいとして，単位深さ当たりの電離個数は，電子が散乱した場合には増加する（**図 7-1-4b**）．これにより，入射エネルギーに依存したビルドアップ領域が作られる．入射エネルギーが低いほど散乱確率は高く，ビルドアップが急激なものとなる．

電子の質量衝突阻止能でみると，1.5 MeV 前後で低下から増加に転じる．したがって，入射表面領域では平均エネルギーの高い電子線ほど線阻止能が大きいため，低エネルギー電子線よりも吸収線量が高い結果となる．

以上のことから，ビルドアップ領域の線量変化は X 線と異なり，電子線固有の形状となる．

7-2 深部電離量百分率曲線と深部(線)量百分率曲線

媒質中の線量の変化を知るために，TAR，TMR，TPR および PDD という経験関数を用いることを 4 章で学んだ．これらの関数の中で SSD（source-surface distance）一定の照射法を用いる電子線では，深部量百分率（PDD）を用いる．

X 線においては最大線量深 d_{max} の電離量 $M(d_{max}, A_0)$ と深さ d の電離量 $M(d, A_0)$ の比率から PDD を導くことができた．電子線では，このことが成立しない．その理由は，光子の場合には反跳電子を発生する光子のエネルギーが深さによって有意に変化しない．したがって，異なる深さでの反跳電子のエネルギーが大きく変化することはない．一方，電子線の場合には，媒質中の電子の運動エネルギーは連続減速近似 Continuous Slowing Down Approximation（CSDA）で表されるように，深さで変化し最終的に静止する．このため，電子から物質へのエネルギー付与を表す阻止能の運動エネルギー依存を考慮することになる．よって，深さによって変化する電子の運動エネルギーを知ることなしに，局所的なエネルギー付与に関係する因子のすべては決まらず，"電離量比 = 線量比"とはならない．

ここに電子線の吸収線量の評価の面倒な部分がある．これを解決したのが，標準計測法12[2)]で採用した深部電離量半価深 I_{50} と深部線量半価深 R_{50} の関係である．この関係については後

表7-2-1 電子線の線質指標である深部線量半価深 R_{50} 測定の基準条件

項　目	基準値または基準特性
ファントム材質	$R_{50}<4\,\text{g/cm}^2$：水または固体ファントム $R_{50}\geq 4\,\text{g/cm}^2$：水
電離箱	平行平板形電離箱*
電離箱の基準点	平行平板形電離箱の電離空洞内前面の中心
SSD	100 cm
照射野 A_0	$R_{50}\leq 7\,\text{g/cm}^2$：10 cm×10 cm 以上 $R_{50}>7\,\text{g/cm}^2$：20 cm×20 cm 以上**

*標準計測法12の表4.1では円筒形電離箱での測定も可能となっているが，R_{50} の決定には深部電離量百分率 PDI が必須である．しかし，空洞半径の大きい円筒形電離箱（たとえば，ファーマ形電離箱）は深さに対する P_{cav} の値が不明なため PDI の測定に用いることができない．そのため，ここでは誤解されることを避けるために円筒形電離箱を除外した．

**線量半価深が 7 g/cm² を超えるエネルギーでは，10 cm×10 cm では側方散乱平衡（Lateral scatter equilibrium：LSE）が成立しないので，20 cm×20 cm とする．

表7-2-2 電子線の水吸収線量計測（校正深計測）の基準条件（基準深の DMU を求めるための計測）

項　目	基準値または基準特性
ファントム材質	$R_{50}<4\,\text{g/cm}^2$：水または固体ファントム $R_{50}\geq 4\,\text{g/cm}^2$：水
電離箱	$R_{50}<4\,\text{g/cm}^2$：平行平板形電離箱 $R_{50}\geq 4\,\text{g/cm}^2$：平行平板形電離箱またはファーマ形電離箱*
校正深 d_c	$d_c=0.6\,R_{50}-0.1\,\text{g/cm}^2$
電離箱の基準点	平行平板形電離箱：電離空洞内前面の中心 ファーマ形電離箱：電離空洞の幾何学的中心から $0.5\,r_{\text{cyl}}$ 線源側
SSD	100 cm
照射野 A_0	10 cm×10 cm**，または出力係数の基準とする照射野

*ファーマ形電離箱を電子線計測で用いることができるのは，パラメータの値が与えられている校正深のみである．

**DMU の決定につながる計測であるので，照射野は 10 cm×10 cm とするのが一般的である．

述するが，端的にいうならば"線量を知らずして電子運動エネルギーを知る"ための関係式である．

この関係式を利用するためには，**表7-2-1** に示す基準条件[2]で計測しなければならない．また，吸収線量を評価する深さ（校正深 d_c）も **表7-2-2** に示すように規定される[2]．このとき，d_c は電子線のエネルギー（すなわち，R_{50}）によって変わる．

これらを前提として，電子線計測量に対する影響量の評価について，以下で説明する．

❶ 深部電離量百分率（percentage depth ionization：PDI）

SSD 一定でファントム表面の照射野サイズ A_0，ビーム軸上の深さ d における深部電離量百分率 PDI は次式で定義される．

表7-2-3 平行平板形電離箱の構造明細

タイプと材質	空洞			外寸		前壁	
	高さ mm	半径 mm	保護電極幅 mm	厚さ mm	半径 mm	厚さ mm	厚さ mg/cm²
NACP02 窓：Mylar foil+Graphite 電極：Graphite 塗布した Polystyrene 後壁：Graphite を Polystyrene で包む	2	5	2	10	15	0.6	104
Roos (PTW 34001, IBA PPC35 & 45) 窓，本体：PMMA 電極：Graphite 塗布した PMMA，ワニス 　　　(1.19 g/cm³)	2	8	4	10	22	1.12(壁 1+ 電極 0.02+ ワニス 0.1)	132
Classic Markus (PTW23343) 窓：Polyethylene 電極：Graphite 塗布した Polyethylene 本体，cap：PMMA	2	2.65	<0.2	14	15	1.3* (壁 0.03+cap 0.87+air 0.4)	106**
Advanced Markus (PTW 34045) 窓：Polyethylene 電極：Graphite 塗布した Polyethylene 本体，cap：PMMA	1	2.5	2	14	15	1.3* (壁 0.03+cap 0.87+air 0.4)	106

4 MeV までの電子線の吸収線量評価に用いることができるのは，擾乱補正係数が明らかな NACP02, Roos および Classic Markus の 3 タイプである．
Polyethylene CH₂：0.92 g/cm³，PMMA：1.19 g/cm³，Graphite：0.82 g/cm³，ワニス：1.19 g/cm³
*標準計測法 12 では壁材の厚さとして 0.9 mm としているが，中間の空気層 0.4 mm により空洞前壁内面の位置は保護キャップ表面から 1.3 mm にある．PTW 社の仕様書におけるこれらの電離箱の基準点は 1.3 mm の位置としている．
**PTW 社の仕様書に従い 106 mg/cm² とした．標準計測法 12 では 102 mg/cm² となっている．

$$PDI(d, A_0) = 100 \times \frac{M(d, A_0)}{M(d_{max}, A_0)} = 100 \times \frac{[\overline{M}_{raw} k_{TP} k_s k_{pol} k_{elec}]_d}{[\overline{M}_{raw} k_{TP} k_s k_{pol} k_{elec}]_{d_{max}}} \quad (7.2.1)$$

電位計の表示値の平均値 $\overline{M}_{raw}$ に対して温度気圧補正係数 k_{TP}，イオン再結合補正係数 k_s，極性効果補正係数 k_{pol}，および電位計校正定数 k_{elec}（電離箱と電位計を一体で校正した場合は $k_{elec}=1.0$）を乗じ，真の電離量 M とする．

● *PDI* の測定法

① PDI 測定に用いる電離箱の印加電圧と極性は，二次線量標準機関で N_{D,w,Q_0} 取得時の条件と同じとする．

② 深さに対する k_s と k_{pol} の値を事前に取得しておく．k_s と k_{pol} の計測には分析を含めて半日を要する．k_s と k_{pol} の評価は，**式 7.2.1** を計測するときと同じ線量/パルスで行う．

③ PDI の計測は平行平板形電離箱で行う．測定深は平行平板形電離箱の基準点（電離空洞内前面の中心）に一致させる．このような配置法を前壁変位法と呼ぶ．電子線の線量計測では，円筒形電離箱においても半径変位法を適用し，空洞幾何学的中心から線源側へ $0.5 r_{cyl}$（r_{cyl}：空洞半径）だけ変位する．**表 7-2-3** に平行平板形電離箱の明細を示す．測定深と電離箱の基準

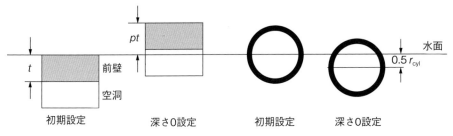

図 7-2-1 電離箱の深さの合わせ方

表 7-2-4 電子線,平行平板形電離箱の EPOM 変位量.変位量が正符号であるということは平行平板形電離箱基準点(空洞入射内面)より空洞側へ変位することを意味する

電離箱	基準点に対するEPOMの変位量 Δz (cm)				
	IAEA[4]	Zink[5]	Looe[6]	Wang[7]	Voigts-Rhetz[8]
Roos	0.05	0.04±0.01	0.04±0.01	—	0.045±0.004
Classic Markus*	0.05	—	0.04±0.01	0.02±0.01	0.026±0.004
Advanced Markus*	—	—	—	—	0.000±0.004
NACP02**	—	—	—	0.06±0.01	0.065±0.004

*PTW 社の仕様書にある基準点(保護キャップ表面から空洞に向かって 1.3 mm)からの変位量である.
**IBA 社の仕様書にある基準点 0.6 mm より 35%増の 0.81 mm からの変位量である.

〔文献 4〜8〕より作成〕

点を一致させるので,平行平板形および円筒形のいずれの電離箱においても,表面線量を測定することはできない.

④測定には深さの自由度が高い水ファントムスキャナーを用いるのがよい.ただし,平行平板形電離箱は円筒形と異なり断面積が大きく,平面であるため,スキャニング法では水面の乱れが起きやすい.スキャン測定を行う場合には,最深部から表面に向けた方向で電離箱を駆動させる.精密測定時には,スキャナーの駆動システムで電離箱の深さは変えるが,定点測定をするのが望ましい.

⑤測定深 0 の設定は**図 7-2-1** に示すように,平行平板形電離箱の前壁の表面をゼロとして一度スキャナーの原点を合わせる.次に,前壁厚(t mm)だけ電離箱を線源側に移動し,再度スキャナーの原点とする.空洞半径の小さい円筒形電離箱を用いる場合には,電離空洞の幾何学的中心を専用のジグ(治具)を用いて水面に合わせ,これをスキャナーの原点とする.次に $0.5\,r_{cyl}$ (r_{cyl}:空洞半径)だけ円筒形電離箱を水中に沈め,この位置を再びスキャナーの原点とする.

⑥前壁厚 t と密度 ρ の平行平板形電離箱によって測定できる最も浅い深さは pt までである(**図 7-2-1**).最も浅い領域まで測定可能な電離箱は**表 7-2-4** によれば,NACP02 である.ただし,Chin らの報告[3]によれば,近年 IBA 社から出荷される NACP02 の壁厚は 0.6 mm よりも 35%程度厚い(前壁厚 0.81 mm).

測定実効点と電離箱基準点との関係について近年研究[4〜8]が進められている.これらの研究によると,測定実効点(effective point of measurement;EPOM),z_{eff} と電離箱基準点 z_{ref}(円筒形電離箱:空洞の幾何学的中心より $0.5\,r_{\mathrm{cyl}}$ 線源側,平行平板形電離箱:電離空洞内前面の中心)

は一致しない．平行平板形電離箱に関する近年の報告をまとめると，表7-2-4に示すように電離箱基準点ではなく空洞中心の方向に変位する．今後，このような結果がどのように標準計測法に取り入れられていくのか，擾乱補正係数P_{dis}の変更も含めて注目されるところである．

PDIの評価式である式7.2.1では，k_sとk_{pol}は深さによって変わることを前提としている．実際，電子線の場合には有意に変化する．有意に変化することに加えて，慎重な計測が必要な因子の多い測定となる．理由として
①印加電圧，あるいは極性を変えたときには，電離箱の安定に時間を要する．
②深さあたりの計測量の変化が急激であるので，深さの位置精度が大きく影響する．
③計測量の少ない領域の測定が必要である．
などがある．このため，スキャン測定は避けたほうがよい．このようなことから，k_sとk_{pol}は事前に決定していなければならない．

❷ イオン再結合補正係数 k_s の測定

標準計測法12におけるイオン再結合補正係数k_sは，

$$k_s = a_0 + a_1\left(\frac{M_1}{M_2}\right) + a_1\left(\frac{M_1}{M_2}\right)^2 \quad \text{(7.2.2)}$$

で定義される．ただし，常用電圧V_1のときの計測値をM_1，V_1の1/2以下の電圧V_2での計測値をM_2とする．厳密に言えば，極性効果は印加電圧により変化するため，M_1とM_2に極性効果補正を行うのが望ましい．式7.2.2の各係数の値は，Weinhousら[9]により求められた値（表7-2-5）を用いる．電子線はパルス放射線に該当する．

このとき問題となるのは，何をもって常用電圧とするかである．適正な常用電圧の決定に，式7.2.2を利用することはできない．IAEA TRS 381[10]やAAPM TG-51 Addendum[11]で述べられたように，Boag理論にもとづいたJafféプロットによる評価を先行しなければならない（192頁，6-4-7項参照）．

● Jaffé プロットによる適正印加電圧の決定

電子線におけるJaffé プロットの評価の例を示す．ここでは，印加電圧を200 V，100 V，50 Vとして求めた．

表7-2-5 パルス放射線のイオン再結合補正係数の計算式における係数の値．V_1は常用印加電圧，V_2はV_1より低い印加電圧

V_1/V_2	a_0	a_1	a_2
2.0	2.337	−3.636	2.299
2.5	1.474	−1.587	1.114
3.0	1.198	−0.875	0.677
3.5	1.080	−0.542	0.463
4.0	1.022	−0.363	0.341
5.0	0.975	−0.188	0.214

〔Weinhous MS, et al：Determining P_{ion}, the correction factor recombination losses in an ionization chamber, Med Phys 11：846-849, 1984〕より

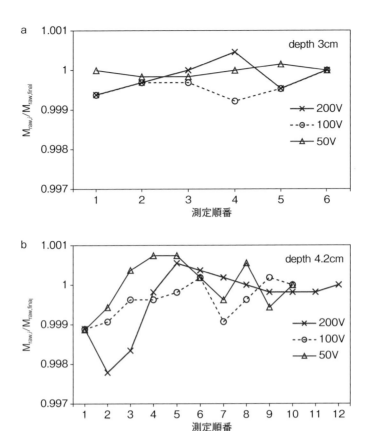

図7-2-2 12 MeV 電子線の(a)深さ3 cmと(b)4.2 cmの測定値の変動．毎回の測定値は最終測定値に対する相対値である

▶ 電離箱応答の安定性

　12 MeV，NACP02 電離箱における深さ3 cm(**図7-2-2a**)と4.2 cm(**図7-2-2b**)の測定量の相対変化(最終測定量に対する相対値)を示す．深さ3 cmでのCV％は最大0.04％(200 V)，一方，深さ4.2 cmでは0.08％(200 V)と2倍まで増加している．深さに伴う信号量の低下が，測定値の相対誤差に影響を及ぼしていることがわかる．この例では，深さ4.2 cmでは4回目以降の測定値を採用するのがよいであろう．

▶ $1/V$に対する$1/(M_{raw}k_{TP})$のプロット

　深さ3 cm(**図7-2-2a**)での測定値とデータ処理を，**表7-2-6**に示す．$1/V$に対する$1/(Q = M_{raw}k_{TP})$のグラフを**図7-2-3**に示す．3点を通る線形回帰を最小二乗法で行った．Excelで回帰式を表示させるとデフォルト表示では桁数が足りない．そこで，数式の表示法を指数表記に変更し，有効桁数を増やす必要がある．その結果，回帰式は決定係数0.9994で

$$\frac{1}{Q}(d=3\text{ cm}) = 1.9936 \times 10^{-1} \frac{1}{V} + 0.15309$$

遊離したイオンによる電離量をQ_∞とすると，y切片の値が$1/Q_\infty$に相当する．したがって，深さ3 cmでのk_sは

表7-2-6 12 MeV 電子線の深さ 3 cm の $M_{raw}k_{TP}$ の測定データ

Voltage	$Q=M_{raw}k_{TP}$						Mean	s.d.	CV%	$1/V$	$1/Q$
	1	2	3	4	5	6					
200	6.488	6.49	6.492	6.495	6.489	6.492	6.491	0.003	0.04	0.005	0.15406
100	6.445	6.447	6.447	6.444	6.446	6.449	6.446	0.002	0.03	0.01	0.15513
50	6.367	6.366	6.366	6.367	6.368	6.367	6.367	0.001	0.01	0.02	0.15706

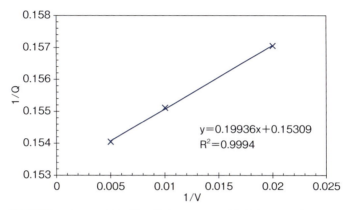

図7-2-3 12 MeV 電子線の深さ 3 cm の測定値(表 7-2-6)による Jaffé プロット

$$k_s(d=3\text{ cm}) = \frac{Q_\infty}{M_{raw}k_{TP}} = \frac{1/0.15309}{6.491} = 1.0063$$

となる.

▶ 印加電圧の妥当性の評価

NACP02 電離箱の印加電圧のメーカー推奨値は 200 V である.図 7-2-3 より,50 V,100 V および 200 V の 3 点を通る回帰直線の決定係数は 0.9993 であり,200 V($1/V=0.005$)のデータは直線から乖離しておらず,印加電圧として 200 V は妥当と判断できる.

印加電圧の妥当性を判断する手段として,Jaffé プロットによる評価がわれわれに実施可能な唯一の手段であることを忘れてはならない.

▶ 2 点電圧法による k_s の評価

印加電圧として 200 V が妥当であると判断できたので,200 V を常用電圧として 2 点電圧法により k_s を評価し,Jaffé プロットによる k_s と比較してみよう.表 7-2-5 に示す a_0 から a_2 の値を用い,式 7.2.2 による計算結果を下記に示す.

$$V_1/V_2 = 2 : k_s(d=3\text{ cm}) = 2.337 - 3.636\left(\frac{6.491}{6.446}\right) + 2.299\left(\frac{6.491}{6.446}\right)^2 = 1.0067$$

$$V_1/V_2 = 4 : k_s(d=3\text{ cm}) = 1.022 - 0.363\left(\frac{6.491}{6.367}\right) + 0.341\left(\frac{6.491}{6.367}\right)^2 = 1.0064$$

先に Jaffé プロットにより求めた 1.006_3 と $V_1/V_2=2$ のときの 2 点電圧法による 1.006_4 は,

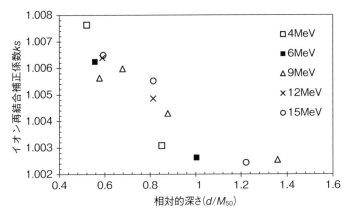

図7-2-4 4 MeV から 15 MeV の電子線における相対的深さ d/M_{50} に伴うイオン再結合補正係数の変化

非常によく一致している．この結果より，他の深さにおける k_s は2点電圧法によって十分となり，測定条件を減らすことができる．

▶ 深さに伴う k_s の変化

$M_{raw}k_{TP}$ による半価深を M_{50} として，相対的深さ d/M_{50} で深さを相対化したときの k_s の深さに対する変化を**図7-2-4**に示す．この k_s は2点電圧法 ($V_1/V_2=4$) による値である．4 MeV と 6 MeV での k_s は，他のエネルギーに比して深さに対する k_s の変化が若干急激である．これは k_s が線量/パルスに依存することを考慮すると頷ける結果である．

ここでは測定電離量への補正の容易さを考えてすべてのエネルギーで，最小二乗法により二次多項式で回帰をしてみる．その結果は，$0.5 < d/M_{50} < 1.4$ の範囲で

$$k_s\left(\frac{d}{M_{50}}\right) = 6.3541 \times 10^{-3}\left(\frac{d}{M_{50}}\right)^2 - 1.7622 \times 10^{-2}\frac{d}{M_{50}} + 1.0146$$

となる．回帰式の決定係数は 0.8736 とやや低い．しかし，k_s の実測値に対する相対誤差は最大で 0.1% に過ぎない．

個々の電離箱で，線量/パルスを固定したうえで同様の処理をするとよい．

❸ 極性効果補正係数 k_{pol} の測定

印加電圧の極性の違いにより，線量計の指示値に差が生ずる現象を極性効果と呼ぶ．極性効果は電離空洞内径が 6 mm 程度のファーマ形電離箱ではほとんど問題にならないが，平行平板形電離箱では補正が必要となる．特に，電子線では入射電子が集電極や絶縁物質中で止められて直接ケーブルに運ばれるため，一般に正イオン収集時より負イオンの測定時で大きな値となる．よって，極性効果は電子線を平行平板形電離箱で測定する場合に有意となり，電離箱の構造，電子線エネルギーや測定深，印加電圧などに依存する．

印加電圧を正負の極性としたときの計測量の違いを，両極性で得た計測量の平均値を真値として補正するのが極性効果補正係数 k_{pol} である．

$$k_{\text{pol}}(d) = \frac{|M(d)^+| + |M(d)^-|}{2|M(d)_{\text{raw}}|} \quad \text{---(7.2.3)}$$

ここで，印加電圧は通常使用時の値とし，$M(d)^+$ は正の極性で得た深さ d における $\overline{M}_{\text{raw}}^+(d)k_{\text{TP}}$ である．同様に，$M(d)^-$ は負の極性のときの計測量である．分母の $M(d)_{\text{raw}}$ は通常用いる印加電圧と極性で得た計測量であり，$M(d)^+$ あるいは $M(d)^-$ のいずれかとなる．極性により計測量に負記号がつくので絶対値をとっている．

正負の極性変更により，電離箱の安定性が過渡的に低下する．よって，一方の極性で必要な深さをすべて測定した後に，逆の極性の測定を繰り返すのがよい．変動係数%（CV%）を

$$CV\% = \frac{\sigma}{\overline{M}_{\text{raw}}} \times 100 \quad \text{---(7.2.4)}$$

とするとき，電離箱の安定性を単純に標準偏差 σ でみるよりも明確になる．電子線の場合には深さに伴う信号量の急激な低下がある．このため，CV%でみることで深さに伴う誤差の増加が明確になる．この時点では電離量半価深 I_{50} はまだ不明であるので，$M_{\text{raw}}k_{\text{TP}}$ による半価深を M_{50} として，相対的深さ d/M_{50} で深さを尺度化したときの深さに伴うCV%の変化を**図7-2-5**に示す．

k_{pol} の深さに伴う変化を**図7-2-6**に示す．横軸は d/M_{50} である．15 MeV を除くと，電子線エネルギーに対する k_{pol} の深さ依存の相違は少ない．また，d/M_{50} に対する k_{pol} の変化傾向もパターン化できる可能性がある．$d/M_{50}=1.3$ までは深さに対して単調増加，その後急激に減少する．このことより，測定すべき深さは離散的に設定すれば十分である．たとえば，$d_{\max}$, $0.5M_{50}$, $0.7M_{50}$, M_{50}, $1.2M_{50}$ の5点の深さを，低中高の3種類のエネルギーに対して計測すればよい．

電子線エネルギーを低エネルギー群として 4 MeV と 6 MeV，中エネルギー群として 9 MeV と 12 MeV に分類したときの d/M_{50} に対する k_{pol} の変化を**図7-2-7**に示す．k_{pol} の要因として物質中での電子の運動エネルギーが関係していることを示唆する結果である．また，変化の傾向が明確であるので，k_{pol} の評価に必要な計測時間も大幅に短縮できるであろう．たとえば，**図7-2-7**に示した結果では

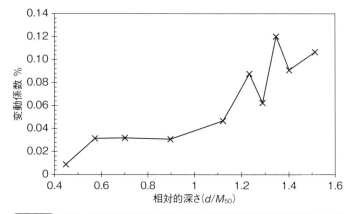

図7-2-5 9 MeV 電子線における NACP02 電離箱の深さによる変動係数%の変化

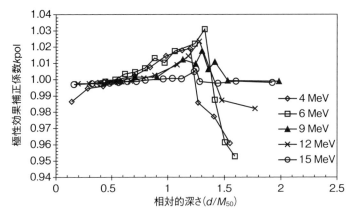

図 7-2-6 電子線における NACP02 電離箱の極性効果補正係数の深さ(d/M_{50})に対する変化

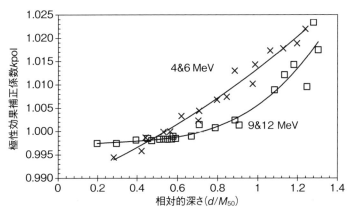

図 7-2-7 電子線エネルギーを低エネルギー群(4 と 6 MeV):×,中エネルギー群(9 と 12 MeV):□に分けたときの極性効果補正係数 k_{pol} の深さ(d/M_{50})に対する変化

- 4 MeV と 6 MeV の一次式近似

$$k_{pol}(d) = 2.944 \times 10^{-2} \frac{d}{M_{50}} + 0.9842 \, (R^2 = 0.9660)$$

- 4 MeV と 6 MeV の二次式近似

$$k_{pol}(d) = 8.050 \times 10^{-3} \left(\frac{d}{M_{50}}\right)^2 + 1.687 \times 10^{-2} \frac{d}{M_{50}} + 0.9885 \, (R^2 = 0.9712)$$

- 9 MeV と 12 MeV の 3 次式近似

$$k_{pol}(d) = 2.004 \times 10^{-2} \left(\frac{d}{M_{50}}\right)^3 - 1.900 \times 10^{-2} \left(\frac{d}{M_{50}}\right)^2 + 8.235 \times 10^{-3} \frac{d}{M_{50}} + 0.9963 \, (R^2 = 0.9269)$$

と良好な回帰式を組み立てることができるので,$M_{raw}(d)$ への補正が容易となる.また,この例では回帰誤差は d/M_{50} が 0.8 未満で ±0.2%,0.8 から 1.3 の d/M_{50} 区間では ±0.5% である.

ここに示した k_{pol} の回帰式は一般式ではない.個々の電離箱で評価しなければならない.

● k_s と k_{pol} 測定上の注意点
① 印加電圧や極性を変更したときの電離箱応答の安定は，100 MU 程度の測定を繰り返し，計測量の変化を確認する．
② 電離箱応答は事前照射(500 MU〜1000 MU 程度)を加えると安定が早い．
③ スキャン測定による評価は妥当ではない．
④ 測定深は d_{max}, $0.5M_{50}$, $0.7M_{50}$, M_{50}, $1.2M_{50}$ の 5 点とし，必要があれば追加する．

❹ 電位計校正定数 k_{elec}

電離箱線量計の電離箱と電位計を分離して校正した場合，電離箱の校正定数は Gy/nC で与えられ，電位計の校正定数 k_{elec} は nC/rdg(rdg, reading 電位計の読み値)で与えられる．k_{elec} は電位計の指示値を nC 表示に変換するための定数である．現時点では電離箱と電位計の分離校正は行われていないため，通常は電離箱と電位計は一体として校正されている．このような場合は $k_{elec} = 1.0$ となる．

分離校正サービスが 2018 年 7 月より開始された．分離校正を行った電位計を使う場合，その校正値を k_{elec} とする．ただし，k_{elec} は校正を行ったレンジおよび電荷範囲内にのみ有効である．また，分離校正の場合，電離箱の水吸収線量校正定数も分離校正で与えられた校正値を用いなければならない．

❺ 深部電離量半価深 I_{50}

電子線の線量評価の中で，真の電離量が 50%となる深さである深部電離量半価深 I_{50} は重要な役割をもつ．まだ吸収線量を評価していないこの段階で，次式によって，I_{50} を吸収線量 50%の深さである深部量半価深 R_{50} に変換することができるのである．

$$R_{50} = 1.029 I_{50} - 0.06 \, (I_{50} \leq 10 \text{ g/cm}^2) \quad \text{---(7.2.5)}$$

$$R_{50} = 1.059 I_{50} - 0.37 \, (I_{50} > 10 \text{ g/cm}^2) \quad \text{---(7.2.6)}$$

よって，これまで述べてきた種々の補正係数を用い，妥当な PDI を取得することが重要となる．I_{50} を求めるには，次の 2 つの方法がある．

● PDI 曲線の 50%を挟む 2 点による線形内挿
たとえば，$PDI(d_1) > 50\% > PDI(d_2)$ を満たす 2 点 d_1 と d_2 において

$$50 = PDI(d_1) + \frac{PDI(d_2) - PDI(d_1)}{d_2 - d_1}(I_{50} - d_1) \text{ より}$$

$$I_{50} = [50 - PDI(d_1)] \frac{d_2 - d_1}{PDI(d_2) - PDI(d_1)} + d_1 \quad \text{---(7.2.7)}$$

により求める．

Excel を利用するのであれば，FORECAST 関数で線形内挿した結果を得ることができる．あるいは，SLOPE 関数を用いると直線式の傾きを計算することができる．

● PDI 曲線の 50%を挟む 4～5 点による勾配法

これは保科ら[12]によって報告された PDI 曲線の微分係数（局所的勾配）と PDI 曲線の関係を利用した I_{50} の算出法である．**図 7-2-8** に示すように，勾配は 2 つのことを示してくれる．1 つは勾配が 0 となる深さが PDI 100%に一致し，2 つ目は勾配が最小となる変曲点が I_{50} に相当することである．

I_{50} を勾配法によって求めるには，深さ $d_i - \Delta < d_i < d_i + \Delta$ において，深さ d_i の勾配 $G(d_i)$ を

$$G(d_i) = \frac{PDI(d_i + \Delta) - PDI(d_i - \Delta)}{2\Delta} \quad \text{---(7.2.8)}$$

と定義する．このように求めた各深さの勾配が**図 7-2-8** 中の $G(PDI)$ である．

次に，$G(d_i)$ の最小値を挟む 4 点から 5 点の $G(d_i)$ を用いて，深さに対して 2 次もしくは 3 次の多項式を回帰する．たとえば，2 次多項式の場合，

$$G(d) = a_0 + a_1 d + a_2 d^2$$

を得る．この最小値である変曲点を求めるので，$G(d)$ を微分しゼロとなる d が I_{50} となる．すなわち，

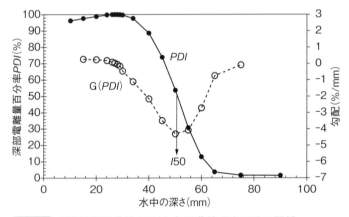

図 7-2-8 深部電離量曲線 PDI と勾配曲線 G(PDI) の関係

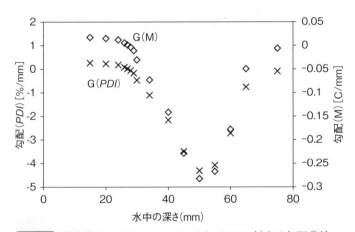

図 7-2-9 測定値（$M = M_{raw} k_{TP} k_s k_{pol}$）と PDI に対する勾配曲線

$$G(d)' = a_1 + 2a_2 d = 0 \quad \therefore d = I_{50} = \frac{-a_1}{2a_2}$$

3次多項式の場合には，2次方程式の解の公式を用いればよい．

この方法の利点は最大電離量を求める必要がない点にある．測定値($M_{raw}\, k_{TP}\, k_s\, k_{pol}$)と PDI のそれぞれに勾配法を適用したときの両者の I_{50} は一致する（**図 7-2-9**）．したがって，計算が合理的であるという点において勾配法は有益であるが，品質管理の中で，電子線エネルギーの恒常性を確認する手段としても勾配法は応用できる．

7-3 深部量百分率（percentage depth dose：*PDD*）

PDI 測定によって得た緒量から，深部量百分率 PDD は次のように定義される．

$$PDD(d, A_0) = 100 \times \frac{\left[M \cdot \left(\frac{\bar{L}}{\rho}\right)_{w,air} \cdot P_{wall} \cdot P_{cav} \cdot P_{dis} \cdot P_{cel}\right]_d}{\left[M \cdot \left(\frac{\bar{L}}{\rho}\right)_{w,air} \cdot P_{wall} \cdot P_{cav} \cdot P_{dis} \cdot P_{cel}\right]_{d_{max}}} \quad\text{——(7.3.1)}$$

ただし，$M = M_{raw}\, k_{TP}\, k_s\, k_{pol}\, k_{elec}$ である．

これまで述べたことを踏まえると，**式 7.3.1** の中で平均制限質量衝突阻止能比 $(\bar{L}/\rho)_{w,air}$ を真の計測量 M に乗じることで相対的深部線量を得ることができる．ただし，電離箱空洞が Bragg-Gray 空洞条件を満たさないことの補正項であるいくつかの擾乱補正係数 P が必要となる．

❶ 電子線の平均制限質量衝突阻止能

電子線は質量と電荷をもつ荷電粒子であり，直接電離放射線である．したがって，**2-5 項**（66頁参照）で述べたように，電子線は物質中で阻止能に応じたエネルギー損失を繰り返しながら静止する．言い換えると，物質に入射した電子線の初期エネルギーは深さとともに低下していく．したがって，物質中の任意の深さの電子線エネルギーはスペクトルをもつ．この事実にもとづいて任意の深さの吸収線量を評価することは，相当な困難が伴う．

Burns ら[13]は Ding ら[14]の単一エネルギーではなく，モンテカルロシミュレーションにより 5 MeV から 50 MeV までの加速器による現実的なビームのエネルギースペクトルから導いた阻止能データを用いて，解析的方法により深さに対する阻止能の回帰式を求めた．この回帰式により，臨床で測定可能な量から阻止能を導くことが可能となった．標準計測法 12 では Burns らの回帰式を採用し，電子線の吸収線量評価精度を改善した．

吸収線量は単位質量あたり吸収されたエネルギー [J/kg，特別単位 Gy] であるので，阻止能は質量阻止能 [J m^2/kg] を用いることになる．しかし，電離箱空洞という有限な大きさをもつ検出器によって計測するため，空洞気体に付与されるエネルギーをもたらす空洞を横切る荷電粒子のエネルギーに限定した中で阻止能を決定する必要がある．そのため，**2-5-4 項**（73頁参

照)で述べたように，電子線計測で利用する阻止能は平均制限質量衝突阻止能 $\bar{L}/\rho$ である．

電離箱空洞気体吸収線量と周囲の基準媒質である水の吸収線量の関係は，空洞理論(42頁参照，2-2-6項)より，阻止能比によって表される．電離箱空洞が理想的なBragg-Gray空洞であるときには擾乱がないので，吸収線量比は

$$\frac{D_\mathrm{w}}{D_\mathrm{air}} = \frac{(\bar{L}/\rho)_\mathrm{w}}{(\bar{L}/\rho)_\mathrm{air}} = (\bar{L}/\rho)_\mathrm{w,air} \quad\text{——(7.3.2)}$$

と表せる．ただし，wは水，airは空洞空気である．

式7.3.2に応用するためにBurnsらの導いた平均制限質量衝突阻止能は，空気に対する水の比率である $(\bar{L}/\rho)_\mathrm{w,air}$ と深さの関係である．Burnsらの回帰式における重要なパラメータは，線質指標として用いる深部線量半価深 R_{50} である．R_{50} は計測可能な深部電離量半価深 I_{50} から導くことができる．ただし，I_{50} の値によって I_{50} と R_{50} の関係式は，下記のように異なる．

$$R_{50} = 1.029 I_{50} - 0.06 \ (I_{50} \leq 10 \ \mathrm{g/cm^2}) \quad\text{——(7.3.3)}$$

$$R_{50} = 1.059 I_{50} - 0.37 \ (I_{50} > 10 \ \mathrm{g/cm^2}) \quad\text{——(7.3.4)}$$

式7.3.3あるいは式7.3.4によって I_{50} から変換した R_{50} の値を用いることで，Burnsらによる線質指標 R_{50} の電子線の $(\bar{L}/\rho)_\mathrm{w,air}$ の値を，PDD計測時には式7.3.5，出力校正時の d_c の $(\bar{L}/\rho)_\mathrm{w,air}$ は式7.3.7により求めることができる．

● PDD計測時の任意の深さの $(\bar{L}/\rho)_\mathrm{w,air}$

$$\text{任意の深さ } d : \left(\frac{\bar{L}}{\rho}\right)_\mathrm{w,air} = \frac{a_0 + a_1 x + a_2 x^2 + a_3 y}{1 + a_4 x + a_5 x^2 + a_6 x^3 + a_7 y} \quad\text{——(7.3.5)}$$

ここで，

$$x = \ln R_{50}, \qquad y = d/R_{50}$$

また，式7.3.5の各係数は

$a_0 = 1.0752 \qquad a_1 = -0.50867 \qquad a_2 = 0.088670 \qquad a_3 = -0.08402$

$a_4 = -0.42806 \qquad a_5 = 0.064627 \qquad a_6 = 0.003085 \qquad a_7 = -0.12460$

である．なお，この式7.3.5は下記の範囲に適用される．

$1 \ \mathrm{g/cm^2} \leq d/R_{20} \leq 19 \ \mathrm{g/cm^2}, \quad 0.02 \leq d/R_{20} \leq 1.2$

公称エネルギーと I_{50} の一般的な値の関係を**表7-3-1**に示す．これは一般的な値であるので，参考にすぎない．

● 加速器の出力校正時に用いる校正深の $(\bar{L}/\rho)_\mathrm{w,air}$

電子線の出力校正を行う深さである校正深 d_c を R_{50} から式7.3.6で求めるという条件のもとで，d_c の $(\bar{L}/\rho)_\mathrm{w,air}$ を精度の高い式7.3.7で求める．

$$d_\mathrm{c} = 0.6 R_{50} - 0.1 \ [\mathrm{g/cm^2}] \quad\text{——(7.3.6)}$$

表 7-3-1 電子加速公称エネルギーと深部電離量半価深 I_{50} の関係
（I_{50} の値は参考値である）

公称エネルギー	I_{50}, g/cm²	公称エネルギー	I_{50}, g/cm²
4 MeV	1.4	12 MeV	5.1
6 MeV	2.3	15 MeV	6.2
9 MeV	3.5	18 MeV	7.6

表 7-3-2 出力校正と PDI 計測における擾乱補正係数

電離箱	出力校正	PDI 計測
平行平板形電離箱	P_wall：表 6-3-4（180 頁参照） P_cav：表 6-3-5（181 頁参照）	すべて 1.0
ファーマ形電離箱	$P_\text{wall}=1$ P_cav：式 7.3.8	$P_\text{wall}=1, P_\text{cel}=1$ P_cav：不明のため使用できず

校正深 d_c：$\left(\dfrac{\bar{L}}{\rho}\right)_\text{w,air} = 1.2534 - 0.1487 R_{50}^{0.2144}$ ——（7.3.7）

式 7.3.5 と式 7.3.7 からわかるように，線質に依存する $(\bar{L}/\rho)_\text{w,air}$ を決定するためのパラメータとして R_{50} を用いていることから，R_{50} を電子線の線質指標と呼ぶ．

❷ 擾乱補正係数

電子線の線量評価では，円筒形および平行平板形電離箱のいずれにおいても，深さは電子線計測における電離箱の基準点に合わせる．いわゆる，変位法を採用している．

電子線における擾乱係数の取扱いをやや複雑にしているのは，出力校正時と PDD 計測で扱いが異なっていることにある．**表 7-3-2** に整理しておく．

ファーマ形電離箱は P_cav が不明なため，PDD 計測にファーマ形電離箱を用いることができない．PDD 計測は平行平板形電離箱のみの使用となる．空洞半径の小さい円筒形電離箱の使用も可能となっているが，その場合には平行平板形電離箱の測定値との比較を必要とするので，結局，平行平板形電離箱による測定となる．平行平板形電離箱の深さに伴う P_wall と P_cav の変化については，Araki[15] による報告があるが，現在の標準計測法 12 では PDD 評価においては**表 7-3-2** に示すようにすべて 1 としている．P_wall と P_dis の取り扱いについては，現在の標準計測法 12 の中ではいくぶん複雑である．出力校正においてのみ，Araki の値（P_wall, $P_\text{dis}\neq 1$）を採用している．すなわち，Araki によって同時に提案された深さに伴う P_wall, P_dis の値の変化は採用されていない．これについては，標準計測法 12 の改訂が待たれるところである．また，これは 7-2-1 項で述べた測定実効点とも関係する問題である．Araki による P_dis の値は校正深 d_c より深ければ 1 より大きい．このことは，平行平板形電離箱の基準点は測定実効点と一致せず，測定実効点は基準点よりも空洞中心側にあるということを意味する．

出力校正時のファーマ形電離箱の P_cav は次式で近似される．

$$P_{cav}(d_c) = 0.9902 - 0.016 r_{cyl} + 0.01218 \ln R_{50} + 0.000083 r_{cyl}^2 - 0.0035 (\ln R_{50})^2 + 0.00593 r_{cyl} \ln R_{50}$$
——(7.3.8)

ただし，標準計測法12では**式7.3.8**の適用範囲を空洞長1.0 cm以上，1 mm≦r_{cyl}（空洞半径）≦5 mm，2.5 g/cm²≦R_{50}≦10 g/cm² としている．

以上のことより，PDD計測において平行平板形電離箱を用いたときのPDD（**式7.3.1**）は，次式のように簡略化される．ただし，P_{dis}とP_{wall}が深さによらず一定という条件のものである．

$$PDD(d, A_0) = 100 \times \frac{\left[M \cdot \left(\frac{\bar{L}}{\rho}\right)_{w,air}\right]_d}{\left[M \cdot \left(\frac{\bar{L}}{\rho}\right)_{w,air}\right]_{d_{max}}}$$
——(7.3.9)

❸ PDI，$(\bar{L}/\rho)_{w,air}$ および PDD の関係

$(\bar{L}/\rho)_{w,air}$ は**式7.3.5**よりd/R_{50}の増加により，$d/R_{50}=1.2$まで単調に増加する．したがって，

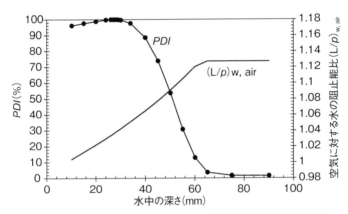

図7-3-1 深部電離量百分率 PDI と平均制限質量衝突阻止能比 $(L/\rho)_{w,air}$ の関係

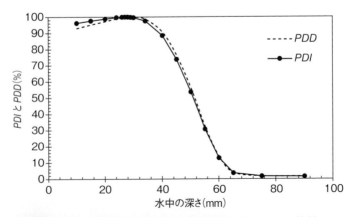

図7-3-2 深部電離量百分率 PDI と深部量百分率 PDD の比較

PDI を $(\bar{L}/\rho)_{\text{w,air}}$ を介して PDD に変換したときには，PDI 曲線が深さ方向にシフトした形の PDD 曲線となる（図 7-3-1，図 7-3-2）．ただし，$d/R_{50} \geq 1.2$ 以上では，$d/R_{50} = 1.2$ のときの $(\bar{L}/\rho)_{\text{w,air}}$ の値を用いている．

7-4 電子線の吸収線量評価の具体例

下記に示す計測データを用いて，吸収線量を評価してみよう．

12 MeV，NACP02 において，A 列に示す深さで 100 MU 照射の複数回の測定値に k_{TP} 補正を加えた平均値が B 列にある．測定値は深さ 65 mm までは 4 桁，それ以降の深さは 3 桁である．D 列と E 列の末桁の数字は有効数字より 1 桁多いので小文字で示している．

	A	B	C	D	E	F	G	H	I
	Depth, d mm	$\bar{M}_{\text{raw}}k_{\text{TP}}$	d/M_{50}	k_{pol}	k_s	$\bar{M}_{\text{raw}}k_{\text{TP}}k_{\text{pol}}k_s$	PDI, %	$G(M)$	$G(PDI)$
1	10	6.245	0.1970	0.99737	1.0114	6.299	96.20		
2	15	6.346	0.2955	0.99762	1.0099	6.394	97.65	0.0173	0.2630
3	20	6.430	0.3940	0.99785	1.0086	6.472	98.83	0.0152	0.2320
4	24	6.494	0.4728	0.99809	1.0077	6.531	99.74	0.0121	0.1851
5	26	6.509	0.5122	0.99825	1.0072	6.544	99.95	0.0057	0.0864
6	27	6.513	0.5319	0.99835	1.0070	6.548	100.00	0.0016	0.0245
7	28	6.513	0.5516	0.99845	1.0068	6.548	99.99	−0.0035	−0.0533
8	29	6.507	0.5713	0.99857	1.0066	6.541	99.89	−0.0108	−0.1642
9	30	6.493	0.5910	0.99869	1.0064	6.526	99.67	−0.0301	−0.4599
10	34	6.359	0.6698	0.99934	1.0056	6.390	97.59	−0.0726	−1.1090
11	40	5.768	0.7880	1.00082	1.0047	5.800	88.58	−0.1413	−2.1573
12	45	4.805	0.8864	1.00265	1.0040	4.837	73.86	−0.2285	−3.4897
13	50	3.485	0.9849	1.00515	1.0034	3.515	53.68	−0.2822	−4.3100
14	55	1.992	1.0834	1.00842	1.0030	2.014	30.76	−0.2670	−4.0772
15	60	0.8324	1.1819	1.01259	1.0026	0.845	12.91	−0.1775	−2.7103
16	65	0.2349	1.2804	1.01777	1.0025	0.240	3.66	−0.0492	−0.7512
17	75	0.107	1.4774	1.0000	1.003	0.107	1.64	−0.0057	−0.0873
18	90	0.0965	1.7729	1.0000	1.003	0.097	1.48		

● 処理過程

▶ Step 1：k_s と k_{pol} の算出のための回帰式

ここでは事前に決定した深さに対する k_s と k_{pol} の回帰式（7-2-2 項と 7-2-3 項）を用いた．

$$k_s\left(\frac{d}{M_{50}}\right) = 6.3541 \times 10^{-3} \left(\frac{d}{M_{50}}\right)^2 - 1.7622 \times 10^{-2} \frac{d}{M_{50}} + 1.0146$$

$$k_{\text{pol}}(d) = 2.004 \times 10^{-2} \left(\frac{d}{M_{50}}\right)^3 - 1.900 \times 10^{-2} \left(\frac{d}{M_{50}}\right)^2 + 8.235 \times 10^{-3} \frac{d}{M_{50}} + 0.9963$$

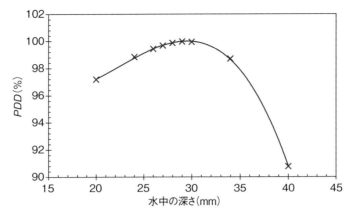

図7-4-1 電子線の吸収線量評価の具体例における d_{max} 近傍の PDD の変化

＊これらの式はNACP02に対する特定の"線量/パルス"のときの回帰式である．各施設で，そのまま利用はできないことを注意しておく．

▶ **Step 2：上記の2つの式を用いるために，d/M_{50} を求める．**

B列の電荷量の最大値 Q_{max} は 6.513 nC，$Q_{max}/2$ の値は 3.257 nC

$Q_{max}/2$ の深さ M_{50} を線形内挿で求めると，

$$M_{50} = (3.257 - B13)\frac{A14 - A13}{B14 - B13} + A13 = (3.257 - 3.485)\frac{55 - 50}{1.992 - 3.485} + 50 = 50.7_6$$

各深さを $M_{50} = 50.76$ で除した値をC列に示す．

▶ **Step 3：各深さの k_s と k_{pol} の計算**

C列の値を用いたときの上記の回帰式による k_s と k_{pol} の計算結果を，D列とE列に示す．

▶ **Step 4：真の計測値 M**

「真の計測値 M = B列の値×D列の値×E列の値」この結果をF列に示す．

▶ **Step 5：真の計測値 M の最大値**

この測定では最大値近傍では 1 mm 間隔で測定している．よって，M の最大値が真の最大値とすることに問題はないであろう．そのことを確認するためにグラフ化する．**図7-4-1** をみると，妥当であることがわかる．

▶ **Step 6：深部電離量百分率 PDI の計算**

F列の最大値 $I_{max}(M_{max})$ は 6.548 nC である．そこで，

$$PDI(d) = 100 \times \frac{M(d)}{M_{max}}$$

より，PDI を求める．結果をG列に示す．

▶ Step 7：I_{50} の算出

線形内挿法によれば

$$I_{50} = (50 - G13)\frac{A14 - A13}{G14 - G13} + A13 = (50 - 53.68)\frac{55 - 50}{30.76 - 53.68} + 50 = 50.80$$

真の計測値 M を用いた勾配法による計算値 $G(M)$ を，H2 を例に記述すると

$$G(\text{H2}) = \frac{\text{F3} - \text{F1}}{\text{A3} - \text{A1}} = \frac{6.472 - 6.299}{20 - 10} = 0.0173$$

これを順次繰り返す．

PDI による勾配法の計算 $G(PDI)$ も同様で，G 列のデータを用いる．$G(M)$ と $G(PDI)$ からそれぞれ，I_{50} を求めてみよう．M_{50} が 50.76 mm であったので，この深さを挟む 40 mm から 60 mm の深さ区間のデータを用いて 2 次多項式を回帰すると，

$$G(M) = 1.2070 \times 10^{-3} d^2 - 1.2292 \times 10^{-1} d + 2.8488$$
$$G(PDI) = 1.8434 \times 10^{-2} d^2 - 1.8772 d + 43.507$$

これらをそれぞれ微分すると

$$G'(M) = 2 \times 1.2070 \times 10^{-3} d - 1.2292 \times 10^{-1}$$
$$G'(PDI) = 2 \times 1.8434 \times 10^{-2} d - 1.8772$$

よって，それぞれを微分し，ゼロと置くことで変曲点である I_{50} が得られる．

$$G(M) \text{ による } I_{50} = \frac{1.2292 \times 10^{-1}}{2 \times 1.2070 \times 10^{-3}} = 50.92 \text{ mm}$$

$$G(PDI) \text{ による } I_{50} = \frac{1.8772}{2 \times 1.8434 \times 10^{-2}} = 50.92 \text{ mm}$$

いずれのルートからの I_{50} も同じ値となる．この段階では完全な PDI を求める必要は本来ない．よって，$G(M)$ から I_{50} を得る利点がここにある．不思議なことに 100% を知らずに 50% を知ることができる．

以上で，I_{50} を求めることができた．これにもとづいて，R_{50} を求め，$(\overline{L}/\rho)_{\text{w,air}}$ を介して PDD の評価に進むことができる．

▶ Step 8：R_{50} の決定

I_{50} が 50.92 mm であるので，式 7.3.3 より

$$R_{50} = 1.029 I_{50} - 0.06 \, (I_{50} \leq 10 \text{ g/cm}^2) = 1.029 \times 5.092 - 0.06 = 5.18 \text{ g/cm}^2$$

▶ Step 9：PDI から PDD へ

下記の式 7.3.9 を用いる．

$$PDD(d, A_0) = 100 \times \frac{\left[M \cdot \left(\frac{\overline{L}}{\rho}\right)_{\text{w,air}}\right]_d}{\left[M \cdot \left(\frac{\overline{L}}{\rho}\right)_{\text{w,air}}\right]_{d_{\max}}}$$

式中の $(\bar{L}/\rho)_{\text{w,air}}$ は下記の**式 7.3.5** を用いる.

任意の深さ d : $\left(\dfrac{\bar{L}}{\rho}\right)_{\text{w,air}} = \dfrac{a_0 + a_1 x + a_2 x^2 + a_3 y}{1 + a_4 x + a_5 x^2 + a_6 x^3 + a_7 y}$

ここで,注意は深さの単位である.今までの計算は mm 単位で示してきたが,cm 単位(正しくは面積密度の単位 g/cm²)に変換しておく.単位を間違えると,$y=d/R_{50}$ は次元が消えるからよいが,$x=\ln R_{50}$ は誤った値となる.

計算結果は**図 7-3-1** にすでに示してある.図からわかるように,$d/R_{50}=1.2$ を超える深さ 65 mm 以上の $(\bar{L}/\rho)_{\text{w,air}}$ の値は,回帰式の使用範囲の制限から $y=d/R_{50}=1.2$ として計算する.物理的にこれが正しいかどうかは別である.

これまでの計算結果を下記に記す.

	A	...	F	G	...	J	K	L	M
	Depth, d mm	...	$\bar{M}_{\text{raw}}k_{\text{TP}}k_{\text{pol}}k_s$	PDI	...	$y(=d/R_{50})$	$(\bar{L}/\rho)_{\text{w,air}}$	$D/(N_{D,w}k_Q)$	PDD
1	10	...	6.299	96.20	...	0.1930	1.004	6.324	92.95
2	15	...	6.394	97.65	...	0.2895	1.013	6.475	95.17
3	20	...	6.472	98.83	...	0.3861	1.022	6.614	97.21
4	24	...	6.531	99.74	...	0.4633	1.030	6.726	98.86
5	26	...	6.544	99.95	...	0.5019	1.034	6.766	99.45
6	27	...	6.548	100.00	...	0.5212	1.036	6.783	99.70
7	28	...	6.548	99.99	...	0.5405	1.038	6.797	99.90
8	29	...	6.541	99.89	...	0.5598	1.040	6.803	100.00
9	30	...	6.526	99.67	...	0.5791	1.042	6.802	99.98
10	34	...	6.390	97.59	...	0.6563	1.051	6.717	98.72
11	40	...	5.800	88.58	...	0.7721	1.065	6.177	90.80
12	45	...	4.837	73.86	...	0.8686	1.078	5.212	76.60
13	50	...	3.515	53.68	...	0.9652	1.091	3.834	56.36
14	55	...	2.014	30.76	...	1.0617	1.105	2.226	32.72
15	60	...	0.845	12.91	...	1.1582	1.120	0.947	13.92
16	65	...	0.240	3.66	...	1.2547	1.127	0.270	3.97
17	75	...	0.107	1.64	...	1.4477	1.127	0.121	1.78
18	90	...	0.097	1.48	...	1.7373	1.127	0.109	1.60

▶ **Step 10:校正深 d_c と $PDD(d_c)$ の決定**

ステップ 8 で R_{50} が求まっているので,校正深 d_c も**式 7.3.6** により下記のように求めることができる.ここでも単位を間違わないようにする.

$$d_c = 0.6R_{50} - 0.1\,[\text{g/cm}^2] = 0.6 \times 5.18 - 0.1 = 3.008\ \text{g/cm}^2 \approx 30.1\ \text{mm(水中)}$$

R_{50} から求める d_c は電子線エネルギーによっては PDD が 100% の深さになるとは限らない.その場合には,$PDD(d_c, 10\times10\ \text{cm})$ を求めておかなければ,出力校正で基準深 $d_{\max}$ の線量を得ることができない.そこで,上記で求めた $d_c=30.1$ mm と $d_{\max}$ の関係を確認しておく.

$d_{\max}$ 近傍の PDD の変化を**図 7-4-1** に示す.グラフ上は 30 mm で PDD が最大値 100% になっている.このことを確認するために,**図 7-4-1** に示すデータ範囲で回帰式をたてると比較

的良好な決定係数 0.9998 で下記の 3 次多項式が得られた．

$$PDD(d, 10\times10) = -2.651\times10^{-3}d^3 + 1.786\times10^{-1}d^2 - 3.615d + 1.193\times10^2$$

そこで，上式を微分して

$$PDD'(d, 10\times10) = -2.651\times10^{-3}\times 3d^2 + 1.786\times10^{-1}\times 2d - 3.615$$

となるので，傾きゼロ，すなわち上式がゼロのときの深さ d を求めると，$d = 15.4$ mm と 29.5 mm と得る．ここでの正解は 29.5 mm である．

　3 種類の方法で求めた d_c の値は，30.1 mm，30 mm および 29.5 mm である．どの値を採用すればよいだろう．測定に水ファントムスキャナーを用いるとすれば，スキャナーの駆動精度，電離箱の深さ設定精度を考え合わせると，30 mm が妥当と判断できる．

　よって，d_c は d_{max} と一致するので PDD は 100％となる．一致しない場合には，d_c の PDD を求めておく必要がある[★1]．

　以上で，PDD の評価を完了したので，出力校正に入る準備が整った．この段階で取得しておかなければならないパラメータは

① 線質指標 R_{50}
② 校正深 d_c
③ 校正深の $PDD(d_c, 10\times10$ cm$)$

である．

7-5　電子線の出力校正の具体例

　表 7-2-2 の基準条件であるが，線量半価深の測定は $SSD = 100$ cm 一定とし，ファントム表面での照射野サイズは 10 cm×10 cm または出力線量を評価している照射野サイズとする．線量半価深が 7 g/cm² を超えるエネルギーでは，10 cm×10 cm では側方散乱平衡（飽和散乱）(Lateral scatter equilibrium：LSE) が成立しなくなるため，20 cm×20 cm とする．

❶ 水吸収線量 D の評価式

$$D = M \cdot N_{D,w,Q_0} \cdot k_{Q,Q_0}$$

であり，電子線，光子線を問わない．ここでは校正深 d_c の線量であることを明確にするために

$$D_c = M(d_c) \cdot N_{D,w,Q_0} \cdot k_{Q,Q_0} \quad\text{――}(7.5.1)$$

Memo
★1　d_c が d_{max} と一致するか否かは，必ず確認しよう．電子線の DMU 値に系統誤差を生む．

と表記する．

以降，7-3項で扱ったNACP02電離箱により12 MeVの電子線の出力校正を行う．

❷ 線質変換係数の決定

線質変換係数 k_{Q,Q_0} は，線量半価深 R_{50} に対して電離箱のタイプ別に定まる．4 MeVまでの電子線の水吸収線量を評価するときに，現在使用が許されている平行平板電離箱は NACP02，Roos および Classic Markus の3種類である．これらの電離箱の k_{Q,Q_0} の値を**表 7-5-1** と**図 7-5-1** に示す．

いずれの電離箱においても k_{Q,Q_0} の変化は緩やかであるので，R_{50} の値から線形内挿によって k_{Q,Q_0} を求めることによる誤差は，k_{Q,Q_0} の変化が急な領域で若干の増加はあるが0.1%を超えることはない．

1台の加速器で複数の電子線エネルギーが利用できるので，同一電離箱において複数の R_{50} から複数の k_{Q,Q_0} の値を求めることになる．そのため，たとえばべき乗回帰や多項式回帰により回帰式を求めておくと便利かも知れない．回帰式の例を下記に示す．

NACP02：$k_{Q,Q_0} = 9.786 \times 10^{-1} R_{50}^{-4.396 \times 10^{-2}}$ ($R^2 = 0.99978$)

Roos：$k_{Q,Q_0} = 9.897 \times 10^{-1} R_{50}^{-4.519 \times 10^{-2}}$ ($R^2 = 0.99956$)

Classic Markus：$k_{Q,Q_0} = 9.796 \times 10^{-1} R_{50}^{-4.156 \times 10^{-2}}$ ($R^2 = 0.99979$)

表 7-5-1 電子線の水吸収線量評価に使用可能な平行平板形電離箱の線質変換係数 k_{Q,Q_0}

	R_{50}, g/cm²													
	1.0	1.4	2.0	2.5	3.0	3.5	4.0	4.5	5.0	5.5	6.0	7.0	8.0	10.0	10.5
NACP02	0.978	0.964	0.949	0.940	0.933	0.927	0.921	0.916	0.912	0.908	0.905	0.898	0.893	0.884	0.882
Roos	0.989	0.974	0.959	0.950	0.942	0.936	0.930	0.925	0.921	0.917	0.913	0.906	0.901	0.891	0.889
Classic Markus	0.979	0.966	0.952	0.943	0.936	0.930	0.925	0.921	0.916	0.913	0.909	0.904	0.898	0.89	0.888

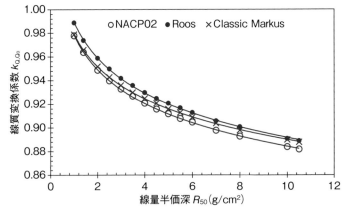

図 7-5-1 現在，電子線の線量評価に用いることが可能な3種類の平行平板電離箱の線質指標 R_{50} に対する線質変換係数 k_{Q,Q_0} の変化

7-4 項（229 頁参照）で求めた R_{50} は 5.18 cm^2/g であったので，NACP02 に対する k_{Q,Q_0} は

$$k_{Q,Q_0}(\text{NACP02}) = 9.786 \times 10^{-1} R_{50}^{-4.396 \times 10^{-2}} = 9.786 \times 10^{-1} \times 5.18^{-4.396 \times 10^{-2}} = 0.910_3$$

となる．

❸ 校正深 d_c と平行平板形電離箱基準点の設定

現在，平行平板形電離箱の基準点は空洞内前面の中心にある．NACP02 電離箱の前壁厚 t は 0.6 mm（前述したように，0.81 mm という指摘もある）である（表 7-2-3）．校正深の水吸収線量を計測する場合においては擾乱補正係数の深さの定義より，平行平板形電離箱の前壁厚は t mm であって，ρt ではない．

❹ 測定値の処理

● 測定値 M_{raw}

	1	2	3	4	5	6
M_{raw}	6.488	6.49	6.492	6.495	6.489	6.492
$\bar{M}_{raw}$	6.491	外れ値も傾向性もないので，全データで平均処理				
s.d.	0.003	s.d.$=\sqrt{\sum_{i=1}^{N}(x_i-\bar{x})^2/(N-1)}$，Excel 関数：STDEV				
CV%	0.04	$CV\%=100\times$ s.d.$/\bar{M}_{raw}$				

● 真の計測値

$\bar{M}_{raw}$(nC)	6.491	
T(℃)	24.5	
P(kPa)	101.1	
k_{TP}	1.011	$k_{TP}=\dfrac{273.2+T}{273.2+22.0}\dfrac{101.33}{P}$
k_s	1.006	7-2-2 項（215 頁参照）
k_{pol}	0.9987	7-2-3 項（218 頁参照）
M(nC)	6.594	$M=\bar{M}_{raw}\cdot k_{TP}\cdot k_s\cdot k_{pol}\cdot k_{elec}$（ただし，$k_{elec}=1$）

❺ 校正深の吸収線量

R_{50}	5.18	
k_{Q,Q_0} for NACP02	0.910$_3$	
N_{D,w,Q_0}(Gy/nC)	1.636E-01	
D_c(Gy/100 MU)	0.9977	$D_c=M\cdot N_{D,w,Q_0}\cdot k_{Q,Q_0}$

❻ 基準深の吸収線量

$PDD(d_c, 10\times10)$	100	7-3 項で検討した 12 MeV の結果を採用
$D(d_{max})/100\,MU\,(Gy)$	0.9977	$D(d_{max}, 10\times10)/100\,MU=100\times D_c/PDD(d_c, 10\times10)$
$DMU(cGy/MU)$	0.9977	$DMU=D(d_{max}, 10\times10)\,[Gy]/100\,MU\times100\,[cGy/Gy]$

以上より，12 MeV に対する加速器のモニタ線量計の感度は管理限界以内（±2%）にあることが確認された．

7-6 電子線における平行平板形電離箱の相互校正

　電子線の線量計測における平行平板形電離箱の役割は大きい．これまでみてきたように，PDD 評価の基本データとなる PDI 測定に用いることのできるのは平行平板形電離箱である．しかし，平行平板形電離箱の P_{wall} や P_{cav} は，電離箱のタイプだけでなく個体差による不確かさが指摘されてきた．

　このような状況で IAEA は TRS-398[16] では，平行平板形電離箱の ^{60}Co γ 線における P_{wall} の不確かさという付随する問題も考慮して，電子線計測に用いる平行平板形電離箱の相互校正 cross calibration を推奨している．標準計測法 12 においても，フィールド線量計の相互校正について明確化した．

　ここでは電子線に限定して相互校正の手法について述べる．

❶ 相互校正の概要

● 1. **ユーザ施設内で水吸収線量校正定数 N_{D,w,Q_0} をもつファーマ形電離箱をリファレンス電離箱とする．**

　リファレンス電離箱：国家標準とトレーサビリティが確保された計量法校正事業者認定制度（Japan Calibration Service System：JSCC）認定機関である医用原子力技術研究振興財団（線量校正センター）で校正されたファーマ形電離箱とする．

● 2. **ユーザビームによる吸収線量の基準場を確立する．**

　リファレンス電離箱による計測は標準計測法 12 に準拠して行う．基準場の吸収線量は校正深で規定する．よって，"$I_{50}\to R_{50}\to d_c$" の処理が済んでいなければならない．
　リファレンス電離箱によって得た既知の水吸収線量を $D_{w,Q_{cross}}^{ref}$ とすると

$$D_{w,Q_{cross}}^{ref} = M_{Q_{cross}}^{ref} N_{D,w,Q_0} k_{Q_{cross},Q_0} \quad\text{----(7.6.1)}$$

と表すことができる．この評価式は，これまでの評価式と本質的に同じである．ただし，ファーマ形電離箱で電子線の水吸収線量を計測できるのは校正深 d_c のみであることを忘れてはなら

ない．

● 3. ユーザビーム基準場におけるリファレンス電離箱とフィールド電離箱の相互校正

相互校正の考え方を以下で展開するが，表記法が煩雑になっていることを除くと，これまで学んできた水吸収線量評価体系の総復習にすぎない．そう思って，先に進んでいただきたい．ここまで来た皆さんなら，難なく理解できるはずである．

この相互校正は，簡単に云えば基準線質を Q_0 (^{60}Co γ 線) から線質 Q_{cross} に変更した校正作業である．ただし，Q_{cross} がユーザビームとなる．フィールド電離箱の真の計測値を $M_{Q_{cross}}^{field}$ とすると，Q_{cross} によるフィールド電離箱の水吸収線量校正定数 $N_{D,w,Q_{cross}}^{field}$ は，以下のように決まる．

$$N_{D,w,Q_{cross}}^{field} = \frac{D_{w,Q_{cross}}^{ref}}{M_{Q_{cross}}^{field}} \quad \text{---(7.6.2)}$$

以上より，$N_{D,w,Q_{cross}}^{field}$ は**式 7.6.1** により次式のように書き改められる．

$$N_{D,w,Q_{cross}}^{field} = \frac{M_{Q_{cross}}^{ref} N_{D,w,Q_0} k_{Q_{cross},Q_0}}{M_{Q_{cross}}^{field}} \quad \text{---(7.6.3)}$$

式 7.6.3 を相互校正の作業内容を明らかににするために書き直すと，

$$N_{D,w,Q_{cross}}^{field} = \left(\frac{M_{Q_{cross}}^{ref}}{M_{Q_{cross}}^{field}}\right)(N_{D,w,Q_0} k_{Q_{cross},Q_0}) \quad \text{---(7.6.4)}$$

となる．右辺の第 1 項が相互校正作業ですべきことであり，第 2 項は従来どおりの水吸収線量の評価であり，基準線質 Q_0 から離れていない．第 2 項を煩わしいが正しく表記すると

$$N_{D,w,Q_0} k_{Q_{cross},Q_0} \equiv N_{D,w,Q_0}^{Farmer} k_{Q_{cross},Q_0}^{Farmer}$$

ということである．よって，上式の第 2 項は基準線質である ^{60}Co γ 線での擾乱補正係数が確かなファーマ形電離箱に関するものである．以上のことより，

⇒平行平板形電離箱の ^{60}Co γ 線での擾乱補正係数の不確かさを回避できる．
⇒しかし，ファーマ形電離箱は低エネルギー電子線を不得意とする電離箱である．
⇒そのことは Q_{cross} を高いエネルギーとすれば克服できる．
⇒$Q_{cross} > R_{50} = 7$ g/cm^2（平均入射エネルギー $\bar{E}_0 > 16$ MeV）

これより，電子線による基準場（校正場）をファーマ形電離箱のもつ不確かさの範囲で確保することができた．

しかし，**式 7.6.4** の $N_{D,w,Q_{cross}}^{field}$ は電子線エネルギー $\dot{Q}_{\dot{cross}}$ でのみ使える水吸収線量校正定数である．ここに登場するのが

電子線エネルギー Q_{cross} から Q への線質変換係数 $k_{Q,Q_{cross}}$

である．

線質変換係数とは

$$k_{Q,Q_0} \equiv \frac{[(L/\rho)_{w,air} P_i]_Q}{[(L/\rho)_{w,air} P_i]_{Q_0}}$$

であった．ただし，P_i は種々の擾乱補正係数である．この定義は，$Q_0 \to Q_{cross}$ と置き換えても同様に成立する．

$$k_{Q,Q_{cross}} \equiv \frac{[(L/\rho)_{w,air} P_i]_Q}{[(L/\rho)_{w,air} P_i]_{Q_{cross}}} \quad \text{(7.6.5)}$$

式 7.6.5 の右辺に従って新たな計算を必要とするのだろうか？ 標準計測法 12 では電子線の k_{Q,Q_0} はすでに計算されている．これを利用しようというのが，媒介線質 Q_{int} の活用である．

$$k_{Q,Q_0} \equiv \frac{[(L/\rho)_{w,air} P_i]_Q}{[(L/\rho)_{w,air} P_i]_{Q_0}} \qquad k_{Q_{int},Q_0} \equiv \frac{[(L/\rho)_{w,air} P_i]_{Q_{int}}}{[(L/\rho)_{w,air} P_i]_{Q_0}}$$

であるから，

$$\frac{k_{Q,Q_0}}{k_{Q_{int},Q_0}} = \frac{[(L/\rho)_{w,air} P_i]_Q}{[(L/\rho)_{w,air} P_i]_{Q_{int}}} = k_{Q,Q_{int}} \quad \text{(7.6.6)}$$

がいえる．また，このことより ^{60}Co γ 線における平行平板形電離箱の P_{wall} の不確かさがキャンセルされる．

よって，線質 Q の水吸収線量は

$$D_{w,Q} = M_Q^{field} N_{D,w,Q_{int}}^{field} k_{Q,Q_{int}}^{field} \quad \text{(7.6.7)}$$

で評価できる．

標準計測法 12 で示されている $k_{Q,Q_{int}}$ は，ユーザが相互校正にどのエネルギーを用いるか不明なので，仮に $R_{50} = 7.5$ g/cm^2 ($\bar{E}_0 \approx 16$ MeV) の k_{Q,Q_0} ですべての線質変換を標準化した表が示されている．相互校正する電子線エネルギー Q_{cross} が定まれば，$k_{Q,Q_{int}}$ を Q_{cross} で再度標準化し直す．上記の 2. と 3. の作業工程が相互校正であり，ユーザ責任において実施する．

ここでは電子線を用いた相互校正を説明したが，校正深の取扱いの違い以外は光子線においても同様であることがわかる．

❷ 相互校正の実際

電子線における相互校正の大きな目的は，平行平板形電離箱の ^{60}Co γ 線における P_{wall} の不確かさの抑制にある．また，標準計測法 12 で k_{Q,Q_0} が与えられている平行平板形電離箱が 3 種類（NACP02，Roos，Classic Markus）に限定されているため，他の電離箱の線質変換係数を相互校正によって取得する必要がある．たとえば，Advanced Markus は Classic Markus の問題点（保護リング幅）を改善した電離箱であるが，k_{Q,Q_0} が示されていない．そこで，ここでは Advanced Markus を対象として，相互校正によって線質変換係数 $k_{Q,Q_{cross}}$ を取得する過程を具体的に示す．

電子線の相互校正の条件は水吸収線量計測（212 頁，**表 7-2-2** 参照）と同じである．

● 相互校正の電離箱と電子線エネルギーの明細
- 相互校正で用いる電離箱
  リファレンス電離箱：PTW 30013，リファレンス電離箱の N_{D,w,Q_0}：5.33×10^{-2} Gy/nC
  フィールド線量計：Advanced Markus
- 相互校正電子線のデータ

	相互校正電子線	検証用電子線
エネルギー	20 MeV	6 MeV
線量半価深 R_{50}	8.78 g/cm²	2.41 g/cm²
校正深 d_c	5.17 g/cm²	1.35 g/cm²

- 相互校正電子線エネルギーでのリファレンス線量計の k_{Q_{cross}, Q_0}：0.898

● **電離箱の深さ設定**

相互校正においても電子線の場合には，電離箱の深さ設定は変位法を用いる．よって，**図7-6-1**に示すようにリファレンス電離箱である PTW 30013 の場合には r_{cyl} が 3.05 mm であるので，空洞の幾何学的中心から線源側へ $0.5\,r_{cyl} = 1.525$ mm 変位した位置を校正深とする．現在の水ファントムスキャナーの駆動精度は 0.1〜0.2 mm である．よって，実際には変位量を 1.5 mm とする．このことによる線量誤差は PDD の変化より 0.01％であり，相互校正上の問題はないと判断する．

相互校正対象の電離箱を Advanced Markus とする場合には，PTW 社の仕様書によれば，防浸キャップを装着したときの Advanced Markus の構造は，**図7-6-2**に示すように防浸キャップと前壁との間に 0.4 mm の空気層をもつ三層構造である．標準計測法 12（表 A3-1b）では，保護キャップと電離箱前壁の厚さの合算である 0.9 mm と評価されているが，擾乱補正係数の決定に従い，空気層 0.4 mm を加えた 1.3 mm が Advanced Markus の基準点である．これは

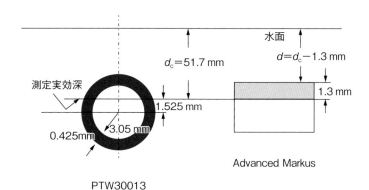

図7-6-1 電子線相互校正におけるファーマ形と平行平板形電離箱の配置

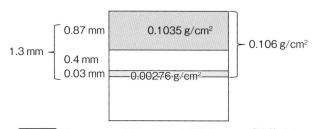

図7-6-2 Advanced Markus の防浸キャップ装着時の構造（Classic Markus も同様）

Classic Markus でも同様である．

以上より，$d_c = d + 1.3\,\mathrm{mm}$（$d$：水の厚さ）とする．

● **相互校正線質 20 MeV（$R_{50} = 8.78\,\mathrm{g/cm^2}$）でのリファレンス電離箱による水吸収線量の評価**

相互校正を行う 20 MeV の校正深の水吸収線量を，リファレンス電離箱で評価する．この線量が基準場の吸収線量となる（**式 7.6.1**）．

真の電荷量は $M_{Q_{cross}}^{ref} = M_{raw}\,k_{TP}\,k_s\,k_{pol}\,k_{elec} = 19.02\,\mathrm{nC}$ であった．

PTW 30013 電離箱の線質変換係数 k_{Q_{cross},Q_0}^{ref} は標準計測法 12 の表 4-3 より

$R_{50},\,\mathrm{g/cm^2}$	4.0	4.5	5.0	5.5	6.0	7.0	8.0	10.0	10.5
k_{Q_{cross},Q_0}^{ref}	0.918	0.915	0.913	0.911	0.909	0.905	0.901	0.894	0.893

相互校正線質 $R_{50} = 8.78\,\mathrm{g/cm^2}$ での k_{Q_{cross},Q_0}^{ref} は，線形内挿で 0.898 である．

よって，前述の「相互校正の電離箱と電子エネルギーの明細」（→236 頁）と**式 7.6.1** を用いると

$$D_{Q_{cross}}^{ref} = M_{Q_{cross}}^{ref}\,N_{D,w,Q_0}^{ref}\,k_{Q_{cross},Q_0}^{ref} = 19.02\,\mathrm{nC} \times 5.33 \times 10^{-2}\,\frac{\mathrm{Gy}}{\mathrm{nC}} \times 0.898 = 0.919_4\,\mathrm{Gy}$$

● **校正線質 20 MeV（$R_{50} = 8.78\,\mathrm{g/cm^2}$）でのフィールド電離箱による真の計測値**

Advance Markus での d_c での真の計測値は

$$M_{Q_{cross}}^{field} = M_{raw}\,k_{TP}\,k_s\,k_{pol}\,k_{elec} = 717.0\,\mathrm{pC} = 0.7170\,\mathrm{nC}$$

であった．よって，**式 7.6.4** より

$$N_{D,w,Q_{cross}}^{field} = \left(\frac{M_{Q_{cross}}^{ref}}{M_{Q_{cross}}^{field}}\right)(N_{D,w,Q_0}\,k_{Q_{cross},Q_0})$$

$$= \frac{19.02\,\mathrm{nC}}{0.7170\,\mathrm{nC}} \times 5.33 \times 10^{-2}\,\frac{\mathrm{Gy}}{\mathrm{nC}} \times 0.898 = 1.270\,\frac{\mathrm{Gy}}{\mathrm{nC}} = 1.27 \times 10^{-3}\,\frac{\mathrm{Gy}}{\mathrm{pC}}$$

となる．

● **媒介線質 Q_{int} に対する線質変換係数 $k_{Q,Q_{int}}$**

標準計測法 12 では基準線質 Q_0 に対する線質変換係数 k_{Q,Q_0} を与えていない電離箱についても，媒介線質 Q_{int} に対する線質変換係数 $k_{Q,Q_{int}}$ が標準計測法 12 の表 7-1 に示されている．ここで対象としている PTW30013 と Advanced Markus の $k_{Q,Q_{int}}$ を**表 7-6-1** に示す．

表 7-6-1 での Q_{int} は $R_{50} = 7.5\,\mathrm{g/cm^2}$ である．しかし，ここで用いた校正線質 Q_{cross} は $R_{50} = 8.78\,\mathrm{g/cm^2}$ であるので，**表 7-6-1** を $R_{50} = 8.78$ で再標準化した $k_{Q,Q_{cross}}$ を**表 7-6-2** に示す．

● **任意の電子線エネルギーに対する相互校正したフィールド電離箱の使用**

評価は**式 7.6.7** による．ただし，$Q_{int} \neq Q_{cross}$ であるので**式 7.6.7** の表記を下記のように改める．

$$D_{w,Q} = M_Q^{field}\,N_{D,w,Q_{cross}}^{field}\,k_{Q,Q_{cross}}^{field}$$

表7-6-1 媒介線質（Q_{int}）R_{50}＝7.5 g/cm² を基準とした線質変換係数 $k_{Q,Q_{int}}$

PTW 30013 線質：R_{50}(g/cm²)														
1.0	1.4	2.0	2.5	3.0	3.5	4.0	4.5	5.0	5.5	6.0	7.0	8.0	10.0	10.5
						1.016	1.014	1.011	1.009	1.007	1.002	0.998	0.990	0.988
Advanced Markus 線質：R_{50}(g/cm²)														
1.0	1.4	2.0	2.5	3.0	3.5	4.0	4.5	5.0	5.5	6.0	7.0	8.0	10.0	10.5
1.078	1.068	1.055	1.047	1.040	1.034	1.028	1.023	1.019	1.014	1.010	1.003	0.997	0.986	0.983

表7-6-2 相互校正線質（Q_{cross}）R_{50}＝8.78 g/cm² を基準とした線質変換係数 $k_{Q,Q_{cross}}$

Advanced Markus 線質：R_{50}(g/cm²)														
1.0	1.4	2.0	2.5	3.0	3.5	4.0	4.5	5.0	5.5	6.0	7.0	8.0	8.78	10.0	10.5
1.086	1.076	1.063	1.055	1.048	1.042	1.036	1.031	1.027	1.022	1.017	1.010	1.004	1	0.993	0.990

ここでは，6 MeV の電子線に対して前記の式で線量評価を行う．

● 6 MeV の I_{50} と d_c の評価

6 MeV の電子線の Advanced Markus を用いた深部線量の事前の評価結果を，図 **7-6-3** と図 **7-6-4** に示す．I_{50} は図 **7-6-3** における線形内挿から得ることができる．$(d\ \text{mm}, PDI) = (23, 57.91)$ と $(24, 49.07)$ であるので，$I_{50}=23.9$ mm となる．一方，勾配による評価（図 **7-6-4**）によれば，勾配の 2 次多項式は，計測値 M と PDI のそれぞれについて下記のとおりである．

$$G(M) = 1.573 \times 10^{-3} d^2 - 7.576 \times 10^{-2} d + 8.278 \times 10^{-1}$$

$$G(PDI) = 0.1597 d^2 - 7.708 d + 84.46$$

よって，それぞれによる I_{50} は下記のように得られる．

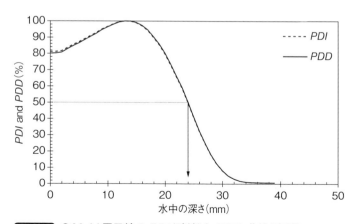

図 7-6-3 6 MeV 電子線の PDI（破線）と PDD 曲線（実線）
図中の矢印は I_{50} の位置を示す．

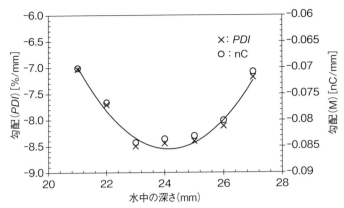

図 7-6-4 6 MeV 電子線の I_{50} 近傍の勾配 Gradient の変化．
PDI（×）と計測量 nC（○）を用いたときの勾配の変曲点
（I_{50}）は一致する

M による I_{50} : $I_{50} = \dfrac{7.576 \times 10^{-2}}{2 \times 1.573 \times 10^{-3}} = 24.08$ mm

PDI による I_{50} : $I_{50} = \dfrac{7.708}{2 \times 0.1597} = 24.13$ mm

以上より，3 とおりの I_{50} を得たが，ここでは 24.1 mm（2.41 g/cm²）を採用することとする．よって，

$R_{50} = 1.029 I_{50} - 0.06 = 1.029 \times 2.41 - 0.06 = 2.42$ g/cm²

$d_c = 0.6 R_{50} - 0.1 = 0.6 \times 2.42 - 0.1 = 1.35$ g/cm²

を得る．

● d_c での Advanced Markus による吸収線量の評価

Advanced Markus を前述の 3 で述べた方法により，前壁内面を d_c に設定し測定した結果，100 MU 照射で真の計測値 785.6 pC を得た．

$R_{50} = 2.42$ における線質変換係数 $k_{Q,Q_{cross}}$ は**表 7-6-2** より，線形内挿により 1.056 である．よって d_c における水吸収線量は

$D_{w,Q} = M_Q^{field} N_{D,w,Q_{cross}}^{field} k_{Q,Q_{cross}}^{field}$

$= 785.6 \text{ pC} \times 1.27 \times 10^{-3} \dfrac{\text{Gy}}{\text{pC}} \times 1.056 = 1.054$ Gy

● 測定結果の検証

ここで用いた電離箱は基準線質である ^{60}Co γ 線による水吸収線量校正定数 N_{D,w,Q_0} をもっており，その値は 1.43×10^{-3} Gy/pC である．旧プロトコル（標準計測法 01）で与えられていた線質変換係数 k_{Q,Q_0} は 0.940 である．これらの値を用いたときの吸収線量は

$D_{w,Q} = 785.6 \text{ pC} \times 1.43 \times 10^{-3} \dfrac{\text{Gy}}{\text{pC}} \times 0.940 = 1.056$ Gy

よって，上記で求めた吸収線量と 0.2 % の相違である．

● **相互校正水吸収線量校正定数の不確かさの評価**

校正定数 $N_{D,w,Q_{cross}}^{field}$ を使ううえでの処理は上記の過程によればよい．しかし，校正定数であるためには不確かさの評価をしなければならない．バジェットシートを用い，総合的な評価が要求される．ここでは，不確かさの評価については省略する．

また，この例で用いた 6 MeV に対するモニタ線量計の感度は，調整が必要な範囲にあることを付記しておく．

7-7 プラスチックファントムを用いた電子線計測法

校正深における水吸収線量の測定では，水が基準媒質である．しかし，水中での検出器の位置精度が確保できない場合や防浸型でない検出器を用いるときには，プラスチックファントムが必要になる．また，プラスチックファントムはさまざまな形に加工できる利点もある．さらに，毎日の品質管理の測定で水を用いるのは，実務上，時間的制約が大きい．そのため，標準計測法 12 では使用者の責任において $R_{50}<4\,\mathrm{g/cm^2}(\bar{E}_0<10\,\mathrm{MeV})$ の限定した電子線エネルギー範囲でのみプラスチックファントムの使用を認めている．

ユーザはプラスチックファントムで測定した値を基準媒質である水における値に変換する作業が必要となる．この変換をスケーリングと呼ぶ．

プラスチックファントムを電子線計測に用いる場合には，基本的には平行平板形電離箱の前壁材と同種の組成であることが望ましい．この条件は電離箱壁の擾乱補正 P_{wall} と関係するので，照射条件を簡素にするためである．IAEA TRS-381 によれば NACP02，Roos および Markus に適したファントムは PMMA とされる．

❶ 媒質間の吸収線量の等価性

電子による吸収線量の基本式は，深さを d，電子フルエンス $\Phi(d)$，質量衝突阻止能 $s_{col}(\bar{E}_0, d)/\rho$ とすると，2 章(75 頁参照)でみたように，これら 2 つの因子の積である．

$$D(d) = \Phi(\bar{E}_d, d)\frac{s_{col}(\bar{E}_0, d)}{\rho} \quad\text{---(7.7.1)}$$

式 7.7.1 を説明すると，平均入射エネルギー $\bar{E}_0$ で媒質に入射した電子が媒質中を進むとき，エネルギーと物質に依存した衝突阻止能に応じて，その運動エネルギーを失う．媒質中の深さ d の電子フルエンス $\Phi(\bar{E}_d, d)$ はエネルギーを失った電子の静止や多重散乱(前方に向けた散乱とは限らない)によって，深さに応じて変化する．深さ d の電子はエネルギースペクトルをもつので，深さ d で平均エネルギー $\bar{E}_d$ をもつ．

水と異なる媒質(ファントム)の間で線量の同等性を求めるためには，すなわち，基準媒質は水であるがプラスチックファントムで測定したときに，水の吸収線量を求めたいという状況でどのように処理をすればよいのだろう．それが等価性の評価ということである．

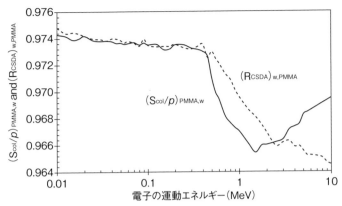

図7-7-1 水とPMMAの質量衝突阻止能比（$(S_{col}/\rho)_{PMMA,w}$）とCSDA飛程の逆比（$(R_{CSDA})_{w,PMMA}$）の電子の運動エネルギーに伴う変化

● 深さスケーリング

等価性の評価では**式**7.7.1からわかるように，右辺の2つの因子について考える必要がある．まず，衝突阻止能について考えてみよう．ここで2章で学んだことを思い出そう．阻止能の逆数を積分することで連続減速近似飛程R_{CSDA}が得られた．物質が異なるとき，物質間の阻止能比とR_{CSDA}比の逆数の関係を**図7-7-1**に示す．両者の変化傾向がよく似ていることがわかる．このことより，深さと同じ次元をもつR_{CSDA}をうまく活用すれば，異なる物質において同じ阻止能をもつ深さを求めることができそうである．

異なる物質中の任意の深さの比率が一次近似としてR_{CSDA}の比率に等しいと仮定すると，水とプラスチックファントムの間で，水中とプラスチック中のR_{CSDA}を，それぞれ$R_{CSDA,w}$と$R_{CSDA,pl}$とすると，

$$d_w = d_{pl} \frac{R_{CSDA,w}}{R_{CSDA,pl}} \quad \text{―――(7.7.2)}$$

がいえる．ただし，プラスチック中の深さd_{pl}に等価な水中の深さd_wとする．

ここで問題となるのが，R_{CSDA}が電子のエネルギー損失を連続減速近似していることである．すなわち，直線的に減速すると仮定して求めたのがR_{CSDA}である．実際の電子は多重散乱する中で，進む方向も大きく変化する．よって，R_{CSDA}は測定で求めることのできる飛程と異なる．この2つの飛程の比率を迂回係数DF（detour factor）と呼ぶ．また，CSDA飛程よりも短い飛程を平均到達深（average penetration depth：z_{av}）と呼ぶ．よって，R_{CSDA}とz_{av}の関係は

$$DF = \frac{z_{av}}{R_{CSDA}} < 1 \quad \text{―――(7.7.3)}$$

である．

式7.7.2に**式**7.7.3を代入すると

$$d_w = d_{pl} \frac{R_{CSDA,w}}{R_{CSDA,pl}} \frac{DF_w}{DF_{pl}} = d_{pl} \frac{R_{CSDA,w}}{R_{CSDA,pl}} \frac{(z_{av}/R_{CSDA})_w}{(z_{av}/R_{CSDA})_{pl}} = d_{pl} \frac{z_{av,w}}{z_{av,pl}} \quad \text{―――(7.7.4)}$$

標準計測法12でCSDA飛程ではなく平均到達深を用いることの意味は，ここにある．**式**7.7.4右辺の第2項を深さスケーリング係数c_{pl}と呼ぶ．

表7-7-1 水およびプラスチック系のファントムの基本的物理特性値とスケーリング係数[2]

	水	Solid W 457CTG	Solid W 457SG	Plastic W DT	Plastic W high energy	Virtual W	Tough W WE211	Tough W WE211B	RW3	MixDP	PMMA
ρ(g/cm³)	0.998*[1]	1.043	1.04	1.039	1.030	1.030	1.017	1.014	1.045	1.000	1.190
ρ_e(×10²³/g)	3.343	3.249	3.249	3.218	3.238	3.237	3.252	3.248	3.231	3.382	3.248
$(\rho_e)_{pl,w}$	1.000	0.972	0.972	0.963	0.969	0.968	0.973	0.972	0.966	1.012	0.972
*ρ_e(×10²³/cm³)	3.335	3.388	3.379	3.344	3.335	3.334	3.307	3.293	3.376	3.382	3.865
(*ρ_e)$_{pl,w}$	1.000	1.016	1.013	1.003	1.000	1.000	0.992	0.987	1.012	1.014	1.159
$\bar{Z}_2$*[6]	6.60	5.96	5.95	6.43	6.64	5.97	5.97	5.97	5.48	5.36	5.85
c_{pl}(電子線)	—	0.949*[2]	0.949*[2]	0.959*[4]	0.970*[4]	0.946*[2]	0.953*[3]	0.953*[3]		0.972*[3]	0.941*[2]
h_{pl}(電子線)	—	1.011*[2]	1.008*[5]	1.002*[4]	0.998*[4]	1.014*[3]	1.019*[3]	1.019*[3]	1.022*[5]	1.037*[3]	1.009*[2]

*[1]水の密度は水温22℃での値. *[2]IAEA-TRS-398[1]), *[3]齋藤ら[17]), *[4]荒木ら[18]), *[5]Tello ら[35])

*[6]電子に対する化合物あるいは混合物の平均原子番号のICRU Report 35[22])による定義: $\bar{Z}_2 = \frac{\Sigma(w_i Z_i^2/A_i)}{\Sigma(w_i Z_i/A_i)}$

$$c_{pl} \equiv \frac{z_{av,w}}{z_{av,pl}} \quad \text{———(7.7.5)}$$

残念ながら,媒質中の電子はエネルギースペクトルをもち,深さによってそれは変化するので,z_{AV} は測定による量ではなくモンテカルロシミュレーションによって求められる.標準計測法12では IAEA TRS 381 の値以外に,齋藤ら[17]),Araki ら[18]) の結果を加えた値を採用している(**表7-7-1**).そのため,モンテカルロシミュレーションで用いたファントムとタイプが同じであっても,密度が異なる場合には補正が必要となる.ただし,密度の変化が何によるのかは問わない.また,c_{pl} はエネルギーに依存するため,6 MeV から 10 MeV で 0.5〜1.0%程度増加する.標準計測法12では10 MeV以下で実用的な6 MeVまでの平均値を採用している.

測定量から c_{pl} の近似値を求める方法として,IAEA TRS-398 では深部電離量半価深である $I_{50,w}$ と $I_{50,pl}$ の比率の利用を示している.

$$c_{pl} \cong \frac{I_{50,w}}{I_{50,pl}} \quad \text{———(7.7.6)}$$

しかし,この方法は I_{50} 比がそれぞれの媒質の平均到達深に比例するとした近似である.このときの I_{50} の単位は面積密度(ρt[g/cm²])で表記した水とプラスチックファントム中の電離量半価深である.

以上より,プラスチックファントムの深さ d_{pl}[g/cm²] を水等価深 d_w[g/cm²] に変換するには深さスケーリング係数 c_{pl} を乗じて,次式で計算する.

$$d_w = d_{pl} c_{pl} \left[\frac{g}{cm^2}\right] \quad \text{———(7.7.7)}$$

Ding ら[19]) はモンテカルロシミュレーションにより,c_{pl} をプラスチックファントムの組成は変えずに物理密度を 1.0 g/cm³ としたときと実際のプラスチックファントムの物理密度を用いたときの深さ d の平均電子エネルギーから導いた c_{pl} を用いて,深部線量半価深 $R_{50,w}$ あるいは,プラスチックファントム中での深部線量半価深 $R_{50,pl}$ の値から c_{pl} を求める回帰式を示している.彼らの回帰式は 5 MeV から 50 MeV の公称加速エネルギーに適用されるので,簡易な品質管理にプラスチックファントムを用いる場合には,電子線のエネルギー制約を受けない深さスケーリング係数として利用できる.ただし,このときのいずれの R_{50} も cm 単位であり,標準計測法12の単位系(g/cm²)と異なることに注意がいる.そこで,Ding らの深さスケーリン

表7-7-2 深さスケーリング係数（実効密度）のDingら[19)]による回帰式（本文中の式7.7.8と7.7.9）の係数の値．これらの係数値を用いる場合には，深さはcm単位である

ファントム	A_{pl}	$B_{pl}(cm^{-2})$	$C_{pl}(cm^{-1/2})$
Clear polystyrene	0.9688	-1.009×10^{-4}	1.360×10^{-2}
White polystyrene	0.9765	-1.184×10^{-4}	1.070×10^{-2}
PMMA	1.1179	-1.122×10^{-4}	7.416×10^{-2}
	A'_{pl}	B'_{pl}	C'_{pl}
Clear polystyrene	0.9689	-1.016×10^{-4}	1.356×10^{-2}
White polystyrene	0.9762	-1.232×10^{-4}	1.092×10^{-2}
PMMA	1.1177	-9.008×10^{-5}	7.096×10^{-2}

グ係数の表記を"実効密度ρ_{eff}"として，区別しておく．

プラスチックファントムのR_{50}を用いる場合：$\rho_{eff}^{pl}=A_{pl}+B_{pl}(R_{50}^{pl})^2+C_{pl}\sqrt{R_{50}^{pl}}$ ——(7.7.8)

水ファントムのR_{50}を用いる場合：$\rho_{eff}^{pl}=A'_{pl}+B'_{pl}(R_{50}^{w})^2+C'_{pl}\sqrt{R_{50}^{w}}$ ——(7.7.9)

上記の2つの式の係数の値を**表7-7-2**に示す．残念ながら，Dingら[19)]のデータではプラスチックファントムの種類が限られている．

● フルエンススケーリング

次に等価性を議論するためには，式7.7.1中の電子フルエンス$\Phi(\bar{E}_d,d)$について考える必要がある．ファントム材質によって電子の散乱能に違いがあるため，深さスケーリングによって等価深を決定したとしてもフルエンスの違いが生じる．これを補正するのがフルエンススケーリングである．

電離箱空洞に入射する電子フルエンスに比例した電荷量が得られるとすると，水とプラスチックファントムで得た電荷量がM_wとM_{pl}であるとき

$$\frac{M_w(d_w)}{M_{pl}(d_{pl}c_{pl})}=\frac{\Phi_w(d_w)}{\Phi_{pl}(d_{pl}c_{pl})}\equiv h_{pl}$$ ——(7.7.10)

となり，深さスケーリングを施された等価深でのフルエンススケーリング係数h_{pl}が定まる．

式7.7.1で表現していたのは，均質媒質（水，あるいはプラスチック）中のある点の吸収線量の評価式であった．今，われわれの前にあるのは，空洞電離箱という検出器の計測量を媒介として，吸収線量を求める作業である．このときの吸収線量の評価は次式によって行われる．

$$D=M\cdot N_{D,w,Q_0}\cdot k_{Q,Q_0}$$ ——(7.7.11)

これより

$$\frac{M_w(d_w)}{M_{pl}(d_{pl}c_{pl})}=\frac{D_w}{D_{pl}}\frac{k_{Q,Q_0}^{pl}}{k_{Q,Q_0}^{w}}=\left[\frac{D_w(\bar{L}/\rho)_{pl,air}P_{cav}^{pl}P_{wall}^{pl}}{D_{pl}(\bar{L}/\rho)_{w,air}P_{cav}^{w}P_{wall}^{w}}\right]_Q=\left[\frac{(\bar{L}/\rho)_{pl}}{(\bar{L}/\rho)_{w}}\right]_Q\left[\frac{D_w P_{wall}^{pl}}{D_{pl}P_{wall}^{w}}\right]_Q$$ ——(7.7.12)

であるが，c_{pl}を用いて等価深を求めることで，右辺の第1項は1となるので，式7.7.12は次のように書き改めることができる．

$$\frac{M_{\mathrm{w}}(d_{\mathrm{w}})}{M_{\mathrm{pl}}(d_{\mathrm{pl}}c_{\mathrm{pl}})} = \left[\frac{D_{\mathrm{w}}P_{\mathrm{wall}}^{\mathrm{pl}}}{D_{\mathrm{pl}}P_{\mathrm{wall}}^{\mathrm{w}}}\right]_Q \quad \text{---(7.7.13)}$$

標準計測法 12 では,Ding ら[20]や Araki らの報告を踏まえ,電離箱とファントムの組合わせを考慮し,電離箱壁材とファントム材質との間の壁擾乱補正係数を加味したフルエンス補正係数を,式 7.7.14 として再定義している.

$$h_{\mathrm{pl}} = \left[\frac{D_{\mathrm{w}}P_{\mathrm{wall}}^{\mathrm{pl}}}{D_{\mathrm{pl}}P_{\mathrm{wall}}^{\mathrm{w}}}\right]_Q \quad \text{---(7.7.14)}$$

以上の検討からわかるように,スケーリング係数 c_{pl} や h_{pl} は測定やモンテカルロシミュレーションにより与えられる.**表 7-7-1** に示すモンテカルロシミュレーションによって得た c_{pl} や h_{pl} を用いるときは,シミュレーションで用いた材質の物理密度と実際に用いるファントムの物理密度の違いを補正する必要がある.

● **プラスチックファントムの実務的問題**

プラスチックファントムでは,製造ごとの密度のばらつきや,ファントム厚の製造公差,反りなどがある.プラスチックファントムを使用する場合は,ファントムごとに密度,厚さを測定しておく必要がある.使用するファントム 1 枚ごとに厚さを含めすべての寸法と質量を測定し,各寸法より体積を計算するか,あるいは水槽に沈めて体積を測定して密度を求める.またファントム 1 枚ごとに実寸厚を記載しておくと便利である.ファントムの均質性については,X 線写真や CT 画像により確認する.

❷ プラスチックファントムを用いた校正深水吸収線量 D_{c} の評価

プラスチックファントムの使用は,電子線エネルギーが $R_{50} < 4$ g/cm^2 ($\bar{E}_0 < 10$ MeV)で,平行平板形電離箱に限定されている.

日常の品質管理の簡素化を目的とした,プラスチックファントム(Plastic Water DT)による 6 MeV 電子線の校正深水吸収線量 D_{c} の評価手順について述べる.この電子線の $R_{50,\mathrm{w}}$ は,水ファントムを用いた評価により 2.36 g/cm^2 であった.よって,校正深 $d_{\mathrm{c}} = 1.32$ g/cm^2 となる.また,水中での線量最大深 $d_{\max} = 1.32$ g/cm^2 であるので,$PDD(d_{\mathrm{c}}, A_0) = 100\%$ である.電離箱は Classic Markus を使用し,水吸収線量校正定数 $N_{\mathrm{D,w,Q_0}}$ は 5.642×10^{-1} Gy/nC である.また,校正深の線質変換係数 k_{Q,Q_0} は 0.946 となる.

● **電離箱とプラスチックファントムの設置**

プラスチックファントムを水平に設置し,電子線が垂直に入射するよう配置する($SSD = 100$ cm).平行平板形電離箱を固体ファントムに埋め込む場合,後で取り出しやすくするために薄いフィルムを挟む(**図 7-7-2**)か,細いピン穴を設けておくとよい.Classic Markus は非防浸タイプであり,水中では防浸キャップを装着するが,今回はプラスチックファントムでの測定であるので外周リングのみとする.電離箱を挿入したプラスチックファントムの背後に,後方散乱を確保するため,最大飛程 +5 cm 以上の同一素材のプラスチックファントムを配置する.

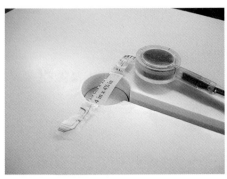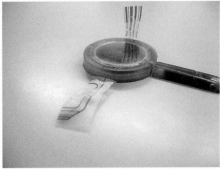

図7-7-2 プラスチックファントムに挿入した平行平板形電離箱の取り外しを容易にするための工夫

● **プラスチックファントム中の校正深の決定（深さスケーリング補正）**

水中での校正深 d_c は $1.32\ \mathrm{g/cm^2}$ であるので，d_c に相当するプラスチックファントム中の深さ d_{pl} は次式で与えられる．

$$d_w = d_c = d_{pl} c_{pl}$$

Plastic Water DT の c_{pl} は**表7-7-1**より 0.959 である．よって，d_{pl} は

$$d_{pl} = \frac{1.32\ \mathrm{g/cm^2}}{0.959} = 1.38\ \mathrm{g/cm^2}$$

また，Plastic Water DT の物理密度 ρ_{pl} は公称値と同じ $1.039\ \mathrm{g/cm^3}$ であったので，厚さ t_{pl} は

$$t_{pl} = \frac{d_{pl}}{\rho_{pl}} = \frac{1.38\ \mathrm{g/cm^2}}{1.039\ \mathrm{g/cm^3}} = 1.33\ \mathrm{cm}$$

Classic Markus の前壁厚は $2.76\ \mathrm{mg/cm^2}$ と薄く，測定値への影響は無視できるとした．

準備できる Plastic Water DT の厚さは $1.3\ \mathrm{cm}$ である．よって，真の校正深との差が $0.3\ \mathrm{mm}$ あるが，深さ $1.33\ \mathrm{cm}$ と $1.30\ \mathrm{cm}$ の PDD の差は 0.1% 以下であるので，$1.3\ \mathrm{cm}$ を校正深として処理する．プラスチックファントムを用いることの難しさは，このような点にもある．

● **電離量のフルエンススケーリング補正**

照射野中心に電離箱中心を一致させ，校正深に相当する厚さの Plastic Water DT を乗せ，$SSD = 100\ \mathrm{cm}$ に合わせる．

プラスチックファントム中の温度を直接測定することは難しいため，室温をファントム温度とする．なお，水より熱伝導率が低く熱対流の起こらないプラスチックファントムは，室温と温度平衡になるまでに要する時間が長い．日常の保管場所は照射室内とすることを推奨する．可能な場合には，温度計を挿入するために穿孔加工した温度計測用プラスチックファントムを用意するとよい．

Plastic Water DT での補正された表示値 M_{pl} は $1.855\ \mathrm{nC}$ であった．これをフルエンススケーリング係数 $h_{pl} = 1.002$ を用いて水中の表示値 M_w に変換する．

$$M_w = M_{pl} h_{pl} = 1.855 \times 1.002 = 1.859\ \mathrm{nC}$$

● 校正深吸収線量 D_c の計算

$D_c = M_w N_{D,w,Q_0} k_{Q,Q_0} = 1.859 \times 0.5642 \times 0.946 = 0.992$ Gy

● 線量最大深水吸収線量 $D(d_{max}, 10 \times 10)$ の評価

校正深の深部量百分率は $PDD(d_c, 10 \times 10) = 100\%$ であった．したがって最大線量深 d_{max} の水吸収線量 $D(d_{max}, A_0)$ は次式で求まる．

$$D(d_{max}, 10 \times 10) = \frac{100 D(d_c, 10 \times 10)}{PDD(d_c, 10 \times 10)} = \frac{100 \times 0.992 \text{ Gy}}{100} = 0.992 \text{ Gy}$$

7-8 深部量百分率における照射野サイズの影響

❶ 平均入射エネルギーと側方散乱平衡照射野

電子線の深部量百分率（PDD）曲線は光子線と異なり，急激な線量変化を伴う（図7-8-1）．これは媒質中での電子の運動エネルギーの低下によるもので，飛程という考え方と結びつく．これまでの説明の中で出てきた飛程あるいは類似のものは，R_{CSDA} や平均到達深 z_{AV} があった．実務的な飛程として実用飛程（practical range：R_p）がある．R_p は線量の直線的低下領域を表す直線と制動放射線による線量を示す深部線量の尾部の直線の交点として定義される（図7-8-1）．一方，直線部をそのまま外挿したときの飛程を外挿飛程 R_{ex} と呼ぶ．

臨床で重要な指標として R_{90} がある．R_{90} は PDD が 90% となる深さであり，治療線量が投与される遠位端である．したがって，電子線治療では標的体積の遠位端が R_{90} より浅い領域にくる電子線エネルギーを選択する．このとき注意しなければならないのは，表面近傍の PDD の値である．図7-8-1 は 15 MeV の PDD であるので，表面近傍の線量変化は比較的緩やかで

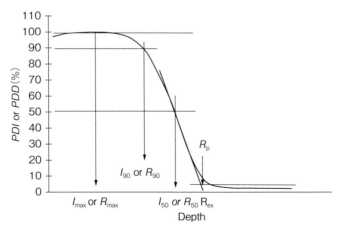

図7-8-1 電子線の相対的深部量曲線（PDI もしくは PDD）における $I_{max}(R_{max})$，$I_{50}(R_{50})$ および R_p の関係

ある．しかし，低エネルギーの場合には表面近傍の線量変化は高エネルギーよりも急激となるので，表面浸潤性の疾患において R_{90} のみで至適エネルギーが定まらないことがある．

電子線による深部線量曲線の特徴的な形状はパラメータ R_p で終端が規定されるが，本質的には入射電子エネルギーの損失に伴う阻止能の深さに対する変化によるものである．したがって，線量評価を確かなものとするためには，電子線のエネルギーをいかに推定するかにある．また，エネルギー推定にあたって，測定から定まる種々の飛程（R_{50} や R_p）とエネルギーを関連づけることが，これまで種々の線量評価プロトコルで示されてきた．

たとえば，Barger と Seltzer（1968）が広い平行電子ビームを用いたモンテカルロシミュレーションから得た

$$\bar{E}_0[\text{MeV}] = 2.33\left[\frac{\text{MeV}}{\text{cm}}\right] R_{50}[\text{cm}] \quad\text{——(7.8.1)}$$

という関係式は，AAPM TG21[21] や TG25[22] で採用されていた．しかし，式 7.8.1 が臨床の加速器ビームで正しくないことは知られており，IAEA TRS 277[23] では，SSD 100 cm において

$$\bar{E}_0 = 0.818 + 1.935 I_{50} + 0.040 I_{50}^2 \quad\text{——(7.8.2)}$$

$$\bar{E}_0 = 0.656 + 2.059 R_{50} + 0.022 R_{50}^2 \quad\text{——(7.8.3)}$$

という関係を示した．ここで，I_{50} と R_{50} はともに cm 単位である．

Ding ら[24] によっても式 7.8.1 が過小評価であることが指摘された．Ding らによれば，R_{50} と $\bar{E}_0$ の関係を正確に求めることの難しさの原因は，加速器ヘッドやアプリケータからの散乱電子の影響が大きいことによる．これらの散乱電子は加速器によって異なるが，$\bar{E}_0$ の相違として現れ，R_{50} や R_p はその影響を受けることが少ない．

AAPM TG-70[25] では式 7.8.2 あるいは式 7.8.3 の使用を勧めている．これらの式による $\bar{E}_0$ の関係を図 7-8-2 に示す．式 7.8.1 と式 7.8.2 あるいは式 7.8.3 による $\bar{E}_0$ の相違は ±400 keV

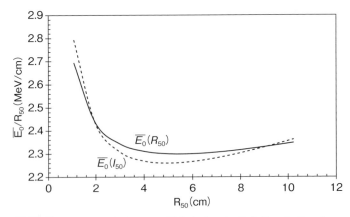

図 7-8-2 IAEA TRS 277 に示されたモンテカルロシミュレーションから導かれた R_{50} あるいは I_{50} に対する平均入射エネルギー $\bar{E}_0$ の変化．$\bar{E}_0(I_{50})$ は本文中の式 7.8.2，$\bar{E}_0(R_{50})$ は式 7.8.3 による初期運動エネルギーである

となる．この違いの認識とそこから導かれる $(\bar{L}/\rho)_{\text{w,air}}$ の R_{50} と深さを変数とした回帰式が，現在の線量評価の手法の根本的な部分である．平均入射エネルギー $\bar{E}_0$ においてモンテカルロシミュレーションで得られる R_{50}，あるいは I_{50} は線形ではないことを**図 7-8-2** は示している．線形関係の**式 7.8.1** の傾き 2.33 は，3 g/cm^2 から 10 g/cm^2 の R_{50} の区間で近似的にいえる値であり，R_{50} が 3 g/cm^2 以下のエネルギー区間では有意に異なる値となる．

AAPM TG-70（TG25 の誤りが修正されている）[26)] では $E_{\text{p,0}}$ にもとづいて，側方散乱平衡が成立する照射野半径 r_{eq} の大きさを次のように導いている．

$$r_{\text{eq}} \cong 0.88\sqrt{E_{\text{p,0}}} \quad \text{———(7.8.4)}$$

照射野サイズが r_{eq} 以下となるとき変化するのは，側方散乱平衡の欠如とアプリケータに加えられた cutout 用の低融点鉛合金の辺縁からの散乱線である．この結果，r_{eq} 以下の照射野では以下の変化がみられる．

- d_{max} の深さ
- PDD
- 出力係数
- 等線量領域の縮小
- 半影の拡大

上記のことを端的にいえば，r_{eq} に満たない大きさの照射野では，幾何学的照射野サイズより放射線学的照射野は小さくなるということである．このことは臨床的に重要なことであるので，医師に情報として伝えなければならない．r_{eq} の目安となる値を**表 7-8-1** に示す．18 MeV 電子線，アプリケータ照射野 20 cm × 20 cm において，半径を変えた insert field での相対深部線量の変化を**図 7-8-3** に示す．**表 7-8-1** に示す r_{eq} = 3.7 cm 前後から深部線量の変化がみえる．

r_{eq} を満たさない照射野の測定では，電離箱サイズが大きな問題となる．電離箱では Advanced Markus が最も空洞断面積が小さい（直径 5 mm）．しかし，この種の照射野では照射野内の平坦な領域の幅も狭いので，Advanced Markus でも測定量に体積平均効果の影響が生じる可能性がある．電子線用半導体検出器やフィルムが有効な検出器であろう．

表 7-8-1 電子線の公称エネルギーと I_{50}，R_{50} および r_{eq} の参考値．実際の加速エネルギーと公称エネルギーの違いやアプリケータの種類によって値は変化する

公称エネルギー	I_{50}, cm	公称エネルギー	I_{50}, cm
4 MeV	1.4	12 MeV	5.0
6 MeV	2.3	15 MeV	6.3
9 MeV	3.6	18 MeV	7.6
公称エネルギー	R_{50}, cm	公称エネルギー	R_{50}, cm
4 MeV	1.38	12 MeV	5.09
6 MeV	2.31	15 MeV	6.42
9 MeV	3.64	18 MeV	7.76
公称エネルギー	r_{eq}, cm	公称エネルギー	r_{eq}, cm
4 MeV	1.7	12 MeV	3.0
6 MeV	2.1	15 MeV	3.4
9 MeV	2.6	18 MeV	3.7

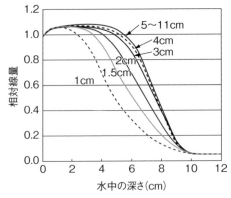

図7-8-3 18 MeV 電子線における円形照射野の半径に対する深部線量の変化．小照射野は半導体検出器による

❷ 電子線の出力係数

　電子線照射では，アプリケータがもつ本来の照射野があり，この照射野の中で insert field を作成し，種々の照射野を作成する．先の 7-8-1 項でみたように，insert field の大きさによっては，深部線量は側方散乱平衡の有無の影響を受けて変化する．このような臨床での使用状況を考えると，電子線での出力係数は，親となるアプリケータ本来の照射野のみによる出力係数を定義すると使用するうえで都合がよい．

　アプリケータ本来の照射野を A_0，$A_0 = 10\,\mathrm{cm} \times 10\,\mathrm{cm}$ のアプリケータを基準照射野とすると，出力係数 OF は

$$OF(A_0) = \frac{M(A_0, d_{\max}(A_0))(\bar{L}/\rho)_{\mathrm{w,m}} P_i(d_{\max}(A_0))}{M(A_0 = 10 \times 10, d_{\max}(A_0 = 10 \times 10))(\bar{L}/\rho)_{\mathrm{w,m}} P_i(d_{\max}(A_0 = 10 \times 10))} \quad \text{---(7.8.5)}$$

ここで，$d_{\max}(A_0)$ とは照射野 A_0 での最大線量深ということである．電子線の場合には照射野サイズによって $d_{\max}$ の深さが有意に変化する場合があるので，それぞれの照射野での $d_{\max}$ を基準とした．このとき，深さの変化があれば電子線エネルギーの変化により，平均制限質量衝突阻止能が変化する可能性があるので，式中に阻止能比の比率も加えた．また，検出器が電離箱の場合には m は air となる．$d_{\max}$ の深さの変化による擾乱補正係数の変化も想定しなければならない．

　親となるアプリケータ本来の照射野 A_0 の中に作成された大きさが r_{insert} の insert field の $OF(A_0, r_{\mathrm{insert}})$ を

$$OF(A_0, r_{\mathrm{insert}}) = CF(A_0, r_{\mathrm{insert}}) OF(A_0)$$

とすると，CF は

$$CF(A_0, r_{\mathrm{insert}}) = \frac{M(r_{\mathrm{insert}}, d_{\max}(r_{\mathrm{insert}}))(\bar{L}/\rho)_{\mathrm{w,m}} P_i(d_{\max}(r_{\mathrm{insert}}))}{M(A_0, d_{\max}(A_0))(\bar{L}/\rho)_{\mathrm{w,m}} P_i(d_{\max}(A_0))} \quad \text{---(7.8.6)}$$

となり，式 7.8.5 の分子の照射野に関する部分を r_{insert} に置き換えればよい．この結果，すべての照射野において式 7.8.5 により OF を定義できる．また，式 7.8.5 によるアプリケータ照射野

のみの OF と式 7.8.6 の CF は独立して測定可能となるので，実務的に有利である．

平均制限質量衝突阻止能比は，たとえば半導体を検出器として用いた場合には $(\bar{L}/\rho)_{\mathrm{w,Si}}$ となる．Björk ら[27]の報告によれば，$A_0 \geq r_{\mathrm{eq}}$ であれば $d_{\max}$ の深さの違いによる $(\bar{L}/\rho)_{\mathrm{w,Si}}$ の変化は，公称電子エネルギーに関係なく約 0.5% 以下とされる．2 cm×2 cm では 6 MeV と 12 MeV で 1%，20 MeV で 0.3% である．Zhang ら[28]の報告では，電離箱を検出器としたときの $(\bar{L}/\rho)_{\mathrm{w,air}}$ は 13 MeV の $d_{\max}$ の違いによる阻止能比の変化は 0.2% である．これ以上の知見はないので，平均制限質量衝突阻止能比と擾乱補正は加えていないことを明確にしたうえで，式 7.8.5 を次式のように簡略化して評価するのが，実務的である．これは AAPM TG70 の定義と本質的に同じである．

$$OF(A_0) = \frac{M(A_0, d_{\max}(A_0))}{M(A_0 = 10 \times 10, d_{\max}(A_0 = 10 \times 10))} \quad \text{---(7.8.7)}$$

$$OF(A_0, r_{\mathrm{insert}}) = \frac{M(r_{\mathrm{insert}}, d_{\max}(r_{\mathrm{insert}}))}{M(A_0 = 10 \times 10, d_{\max}(A_0 = 10 \times 10))} \quad \text{---(7.8.8)}$$

❸ 矩形照射野の深部量百分率と出力係数

深部量百分率 PDD は通常正方形照射野で取得される．しかし，臨床では insert field により種々の矩形照射野を用いる．電子線における正方形照射野から矩形照射野への PDD の変換は，光子線で一般化している A/P 法を用いることは少ない．

Högström ら[29]によれば，正方形の辺の長さ X と Y の深さ d の 2 つの PDD をそれぞれ $PDD(d, X)$ と $PDD(d, Y)$ とすると，矩形照射野 $X \times Y$ の $PDD(d, XY)$ は

$$PDD(d, XY) = \sqrt{PDD(d, X) PDD(d, Y)} \quad \text{---(7.8.9)}$$

で得られる．

また，出力係数については Mills[30] らによれば，矩形照射野 $X \times Y$ の出力係数 $OPF(d_{\max}, XY)$ は正方形 X と Y の出力係数 $OPF(d_{\max}, X)$ と $OPF(d_{\max}, Y)$ により

$$OPF(d_{\max}, XY) = \sqrt{OPF(d_{\max}, X) OPF(d_{\max}, Y)} \quad \text{---(7.8.10)}$$

とされる．

式 7.8.9 と式 7.8.10 による等価照射野の算定は比較的容易な手法であるが，正確な推定はできない．これに変わる手法として扇形積分法[31]やペンシルビーム法[32]が提案されてきた．しかし，積分法で ±1%，ペンシルビーム法で ±2.7% 程度の差が測定値との間でみられる．

7-9 深部吸収線量百分率測定に関する補足

現在の標準計測法 12 において，出力校正と深部線量百分率（PDD）の計測において擾乱補正係数の取り扱いが異なることを前述した．これを改善するための 1 つの試案を，以下で示す．

電子線の吸収線量 $D(d, A_0)$ は

$$D(d, A_0) = M_{raw} k_{TP} k_s k_{pol} k_{elec} (\bar{L}/\rho)_{w,air} P_{wall} P_{cav} P_{dis} P_{cel} \quad\text{---(7.9.1)}$$

によって与えられる．

近年の研究により，電子線の PDD 計測に用いられる平行平板形電離箱の擾乱補正係数（P_{wall}, P_{dis}）の深さ依存が明らかになった．したがって，平行平板形電離箱を用いて PDI から PDD を求める場合，

$$PDD(d, A_0) = \frac{[M_{raw} k_{TP} k_s k_{pol} k_{elec} (\bar{L}/\rho)_{w,air} P_{wall} P_{cav} P_{dis}]_d}{[M_{raw} k_{TP} k_s k_{pol} k_{elec} (\bar{L}/\rho)_{w,air} P_{wall} P_{cav} P_{dis}]_{d_{max}}} \times 100 \quad\text{---(7.9.2)}$$

の中で，分母分子の P_{wall} と P_{dis} の積を消去することができない．一方，P_{cav} については，"保護電極が十分な平行平板形電離箱"においては 1 とされる．しかし，これについても近年の研究では，Advanced Markus や NACP02 においても保護電極が十分であるとはいえないとの指摘がある．

このような深さ依存の擾乱補正係数の値を確実に知り得ない状況において，われわれは PDD をどのように取得すればよいのであろう．まだ完全な方法ではないが，次善の手法と考えられる 2 つの展開を以下に示す．

❶ 計測による擾乱補正係数の深さ依存の確認

Araki[15] により，Classic Markus，NACP02 および Roos の 3 種類の平行平板形電離箱の P_{wall} と P_{dis} の深さ依存が示された．Araki によって示された校正深 d_c の P_{wall} と P_{dis} の値は，すでに標準計測法 12 で採用されている．そこで，PDD 測定で最も一般的な水ファントムスキャンによる深部電離量百分率 PDI にみられる擾乱補正係数の深さ依存をみてみよう．

入射エネルギーが等しい電子線を，異なる電離箱で測定する．ここで，$M = M_{raw} k_{TP} k_s k_{pol} k_{elec}$ とおき，各電離箱によって得た PDD の比率の深さに対する変化をみる．このとき，任意の深さの電子線の運動エネルギーは同じであるので，式 7.9.2 中の水/空気の平均制限衝突阻止能比は同一となるため，式 7.9.2 より

$$PDD\ ratio(d, A_0) = \frac{PDD(d, A_0)_{detector\ 1}}{PDD(d, A_0)_{detector\ 2}} = \frac{[(M P_{wall} P_{cav} P_{dis})_d / (M P_{wall} P_{cav} P_{dis})_{d_{max}}]_{detector\ 1}}{[(M P_{wall} P_{cav} P_{dis})_d / (M P_{wall} P_{cav} P_{dis})_{d_{max}}]_{detector\ 2}}$$

であるから，妥当な擾乱補正係数である場合には，2 つの検出器による PDD は等しくなければならない．よって，

$$\frac{[M(d, A_0)/M(d_{max}, A_0)]_{detector\ 1}}{[M(d, A_0)/M(d_{max}, A_0)]_{detector\ 2}} = \frac{[(P_{wall} P_{cav} P_{dis})_d / (P_{wall} P_{cav} P_{dis})_{d_{max}}]_{detector\ 2}}{[(P_{wall} P_{cav} P_{dis})_d / (P_{wall} P_{cav} P_{dis})_{d_{max}}]_{detector\ 1}} \quad\text{---(7.9.3)}$$

でなければならない．

逆に考えると，式 7.9.3 の左辺の PDI 比が式 7.9.3 の右辺の逆比として与えられれば，検出器 1 もしくは 2 の擾乱補正係数が与えられれば，もう一方の検出器の擾乱補正係数を求めることができる．このことを検証するために，深さに対する擾乱補正係数の値が既知の前述の 3 種類の平行平板形電離箱について，PDI 比と擾乱補正係数比の深さに対する変化を図 7-9-1 に示す．ここで用いるデータは菅原氏(岩手県立中部病院)のご厚意による．

図 7-9-1 では集電極直径が大きいため，低エネルギーにおける線量プロフィルの影響を受け

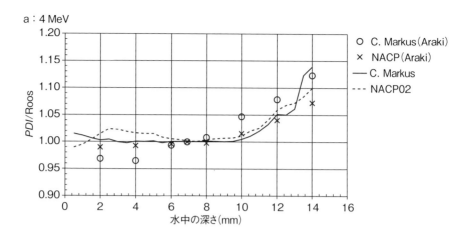
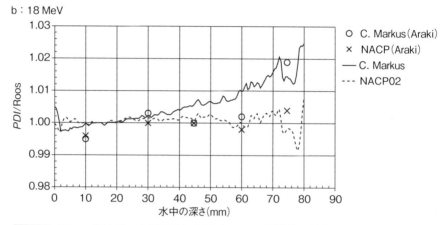

図 7-9-1 同一エネルギーの電子線における Roos 電離箱に対する電離箱間の深部電離量（*PDI*）比 *PDI*/Roos と擾乱補正係数の積（$P_{wall} P_{dis}$）の比（図中に例えば，NACP（Araki）と表記）の関係

やすいが，十分な保護電極幅をもつ Roos 電離箱の *PDI* に対する Classic Markus と NACP02 の *PDI* の比率（*PDI* 比）の変化を示す．グラフ上には Araki によって示された P_{wall} と P_{dis} の積を，同様に Roos を基準としてみたときの深さに対する $P_{wall} P_{dis}$ 比の変化を示している．*PDI* 比と $P_{wall} P_{dis}$ 比の関係は，4 MeV と 18 MeV で深さ方向において平行性を維持している．

図 7-9-1 の結果より，*PDI* 比に $P_{wall} P_{dis}$ 比の逆数を乗じることで電離箱に依存しない真の *PDD* を得ることができることが示唆される．スキャン測定による値を用いた場合においても 0.5％程度の相違であり，固定測定を行うことで，さらに精度を上げることができると考えられる．

深さによる擾乱補正係数の変化に関するデータが与えられていない電離箱についても，この方法を適用することで間接的に擾乱補正係数を得ることができる．

❷ 測定実効点による *PDD* の評価

平行平板形電離箱の基準点は空洞前壁内面中心と定められている．最近の Wang らの報告に

表 7-9-1 平行平板形電離箱の基準点から測定実効点への変位量のエネルギー依存

Chamber Front window thickness (mm)		Classic Markus 1.3 mm	Advanced Markus 1.3 mm	NACP02 0.81 mm	Roos 1.1 mm
Shift toward center (mm)	4 MeV	0.3	0.05	0.37	0.45
	6 MeV	0.32	0.12	0.37	0.45
	9 MeV	0.45	0.2	0.45	0.45
	12 MeV	0.53	0.25	0.55	0.45
	15 MeV	0.53	0.3	0.52	0.45
	18 MeV	0.15	0.3	0.52	0.45

よると，空洞空気吸収線量が前壁内面のレベルの深さの水吸収線量に一致しない．このときの変位は前壁内面より空洞中心方向に向かう．ただし，Wang ら[7]が指摘するように，すべての深さに対して共通する変位量を定めることはできない．ある深さ範囲で最小の誤差とする変位量を定めることになる．

ここでは Wang らの値を参考に，Classic Markus，Advanced Markus，NACP02 および Roos の変位量を**表 7-9-1** に示す値としたときの Roos に対する各電離箱の PDI の比率を求めた．ただし，NACP02 については，Chin ら[3]の指摘に従い前壁厚を従来の厚さより 35%増やした 0.81 mm とした．PDI が約 30%の深さまでの区間で PDI 比の 1 からの乖離を最小とするように変位量の決定をした．18 MeV に対する Classic Markus の変位量を除くと，変位量は電子線エネルギーとともに増加するが，飽和傾向である．

表 7-9-1 に示す変位量を適用したときの Roos に対する各電離箱の PDI 比の深さによる変化を**図 7-9-2** に示す．PDI 比の 1.0 からの乖離は，4 MeV で 0.99～1.05，6 MeV で 0.985～1.015，9 MeV で 0.98～1.005，12 MeV で 0.995～1.01，15 MeV で 0.993～1.008，18 MeV で 0.995～1.009 である．

電子線エネルギーが高いほど，測定実効点 EPOM（基準点＋変位量）による PDI は実務的に PDD に相当するといえる．また PDI が 50%以下の深さの測定精度に依存した結果であると推定されるので，今後の精度の高い測定によって EPOM による PDD 測定の可能性が高まると考えられる．

7-10 媒質中での電子線エネルギーの変化

媒質に入射した電子は散乱とエネルギー付与により，入射時のエネルギーを失う．この過程を**図 7-10-1** に模式的に示す．制動放射線である光子線と異なり，電子線の入射エネルギーは比較的狭い幅であるが，エネルギースペクトルをもつ．これは散乱箔，モニタ線量計あるいは絞りなどによる散乱によるものである（**図 7-10-1** 右）．そこで，エネルギースペクトルの特性値として，平均入射エネルギー $\bar{E}_0$ と最頻エネルギー $E_{p,0}$ が用いられる．

このスペクトルビームは物質を進む中で（**図 7-10-1** の右から左へ），散乱によりスペクトル

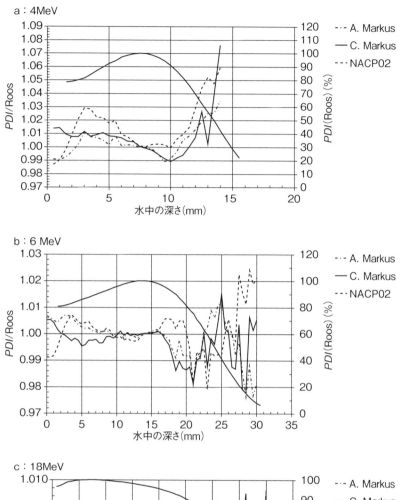

図 7-9-2 測定実効点を用いたときの Roos に対する Classic Markus, Advanced Markus および NACP02 電離箱の PDI の比率 PDI/Roos の深さに対する変化(左軸)と, Roos で得た PDI である PDI(Roos)(右軸)

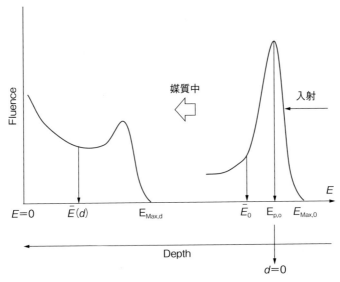

図7-10-1 電子線が右から左に向けて入射するときの深さに伴う電子エネルギースペクトルの変化

幅を広げ，エネルギー損失によるエネルギーの低下を経ながら，スペクトル形状が変化する（**図7-10-1 左**）．

深さに伴うエネルギースペクトルの変化を，PDDの種々のパラメータとの関係として現在用いられている式を以下に示す．

$\bar{E}_0$ と R_{50} との間には先に式 7.8.3 に示したように，下記の関係があった．

$$\bar{E}_0 = 0.656 + 2.059 R_{50} + 0.022 R_{50}^2 \quad \text{(7.10.1)}$$

$E_{p,0}$(MeV) は実用飛程 R_p(cm) より次式で求められる．

$$E_{p,0} = 0.22 + 1.98 R_p + 0.0025 R_p^2 \quad \text{(7.10.2)}$$

また，R_p は R_{50} と次式の関係にある．

$$R_p[\text{cm}] = 1.271 R_{50} - 0.23 \quad \text{(7.10.3)}$$

この関係は実際の加速エネルギーやアプリケータの構造の製造業者により相違があるため，一般式にすぎない．たとえば Clinac 2100C（Varian社）の電子線の場合には

$$R_p[\text{cm}] = 1.211 R_{50} - 0.076 \quad \text{(7.10.4)}$$

となる．しかし，実務的には R_{50} に比べると R_p の算出では誤差を含む可能性が高い．

平均入射エネルギー $\bar{E}_0$ をもつスペクトルビームの電子線が媒質中を進むとき，阻止能に応じたエネルギー損失により，各深さ d での平均エネルギー $\bar{E}(d)$ をもつ．現在，Rogers ら[33]によるモンテカルロシミュレーション結果を利用しているが，標準計測法 12 や IAEA TRS 398 では，擾乱補正係数の評価に Andreo ら[34]の実用飛程 R_p を用いた相対的深さ d/R_p に対する $\bar{E}(d)/\bar{E}_0$ のデータを用いている．Andreo ら[34]の $\bar{E}_0$ が 5, 10 および 20 MeV の $\bar{E}(d)/\bar{E}_0$ のデー

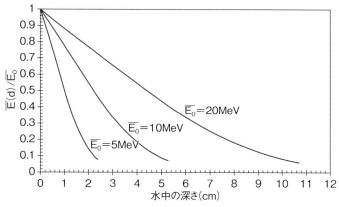

図7-10-2 Andreoら[34]による平均入射エネルギーに対する深さの平均エネルギーの深さ(cm)に伴う変化

〔Andreo P, et al : Mean energy in electron beam. Med Phys 682-687, 1981より〕

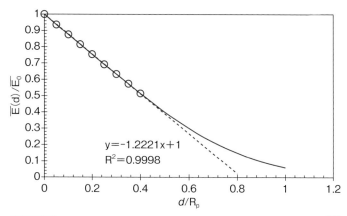

図7-10-3 平均入射エネルギー20 MeVに対するAndreoら[34]のデータに対する線形回帰分析

タを図7-10-2にグラフとして示す．

図7-10-2をd/R_pに対する$\bar{E}(d)/\bar{E}_0$の形に戻すと図7-10-3のように，ある程度の深さまでは両者の関係が線形であることがわかる．この縦軸と横軸の関係から，深さを限定した区間では

$$\frac{\bar{E}(d)}{\bar{E}_0} = 1 + a\frac{d}{R_p} \quad\text{---}(7.10.5)$$

が成立している．ただし，$a<0$である．この式は$\bar{E}(d)$をR_pから求めるHarderの式，すなわち

$$\bar{E}(d) = \bar{E}_0\left(1 - \frac{d}{R_p}\right) \quad\text{---}(7.10.6)$$

として知られているものと同じ形式である．ただし，エネルギー低下率である傾きaは1ではない．$5\,\text{MeV} \leq \bar{E}_0 \leq 20\,\text{MeV}$，および$d/R_p \leq 0.4$の区間においては，

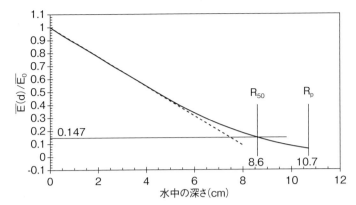

図 7-10-4 平均入射エネルギー 20 MeV における深さ d[cm] に対する $\bar{E}(d)$ と R_{50} および R_p の関係. $\bar{E}(d)$ の値は Andreo ら[34]のデータを用いた

$$a = -3.647 \times 10^{-3} \bar{E}_0 - 1.149$$

と強い線形関係(決定係数 0.9999)をもつ. これを式 7.10.5 に代入すると, $d/R_p < 1$ であるので一次近似として

$$\frac{\bar{E}(d)}{\bar{E}_0} = 1 - (3.647 \times 10^{-3} \bar{E}_0 + 1.149)\frac{d}{R_p} \approx 1 - 1.149 \frac{d}{R_p}$$

深さに対するエネルギーの関係を, 式 7.10.3 と式 7.10.1 を用い R_p と R_{50} との関連性を表したものを図 7-10-4 に示す. PDD 曲線と比べると, この図から認識する R_{50} の位置は深すぎるという印象を抱かせる. しかし, 式 7.10.3 や式 7.10.4 からもわかるように, R_{50}/R_p は約 0.8 程度であるので, このような位置関係にある.

図 7-10-2 に示した Andreo ら[34]による深さ d の平均エネルギー $\bar{E}(d)$ を用いて, 電子線の深部線量の分析をマニュアル計算レベルで試みてみよう. エネルギーと物質が決まることで, 電子の衝突阻止能 S_{col}/ρ は決まる. このとき, 電子フルエンス $\Phi(d)$ が既知であれば

$$D_w(d) = \left(\frac{S_{col}}{\rho}\right)_w \phi(d)$$

により, 吸収線量を得ることができる. しかし, ここでフルエンス情報をもっていない. そこで, CSDA を適用する. 電子がある飛跡 ΔR を進むとき ΔE のエネルギー損失は,

$$\frac{\Delta E[\text{MeV}]}{(S_{col}/\rho)_w[\text{MeV cm}^2/\text{g}]} = \Delta R[\text{g/cm}^2]$$

と近似できるから, ΔR の区間で失われる ΔE は上式より

$$\Delta R \cdot (S_{col}/\rho)_w = \Delta E[\text{MeV}]$$

Andreo ら[34]が示した平均入射エネルギー 5 MeV の例を用い, ΔR を 1.2 mm としたときの深さ方向の付与エネルギーの変化を図 7-10-5 に示す. 阻止能については NIST のデータを用いた. 平均エネルギー処理をしているので, 図 7-10-5 の浅い領域での阻止能と付与エネルギーは低いが, 実際のビームでは低エネルギー成分の存在により大きく上昇するであろう. この計算

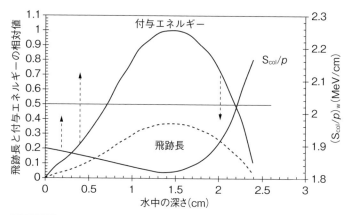

図 7-10-5 5 MeV の電子が水に入射したときの阻止能と付与エネルギーの変化．各深さの平均エネルギーについては Andreo ら[34]の値を用いた

での飛跡は CSDA 飛程処理をしているので，迂回係数に相当する飛跡の伸びがみられ，相対的付与エネルギーが 50％ となる深さは 2.4 cm である．

完全な処理はモンテカルロシミュレーションによってのみ可能である．ここでは，深さに伴う電子のエネルギー変化の概要を知ることで，電子線の PDD の変化の背景を簡易処理によって知ることができた．

文献

1) Ding GX, et al：Mean energy, energy-range relationships and depth-scaling factors for clinical electron beams. Med Phys 23：361-376, 1996
2) 日本医学物理学会（編）：外部放射線治療における水吸収線量の標準計測法：標準計測法 12．通商産業研究社，2013
3) Chin E, et al：Validation of a Monte Carlo model of NACP-02 plane-parallel ionization chamber model using electron backscatter experiments. Phys Med Biol 53：N119-126, 2008
4) International Atomic Energy Agency：International Atomic Energy Agency Technical Report No. IAEA-TECDOC-1173. 2000
5) Zink K, et al：Positioning of a plane-parallel ionization chamber in clinical electron beams and the impact on perturbation factors. Phys Med Biol 54：2421-2435, 2009
6) Looe HK, et al：Experimental determination of the effective point of measurement for various detectors used in photon and electron beam dosimetry. Phys Med Biol 56：4267-4290, 2011
7) Wang LLW, et al：Study of the effective point of measurement for ion chambers in electron beams by Monte Carlo simulation. Med Phys 36：2034-2042, 2009
8) Voigts-Rhetz PV, et al：Effective point of measurement for parallel plate and cylindrical ion chambers in megavoltage electron beams. Z Med Phys 24：216-223, 2014
9) Weinhous MS, et al：Determining P_{ion}, the correction factor recombination losses in an ionization chamber. Med Phys 11：846-849, 1984
10) International Atomic Energy Agency：IAEA Technical Reports Series No. 381,"The use of plane parallel ionization chambers in high energy electron and photon beams". Vienna, 1997
11) Malcolm M, et al：Addendum to the AAPM's TG-51 protocol for clinical reference dosimetry of high-energy photon beams. Med Phys：041501-1〜041501-20, 2014
12) Hoshina M, et al："Determination of the depth 50% of maximum ionization, I50, for electron beams by the divided difference method". Med Phys 31：2068-2074, 2004
13) Burns DT, et al：R_{50} as a beam quality specifier for selecting stopping-power ratios and reference depths

for electron dosimetry. Med Phys 23：383-388, 1996
14) Ding GX, et al：Mackie, Calculation of stopping-power ratios using realistic clinical electron beams. Med Phys 22：489-501, 1995
15) Araki F：Monte Carlo calculations of correction factors for plane-parallel ionization chambers in clinical electron dosimetry. Med Phys 35：4033-4040, 2008
16) International Atomic Energy Agency：IAEA Technical Report Series No. 398, Absorbed Dose Determination in External Beam Radiotherapy：An International Code of Practice for Dosimetry Based on Standards of Absorbed Dose to Water. Vienna, 2000
17) 齋藤秀敏，他：水代用固体ファントムによる電子線線量測定の検討．医学物理 22：35-38, 2002
18) Araki F, et al：Monte Carlo calculations of correction factors for plastic phantoms in clinical photon and electron beam dosimetry. Med Phys 36：2992-3001, 2009
19) Ding GX, et al：Mean energy, energy-range relationships and depth-scaling factors for clinical electron beams. Med Phys 23：361-376, 1996
20) Ding GX, et al：Electron fluence correction factors for conversion of dose in plastic to dose in water. Med Phys 24：161-176, 1997
21) American Association of Physicists in Medicine, RTC Task Group 21：A protocol for the determination of absorbed dose from high-energy photon and electron beams. Med Phys 10：741-771, 1983
22) Almond PR, et al：The calibration and use of plane-parallel ionization chambers for dosimetry of electron beams：An extension of the 1983 protocol. Med Phys 21：1251, 1994
23) International Atomic Energy Agency：Review of data and methods recommended in the international code of practice, IAEA Technical Reports Series No. 277. Vienna, 1992
24) Ding GX, et al：Calculation of stopping-power ratios using realistic clinical electron beams. Med Phys 22：489-501, 1995
25) Gerbi BJ, et al：Task Group 70：Recommendations for clinical electron beam dosimetry：Supplement to the recommendations of Task Group 25. Med Phys 36：3239-3279, 2009
26) Gerbi BJ, et al：Erratum："Recommendations for clinical electron beam dosimetry：Supplement to the recommendations of Task Group 25". Med Phys 38：548, 2011
27) Björk P, et al：Measurements of output factors with different detector types and Monte Carlo calculations of stopping-power ratios for degraded electron beams. Phys Med Biol 49：4493-4506, 2004
28) Zhang GG, et al：Effects of changes in stopping-power ratios with field size on electron beam relative output factors. Med Phys 25：1711-1716, 1998
29) Högström KR, et al：Electron beam dose calculations. Phys Med Biol 26：445-459, 1981
30) Mills MD, et al：Prediction of electron beam output factors. Med Phys 9：60-68, 1982
31) Khan FM, et al：Calculation of depth dose and dose per monitor unit for irregularly shaped electron fields：An addendum. Phys Med Biol 44：N77-N80, 1999
32) McParland BJ：A parameterization of the electron beam output factors of a 25-MeV linear accelerator. Med Phys 14：665-669, 1987
33) Rogers DWO, et al：Differences in electron depth dose curves calculated with EGS and ETRAN and improved energy range relationships. Med Phys 13：687-694, 1986
34) Andreo P, et al：Mean energy in electron beam. Med Phys 682-687, 1981
35) Tello VM, et al：How water equivalent are water-equivalent solid materials for output calibration of photon and electron beams? Med Phys 7：1177-1189, 1995

第8章

スプレッドシートを使用したモニタ単位数（MU値）計算の実際

8-1 スプレッドシートを使用したモニタ単位数（MU 値）計算手法の概要

　物理的くさびフィルタ，Enhanced dynamic wedge，MLC DICOM ファイルを用いた不整形照射野自動計算などを統合的に取り込んだ MU 値スプレッドシートの洗練されたバージョンも藤原ら[1]によって開発されている．ここでは最もシンプルな展開を示し，新たに in-house ソフトの開発を手がけたい人の参考に供する．**8-6 項**では藤原らと同様の手法により，磯によって作成された MU 値計算ソフトの概要を示す．

　直線加速器にマルチリーフコリメータ（multi-leaf collimator：MLC）が標準装備されたことにより，強度変調放射線治療（intensity modulated radiation therapy：IMRT）だけでなく通常の照射においても不整形照射野を利用されることが多い．このような照射野のモニタ単位数（以降，MU）計算は，照射野形状によってはマニュアル計算に頼るのは現実的ではない．

　近年は MU 独立検証用のアプリケーションも市販されているが，in-house のソフトを作ることは，Microsoft 社 Excel に代表されるスプレッドシートを利用すれば比較的容易である．ここでは単にスプレッドシートを利用するのではなく，線量評価において基本となる考え方を取り入れた MU 値計算シートをスプレッドシートで作成する方法を示す．

　スプレッドシートによる MU 値計算プログラムの作成手順は以下のとおりである．
①組織最大線量比（tissue-maximum dose ratio：*TMR*），あるいは組織ファントム線量比（tissue-phantom dose ratio：TPR），S_p，S_c の基礎データをスプレッドシートに入力
②S_p と S_c データのグラフ化と近似多項式の算出
③入れ子形式の多項式回帰法にて TMR 計算式の作成
④MU 値計算シートを作成
となる．

8-2 入れ子形式の多項式回帰法による TMR 回帰式の骨格

　ここでは TMR を例に回帰手順を示す．TPR を用いる場合にも，回帰手順は本質的に変わらない．

　任意の条件の TMR 値を求める方法として，入力されたデータを表引きする table lookup 法がある．ここで紹介する入れ子形式の TMR 回帰式は線形補間によるものではないので，全体の変化を考慮した値となる．したがって，入力データの局所的な問題，たとえば，計測値に誤差が含まれている場合への対応にすぐれている．

　ただし，入力データの深さと照射野サイズの範囲外では，回帰式の精度が落ちる．そのため，計測データは臨床で使用する深さより十分に深い点まで計測しておく必要がある．照射野サイズについては，4 cm×4 cm 以下の照射野のデータがある場合には精度が上がる．また，この作成手順ではビルドアップ領域を回帰の対象としていない．

TMRを算出するための基本計算式は，次式で示す入れ子形式の回帰式を用いる．

$$TMR(d, r) = a_3(d)r^3 + a_2(d)r^2 + a_1(d)r + a_0(d) \quad \text{(8.2.1)}$$

ここで，深さd，照射野半径rとする．

式 8.2.1 は等価円の半径rの3次式であるが，係数a_0からa_3は深さdの関数として定義する．

照射野を等価円で表現するのは，不整形照射野に対応したTMR値を求めるためにClarkson法[2]を適用するためである．また，**式 8.2.1** の形式を用いることで，任意の深さと照射野に対するTMRをただ1つの多項式で求めることができる．ここでは多項式決定作業の容易性を考え，TMRの回帰は3次としている．次数は絶対的なものではなく次数を増やしてもよいが，次数を増やすことで劇的な回帰精度の改善は見込めない．

正方形照射野の辺の長さをsとするとき，等価円の半径rとの間にはBjärngardら[3]によって示された次式を用いる．

$$r = 0.5611s \quad \text{(8.2.2)}$$

ここで示すMU計算法では，S_pについても同様にrの関数で表現する．

8-3 TMR回帰式作成手順

ここからはスプレッドシート上にデータを展開して，データ処理を行っていく．

①説明の都合上，TMRデータは**図 8-3-1** に示すような形でスプレッドシートに入力する．ここで入力するデータは基準照射野（10 cm×10 cm）の最大線量深を基準深とする．すべての照射野サイズにおいて，この基準深で正規化する．これは出力係数の定義と整合をとるためである．深部量百分率（percentage depth dose：*PDD*）から*TMR*を導いている場合には，必ずしもこれが満たされていない場合があるので，正規化をしなければならない．**図 8-3-1** では，

正方形照射野 辺(cm)	4	5	6	7	8	9	10	12	15	20	25	30	35	40
円形照射野 半径(cm)	2.2444	2.8055	3.3666	3.9277	4.4888	5.0499	5.611	6.7332	8.4165	11.222	14.0275	16.833	19.6385	22.444
深さ(cm) 1.5	1.000	1.000	1.000	1.000	1.000	1.000	1.000	1.000	1.000	1.000	1.000	1.000	1.000	1.000
2.0	0.995	0.996	0.997	0.997	0.997	0.998	0.998	0.998	0.997	0.996	0.996	0.997	0.997	0.997
3.0	0.971	0.973	0.974	0.977	0.978	0.979	0.979	0.980	0.980	0.981	0.981	0.982	0.982	0.983
4.0	0.940	0.943	0.946	0.949	0.951	0.953	0.954	0.956	0.958	0.960	0.962	0.964	0.965	0.966
5.0	0.904	0.910	0.915	0.919	0.922	0.926	0.928	0.931	0.935	0.939	0.942	0.945	0.948	0.949
6.0	0.869	0.876	0.882	0.888	0.892	0.897	0.900	0.905	0.910	0.916	0.920	0.925	0.928	0.931
8.0	0.800	0.810	0.818	0.826	0.832	0.838	0.843	0.851	0.860	0.869	0.876	0.882	0.886	0.890
10.0	0.735	0.745	0.755	0.765	0.772	0.779	0.786	0.796	0.808	0.820	0.830	0.837	0.843	0.848
12.0	0.672	0.684	0.695	0.706	0.714	0.722	0.729	0.741	0.755	0.772	0.784	0.793	0.800	0.805
15.0	0.591	0.603	0.614	0.624	0.633	0.642	0.650	0.664	0.681	0.701	0.715	0.726	0.734	0.741
20.0	0.474	0.484	0.494	0.505	0.514	0.523	0.532	0.546	0.565	0.587	0.606	0.620	0.630	0.638
25.0	0.378	0.389	0.399	0.408	0.417	0.425	0.433	0.447	0.466	0.490	0.510	0.525	0.536	0.545
30.0	0.305	0.313	0.322	0.330	0.338	0.345	0.352	0.365	0.382	0.406	0.425	0.441	0.452	0.462

6MV TMR表　　$TPR_{20,10} = 0.677$

図 8-3-1 スプレッドシートに入力したTMRデータ例

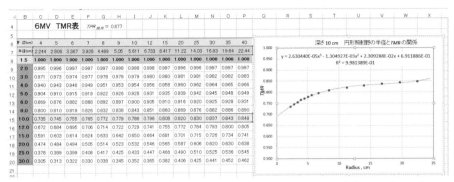

図 8-3-2 深さ 10 cm における円形照射野の半径と TMR の関係を散布図でグラフ化

セル B8 から B20：深さとしている．しかし，実際の処理では d_{max}（この例では 1.5 cm），2 cm，これ以降の深さは 1 cm 間隔とする．

② 円形照射野の半径 r は正方形照射野の辺 s に 0.5611 を乗じることで求め，スプレッドシート上で計算させる．また最大線量深より浅い領域は回帰式作成対象外の領域である．**図 8-3-1** では，セル C7 で，「=0.5611*C6」と入力する．

- Excel 初心者のためのコメント：Excel ではキーを使うよりはカーソルで該当するセルを選択するほうがよい．たとえば，ここでは「C6」と入力するのではなく，C6 のセル上にカーソルをもっていきクリックすると計算式が入力される．

  セル C7 の右下のコーナーにカーソルをもっていくと，カーソルの形が黒十字に変化する．その状態で P7 までカーソルをドラッグすると C7 に入力した式が P7 までコピーされる．

③ 深さを固定し円形照射野の半径に対する TMR の変化を散布図でグラフ化する．

- Excel 初心者のためのコメント：たとえば，式 $y = ax + b$ において，x を説明変数，y を従属変数と呼ぶ．散布図の場合には x と y を指定しなければならない．**図 8-3-2** の場合，x は C7 から P7，y は C15 から P15 となる．散布図のデータが正しく指定してあれば，グラフをクリックすると，説明変数の領域はピンクの枠で，従属変数の領域はブルーの枠で囲まれる．

- グラフの作成は「挿入」タブの中の「グラフ」グループの中に「散布図」がある．

④ Excel の近似曲線追加機能を利用し，「多項式近似」を選択し，次数を「3」とする．次に，オプション機能から「数式を表示」と「R-2 乗値を表示」を指定する．

  グラフエリア内に数式と R-2 乗値が表示されたことを確認する．このとき，近似曲線の表示形式を指数の 6 桁に設定する．Excel のデフォルトは桁数が少ないので，ここで必ず桁数を増やすことを忘れない．**図 8-3-2** は深さ 10 cm でのグラフおよび近似式を示す．この式は深さ 10 cm における TMR を照射野から近似する式で，x = 照射野半径（cm）から y = TMR を予測する式である．この近似式が先に示した TMR 回帰式（**式 8.2.1**）の基本形となる．

- 回帰式の作成は必ず深さ 10 cm から始める．浅い深さ，たとえば 2 cm で最初に作成してはならない．理由は手順⑤に記すように，浅い領域の TMR は照射野サイズに対して単調な変化をしないことによる．

⑤ R-2 乗値は決定係数であり，1 に近いほど回帰結果がよいことを示しており，回帰精度の目安として利用する．ここでは任意の深さの TMR を照射野サイズの関数としている．グラフ

をみたときに，回帰曲線とデータ点の一致が問題となる．また，照射野サイズに対する TMR の変化は滑らかである（ただし，5 cm 以下の深さでは乱れる）．曲線から外れるデータがある場合には，データに問題があることが多いので検討する必要がある．
- 特定の深さにおける TMR は照射野サイズが増加すると飽和傾向に変化する．これが正しい TMR の変化である．

⑥グラフ画面の3次多項式をコピーする．数式エリア内でカーソルをダブルクリックすると，エリアが開く．必要な部分を選び，コピーを選択する．次に示すように，該当する深さの隣の列のセルにペーストする．

⑦各深さの近似式を求め，Excel ワークシートに記録する．各深さの近似式はグラフエリアを選択するとデータ表に対象となっているデータ領域が表示されるので，従属変数である TMR の領域（ブルーの枠）にカーソルを近づけつかみ，目的の深さにドラッグすることで容易に対象とする深さを変更できる．

⑧各深さの近似式をコピーした列をすべて選択する．次に「データ」タブの中の「区切り位置」を選択し，次数ごとに拾い出す作業を行う．"区切り位置"を選択すると"区切り位置ウィザード"が表示される．数字のみ選択されるように区切り位置を設定し分割する（図 8-3-3，8-3-4）.
- 数値の前にマイナス記号があるときは，負号が消えないように注意する．
- 深さによって負号がある，なしが混じっている場合には，一括で区切り処理ができないので分けて処理する．
- 回帰式の係数値は，INDEX 関数と LINEST 関数を用いることで同様に呼び込むことができる．

⑨分割された数値以外のセルを削除し，各列の数値の上のセルに"3次""2次""1次""定数"とそれぞれ入力する（図 8-3-5）.
- d_{max} の深さには3次，2次，1次に"0"を，定数に"1"を入力する（図 8-3-5）.

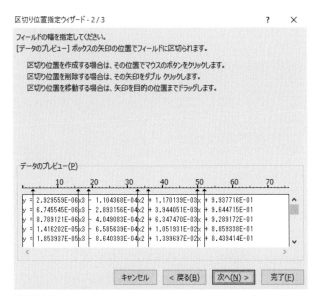

図 8-3-3 近似式から各次数の係数のみ抽出する"区切り位置指定ウィザード"の画面

	A	B	C	D	E	F	G	H	I	J
5		1.5								
6	深さ（cm）	2.0	y =	2.93E-06	x3	-1.10E-04	x2	1.17E-03	x	9.94E-01
7		3.0	y =	6.75E-06	x3	-2.89E-04	x2	3.94E-03	x	9.64E-01
8		4.0	y =	8.79E-06	x3	-4.05E-04	x2	6.35E-03	x	9.29E-01
9		5.0	y =	1.42E-05	x3	-6.59E-04	x2	1.05E-02	x	8.86E-01
10		6.0	y =	1.85E-05	x3	-8.64E-04	x2	1.40E-02	x	8.44E-01
11		8.0	y =	2.36E-05	x3	-1.14E-03	x2	1.94E-02	x	7.64E-01
12		10.0	y =	2.63E-05	x3	-1.30E-03	x2	2.31E-02	x	6.91E-01
13		12.0	y =	2.56E-05	x3	-1.33E-03	x2	2.50E-02	x	6.25E-01
14		15.0	y =	2.36E-05	x3	-1.28E-03	x2	2.59E-02	x	5.40E-01
15		20.0	y =	1.76E-05	x3	-1.05E-03	x2	2.42E-02	x	4.25E-01
16		25.0	y =	1.32E-05	x3	-8.55E-04	x2	2.20E-02	x	3.34E-01
17		30.0	y =	8.67E-06	x3	-6.25E-04	x2	1.84E-02	x	2.67E-01

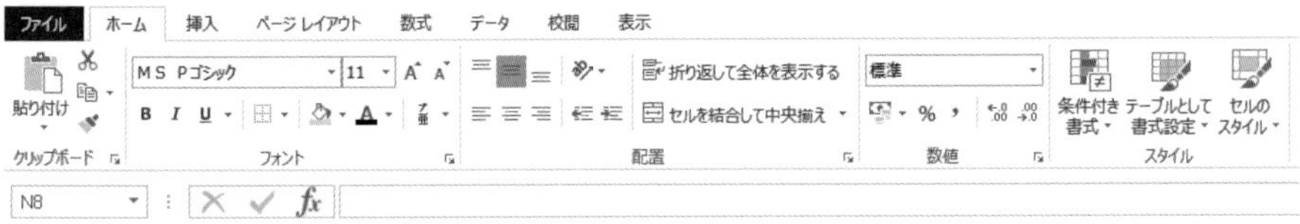

図 8-3-4 “区切り位置指定ウィザード”により分割された係数と文字列

	A	B	C	D	E	F
4			3次	2次	1次	定数
5		1.5	0	0	0	1
6	深さ（cm）	2.0	2.93E-06	-1.10E-04	1.17E-03	9.94E-01
7		3.0	6.75E-06	-2.89E-04	3.94E-03	9.64E-01
8		4.0	8.79E-06	-4.05E-04	6.35E-03	9.29E-01
9		5.0	1.42E-05	-6.59E-04	1.05E-02	8.86E-01
10		6.0	1.85E-05	-8.64E-04	1.40E-02	8.44E-01
11		8.0	2.36E-05	-1.14E-03	1.94E-02	7.64E-01
12		10.0	2.63E-05	-1.30E-03	2.31E-02	6.91E-01
13		12.0	2.56E-05	-1.33E-03	2.50E-02	6.25E-01
14		15.0	2.36E-05	-1.28E-03	2.59E-02	5.40E-01
15		20.0	1.76E-05	-1.05E-03	2.42E-02	4.25E-01
16		25.0	1.32E-05	-8.55E-04	2.20E-02	3.34E-01
17		30.0	8.67E-06	-6.25E-04	1.84E-02	2.67E-01

図 8-3-5 深さと 3 次，2 次，1 次，定数の係数

	A	B	C	D	E	F
4			3次	2次	1次	定数
5		1.5	0	0	0	1
6	深さ（cm）	2.0	2.93E-06	-1.10E-04	1.17E-03	9.94E-01
7		3.0	6.75E-06	-2.89E-04	3.94E-03	9.64E-01
8		4.0	8.79E-06	-4.05E-04	6.35E-03	9.29E-01
9		5.0	1.42E-05	-6.59E-04	1.05E-02	8.86E-01
10		6.0	1.85E-05	-8.64E-04	1.40E-02	8.44E-01
11		8.0	2.36E-05	-1.14E-03	1.94E-02	7.64E-01
12		10.0	2.63E-05	-1.30E-03	2.31E-02	6.91E-01
13		12.0	2.56E-05	-1.33E-03	2.50E-02	6.25E-01
14		15.0	2.36E-05	-1.28E-03	2.59E-02	5.40E-01
15		20.0	1.76E-05	-1.05E-03	2.42E-02	4.25E-01
16		25.0	1.32E-05	-8.55E-04	2.20E-02	3.34E-01
17		30.0	8.67E-06	-6.25E-04	1.84E-02	2.67E-01

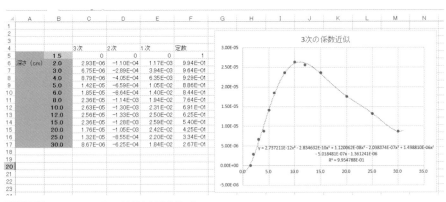

図 8-3-6 深さと 3 次の係数近似式作成

⑩ここからは，係数 a_0 から a_3 の深さに対する多項式近似を行う．まず，3 次の係数と深さの関係を示すグラフを作成し，前記と同様の手順で 6 次の近似式を 6 桁で表示させる（**図 8-3-6**）.

⑪3 次と同様に，2 次，1 次，定数の近似式を作成し記録する．定数の項の近似式は TMR の基本形状を示しており，近似精度が高いことが必須である（**図 8-3-7**）.

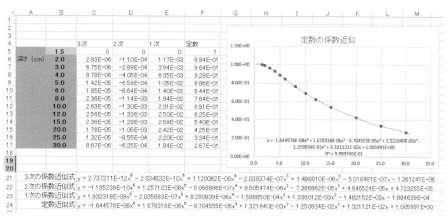

図 8-3-7 定数近似例

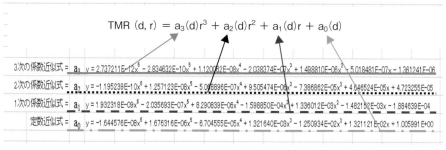

図 8-3-8 入れ子形式の回帰式と各係数近似の関係

⑫これで準備作業は完了．新しいワークシートを追加し，TMR の元のシートと同じ位置に照射野サイズ（等価半径，正方形の辺）と深さを入力する．

⑬ここで行うことは**図 8-3-8** に示すことである．新しいワークシートのセル C8 をクリックし，a_3 の回帰式をコピーする．次に，「=」より左側の部分をすべて消去し，「x」の部分に「*$B8^」と入力する．これを 6 次から 2 次の項まで行う．1 次の項には「*$B8」とする．次に，入力した式の「=」の後に前括弧"("，式の最後に後括弧")"を入力する．入力した式の最後に「*C$7^3+()」と入力する．ここでリターンしたときに警告が出る場合には「=」の前に文字列であることを示す""マークを挿入しておく．このマークはすべての作業が終わったときに削除する．

- 「$」は絶対アドレス記号で，動くなマークである．たとえば，$B8 とすると計算セルが C8 から D8 に移動しても，計算式の中の引数のセル B8 は固定される．

⑭a_2 の回帰式をコピーする．次に，先ほど式を入力したセル C8 の式の「*C$7^3+()」の末尾の括弧の中にペーストする．ステップ 13 と同様に，「x」の部分に 6 次から 2 次の項まで「*$B8^」，1 次の項には「*$B8」とする．最後に，式の末尾に「*C$7^2+()」と入力する．以上の作業を定数項 a_0 まで繰り返し，「=」の前に文字列であることを示す"'"マークを挿入している場合には，このマークを削除する．エンターすると，セル C8 に計算結果が表示される．

⑮セル C8 の右下コーナーにカーソルをもっていき，カーソルが黒十字に変わったら，そのま

IMSQRT

```
=( 0.000000000002737211*$B7^6 − 0.0000000002834632*$B7^5 + 0.00000001120062*$B7^4 − 0.0000002038374*$B7^3 + 0.00000149881*$B7^2 − 0.0000005018481*$B7 − 0.000001361241 )*C$6^3+( −0.0000000001195239*$B7^6 + 0.00000001257123*$B7^5 − 0.0000005068896*$B7^4 + 0.000009505474*$B7^3 − 0.00007386862*$B7^2 + 0.00004646524*$B7 + 0.00004723255)*C$6^2+( 0.000000001932318*$B7^6 − 0.0000002035693*$B7^5 + 0.000008290639*$B7^4 − 0.000159885*$B7^3 + 0.0013360 12*$B7^2 − 0.001482152*$B7 − 0.0001884639)*C$6+( −0.00000001644576*$B7^6 + 0.000001676316*$B7^5 − 0.00006704555*$B7^4 + 0.00132164*$B7^3 − 0.01250934*$B7^2 + 0.01321121*$B7 + 1.005991 )
```

6MV 回帰TMR表

正方形照射野	辺(cm)	4	5	6	7	8	9	10	12	15	20	25	30	35	40
円形照射野	半径(cm)	2.2444	2.8055	3.3666	3.9277	4.4888	5.0499	5.611	6.7332	8.4165	11.222	14.0275	16.833	19.6385	22.444
		=(0.0000	1.002	1.002	1.002	1.002	1.002	1.002	1.002	1.002	1.001	1.001	1.001	1.001	1.001
深さ (cm)	2.0	0.994	0.994	0.995	0.995	0.995	0.995	0.995	0.996	0.996	0.996	0.995	0.995	0.995	0.996
	3.0	0.971	0.972	0.973	0.975	0.976	0.976	0.977	0.979	0.980	0.981	0.981	0.981	0.981	0.983
	4.0	0.941	0.944	0.946	0.949	0.951	0.952	0.954	0.957	0.960	0.962	0.963	0.963	0.965	0.968
	5.0	0.908	0.912	0.916	0.919	0.922	0.925	0.928	0.932	0.937	0.941	0.943	0.944	0.946	0.951
	6.0	0.873	0.878	0.883	0.888	0.892	0.896	0.899	0.905	0.912	0.919	0.922	0.923	0.926	0.932
	8.0	0.802	0.810	0.817	0.824	0.830	0.836	0.841	0.850	0.860	0.871	0.877	0.880	0.884	0.892
	10.0	0.735	0.745	0.754	0.762	0.770	0.777	0.783	0.795	0.808	0.823	0.831	0.836	0.841	0.849
	12.0	0.675	0.685	0.695	0.704	0.713	0.721	0.728	0.741	0.757	0.774	0.785	0.791	0.797	0.806
	15.0	0.593	0.604	0.615	0.624	0.633	0.642	0.650	0.664	0.682	0.703	0.717	0.725	0.733	0.742
	20.0	0.473	0.484	0.494	0.504	0.513	0.522	0.530	0.545	0.564	0.589	0.606	0.619	0.629	0.639
	25.0	0.379	0.389	0.399	0.408	0.417	0.425	0.433	0.447	0.466	0.491	0.510	0.524	0.536	0.545

図 8-3-9 TMR 回帰式で作成した TMR 表

ま照射野サイズの最後の列までドラッグする．ドラッグが終わったら，長方形の枠の右下のコーナーにカーソルをもっていき，カーソルが黒十字に変わったら，そのままでダブルクリックすると，計算式はすべての深さで有効となり計算結果が表示される(**図 8-3-9**).

⑯計算結果の出た最後のセル(右下)をクリックし，引数として正しいセルを選択しているかを確認する．

⑰TMR の元データと回帰値の一致の程度を比較検討する．*TMR* データ表と同じ形式でデータ入力されていない空のワークシートを作成する．たとえば，元データが sheet 1，計算結果が sheet 2 である場合，セル C8 では次のような計算式を入力すると誤差％が表示される．

「=((sheet2!C8-sheet1!C8)/sheet1!C8)*100」

これをすべての範囲で行う．次にすべての範囲を選択し，「書式」グループの中の「条件付き書式」で，例えば条件を「>0.5」と「>−0.5」とすれば誤差％が ±0.5％以上の相違があった回帰値の場所を知ることができる．

±0.5％以上の相違が出やすい領域はデータ範囲の外側の領域で，深さ 3 cm 以下や元データの照射野サイズが 4 cm までの場合には，その周辺である．データ範囲の内側に大きな誤差が認められる場合には，元データに異常がないかを検討する必要がある．

8-4 出力係数の回帰式作成

出力係数は，全散乱係数 S_{cp} をコリメータ散乱係数 S_c とファントム散乱係数 S_p に分離し，下記に示すような回帰多項式を，S_c と S_p のそれぞれについて作成する．実際の次数の選択では，不要に次数を増やすことは避ける．次数を上げるほど回帰精度は上がるが，それは全体を正しく回帰していることにはならない．われわれが扱う測定値は常に誤差をもっている．本来，直線的変化を示す母集団から誤差をもつデータが得られたとき，多項式回帰をした場合，**図 8-4-1** に示すようにすべてのデータ点を通るように回帰する．しかし，正しいのは点線で示す直線である．回帰上は多項式のほうが決定係数 R^2 値は 1 に近い．このように，決定係数はあくまで参考であって十分な指標ではない．

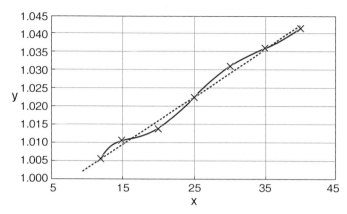

図 8-4-1 誤差をもつ測定値に対して6次多項式近似(実曲線)と線形近似(点線)

　適切な次数の選択の見極めは，次数を上げても有意に決定係数の増加がない場合には，決定係数の増加が有意ではなくなった時点の次数を採用することである．
　ここでは4次多項式近似を行う．
　$S_c(c_{eq})$：上下絞りによる等価正方形照射野の辺 c_{eq} でのコリメータ散乱係数

$$S_c(c_{eq}) = a_4 c_{eq}^4 + a_3 c_{eq}^3 + a_2 c_{eq}^2 + a_1 c_{eq} + a_0 \quad \text{---(8.4.1)}$$

$$c_{eq} = \frac{(1+k)WL}{kW+L} \quad \text{---(8.4.2)}$$

　ここで，W は下絞り，L は上絞りの開度，k はコリメータ反転効果補正係数である．コリメータ反転効果補正係数を用いない場合には，$k=1$ とする．
　$S_p(r)$：等価円照射野の半径 r でのファントム散乱係数

$$S_p(r) = b_4 r^4 + b_3 r^3 + b_2 r^2 + b_1 r + b_0 \quad \text{---(8.4.3)}$$

　ただし上記 S_c 算出多項式は第3段MLCタイプの場合であり，上絞りまたは下絞りがMLCのタイプでは，等価円照射野の半径 r を利用するようになる．

$$S_c(r) = a_4 r^4 + a_3 r^3 + a_2 r^2 + a_1 r + a_0 \quad \text{---(8.4.4)}$$

出力係数の回帰多項式作成処理のポイントは
- S_c はミニファントムによるデータを用いる．
- S_p は TMR を用いるときには最大線量深，TPR を用いるときには10 cm深のデータを用いる．
- シャドウトレイ使用と第3 MLCタイプの場合，S_c は上下絞りの等価正方形照射野の辺の長さを変数とする．
- 上絞りおよび下絞りがMLCタイプの場合，S_c は等価円照射野の半径を変数とする．
- S_p は等価円照射野の半径を変数とする．
- S_{cp} はMU値の計算には直接利用しない．

8-5 MU値計算シートの作成

シンプルな計算シートを用いて，作成の骨格について説明する．

❶ 正方形，矩形照射野，線量評価点がビーム軸上

この場合には Clarkson 法を用いる必要がないので，図 8-5-1 に示すようなシートで十分である．

主絞り設定		
X	5	cm
Y	5	cm
collimator exchange k	1.3	
等価正方形の辺(Sc用)	5.0	
等価正方形の辺(Sp用)	5.0	cm
等価円の半径	2.8	cm
Sc	0.962	
Sp	0.972	
Dr(dmax,10×10)	1.0000	cGy/MU
評価点深部	5	cm
線量評価点投与線量	100	cGy
TMR	0.9520	
wedge factor	1	
tray factor	1	
other factors	1	
MU数の計算値	112.403	
設定MU数	112.0	

図 8-5-1 正方形，矩形照射野で線量評価点がビーム軸上にある場合の MU 値計算シート

	A	B	C	D	E	F	G	H
1								
2			scale	1			深さ(cm)	
3		患者ID	全骨盤				7	
4	放射角度(°)	line #	実測半径cm	放射状方向距離cm	Sc	Sp	TMR(d,ri)	TMR(d,ri)×Sp(ri)
5	0	1	4.0	4.0	0.988	0.986	0.8048	0.7937
6	10	2	4.1	4.1	0.988	0.987	0.8064	0.7960
33	280	29	10.2	10.2	1.015	1.025	0.8609	0.8821
34	290	30	10.6	10.6	1.016	1.026	0.8624	0.8851
35	300	31	8.0	8.0	1.010	1.014	0.8488	0.8606
36	310	32	6.2	6.2	1.003	1.003	0.8331	0.8354
37	320	33	5.2	5.2	0.997	0.996	0.8216	0.8181
38	330	34	4.6	4.6	0.993	0.991	0.8137	0.8064
39	340	35	4.3	4.3	0.990	0.989	0.8094	0.8003
40	350	36	4.1	4.1	0.988	0.987	0.8064	0.7960
41			合計	269.4	36.1445	36.2859	30.1297	30.3841
42			平均	7.5	1.0040	1.0079	0.83694	0.8440
43							Σ(Sp×TMR)/ΣSp	0.83735
44								
45								
46		軸外評価点座標	主絞りX	16		cm	TMR	0.8308
47	x	3.5	主絞りY	14		cm	WF	1.0000
48	y	4	コリメータ反転係数	1.7			TF	1.0000
49	r	5.32	Scの等価正方形	14.7		cm	K(dmax,10x10)	1.0000
50	逆二乗補正	0.997	Sc	1.015			D(d,s) [cGy]	100
51	空中軸外線量比	1.0317	Sp	1.0035			MU	114.8295
52		SSD						

図 8-5-2 線量評価点がビーム軸外および不整形照射野の MU 値計算シート

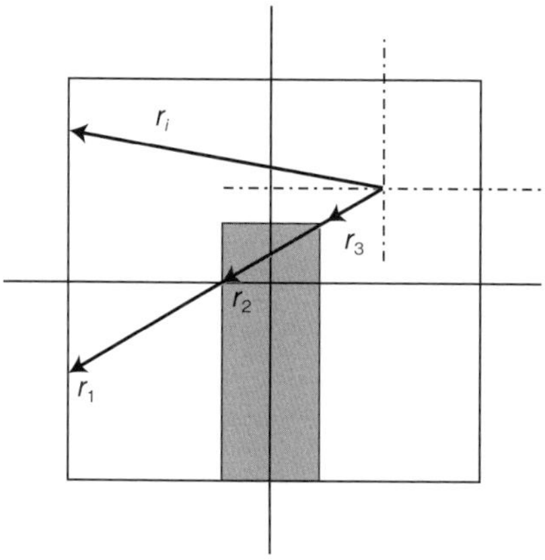

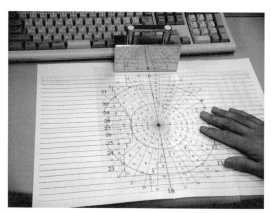

図 8-5-3 照射野辺縁までに遮蔽領域がある場合の辺縁距離の設定

図 8-5-4 同心円を印刷した透明シートを利用した評価点-照射野辺縁距離計測

❷ 不整形照射野

ここに示す MU 値計算は Clarkson 法を基本としている．したがって，変数は深さと線量評価点から照射野辺縁までの距離である．**図 8-5-2** に示す計算シートの例では，深さはセル F3 に入力する．このシートでは 10° ごとに辺縁までの距離を入力するように作成してあるので，距離をセル C5 から C40 に入力する．

最終的に必要となるのは，

$S_p(r_i)$ による加重平均である平均 TMR：$\overline{TMR}(d, s) = \dfrac{\sum_i [TMR(d, r_i) S_p(r_i)]}{\sum_i S_p(r_i)}$

平均 S_p：$\overline{S_p} = \dfrac{1}{n} \sum_i S_p(r_i)$

である．これらは**図 8-5-2** のセル H43 と F42 で計算している．

遮蔽領域と線量評価点の関係から，**図 8-5-3** に示すように照射野辺縁までの間に遮蔽領域が存在する場合には，三種類の距離が必要となる．

r_1：最も外側の照射野辺縁までの距離
r_2：遮蔽領域の照射野外側までの距離
r_3：遮蔽領域の評価点に近い側までの距離

図 8-5-3 に示す例では

r_1 方向の TMR：$TMR(r_1, d) - TMR(r_2, d) + TMR(r_3, d)$
r_1 方向の S_p：$S_p(r_1) - S_p(r_2) + S_p(r_3)$

という処理が必要になる．

この他，線量評価点がビーム軸外にある場合には，評価点から照射野辺縁までの距離を求める必要がある．アナログ的に測定するには**図 8-5-4** に示すような透明の同心円を用いるのが簡単である．あるいは，照射野形状を RIS で呼び込み，2 点間距離計測アプリケーションを用いてもよい．もっとも機能性が高いのは DICOM を介して MLC 位置情報を呼び込み，10° 間隔の放射状直線と交差する MLC との交点座標を計算する方法である．この場合には，VISUAL

BASICの手法を取り入れる必要がある.

　線量評価点が軸外にある場合には，空中軸外線量比 OAR_0 を適用することも必要である．ビーム軸外に評価点がある場合には，オープンビームにおいても軸上と異なる TMR を用いるべきという議論も以前にはあったが，OAR_0 を適用すること実務的には軸外での TMR の相違は無視できる．

8-6 MU値独立検証用ソフトウェアの一例

　MU値独立検証において MU 値計算シートを組み込み，検証作業の省力化を図ったソフトウェア（検証ソフト）を紹介する．検証ソフトは Excel 上で動作し，ワークシートや Visual Basic for Applications（VBA）をプログラミング言語として作成した操作フォーム（図 8-6-1）を利用して，プランファイルの取得，MU 値の計算，検証結果の表示・評価・保存および出力などを実行する．

❶ プランファイルの取得

　RTPS で作成したプランを出力する場合，RTP Link と DICOM RT の 2 種類のファイル形式が存在する．RTP Link 形式のプランはテキストデータであるため，Excel への取込みは可能である（図 8-6-2，青矢印）に対し，DICOM RT 形式のファイルは直接 Excel への取込みができないため DICOM 変換ソフトウェア DCMTK を使用し，テキストデータに変換したのち取得，ワークシートに展開する（図 8-6-2，白矢印）．

　その後，患者情報と MU 値計算シートで必要な情報の抽出を行い，操作フォームへ転送する．

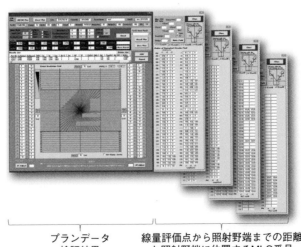

図 8-6-1 操作フォーム

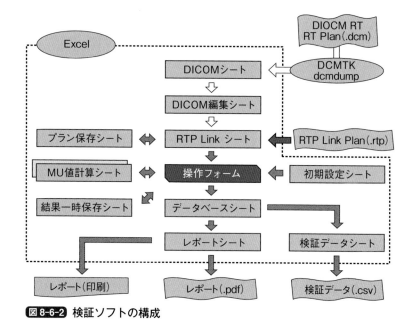

図 8-6-2 検証ソフトの構成

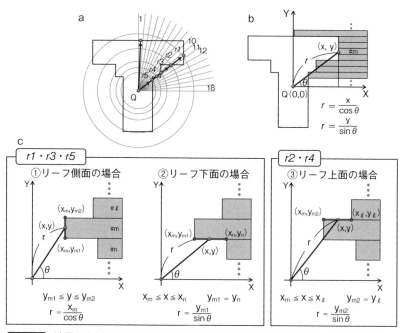

図 8-6-3 線量評価点から照射野端までの距離の算出方法の考え方（線量評価点とアイソセンタが同一の場合）

❷ 線量評価点から照射野端までの距離の算出

　MU 計算シートは計算アルゴリズムとして Clarkson 法を用いている．検証ソフトでは Clarkson 法で使用する扇形の中心角を 5°，各扇形における照射野端までの距離の計算ポイントを最大 5 点（r1～r5）とした（**図 8-6-3a**）．また，線量評価点から照射野端までの距離の算出方

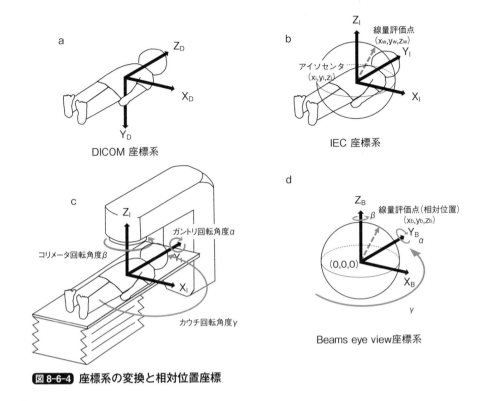

図 8-6-4 座標系の変換と相対位置座標

法はプランファイルの MLC の位置情報より三角関数を使用して求めた(**図 8-6-3b, c**).

❸ 座標系の変換と線量評価点の相対位置座標の算出

RTPS から出力したプランが DICOM RT 形式の場合,検証ソフトの設計上,DICOM 座標系 (**図 8-6-4a**) から IEC 座標系 (**図 8-6-4b**) に変換し,さらにガントリ・コリメータ・カウチの回転を考慮し Z_B 軸を視点とした Beams eye view 座標系 (**図 8-6-4c, d**) に変換する必要がある.また,アイソセンタと線量評価点の位置が異なる軸外プランは,照射方向により MU 値計算に使用する空中軸外線量比やアイソセンタ平面までの距離が変化するため,アイソセンタ座標を原点とした線量評価点の相対位置座標を求める必要がある.

IEC 座標系におけるアイソセンタ座標 (X_i, Y_i, Z_i),計算点座標 (X_w, Y_w, Z_w),ガントリ・コリメータ・カウチの回転角度をそれぞれ α, β, γ とした場合,Beams eye view 座標系においてアイソセンタ座標を原点 (0, 0, 0) とする線量評価点の相対位置座標 (X_b, Y_b, Z_b) は,次式より求めることができる.

$$X_b = [\ \{(X_w - X_i)\cos\alpha - (Z_w - Z_i)\sin\alpha\}\cos\beta + (Y_w - Y_i)\sin\beta\ ]\cos\gamma$$
$$\quad - [\ -\{(X_w - X_i)\cos\alpha - (Z_w - Z_i)\sin\alpha\}\sin\beta + (Y_w - Y_i)\cos\beta\ ]\sin\gamma$$
$$Y_b = [\ \{(X_w - X_i)\cos\alpha - (Z_w - Z_i)\sin\alpha\}\cos\beta + (Y_w - Y_i)\sin\beta\ ]\sin\gamma$$
$$\quad + [\ -\{(X_w - X_i)\cos\alpha - (Z_w - Z_i)\sin\alpha\}\sin\beta + (Y_w - Y_i)\cos\beta\ ]\cos\gamma$$
$$Z_b = (X_w - X_i)\sin\alpha + (Z_w - Z_i)\cos\alpha \quad ——(8.6.1)$$

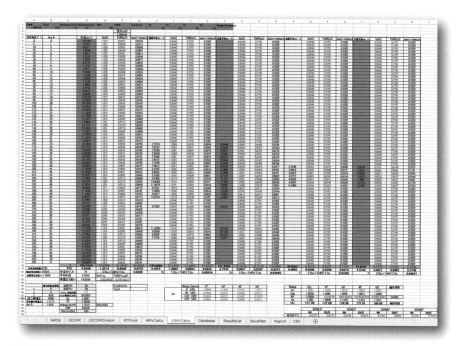

図 8-6-5 MU 値計算シート

❹ MU 値の計算

MU 値の計算は，プランから抽出した情報や線量評価点から照射野端までの距離をはじめとする計算値を X 線エネルギーごとに作成した MU 値計算シート（図 8-6-5）に転送し，計算をする．

検証ソフト用の MU 値計算シートは，従前の MU 値計算シート（図 8-5-2）の基本構造はそのままに 8-6-2 項（273 頁参照）に示した Clarkson 法の設定条件に合わせて「実測半径」の入力用セルを増加したに過ぎず，TMR や出力係数などの回帰式を組み込むことにより完成する．

❺ 検証結果の表示・評価・保存・出力

MU 値計算シートで求めた結果は，操作フォームに転送され RTPS で計算した MU 値と比較評価を行い，検証結果として表示する．

検証結果は，ワークシートに転送しデータベースとして保存する．また，レポートとして印刷や PDF 形式ファイルで出力，治療 RIS などのデータ取得用として CSV 形式ファイルとして出力が可能である．

文献

1) 藤原純一，他：MU 値の独立検証，岩手県実践 RT 研究会，2015
2) Clarkson JR：A note on depth doses in fields of irregular shape. Br J Radiol 14：265-268, 1941
3) Bjärngard BE, et al：A note on equivalent circles, square, and rectangles. Med Phys 9：258-260, 1982

第9章

高精度放射線治療の導入と運用

9-1 強度変調放射線治療 IMRT

❶ 緒言

　コンピュータのハードウェア，ソフトウェアおよび機械工学の進歩により，X 線のビーム強度を変化させて任意の形状の線量分布を形成する強度変調放射線治療（intensity modulated radiation therapy：IMRT）という新しい照射技術が誕生した．IMRT が臨床的に有効であることはすでに証明されており，多くの施設で臨床に応用されている[1~4]．IMRT は固定照射法と運動照射法に大別され，国内では 2000 年ごろより臨床応用が始まった．固定照射法には，multileaf collimator（MLC）を用いた segmental MLC（SMLC）法または dynamic MLC（DMLC）法がある[5]．SMLC IMRT は複数の MLC セグメントを重ねる方法で，MLC が停止した状態で照射を行う．DMLC IMRT はリーフが連続的に動いている間に放射線が照射され，照射野内の線量強度の変調を表す強度変調マップが形成される．運動照射法では，ヘリカルスキャンを行う専用照射装置が開発され，近年では直線加速装置の運動照射による volumetric modulated arc therapy（VMAT）が主流となっている．

❷ IMRT 開始のための準備

　IMRT は，先進医療を経て 2008 年 4 月より 3 部位（中枢神経，頭頸部，前立腺）が保険収載され，その後 2010 年 4 月より「限局性固形悪性腫瘍」へ保険適用が拡大され，多くのがんに対する根治照射が可能になった．一方，IMRT の治療計画，線量検証，照射手技などは複雑かつ煩雑であり，精度管理に費やす時間も確実に増加した[6]．したがって，高精度放射線治療の精度保証には，放射線治療組織体制の整備，照射装置や治療計画装置および線量検証などの物理技術的精度管理体制の構築が必須となる．

　IMRT の保険適用に関する施設基準は，従来の放射線治療の基準の他に以下の内容が追加される．IMRT の施設基準に係る届出書添付書類では，放射線治療を専ら担当する常勤医師，診療放射線技師および機器の精度管理，照射計画の検証，照射計画補助作業などを専ら担当する者を明記する．その他，備え付けている装備機器の名称，当該医療機関における IMRT に関する機器の精度管理に関する指針および線量測定などの精度管理に係る記録の保存・公開に関する規定のわかるもの（様式任意）を添付しなければならない．指針および規定の策定においては一例として，日本放射線腫瘍学会（JASTRO）公認ガイドラインである「IMRT 物理技術ガイドライン」[7]に従い，当該施設における記録，保存に関するフォーマットを作成するなど参考にするとよい．

　新たに IMRT や定位照射など高精度放射線治療を目的として直線加速器を導入する場合は，位置照合の重要性を考慮し画像誘導放射線治療（image guided radiotherapy：IGRT）システムは必須とするべきである．また最近の IMRT 照射法は，固定多門照射法から VMAT 法へ移行しつつある．VMAT の詳細は次章で解説するが，従来法より線量分布の改善やスループットの向上が期待できる．また，投与線量に必要な MU 値が従来法と比較して少なくなるなど，作

業性や照射時間短縮による患者の負担軽減につながるなどの利点もあり，VMAT の採用を検討する価値はある．

　IMRT 実施において装置の選定とともに重要になるのが，IMRT の線量検証のための測定機器や固体ファントムなどの機材の選定である．IMRT 治療前の線量検証は全症例実施するため[7]，IMRT 専用の測定機器の購入は必須となる．測定機器を選択するポイントは，測定精度の他に線量測定の安定性や再現性，設置精度が高く，取扱いが容易であることである．近年の線量分布検証には，半導体素子や電離箱線量計を用いた 2D または 3D アレイ線量計と専用ファントムが多用されている．しかし，素子間の距離が 5～10 mm であるため，高分解能解析が可能なフィルムによる線量検証も考慮する必要がある．

　線量検証は，照射条件を固体ファントムにマッピングして再計算を行い，実測値との比較を行うのが一般的である．出力測定は，一般的には電離箱線量計を用いるが，照射条件によっては強度変調マップ内の平坦な領域が狭く，ファーマ形電離箱など有感体積の大きい線量計を配置することが困難な場合が多々ある．そのような場合を想定して，微小容量の円筒形電離箱線量計や専用の固体ファントムも併せて購入することが望ましい．なお，微小容量円筒形電離箱は，相互校正を行い水吸収線量校正定数や線質変換係数を求めておく必要がある．線量分布検証は，計算値と実測値の線量分布を比較し，線量プロファイルの一致や γ 解析などによる線量分布の評価を行う．これら IMRT 線量検証の許容値については，IMRT 物理技術ガイドライン[7]を参考にして，各施設で決定する．

❸ IMRT の治療計画

　IMRT における固定具作製から治療開始までの流れの一例を 図 9-1-1 に示す．治療計画用 CT 画像による DRR（digital reconstructed radiography）は治療照合用の基準画像となるため，固定具を含めた治療体位の再現性には細心の注意を払わなければならない．治療体位の安定性や再現性は，IGRT における照合精度や残余誤差に大きな影響を及ぼすことにもなる．頭頸部，食道，縦隔を含む胸部などは造影剤を用いた CT 撮影が多いため，患者には，造影剤使用に関する説明とともに体動，嚥下，呼吸に関しての説明をあらかじめ行っておく．また，頭頸部用シェルを使用している場合は，嘔吐などの緊急時の対応も必要である．CT 撮影条件は，ビームハードニングの影響を小さくするため高電圧撮影条件を設定し，また DRR の解像度を高めるため薄いスライス厚により撮影を行う．再構成スライス厚は 2 mm 前後が一般的に用いられる．

　標的は医師が輪郭入力し，リスク臓器の輪郭入力は医師の指示のもと共同で行う．標的およびリスク臓器には，setup margin（SM）や internal margin（IM）を加えて，計画標的体積（planning target volume : PTV），計画リスク臓器体積（planning organ at risk volume : PRV）とする．また，IMRT 治療計画の場合，PTV 以外に高線量領域を作らないように，リスク臓器以外の部位も輪郭設定を行い，線量制約を加えるようにする（図 9-1-2）．

　IMRT 治療計画時の場合，ビーム数やガントリ角度は任意に選択することになるが，ビーム数は，頭頸部領域は 7～9 門，前立腺は 5～7 門が一般的に用いられている．それ以上の門数の増加は，治療時間の延長となり患者への負担を増大させる．現在では VMAT による IMRT が主流となっており，VMAT を含めた他の治療法の検討を行うべきである．ガントリ角度は任意に設定するが，ビーム同士が対向しない角度とし，Beam's eye view（BEV）で各輪郭（特に標

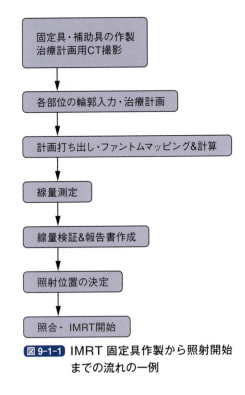

図 9-1-1 IMRT 固定具作製から照射開始までの流れの一例

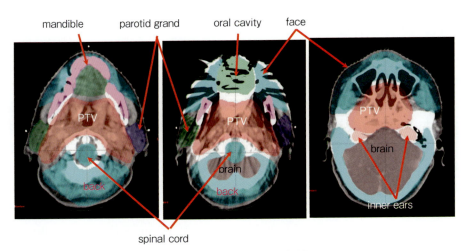

図 9-1-2 頭頸部 IMRT における PTV とリスク臓器輪郭例

危険臓器以外にも高線量域が出ないように輪郭を設定(図では,face,back)する必要がある.

的とリスク臓器)がなるべく重ならない角度を選択するほうが最適化計算結果も良好となる.頭頸部領域における義歯や大腿部の人工骨頭が含まれる場合,アーチファクトでCT値の変動が大きくなり,また画像欠損となる場合がある.そのようなスライス画像面にはアイソセンタは設定せず,ビームの入射角度もアーチファクトの影響のある箇所は回避するなどの配慮が必要である.アーチファクトによる画像欠損に対する補正の有無や手法[8]は,各施設で検討して決める.

最適化計算に用いる数学的プログラミング手法は，線形プログラミング，非線形プログラミング，発見的アプローチなどがあり[9〜13]，それぞれで計算結果は異なる．使用する治療計画装置が採用している最適化計算手法の特徴を把握しておくことが重要である．繰り返し回数の増加が必ずしもよい結果になるとは限らず，線量勾配の強調とともに複雑なMLC制御とMU値の増加をまねく可能性もある．あらかじめ行うシミュレーションで，最適化計算における繰り返し回数と標的およびリスク臓器の線量評価(DVHや各CTスライス面での線量分布形状の改善度など)やMU値の増加の関係を把握しておき，立案する治療計画と計算結果のバランスを把握しておくことが肝要である．

❹ IMRTにおけるセットアップ精度

IMRTの線量分布形状はPTVに対して可能なかぎり一致させるとともに，隣接するリスク臓器に関しては極力線量を低減させるため，セットアップにおける位置の精度や補正はより重要で慎重に行わなければならない．

照射前に行う照合の位置補正法は，大別してオンライン補正法とオフライン補正法がある[14,15]．近年の直線加速器のIGRTによるオンライン補正では，毎回のkVまたはMV X線で得られた画像とDRRを照合することで即座に位置補正が行われるため，系統誤差，偶然誤差ともに補正がなされる．オフライン補正では，治療開始から数回の位置誤差データを解析後，許容範囲を超えた系統誤差がある場合にはアイソセンタを補正する．その後，修正したアイソセンタによる治療を実施し定期的な照合を行うことになる．オンライン補正は，理論的には毎回の系統誤差および偶然誤差は限りなくゼロに近くなるが，オフライン補正では毎回の偶然誤差を考慮しなければならない(図9-1-3)．

外部照射では，毎回のセットアップにおける位置誤差や照射中の動きであるorgan motionを考慮したPTVマージンを設定する必要がある．オンライン補正およびオフライン補正ともにPTVマージンは必要となるが，マージン量は，補正法や部位によって異なる．ICRUレポー

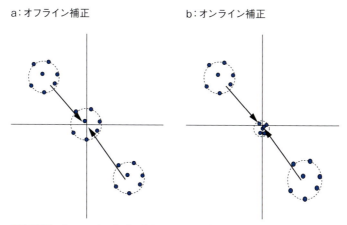

図9-1-3　オフラインおよびオンライン補正の概念図
a：オフライン補正．系統誤差は補正できるが，偶然誤差は残存する．
b：オンライン補正．系統誤差および偶然誤差ともに補正が可能．

表 9-1-1 頭頸部および前立腺におけるIM（internal margin），SM（set-up margin）の解釈の一例

項目	照射部位	照射中の変化		照射毎の変化	
		σ_{INTRA}	Σ_{INTRA}	σ_{INTER}	Σ_{INTER}
IM	頭頸部	骨格の動きとCTVが同期するという条件で，骨格の動きを解析する．		生理的要因による位置変位は少ない．照射期間中の体重変化，CTVの増大・縮小に対する補正が必要．ただし，肺野では固定方法の違いで，呼吸抑制や停止の場合は誤差が生じる可能性もある．	
	前立腺	1回の照射中の動きを把握する．		生理的要因（尿量，直腸ガス）による動きの定量が必要．	
SM	頭頸部	照射中の患者自身の動き（呼吸，嚥下など）による骨格のずれは，偶然誤差として取り扱う．		骨格をランドマークとして，set-up errorを解析する．	
	前立腺				

ICRU62[16] Table 2.1 Factors to be considered when defining of planning target volume を参考に，1回の照射中および照射毎（照射期間）における頭頸部，前立腺に関するΣ, σの考え方を示す（Σは系統誤差，σは偶然誤差を表している）．

ト62（以下 ICRU 62）[16] では，PTVマージンの定義はないが，臨床標的体積（clinical target volume：CTV）に対して加えるマージン（IM＋SM）がPTVマージンとなる．しかし，ICRU 62では，患者位置に関する系統誤差，偶然誤差に対するIM，SMの評価方法については言及されていない．例として，ICRU 62を参考に，頭頸部および骨盤部（前立腺）における1回の照射中および照射毎（照射期間中）のIM，SMを**表 9-1-1** に示す．ICRU 62が報告された当時，いくつかのマージン算出法が報告されている[17～19]が，臨床的なインパクトを示すデータに乏しく，系統誤差を無視していた．その後，多くの研究が行われ，さまざまなPTVマージン方式やPRVマージン方式が報告されている[20,21]．これらの方式では，各患者の誤差の平均値のSDを系統誤差のSD（Σ），各患者の誤差のSDの二乗平均平方根（root mean square：RMS）を偶然誤差のSD（σ）と評価している．本来であれば，各患者のSDがその患者の偶然誤差となるが，Σの取扱いは，患者群全体のSDとして扱われる．各照射部位のIM，SMは，照射中および照射毎のΣ, σを求め，PTVマージン方式を用いて求められる．ICRU 62では，それぞれ求められたIMとSMを単純に加える方法では，PTVマージンが大きくなりすぎるため推奨していない．多くの論文やICRUレポートでは，二乗和平方根法（square root sum of squares）を採用している．各Σ, σを用いたPTVマージンは以下の式に従うことになる．

$$\Sigma_{total} = \sqrt{(\Sigma_{IM-INTER})^2 + (\Sigma_{IM-INTRA})^2 + (\Sigma_{SM-INTER})^2} \quad \text{——(9.1.1)}$$

$$\sigma_{total} = \sqrt{(\sigma_{IM-INTER})^2 + (\sigma_{IM-INTRA})^2 + (\sigma_{SM-INTER})^2 + (\sigma_{SM-INTRA})^2} \quad \text{——(9.1.2)}$$

$$PTV_{margin} = a \cdot \Sigma_{total} + b \cdot \sigma_{total} \quad \text{——(9.1.3)}$$

なお，a, bは比例定数であり，aは2～2.5，bは0.7が代表的定数として報告されており[20,21]，系統誤差は偶然誤差よりもマージンサイズへのインパクトが大きくなっている．ただし，これらの比例定数は，腫瘍の変形などは考慮しておらず，van Herkらは90％の患者（CTV）に対する最小線量を処方線量の95％以上とした場合の定数（a＝2.5, b＝0.7）となる．したがって，CTVの形状およびそれに対する処方線量の評価を変更したり，3次元的な評価をした場合には定数

が変わることを知っておく必要がある[21]．

頭頸部を例にΣ, σの取扱いおよびPTV_{margin}について簡単に説明する[22]．頭頸部の場合，毎回の照射におけるset-upの不確かさを補正するためのSMと1回の照射中における標的の動きを補償するIMを合算して，PTVマージンとする．照射期間中におけるCTVに対するIM（Σ_{Inter}, σ_{Inter}）は，2Step法など再治療計画を前提としているため，PTVマージンには加えていない．また，照射中のSMはIMと同じ動きとなるためPTVマージンには加えない．したがって，系統誤差Σ_{total}は，頭頸部の場合，$\sqrt{(\Sigma_{SM-INTER})^2 + (\Sigma_{IM-INTRA})^2}$となり，偶然誤差$\sigma_{total}$は，$\sqrt{(\sigma_{SM-INTER})^2 + (\sigma_{IM-INTRA})^2}$となる．set-up誤差は，DRRやX線シミュレーション写真を基準画像とする毎回の照合画像との位置誤差を解析し，各患者の位置誤差の平均のSD（$\Sigma_{SM-INTER}$）および各患者の位置誤差のSDの二乗和平方根（$\sigma_{SM-INTER}$）を求める．IMは，1回の照射中における標的周辺の骨構造の動く距離を解析する．これは，頭頸部領域では，標的は接する骨の動きと同期することを前提として実施している．この例では，X線シミュレータ画像を用いて，治療時間内における動きを解析し，患者ごとの移動量の平均のSD（$\Sigma_{IM-INTRA}$）と患者ごとの移動量のSDの二乗和平方根（$\sigma_{IM-INTRA}$）を求める．以上のそれぞれのΣ, σを用いて**式9.1.3**に代入し，PTV_{margin}を求める．

ただし，実際の計算では，各部位によってΣ, σの取扱いは異なってくるとともに，IGRTなど照合方法によって，Σ, σの取扱いおよび比例定数は異なってくるため，各施設で検討が必要である[23]．

❺ IMRTのためのQA

直線加速器の線量および幾何学的精度管理は，国内の場合IECに準拠したJIS Z 4714[24]やJASTROから発刊されたQAガイドライン[25]に従って行われている．AAPMではTG40[26]が1994年に発刊され，2009年には治療法別（Non-IMRT, IMRT, SRS/SRBT）にダイナミックウェッジ，MLC, imagingに関する精度管理項目が追加されたTG142[27]が発表された．IMRT実施施設においてもJIS, IECおよびAAPMガイドラインを参考に，線量的および幾何学的精度管理を行うことになる．

IMRTに関する外部照射装置の精度管理は，強度変調マップに影響を及ぼす項目が中心となり，出力線量やMLCの静的，動的位置および駆動制御に関する精度項目が主な対象となる．それぞれの評価基準も照射法によっても異なっており，特にDMLCに関する許容誤差は厳しくなっている（**表9-1-2**）．以下に，Varian社のDMLC IMRTにおけるMLC精度管理について解説する．なお，VMATのQAは，標準的なリニアックQAとconventional DMLC IMRTの精度保証後，実施しなければならない．VMATのQAは，DMLC位置の正確さ，ガントリ回転中の正確な線量率，そしてガントリ角度の正確な制御を保証する．詳細は，次章のVMATを参照されたい．

● MLC位置精度

MLC位置精度は，大別して静的試験と動的試験に分けられる．また，MLCはキャリッジ（台）に設置されており（MLCバンクと呼ばれる），この取り付け精度もMLC位置精度に影響を与える．以下に，これらの要点について解説する．

表 9-1-2 Palta が推奨する MLC，ガントリ，出力の許容誤差

	SMLC		DMLC	
	Tolerance Limit	Action Limit	Tolerance Limit	Action Limit
MLC				
位置精度	1 mm	2 mm	0.5 mm	1.0 mm
位置再現性	0.2 mm	0.5 mm	0.2 mm	0.5 mm
リーフギャップ再現性	0.2 mm	0.5 mm	0.2 mm	0.5 mm
リーフ速度	N/A	N/A	+/− 0.1 mm/s	+/− 0.2 mm/s
Gantry, MLC and Table の回転中心精度	0.75 mm（半径）	1.0 mm（半径）	0.75 mm（半径）	1.0 mm（半径）
出力線量安定性 低 MU（<2 MU）	2%	3%	3%	5%
低 MU 対称性（<2 MU）	2%	3%	2%	3%

〔Palta JR, et al：Tolerance Limits And Action Levels For Planning And Delivery Of IMRT. In Palta JR, et al（eds）：Intensity Modulated Radiation Therapy：The State of the art, Madison, Medical Physics Publishing, 2003 より〕

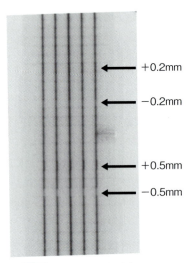

図 9-1-4 フェンス試験例

▶ MLC の静的位置精度試験

　MLC の静的な位置精度は，方眼紙を用いて指示した MLC 位置を光照射野で目視にて確認するのが一般的である．効率性と精度の担保のため，方眼紙を移動させることなくすべての MLC 位置確認を行える A3 サイズの方眼紙を用意しておく．MLC の位置精度確認方法の1つにフェンス試験がある（図 9-1-4）[28]．全 MLC 幅 1 mm において，1～2 cm のステップを繰り返しながら照射を行い，スリット像を得る．一般的にはフィルムを SFD（source-film distance）100 cm の距離にセットするが，スリット像を明瞭にするためにビルドアップ材などは置かずに行う．フィルム以外では，IP（imaging plate）や EPID（electronic portal image device）の利用も可能である．目視によりスリット像の整列の程度を確認する定性的テストであり，0.2 mm の

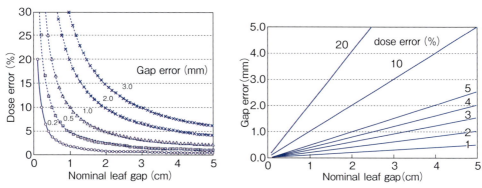

図 9-1-5 ダイナミック照射における MLC gap error と dose error の計算結果[29]

〔LoSasso T, et al：Physical and dosimetric aspects of a multileaf collimation system used in the dynamic mode for implementing intensity modulated radiotherapy. Med Phys 25：1919-1927, 1998[29] より〕

位置ズレの検出が可能とされている．

TG142 での毎月のリーフ位置精度テストでは，ガントリ角度 4 方向において実施することになっている．本テストにおいてもフェンス試験を行う他，IMRT シーケンスファイルをベンチマークとしてテスト照射を行い，動作するリーフ位置を RMS で評価する方法もある（これは動的位置精度試験の 1 つ）．

▶ MLC の動的位置精度試験

動的試験では，ダイナミック照射における MLC gap 精度を確認する DMLC 出力比試験を実施する．DMLC 出力比試験は，一定の MLC gap 幅を保った状態でダイナミック照射を行い，MLC の動的な位置精度を確認することを目的とする．ダイナミック照射における MLC の gap error と dose error の関係を図 9-1-5 に示す[29]．

DMLC 出力比試験は，標準照射野（10×10 cm^2）サイズにて曝射後，一定の gap 幅においてダイナミック照射を行う．線量率は臨床に用いる値を設定し，MLC 速度は使用する装置が既定している速度（例：2.5 cm/s）とそれ以下で任意の速度を設定する．MLC 速度は，線量率と移動距離が一定であるため MU 値で調整を行う．使用する線量計は，一般的にはファーマ形電離箱を用いる．他の線量計の使用も可能であるが，定期的な測定ではファントムを含め同一条件で行うことを推奨する．ガントリ 0°において行う場合は，水または水等価ファントムを用いる．測定深はピーク深以上であれば任意の深さで測定可能である．ガントリやコリメータ角度依存性を含む測定を行う場合は，線質に応じたビルドアップキャップを取り付けた電離箱をアイソセンタに設置して行う（図 9-1-6）．表 9-1-3，図 9-1-7 に，4 MV-X 線，Millennium 80 の 5 mm gap および 10 mm gap における位置誤差と線量誤差の測定結果を示す．実測による線量誤差と gap error の関係は，理論値と比較すると低い値を示し，LoSasso ら[29]の 0.2 mm の位置誤差における線量差 3％とほぼ同一の値となった（5 mm gap）．gap error の増大とともに dose error も理論値とは乖離する傾向にある．また，X 線エネルギーごとの評価が必要であるため，あらかじめ X 線エネルギーごとに標準データを取得しておく必要がある．

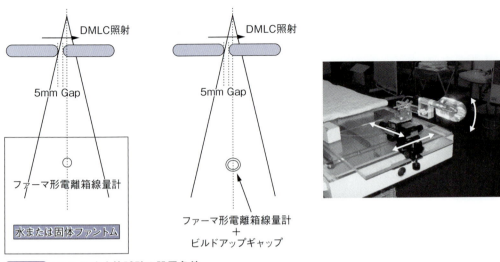

図 9-1-6 DMLC 出力比試験の設置条件

表 9-1-3 リーフ 5 mm および 10 mm における gap error と dose error の実測結果（4MV-X 線）

gap error (mm)	5 mm width (%)		10 mm width (%)	
	calculated	measured	calculated	measured
0.2	4.0	3.3	2.0	1.8
0.6	12.0	10.1	6.0	5.5
1.0	20.0	16.5	10.0	9.2
1.6	32.0	26.9	16.0	14.2
2.0	40.0	33.4	20.0	17.9

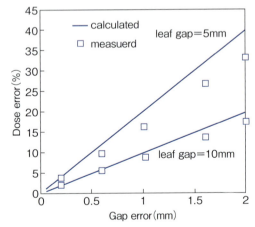

図 9-1-7 リーフ gap 5 mm および 10 mm における gap error と dose error の実測結果（表 9-1-3）

▶ MLC キャリッジ取り付け精度

　図 **9-1-8** に MLC キャリッジの取り付け精度（位置精度）テスト例を示す[30]．アイソセンタに対称な MLC 照射野を 2 つ形成し，コリメータ 90°および 270°に設定し X 線フィルムを用いて

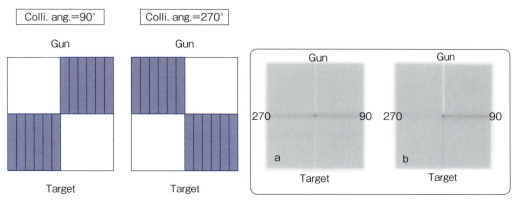

図 9-1-8 MLC キャリッジ位置精度試験と結果例

a：キャリッジの位置精度が正常に保たれている状態を示す．b：キャリッジが 270°方向と Gan 側にそれぞれ 0.5 mm ずれている状態を示す．キャリッジのずれが 2 回の照射で逆方向に働くため，フィルム上では照射野の重複と乖離が強調して描出される．したがって，1 mm の照射野の重複があれば，0.5 mm ずれていることになる．

〔LoSasso T：MLC Users Guide（1990）[30]．Varian Associates, Inc. Oncology Systems：561-591, 2003 より〕

照射されたフィルムを目視で確認する．図 9-1-8a はキャリッジの位置精度が正常に保たれている状態，図 9-1-8b は，キャリッジが 270°方向と Gun 側にそれぞれ 0.5 mm ずれている状態を示す．キャリッジのずれが 2 回の照射で逆方向に示されるため，フィルム上では重複や乖離が強調されて表現される．

● MLC 速度テスト

TG142 では，0.5 cm/s より速いリーフ移動速度において，リーフ速度の低下がないことを確認する．リーフ速度の低下は，beam hold off の原因となる．beam hold off は，各々のリーフの計画位置と実際の位置の差が許容値（Varian 社では，dose dynamic leaf tolerance 値）を超える場合に発生する．beam hold off は動作する全リーフの位置精度に影響を及ぼし，治療時間の遅延につながるため回避しなければならない[31]．MLC 速度の低下に関する測定は容易ではなく，照射後に自動保存されるログファイルを利用して解析を行うのが一般的である[32,33]．ログファイルの必要なデータを取り出して自作プログラムやエクセルなどで解析を行うことも可能であるが，装置に付属する解析ソフトウェアまたは市販のアプリケーションを利用するのが一般的である．図 9-1-9 に，フィルムでは発見できなかったリーフ速度の変化をログファイル解析で発見できた例を示す．MLC 幅 5 mm，MLC 速度 1.3 cm/sec で動作させた場合の期待値と実測値の差より位置誤差およびフルエンスの線量差分を表示している．

● MLC の透過率評価

MLC の透過線量は，3 つに分類される（図 9-1-10）．MLC 透過率はオープン照射野に対する MLC 透過線量で示される．Intra-leaf transmission は MLC 直下の透過線量[34]，inter-leaf transmission は隣接する MLC 間の漏洩線量，leaf end transmission は，相対する MLC の先端からの透過線量で，MLC 先端の形状が円弧状にラウンドしている場合，透過線量は増加する．

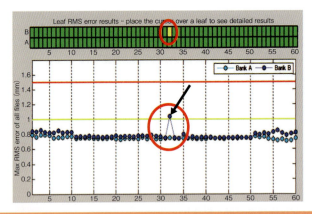

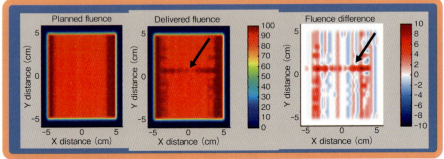

図 9-1-9 リーフ位置精度テストの結例

リーフ速度 1.3 cm/sec の場合のリーフ位置差とフルエンスの線量差分(矢印)を示す．エラーを示す MLC はバンク A の 32 番であることがわかる．解析は DoseLab Pro™(MOBIUS medical systems)を使用．

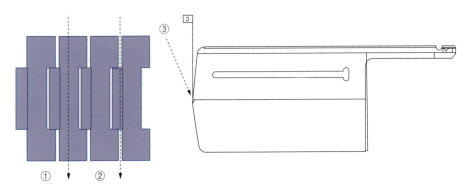

図 9-1-10 Multileaf collimator の透過線量

①Intra-leaf(Mid-leaf)transmission(MLC 直下の透過線量)
②Inter-leaf transmission(MLC の各リーフ間から漏洩する透過線量)
③Leaf end transmission(MLC 先端部がラウンド形状のタイプにおける先端部漏洩線量：機種に依存)

　治療計画装置に登録する MLC 透過率について Eclipse(Varian 社)を例に解説する．登録する値は，intra-leaf と inter-leaf transmission をまとめて評価した MLC transmission factor と leaf end transmission に相当する dosimetric leaf gap の 2 種類である．Dosimetric leaf gap はラウンド部の透過線量を矩形として取扱い，数値化して登録する．MLC transmission factor は，

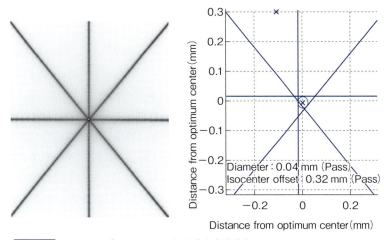

図 9-1-11 MLC スポークショット写真と解析例
解析は DoseLab Pro™(MOBIUS medical systems)を使用.

ファーマ形電離箱線量計やフィルムを用いて，一定の MU 値に対するオープン照射野の線量に対する A サイドおよび B サイドの MLC を閉じた場合の平均透過線量の割合となる．なお，DMLC IMRT では，MLC ギャップ幅の違いにより，透過線量が積算線量の大部分を占める場合もあるため，コミッショニング時において MLC transmission factor の再評価が必要となる場合がある．また，入れ子構造になっている MLC の場合，経年劣化として MLC 側面の摩耗が予想されるため，inter-leaf transmission や tongue and groove 効果の変化などの定期的な管理が必要である．

● **MLC スポークショットテスト**

MLC スポークショットテストは，ガントリやコリメータの回転中心精度確認のための試験(スターショット法など)と同様の目的で行われる．両サイドの MLC を対称に閉状態として，コリメータ角度を 0°，45°，90°，315° でスポークショット照射を行う．各ショットで形成される中心部の三角形に内接円を作り，その半径が 1 mm 以下であることを確認する．許容範囲を超える場合は，MLC の相対位置および絶対位置，MLC キャリッジの取り付け精度，十字ワイヤーおよびコリメータ回転中心精度を確認する必要がある．図 9-1-11 に解析ソフトウェアを用いた解析の一例を示す．

● **DMLC IMRT における動的リーフ位置精度の RMS 評価**

DMLC IMRT では，リーフの移動方向は常に一定であり，ガントリ角度 90° と 270° では正反対の動きとなる．リーフに対する重力やリーフモータの負荷は個々のリーフで異なるため，ガントリ角度 4 方向における DMLC IMRT の RMS 評価を行う必要がある．DMLC IMRT 照射後に保存されるログファイルは，リーフ位置，ビームのオンオフや MU 値その他装置の幾何学的条件が含まれるファイルであり，RMS 評価(リーフ位置の計算位置と実測位置の偏差)もこのファイルを利用して計算される．ダイナミック照射が開始されると，leaf motion controller (LMC)が 50 msec ごとにリーフの計算値と実測値の保存を行い，各リーフの RMS の計算を行

う．RMS の評価式は以下のとおりとなる．

$$LeafErrorRMS = \sqrt{\frac{\sum_{i=1}^{n}[pi(plan)-pi(actual)]^2}{n}}$$

$pi(Plan)$ は計算位置（計画された位置），$pi(actual)$ は実際の位置，n は 50 msec ごとに取り込んだ $pi(plan)$，$pi(actual)$ のデータ数を示す．LMC の制御は，計算位置と実測位置に 50 msec の遅延が生じているため[31]，リーフの速度が速くなると計算位置と実測位置の差も大きくなり RMS の評価も悪くなる（この差が許容値を超えると beam hold off が生じる）ことを意味する[35]．なお，LMC と加速器間の制御における遅延時間 50 msec は，Varian 社製の Clinac® シリーズでの特性であり，TrueBeam® や Elekta 社製のリニアックでは制御方法は異なり，VMAT の場合はガントリ速度や線量率制御により beam hold off は理論的には発生しない設計となっている．RMS 評価をする場合には，全 MLC が動作するシーケンスファイルを動作させて行うほか，代表的な臨床例（頭頸部または前立腺）のシーケンスファイルをベンチマークとして RMS 評価を定期的に実施する方法もある．

9-2 VMAT

❶ VMAT の概要

VMAT は，回転照射と IMRT を組み合わせた照射法であり，ガントリを回転させながら，線量率，ガントリ速度，リーフポジションなどを連続的に変化させることで，3 次元的に線量分布の強度変調を得ることができる．2008 年に Otto[36] により報告された後，わが国では 2009 年より臨床導入がはじまり，現在，Elekta 社より Elekta VMAT として，Varian Medical Systems より RapidArc® として販売提供され，多くの施設で稼働している．

従来の IMRT はガントリ固定で，リーフ形状の変化により強度変調を実現するのに対し，VMAT はガントリ回転が基本動作となり，ガントリ角度ごとのリーフ形状と MU 照射量の組み合わせにより 3 次元的に線量分布の強度変調を実現する．このように VMAT は，従来の IMRT と比較して強度変調の様式は異なるが，治療計画の概念は共通しており，処方線量や DVH に基づく最適化の手法に違いはない．また，導入時のコミッショニングや精度管理についても，従来の IMRT を基本として，VMAT 特有のガントリ回転や線量率変化に対する特性を追加検証することになる．患者ごとの線量検証方法についても IMRT の検証と同様であるが，VMAT ではすべてのビームを合成した全門検証での評価が一般的である．

前立腺がん症例における VMAT と IMRT の治療計画を比較した一例を図 9-2-1 に示す．VMAT と IMRT ではほぼ同等の DVH が得られている．MU 値は，VMAT が 578 MU，IMRT が 985 MU と VMAT において MU 値が小さくなった．さらに照射時間も，VMAT が 101 秒，IMRT が 257 秒と VMAT において照射時間の短縮を認めた．MU 値や照射時間は，治療装置および治療計画装置により異なるが，VMAT と IMRT の治療計画を比較した報告[37~39]による

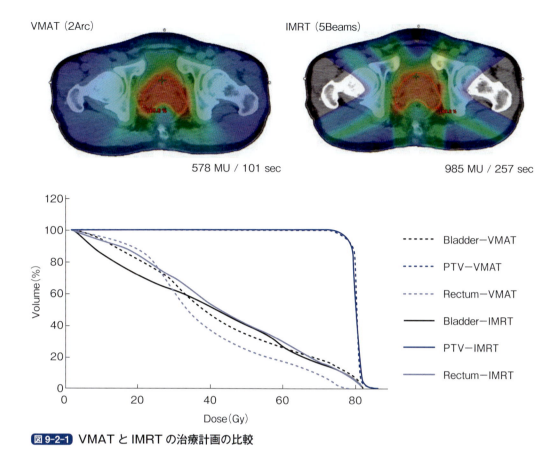

図 9-2-1 VMAT と IMRT の治療計画の比較

と，概ね VMAT は IMRT と同等の線量分布が得られ，MU 照射量の低減および照射時間の短縮（スループットの向上）を図れる点が大きなメリットとされている．

❷ VMAT の治療計画

VMAT の技術は多くの治療計画装置でサポートされているが，治療装置および治療計画装置の組み合わせにより，生成される VMAT の挙動は異なる．ここでは，治療計画装置 Monaco®（Elekta 社）を例にして，VMAT の治療計画について概説する．図 9-2-2 に Monaco® の治療計画のワークフローを示す．IMRT 同様にターゲットとリスク臓器の輪郭抽出を行った後に，1st ステージとして，ガントリ 1 回転を 8〜14 分割した IMRT により最適化を行い，各門からのフルエンスマップを得る．次に 2nd ステージで，各門からのフルエンスマップを VMAT の回転照射に対応させるため，VMAT シーケンサによりガントリ角度を細分化し，リーフ形状および MU ウエイトを再び最適化することで治療計画を完成させる．治療計画装置により VMAT シーケンサの挙動は異なるが，さまざまな最適化過程を経てガントリ角度ごとのリーフ形状および MU 値が決定され，3 次元的な強度変調を得ることができる．

治療計画装置への VMAT の設定情報には，線量率，ガントリ角度当たりの最大 MU 値や最大リーフ移動量などの設定が必要になり，治療装置に応じた適切な情報を入力しておく必要がある．また，ガントリ角度当たりの最大リーフ移動量，最小リーフギャップ幅やガントリサン

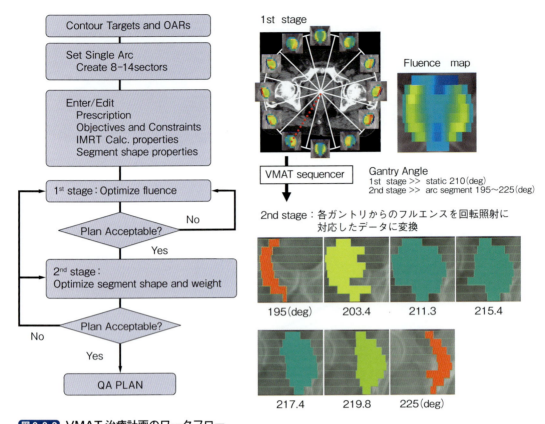

図 9-2-2 VMAT 治療計画のワークフロー

プル数の細かさ[40]は，治療計画の線量分布や VMAT の線量検証結果に大きな影響を与えるため，特に注意が必要である．

❸ VMAT の照射制御

　VMAT 照射では，治療計画上で決定されたガントリ角度に対するリーフ形状と MU 値の関係を連続的な照射動作の中で再現する必要がある．VMAT は治療計画の段階ではガントリ角度が基準となるが，照射時には治療計画で設定したガントリ角度が制御点（control point：CP）となり，control point を基準として照射が制御される．図 9-2-3 に Elekta VMAT の照射制御の概念図を示す．Elekta VMAT では，特定の control point に達したかどうかは積算 MU 値で判断され，40 msec ごとにガントリ角度やリーフポジションなどの計画値と実測値のずれをチェックし，リアルタイムに調整しながら照射が行われる．また，各門からの照射線量は，線量率とガントリ速度の変化により制御される．図 9-2-4 に Elekta VMAT における VMAT 照射中の線量率とガントリ速度の変化を示す．VMAT では照射中に線量率とガントリ速度が大幅に変化することがわかる．

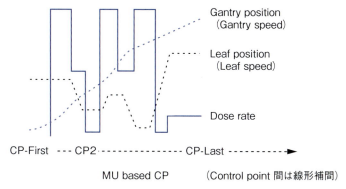

図 9-2-3 Elekta VMAT 照射制御の概念図

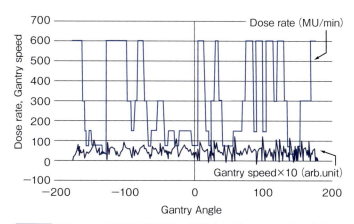

図 9-2-4 Elekta VMAT 照射中の線量率とガントリ速度の変化

表 9-2-1 MLC 位置誤差が IMRT，VMAT に与える影響

	random error	systematic error
Mu 2008[41] SMLC-IMRT(H & N)	2 mm 影響なし	1 mm のエラーでターゲットの D_{95} が， Simple 4%，Complex 8%
Rangel 2009[42] DMLC-IMRT (H & N, prostate)	2 mm 影響なし	ターゲット線量を 2%以内 ⇒0.3 mm
Oliver 2010[43] RapidArc(H & N)	5 mm 影響なし	ターゲット線量を 2%以内 ⇒0.6 mm
Tatsumi 2011[44] Elekta VMAT(prostate)	NA	線量分布エラーを 2%以内 ⇒0.3〜1.0 mm

❹ VMAT に要求される MLC 位置精度

IMRT では MLC の位置精度が照射精度を担保するうえで最も重要な因子であった．**表 9-2-1** は，MLC 位置誤差が IMRT，VMAT に与える影響を示したものであり，MLC のリーフギャップ幅エラーが照射中にランダムに発生するパターンとシステマティックに発生するパターンについて検討されている．いずれの報告においても，2 mm 程度のランダムに発生する MLC 位置

誤差が線量に与える影響は小さく，システマティックな MLC 位置誤差において線量誤差が問題となる．Mu ら[41]は，頭頸部の SMLC-IMRT において，1 mm のシステマティックな MLC 位置誤差が発生すると，ターゲットの D_{95} に単純な照射パターンで 4%，複雑な照射パターンで 8% の線量誤差が発生すると述べている．Rangel ら[42]は，頭頸部と前立腺の DMLC-IMRT において，ターゲットの線量誤差を 2% 以内にするには，システマティックな MLC 位置誤差を 0.3 mm 以内にすべきであると報告している．Oliver ら[43]は，頭頸部の RapidArc において，ターゲットの線量誤差を 2% 以内にするには，システマティックな MLC 位置誤差を 0.6 mm 以内にする必要があると述べている．Tatsumi ら[44]は，前立腺の Elekta VMAT において，線量分布の線量誤差を 2% 以内にするには，0.3〜1.0 mm の MLC 位置精度が必要であると報告している．この Elekta VMAT の報告は 3 種類の治療計画装置により検討されており，治療計画装置によりリーフの動きが異なること，リーフギャップ幅が狭い治療計画ほど MLC 位置誤差が発生したときに線量誤差に与える影響が大きくなることが述べられている．これらの報告より，VMAT においても DMLC-IMRT と同等の MLC 位置精度が要求されると考えられ，MLC 位置精度の管理が重要となる．

❺ 治療装置のコミッショニングと精度管理

　強度変調放射線治療における物理・技術的ガイドライン 2011[7] には，VMAT の確認事項として，以下の 7 つの項目が挙げられている．
① IMRT としての基本性能の確認
② VMAT 動作の安定性と異常終了時の復帰方法の確認
③ 線量率変化に対するビーム特性の確認
④ ガントリ回転中心の幾何学的精度および出力安定性の確認
⑤ ガントリ回転中の MLC の動作確認
⑥ 寝台の X 線減弱
⑦ VMAT 動作中の総合的な動作と照射精度の確認

　VMAT は，DMLC-IMRT の拡張版であるため，事前に DMLC-IMRT のガントリ固定における基本的な精度を担保しておく必要がある．そのうえで，VMAT 特有のガントリ回転，線量率，ガントリ速度の変化に対するコミッショニングや精度管理を実施する．コミッショニングや精度管理を実施するうえでテストプランの作成が必要となるが，各メーカーともテストプランを自由に作成できる環境はなく，さまざまな制約の中，精度管理を実施することとなる．実際の精度管理の手法もメーカーにより異なるため，ここでは，メーカー別に精度管理の方法例を解説する．

● Elekta VMAT

　VMAT 導入時に装置の動作設定がサービスエンジニアにより実施される．現在のところ，メーカーからはコミッショニングに関する情報提供はない．コミッショニングについては Bedford ら[45]により報告されているが，このテストプランは in-house で作成されたものであり，一般のユーザーが同じコミッショニングを実施することはできない．各施設はこの報告を参考に精度管理方法を検討することになる．

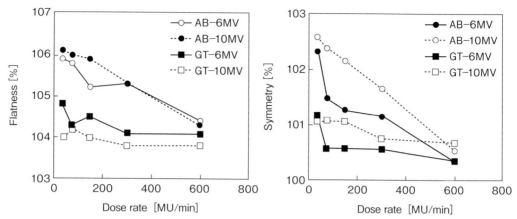

図 9-2-5 線量率変化に対する線量プロファイルの平坦度と対称性
AB(左右方向)において線量プロファイルの平坦度と対称性に変化を認める.

▶ IMRT としての基本性能の確認

VMAT のコミッショニング開始前に，DMLC-IMRT の基本性能を確認しておく．VMAT の治療計画や線量検証が良好でない場合のバックアップとしても，IMRT が実施できる環境を整備することが推奨される．

▶ VMAT 動作の安定性と異常終了時の復帰方法の確認

サービスエンジニアによる VMAT の動作設定完了後，臨床プランを用いて VMAT が安定に動作することを確認する．また，故意に照射を中断させ，異常終了時からの復帰方法をあらかじめ確認しておく．

▶ 線量率変化に対するビーム特性の確認

線量率変化に対する出力や線量プロファイルの平坦度，対称性を確認する．Elekta リニアックの旧タイプの制御方式では，図 9-2-5 に示すように，線量率変化に伴いサーボ制御されていない左右方向の線量プロファイルの対称性がやや低下すると報告されている[45]．新タイプの制御方式では，左右方向もサーボ制御されるようになり，線量プロファイルへの影響は小さくなっている．いずれにせよビームデータ取得時に，線量率変化に対する線量プロファイルの対称性を確認しておくことが重要である．また，定期的な精度管理において平坦度，対称性がベースライン(基準値)と比較して1%以内であることを確認する[27]．

▶ ガントリ回転中心の幾何学的精度および出力安定性の確認

ガントリ回転中心の精度およびガントリ回転時の出力安定性を確認する．Elekta リニアックでは，コーンビーム CT(CBCT)付属のボールベアリングを用いて MV アイソセンタを求め，その位置にレーザーおよび CBCT 画像中心を合わせ込むように装置の調整が行われる．このボールベアリングを用いて Winston-Lutz 試験を実施し，ガントリ回転精度が 1 mm 以内であることを確認する[27,46,47]．

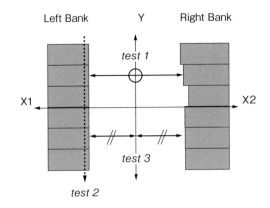

test 1) DMLC output
test 2) Picket fence test
test 3) MLC Symmetry

図9-2-6 Elekta VMATにおけるMLC精度管理

▶ガントリ回転中のMLCの動作確認

ユーザーにおいて，ガントリ回転中にMLCを動作させる任意のテストプランの作成は困難な状況にあるため，精度管理に必要なシーケンスをメーカーに依頼し，提供してもらう．Tatsumiら[48]は，Elekta VMATのMLC精度管理として，sliding windowによるDMLC出力比試験，フェンス試験，MLC対称性試験の3つの試験を実施しており，2年間にわたり，リーフギャップ幅0.2 mm以内，個々のMLC位置誤差0.5 mm以内で管理できたことを報告している（**図9-2-6**）．なお，Elekta VMATでMLC位置精度を担保するには，VMAT導入前にMLCキャリブレーションを実施し，リーフギャップ幅が経時的に変化しないように精度管理を実施する．

▶寝台のX線減弱

VMATは回転照射であるため，寝台によりビーム強度が減弱される．治療計画装置上で仮想寝台を設定できる場合には，寝台の吸収を含めて線量計算することが推奨される．

▶VMAT動作中の総合的な動作と照射精度の確認

リニアック装置の精度管理とは別に，患者プランごとに線量検証を実施する必要がある．また，ログファイル解析を行えば，VMATの強度変調パラメータであるガントリ角度ごとのリーフポジションとMU照射量の同期が適切かを検証することが可能である[49,50]．

● RapidArc®

コミッショニング用ファイルがメーカーより提供されており，Lingら[51]の報告に基づき，ガントリ回転中の動作検証をユーザー自身で実施する．RapidArc®の検証を行う前に，DMLC-IMRTの動作精度が担保されていることが基本である．そのうえで，装置の能力をStep 1～3までの段階的手法により評価する．なお，検証にはガントリを回転させながら記録できるEPIDなどの検出システムが必要である．

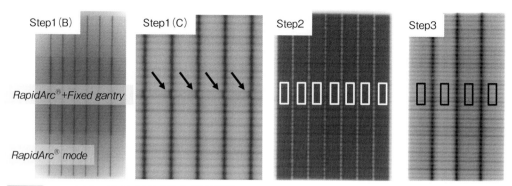

図9-2-7 RapidArc®におけるMLC精度管理

▶ Step 1 ガントリ回転中のMLCの位置精度試験（図9-2-7）

MLCの位置精度を1mmギャップ幅のスリットによるフェンス試験により評価する．
Ⓐガントリ固定とVMATを別々に測定
Ⓑガントリ固定とVMATの2重曝射
Ⓒ故意にずれを発生させたプランによりフェンス試験の検出精度を評価

Ⓐでは通常のフェンス試験を実施する．Ⓑの二重曝射ではガントリ固定とVMATの両者の位置ずれを確認する．位置ずれの原因がVMAT動作によるものか，検出システムの機械的なダレによるものかを明確にしておく必要がある．二重曝射部分のスリット幅が広がってみえるのは正常な状態であり，ここではスリットの中心位置がずれていないことを評価する．Ⓒでは故意に0.5mmのずれを発生させたフェンス試験を実施することで，検出システムの検出感度を評価する．

▶ Step 2 ガントリ回転中の線量率とガントリ速度の精度試験（図9-2-7）

VMAT動作中の線量率とガントリ速度の試験では，1.8cm×20cmの短冊状の照射野を2cmずつ移動させながら7つの照射野の測定を行う．各照射野には，線量率とガントリ速度を変化させて一定のMUを照射する．この試験では，各照射野の強度の均一性を評価する．均一性を評価する際にプロファイルの平坦度と対称性が影響するため，この影響を排除する目的で14cm×20cmのオープン照射野で正規化する．各照射野の強度の均一性は次式で示され，その許容値が±2%以内であることを確認する．

$$R_{corr}(x) = \frac{R_{DR-GS}(x)}{R_{open}(x)} \cdot 100$$

$$\mathrm{diff}(x) = \frac{R_{corr}(x)}{\overline{R_{corr}}} \cdot 100 - 100 \leq 2\%$$

$R_{DR-GS}(x)$：短冊状の各照射野の強度
$R_{open}(x)$：オープン照射野の強度
$R_{corr}(x)$：正規化後の各照射野の強度
$\overline{R_{corr}}$：正規化後の各照射野強度の平均値
$\mathrm{diff}(x)$：各照射野強度の均一性（%）

▶ Step 3 ガントリ回転中のリーフ速度の精度試験（図 9-2-7）

　VMAT 動作中のリーフ速度の試験では，3 cm×20 cm の短冊状の照射野内を sliding window させながら照射し，4 つの照射野の測定を行う．各照射野には，リーフ速度を変化させて一定の MU を照射する．この試験でも Step 2 と同様に，各照射野の強度の均一性を評価する．プロファイルの平坦度と対称性の影響を排除するため 12 cm×20 cm のオープン照射野で正規化する．各照射野の強度の均一性は次式で示され，その許容値が±2% 以内であることを確認する．

$$R_{\mathrm{corr}}(x) = \frac{R_{\mathrm{LS}}(x)}{R_{\mathrm{open}}(x)} \cdot 100$$

$$\mathrm{diff}(x) = \frac{R_{\mathrm{corr}}(x)}{\overline{R_{\mathrm{corr}}}} \cdot 100 - 100 \leq 2\%$$

$R_{\mathrm{LS}}(x)$：短冊状の各照射野の強度
$R_{\mathrm{open}}(x)$：オープン照射野の強度
$R_{\mathrm{corr}}(x)$：正規化後の各照射野の強度
$\overline{R_{\mathrm{corr}}}$：正規化後の各照射野強度の平均値
$\mathrm{diff}(x)$：各照射野強度の均一性（%）

文献

1) Mell LK, et al：Intensity-modulated radiation therapy use in the U. S., 2004. Cancer 104：1296-1303, 2005
2) Lee N, et al：Intensity-modulated radiotherapy in the treatment of nasopharyngeal carcinoma：an update of the UCSF experience. Int J Radiat Oncol Biol Phys 53：12-22, 2002
3) Chao KS, et al：A prospective study of salivary function sparing in patients with head-and-neck cancers receiving intensity-modulated or three-dimensional radiation therapy：initial results. Int J Radiat Oncol Biol Phys 49：907-916, 2001
4) Zelefsky MJ, et al：High-dose intensity modulated radiation therapy for prostate cancer：early toxicity and biochemical outcome in 772 patients. Int J Radiat Oncol Biol Phys 53：1111-1116, 2002
5) Boyer AL, et al：Intensity-modulated radiotherapy：Current status and issue of interest. Int J Radiat Oncol Biol Phys 51：880-914, 2001
6) 奥村雅彦, 他：近畿大学における IMRT の精度保証．J Jpn Soc Ther Radiol Oncol 15：29-36, 2003
7) IMRT 物理 QA ガイドライン専門小委員会：強度変調放射線治療における物理・技術的ガイドライン 2011. 日本放射線腫瘍学会, 2011
8) Spadea MF, et al：Dosimetric assessment of a novel metal artifact reduction method in CT images. J Appl Clin Med Phys 14：299-304, 2013
9) 森田皓三：放射線治療の将来展望．日放技学誌 56：693-699, 2000
10) 森田皓三：原体照射法（conformal RT）とその発展．癌の臨床 40：33-46, 1994
11) 秋山芳久, 他：intensity modulated radiation therapy（IMRT）—マルチリーフコリメータの動きを中心に—．日放技学誌 56：17-21, 2000
12) 秋山芳久, 他：intensity modulated radiation therapy（IMRT）—3DCRT から IMRT への技術と QA—．日放技学誌 56：229-234, 2000
13) Emami B, et al：Tolerance of normal tissue to therapeutic irradiation. Int J Radiat Oncol Biol Phys 21：109-122, 1991
14) Keller H, et al：Efficient on-line setup correction strategies using plan-intent functions. Med Phys 33：1388-1397, 2006
15) de Boer JC, et al：A new approach to off-line setup corrections：combining safety with minimum workload. Med Phys 29：1998-2012, 2002
16) ICRU Report 62：Prescribing, Recording and Reporting Photon Beam Therapy（Supplement to ICRU Report 50）. ICRU, 1999

17) Austin-Seymour M, et al：Three dimensional planning target volumes：a model and a software tool. Int J Radiat Oncol Biol Phys 33：1073-1080, 1995
18) Hunt MA, et al：The effect of setup uncertainties on the treatment of nasopharynx cancer. Int J Radiat Oncol Biol Phys 27：437-447, 1993
19) Bel A, et al：Target margins for random geometrical treatment uncertainties in conformal radiotherapy. Med Phys 23：1537-1545, 1996
20) McKenzie A, et al：Margins for geometric uncertainty around organs at risk in radiotherapy. Radiother Oncol 62：299-307, 2002
21) Van Herk M, et al：Errors and margins in radiotherapy. Semin Radiat Oncol 14：52-64, 2004
22) Suzuki M, et al：Analysis of interfractional setup errors and intrafraction organ motions during IMRT of head and neck tumors to define an appropriate PTV and PRV margins. Radiother Oncol 78：283-290, 2006
23) Kawamorita R, et al：Novel Anisotropic Margin Calculation Based On the Cumulative Frequency Distribution of Uncertainties in the Clinical Target Volume. OMICS J Radiol 4：202, 2015
24) JIS Z 4714：医用電子加速装置―性能評価. 2001
25) 日本放射線腫瘍学会研究調査委員会編：外部放射線治療装置の保守管理プログラム. 通商産業研究社, 1992
26) Kutcher GJ, et al：Comprehensive QA for radiation oncology：report of AAPM Radiation Therapy Committee Task Group 40. Med Phys 21：581-618, 1994
27) Klein EE, et al：Task Group 142 report：quality assurance of medical accelerators. Med Phys 36：4197-4212, 2009
28) Chui CS, et al：Testing of dynamic multileaf collimation. Med Phys 23：635-641, 1996
29) LoSasso T, et al：Physical and dosimetric aspects of a multileaf collimation system used in the dynamic mode for implementing intensity modulated radiotherapy. Med Phys 25：1919-1927, 1998
30) LoSasso T：MLC Users Guide(1990). Varian Associates, Inc. Oncology Systems：561-591, 2003
31) Litzenberg DW, et al：Incorporation of realistic delivery limitations into dynamic MLC treatment delivery. Med Phys 29：810-820, 2002
32) Stell AM, et al：An extensive log-file analysis of step-and-shoot intensity modulated radiation therapy segment delivery errors. Med Phys 31：1593-1602, 2004
33) Li JG, et al：Validation of dynamic MLC-controller log files using a two-dimensional diode array. Med Phys 30：799-805, 2003
34) Boyer A, et al：Basic Applications of Multileaf Collimators. AAPM Report No. 72. Wisconsin, Medical Physics Publishing, 2001
35) Okumura M, et al：The effect of gantry and collimator angles on leaf limited velocity and position in dynamic multileaf collimator intensity-modulated radiation therapy. Phys Med Biol 55：3101-3113, 2010
36) Otto K：Volumetric modulated arc therapy：IMRT in a single gantry arc. Med Phys 35：310-317, 2008
37) Palma D, et al：Volumetric modulated arc therapy for delivery of prostate radiotherapy：comparison with intensity-modulated radiotherapy and three-dimensional conformal radiotherapy. Int J Radiat Oncol Biol Phys 72：996-1001, 2008
38) Vanetti E, et al：Volumetric modulated arc radiotherapy for carcinomas of the oro-pharynx, hypo-pharynx and larynx：a treatment planning comparison with fixed field IMRT. Radiother Oncol 92：111-117, 2009
39) Ishii K, et al：A dosimetric comparison of RapidArc and IMRT with hypofractionated simultaneous integrated boost to the prostate for treatment of prostate cancer. Br J Radiol 86：1030, 2013
40) Masi L, et al：Impact of plan parameters on the dosimetric accuracy of volumetric modulated arc therapy. Med Phys 40：071718, 2013
41) Mu G, et al：Impact of MLC leaf position errors on simple and complex IMRT plans for head and neck cancer. Phys Med Biol 53：77-88, 2008
42) Rangel A, et al：Tolerances on MLC leaf position accuracy for IMRT delivery with a dynamic MLC. Med Phys 36：3304-3309, 2009
43) Oliver M, et al：Clinical significance of multi-leaf collimator positional errors for volumetric modulated arc therapy. Radiother Oncol 97：554-560, 2010
44) Tatsumi D, et al：Direct impact analysis of multi-leaf collimator leaf position errors on dose distributions in volumetric modulated arc therapy：a pass rate calculation between measured planar doses with and without the position errors. Phys Med Biol 56：N237-246, 2011
45) Bedford JL, et al：Commissioning of volumetric modulated arc therapy(VMAT). Int J Radiat Oncol Biol Phys 73：537-545, 2009

46) 辰己大作，他：マルチリーフコリメータを用いた定位放射線照射システムの機械的精度評価．日放技学誌 67：1267-1274，2011
47) 辰己大作，他：定位放射線照射における放射線アイソセンタの定量的管理手法の構築．日放技学誌 68：1333-1339，2012
48) Tatsumi D, et al：Minimum requirements for commissioning and long-term quality assurance of Elekta multi-leaf collimator for volumetric modulated arc therapy. Radiol Phys Technol 6：98-106, 2013
49) 辰己大作，他：Logfile 解析による VMAT 動作中の MU 制御の検証．医学物理 29：144-145，2009
50) Haga A, et al：Quality assurance of volumetric modulated arc therapy using Elekta Synergy. Acta Oncol 48：1193-1197, 2009
51) Ling CC, et al：Commissioning and quality assurance of RapidArc radiotherapy delivery system. Int J Radiat Oncol Biol Phys 72：575-581, 2008

9-3 四次元放射線治療

● はじめに

　肺がん，肝がんや膵がんなどの胸腹部悪性腫瘍は呼吸により移動することが知られている[1]．このような腫瘍に対して放射線治療を施行する場合，照射中の標的の動きを見込んだ内的標的体積(internal target volume：ITV)を十分に包含した照射法が一般的であるが，腫瘍のみならず，周辺の正常組織に対しても広範囲に高線量が照射されるため，有害事象が懸念されている．

　近年，放射線治療システムの高度化に伴い，時間因子を考慮した四次元放射線治療が可能になってきた．四次元放射線治療は，外部呼吸信号または内部呼吸信号により腫瘍の動態をリアルタイムに把握することで，照射中の照準位置誤差を低減することが可能である．外部呼吸信号(腹壁移動量や呼吸量など)は，レーザー，圧センサー，赤外線カメラ，3D カメラ，換気流量計などで取得され，内部呼吸信号(体内マーカーや腫瘍の移動量)は，透視，4D CBCT，超音波，電磁トランスポンダなどにより取得される．四次元放射線治療では，照射中にこれら呼吸信号を複合的に利用することで，腫瘍に限局した照射を実現する．本項では，息止め照射法，呼吸同期照射法，動体追尾照射法について解説する．

❶ 息止め照射法

● CT 撮影

　照射時における息止め位相で CT 撮影を行う．事前に息止めの練習を行い，息止め最大許容時間を計測しておく．スキャン時間は 15〜30 秒を目安として，息止め最大許容時間を超えないよう CT 撮影条件を調整する．再現性を確認するために，複数回の息止め CT 撮影を行うことを推奨する[2]．位置再現性確認のための CT 撮影は，被ばく線量低減のためにスキャン範囲を腫瘍周辺に絞ることも許容される．造影剤使用下で息止め CT を撮影する場合，線量計算に大きな影響を与えないような CT 撮影プロトコルを確立する．また，腹部領域を治療する場合，飲食状態の違いで内部臓器の形状が変化するため，空腹での CT 撮影を強く推奨する．以下に，

膵がんに対して息止め照射を実施する場合のCT撮影フロー例を示す．
① スキャン範囲を広くし，非造影息止めCTを撮影する．この画像を線量計算用CT画像とする．
② スキャン範囲を腫瘍周辺に絞って造影(早期相)息止めCTを撮影する．
③ スキャン範囲を腫瘍周辺に絞って造影(平衡相)息止めCTを撮影する．

● 治療計画

息止め位置の不確かさを考慮したITVを決定する．上記のCT撮影例では，①のCT画像に②，③のCT画像をレジストレーションする．また，息止め下であっても，腫瘍位置のベースラインドリフト[3]や照射日間で息止め位置に誤差が生じることが知られている[2]．これらの不確かさを考慮してITVを決定する．ITVに対してセットアップマージンを付加してPTVを作成する．体内マーカーを腫瘍の代替として照合に用いる場合，腫瘍と体内マーカーとの位置関係の変化を見込んだマージンが必要である．危険臓器の線量評価は危険臓器そのものや照射期間中における危険臓器の形状変化を見込んだ体積にて行うことを推奨する[4]．

長時間の息止めは患者に苦痛を強いることとなり，体動を誘発する可能性もある．MU値に留意し，高線量率を利用して息止め時間を短縮する．また，事前に見積もった息止め最大許容時間をもとに10〜20秒を目安として，あらかじめBeam offのタイミングを決めておく．息止め時間決定時には，息止め開始後から照射開始までに要する時間や，連続した息止めにより息止め最大許容時間が短くなりうることに留意する．

● 位置照合

空腹時にCT撮影をした場合，照射も空腹時とする．外部呼吸信号を信頼して息止め照射を行う場合，外部呼吸信号と腫瘍位置との間に強い相関性があることが重要である．照射前には照射時の息止め位相で照合画像を撮影し，腫瘍がPTV内に存在することを確認する．CBCTによる位置照合では，撮影中に複数回の息止め・息継ぎが必要となる．体内マーカーを腫瘍の代替として使用する場合，腫瘍と体内マーカーとの位置関係が計画時から大きく変位していないことを確認する．変位量が見込んだマージン量を超えている場合，体内マーカーによる照合は腫瘍の線量低下をもたらす．

● 装置QA・患者QA

息止め下であっても，腫瘍位置のベースラインはドリフトし，心拍動の影響を受ける場合がある[2]．必要に応じて，この動きを動体ファントムで再現し，線量検証を行うことを推奨する[5]．図9-3-1に線量検証におけるファントムセットアップと線量検証結果の例を示す．図9-3-1では静止下における線量分布とベースラインドリフト存在下における線量分布を比較した．

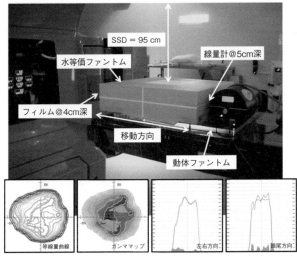

図 9-3-1 線量検証におけるファントムセットアップ，線量分布およびプロファイル図

❷ 呼吸同期照射法

● CT 撮影

　自然呼吸・強制浅呼吸を問わず，照射時における呼吸同期幅内の画像を収集できる CT 撮影を行う．CT 撮影法として，息止め CT や 4DCT が挙げられるが，いずれの CT 撮影法においても照射時と同じ呼吸状態で CT 撮影を行う．以下に好ましくない例とその理由を述べる．

①CT 撮影時は音声ガイド下における息止めであったが，照射時は自然呼吸における息止めであった．

　【理由】音声ガイド下における息止め位置は自然呼吸による息止め位置と異なる場合があり，呼吸同期幅から外れる可能性がある．

②CT 撮影時は音声ガイドによる呼吸を行ったが，照射時は自然呼吸であった．

　【理由】音声ガイド下における呼吸波形の振幅は自然呼吸下と比較して大きくなる傾向にあり，呼吸同期幅から外れる可能性がある[6]．

　また，4DCT 画像には高頻度でアーチファクトが含まれていることが報告されている[7]．アーチファクトは正確なターゲット決定や線量評価などを妨げる原因となる．CT 撮影から治療終了まで安定した呼吸を励行するよう努める．

● 治療計画

　息止め CT では息止め位相・位置を基準として，また，4DCT では照射する呼吸位相・位置を基準として呼吸同期幅を設定し，この幅内で ITV を決定する．このとき，ITV には呼吸同期幅内における腫瘍形状変化や外部呼吸信号と腫瘍の相関性（図 9-3-2），体内マーカーと腫瘍の位置関係性（図 9-3-3）などを反映させる．

　図 9-3-2 に特徴的な肺腫瘍位置と腹壁から推定された肺腫瘍位置の相関図（上段）と呼吸波形（下段）を示す．左列は呼吸波形が中断しているパターン，中央列は深呼吸をしたパターン，

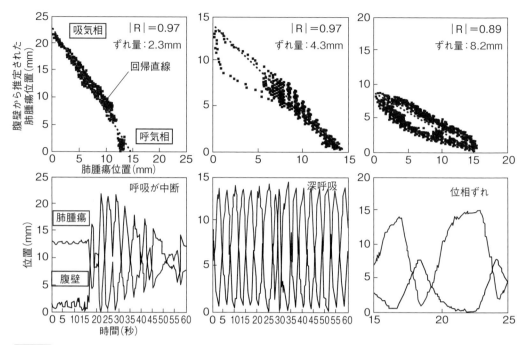

図 9-3-2 (上段)肺腫瘍位置と腹壁から推定された肺腫瘍位置の相関図.(下段)腹壁と肺腫瘍の呼吸波形(ずれ量は回帰直線との最大差を示している)

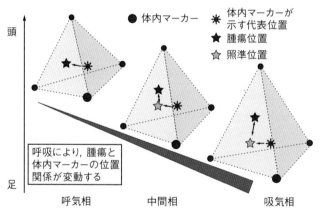

図 9-3-3 呼吸位相の違いによる体内マーカーが示す照準位置と腫瘍位置との関係

右列は位相ずれが発生しているパターンである.呼吸同期照射幅の中心は呼気相もしくは吸気相に設定されることが多い.しかし,いずれの呼吸位相においても肺腫瘍位置と推定位置は一対一対応ではないため,これらの誤差をマージンに含める必要がある.

図 9-3-3 に体内マーカー使用時における呼吸同期照射法の注意点を示す.この例では呼気相で同期を掛けることを想定する.呼気相において体内マーカーが示す代表位置から腫瘍に向かって照準位置が一意に決められ,照準位置と腫瘍位置が一致している.しかし,体内マーカーと腫瘍は呼吸によって非同期的に動くため,吸気相に近づくにつれて,体内マーカーと腫瘍の

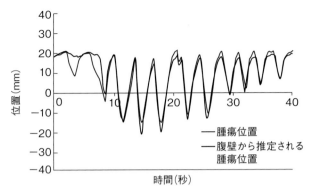

図 9-3-4 腫瘍位置と腹壁から推定された腫瘍位置

幾何学配置は呼気相とは異なる[8]．一方，照準位置と腫瘍位置の関係性は変化しないため，照準位置と腫瘍位置がずれてくる．呼吸同期幅内の腫瘍位置と照準位置との差を見込んだマージンが必要である．

図 9-3-4 に呼吸同期照射法の対象とならない例を示す．患者の腹壁上に赤外線反射マーカーを設置し，その移動量から推定された腫瘍位置と実際の腫瘍位置を図示した．観測直後から 7 秒間は，腫瘍は 10 mm 程度動いているにもかかわらず，腹壁から推測される腫瘍移動範囲は 2 mm 程度しか動いていないことがわかる．このことから，患者は胸式呼吸をしていることが予想される．このような場合，腹壁に設置した赤外線反射マーカーは腫瘍の代替とはならない．

● 位置照合

体内マーカーの大きな変位や外部呼吸信号と腫瘍の相関性の変化はターゲットの線量低下，周辺組織の線量増加につながりかねない．そのため，照射前に治療計画時からの変化が許容範囲内であることを確認する．体内マーカー使用時や X 線透視画像で腫瘍が同定できる場合は，呼吸同期幅内で取得された 2 方向以上の X 線透視画像にて確認する．CBCT で確認する場合，治療計画用 CT 撮影時から呼吸パターンが大きく変化しないように，息止め・息継ぎを繰り返して撮影する．もしくは 4D CBCT を撮影し，呼吸同期幅内の腫瘍の移動範囲を時空間的に確認する[9]．

● 装置 QA・患者 QA

図 9-3-1 のファントム検証例を参考にして，呼吸同期幅内の線量分布が許容であるかどうかを確認することが望ましい．また，呼吸同期照射システムの精度管理項目として，呼吸同期下におけるビーム出力不変性，平坦度，対称性および位相・振幅同期時間正確性などが挙げられる．これらの検証方法については国内外の文献にて既に述べられているため本書では割愛する[10,11]．

❸ 動体追尾照射法

● CT 撮影

呼吸同期照射法と同様に，照射時と同じ呼吸状態で CT 撮影を行う．四次元線量分布評価の

ため，4DCTの撮影が推奨される．動体追尾システムが腫瘍位置を検出する際に治療計画用CTにおける腫瘍と体内マーカーの相対位置情報やDRRを利用する場合，4DCTのアーチファクトは照準位置誤差を引き起こす可能性がある．呼吸の安定性・再現性向上のためにコーチングを行う場合は，CT撮影時だけでなく照射中・治療期間中の再現性を考慮して無理なく再現可能な範囲で実施する．呼吸振幅の変化や腫瘍と体内マーカーの位置関係の変化，腫瘍や体内マーカーが断続的に描出されるようなアーチファクトが発生した場合，必要に応じて腫瘍周囲に絞った4DCTの再撮影または息止めCTを撮影する．4DCT再撮影時には，全呼吸位相において体内マーカーがCT撮影範囲内にあることを確認し，息止めCT撮影時には，深吸気・深呼気など，照射時の呼吸と異なる状態にならないよう注意する．

また，体内マーカーは治療期間中に脱落・変位・回転することが報告されている[8,12]．体内マーカー留置による副作用のリスク(気胸など)もあるため，体内マーカー留置日からCT撮影までに少なくとも1週間以上の日数をあけ，体内マーカー・患者の状態が安定した後にCT撮影を実施することを推奨する．また，治療前や治療期間中に適宜CTや透視撮影を実施し，体内マーカーの安定性を評価することが望ましい．

● 治療計画

息止めCTまたは4DCTのある呼吸位相を基準として治療計画を作成する．このとき，ITVには9-3-2項で述べた各呼吸位相における腫瘍形状変化や体内マーカーと腫瘍の位置関係性の変化(図9-3-3)などを反映させる必要がある[8]．アーチファクトの有無や体内マーカーからの腫瘍位置推定誤差などの評価は，各呼吸位相において体内マーカーと腫瘍の輪郭を描出することで可能である．治療期間中の体内マーカーの安定性は，体内マーカーの種類，手技，術者の熟練度，留置位置などに依存するため，各施設において必要なマージンサイズを検討する必要がある．また，PTVマージンに含めるべき誤差として，腫瘍の予測誤差(外部呼吸信号または内部呼吸信号から算出した腫瘍位置の予測誤差)，装置の機械誤差(追尾指令値に対する追従精度，照射位置精度)，腫瘍または体内マーカーの検出誤差が挙げられる[13]．特に腫瘍の予測誤差は呼吸波形への依存度が大きいため，治療時までに装置上で予測モデルの精度を確認して，その誤差をマージンとして含めることを推奨する．また，照射中は呼吸波のベースラインドリフトに伴い，予測誤差が増大する可能性がある．誤差増大分の許容値を見込んだマージンを設定すること，照射中は予測位置を確認しながら，適宜予測モデルを更新することが肝要である．

治療計画時には，腫瘍・リスク臓器に関して，内部臓器の形状変化および動体追尾照射による照射位置変化を考慮し，適切なビーム配置を設定することを推奨する．線量評価は呼吸の各位相において実施することが望ましい．線量分布・DVHの四次元評価には，全位相の腫瘍および危険臓器の輪郭入力が必要になるが，非剛体レジストレーション機能を用いれば基準位相における評価が可能となり，輪郭入力が省略可能である．ただし，腹部臓器など低コントラストの領域では非剛体レジストレーションの精度が低下するため，評価には注意が必要である．

体内マーカー脱落時や呼吸安定性の悪化など，動体追尾照射が困難になった場合に備えて，従来の呼吸性移動範囲を包含する方法による治療計画をバックアップとして作成しておくことを推奨する．また，動体追尾照射法では，呼吸位相によりビームパスが変化しても従来法に比べて照射体積を小さくできるため，危険臓器への線量低減が可能である．

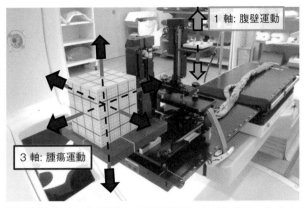

図 9-3-5 腫瘍，腹壁運動を再現可能な 4 軸動体ファントム

● 位置照合

　動体追尾照射では，照射中リアルタイムに腫瘍位置に対して位置照合が行われる．しかし，周囲臓器，カウチなどとの位置関係は初期セットアップ精度に依存するため，依然として高い精度が求められる．内部呼吸信号として体内マーカーを利用する場合は，セットアップ時の回転誤差が腫瘍推定位置に影響を与えるため，小さくするよう努める必要がある．また，腫瘍と体内マーカー位置が離れるほどその影響は大きくなるため，体内マーカーを留置する際には腫瘍近辺に，複数の体内マーカーを留置する場合は，腫瘍を取り囲むような配置を推奨する．また，治療期間中には体内マーカーの脱落・変位・回転が生じていないかを体内マーカーの幾何学配置や周辺臓器との位置関係などから確認しておく必要がある．

● 装置 QA・患者 QA

　動体追尾照射装置の精度管理項目として，予測モデルの精度，装置の機械誤差，画像システムの位置検出精度がある．これらは受入試験，コミッショニング時にモデル波を用いて精度を検証し，一定の動作パターンにおいて動体追尾誤差が増大していないかを経時的に検証する必要がある[10,14,15]．

　患者 QA としては，治療計画時に想定した線量分布が治療時に再現可能かを判断基準とされたい．非 IMRT では，照射野内の強度が均一であるため，予測誤差や機械誤差を含めた照準位置誤差が，マージンとして補償される誤差範囲内かが重要となる．そのため，照射前に実患者呼吸波で照準位置誤差を確認しておく必要がある．これには，あらかじめ取得した呼吸波を動体ファントムで再現する方法と[16]，装置上で患者自身の呼吸波で直接精度を確認する"コールドラン"を実施する方法がある[14]．前者は治療ビームを用いた線量検証が可能になるメリットがあるが，腹壁，腫瘍の動きを独立的に再現可能な動体ファントムが必要となる[16]．後者は実患者における治療用 X 線照射以外の全てのプロセスの動体追尾精度が確認できるため，予測モデルの長期安定性や深呼吸等の不規則呼吸への安定性も評価可能である．一方，IMRT などの小照射野を含む治療法では，マージン内の位置誤差であっても，予期せぬ線量分布となる可能性があるため，線量検証が必要となる[16]．線量検証は振幅，周期，外部および内部呼吸信号の相関などが再現可能な動体ファントムを用いて，動体追尾照射の誤差を再現可能な状況下で実施することを推奨する（図 9-3-5）．

文献

1) Keall P, et al：The management of respiratory motion in radiation oncology report of AAPM task group 76. Med Phys 33：3874-3900, 2006
2) Nakamura M, et al：Positional reproducibility of pancreatic tumors under end-exhalation breath-hold conditions using visual feedback technique. Int J Radiat Oncol Biol Phys 79：1565-1575, 2011
3) Nakamura M, et al：Dosimetric investigation of breath-hold intensity-modulated radiotherapy for pancreatic cancer. Med Phys 39：48-54, 2012
4) Nakamura A, et al：Interfractional dose variations in the stomach and the bowels during breath-hold intensity-modulated radiotherapy for pancreatic cancer：implications for a dose-escalation strategy. Med Phys 40：021701-1-021701-9, 2012
5) 呼吸性移動対策ガイドライン．2012 http://www.jastro.or.jp/guideline/
6) Nakamura M, et al：Effect of audio coaching on correlation of abdominal displacement with lung tumor motion. Int J Radiat Oncol Biol Phys 75：558-563, 2009
7) Yamamoto T, et al：Retrospective analysis of artifacts in four-dimensional CT images of 50 abdominal and thoracic radiotherapy patients. Int J Radiat Oncol Biol Phys 72：1250-1258, 2008
8) Ueki N, et al：Intra- and interfractional variations in geometric arrangement between lung tumours and implanted markers. Radiother and Oncol 110：523-528, 2014
9) Iramina H, et al：The accuracy of extracted target motion trajectories in four-dimensional cone-beam computed tomography for lung cancer patients. Radiother Oncol 121：46-51, 2016
10) Klein E, et al：Task Group 142 report：Quality assurance of medical accelerators. Med Phys 36：4197-4212, 2009
11) 黒岡将彦，他：詳説　放射線治療の精度管理と測定技術—高精度放射線治療に対応した実践Q&A—．中外医学社，2012
12) Harada T, et al：Real-time tumor-tracking radiation therapy for lung carcinoma by the aid of insertion of a gold marker using bronchofiberscopy. Cancer 95：1720-1727, 2002
13) Mukumoto N, et al：Intrafractional tracking accuracy in infrared marker-based hybrid dynamic tumour-tracking irradiation with a gimballed linac. Radiother Oncol 111：301-305, 2014
14) Mukumoto N, et al：Accuracy verification of infrared marker-based dynamic tumor-tracking irradiation using the gimbaled x-ray head of the Vero4DRT(MHI-TM2000). Med Phys 40：041706 1-9, 2013.
15) Akimoto M, et al：Long-term stability assessment of a 4D tumor tracking system integrated into a gimbaled linear accelerator. J Appl Clin Med Phys 16：373-380, 2015
16) Mukumoto N, et al：Development of a four-axis moving phantom for patient-specific QA of surrogate signal-based tracking IMRT. Med Phys 43：6364-6374, 2016

9-4 画像誘導放射線治療

● はじめに

画像誘導放射線治療(Image-guided Radiation Therapy：IGRT)は，放射線治療施行時に画像照合を実施することにより治療位置精度を向上させる技術である．1回線量が大線量となる定位照射や，急峻な線量勾配が生じる IMRT などの高精度放射線治療においては特に必要不可欠な技術となる．2010 年 4 月に画像誘導放射線治療加算として保険収載されて以来，IGRT 付属のリニアックを導入する施設が急激に増加した．一方，IGRT を実施するうえで IGRT システムの品質保証・品質管理(QA・QC)が重要となるが，AAPM TG-142[1]や画像誘導放射線治療臨床導入のためのガイドライン[2](以下，IGRT ガイドライン)においては QA・QC の必要性

は謳われているが，具体的な手法は示されていない．本項では，IGRT ガイドラインで示されているQA・QC の各項目において具体的な手法を解説するとともに，装置メーカー特有の試験項目について言及する．

❶ IGRT 実施のための画像照合装置の分類

画像照合装置を治療装置の付属システムとして搭載したもの，治療装置と独立した装置を利用するものに分類される．以下に代表例を示すが，超音波装置の場合には適用部位が限定的である．
①2方向以上の画像取得が可能な装置：治療室内のX線撮影装置，リニアック付属のX線撮影装置
②画像照合可能なCT装置：治療室内に設置されたCT装置，治療装置付属のコーンビームCT(以下，CBCT)撮影装置
③画像照合可能な超音波診断装置

❷ 治療装置に付属するIGRT 機器

放射線治療における照射部位検証の画像取得は，リニアックグラフィ，液体電離箱を用いたEPID(electronic portal imaging device)，およびフラットパネルによるEPIDへと展開されてきた．また，2次元画像だけでなく，CT機能も併せもつ機器が治療装置と一体化されて搭載されてきた．
Elekta 社：iViewGT EPID(2D image)，XVI(2D image，kV-CBCT)[3]
Varian 社：a-Si series EPID(2D image)，OBI(2D image，kV-CBCT)[4]
Siemens 社：EPID(2D image，MV-CBCT)[5]
Brainlab 社：ExacTrac® システム(2D image)[6]

❸ アイソセンタの定義

画像照合における座標系は照射系と画像系の両方からなり，互いに一致するか，あるいは定量的に偏差が把握されていなければならない．座標系の原点となるアイソセンタについては，AAPM TG-47[7] の定義によると下記のようになる．
・アイソセンタ(isocenter)：ガントリ，コリメータ，カウチの機械的回転軸の交点．これは本来の1点で交わる交点である．
・機械的アイソセンタ(mechanical isocenter)：ガントリ，コリメータ，カウチの機械的回転軸の交点．理想的には交点は"点"が望ましいが，実際には重力の影響や装置の設置誤差により一定の広がりをもち，必ずしも交点を形成しない．したがって，広がりの重心位置が機械的アイソセンタとなる．
・放射線アイソセンタ(radiation isocenter)：コリメータ，MLC，コーンシステムなどの放射線照射野で規定されるアイソセンタ．機械的アイソセンタ同様，一定の広がりをもち，その重心位置が放射線アイソセンタとなる．スターショットや Winston Lutz test[8](以下，Lutz テ

スト）などにより求められる放射線ビームの中心である．
- 画像中心（image center）：2D image，CBCT などの kV および MV の IGRT システムの画像中心．

❹ アイソセンタの一致について

　IGRT 装置を搭載するリニアックでは，3 種類のアイソセンタが存在し，すべてのアイソセンタの整合性がとれていなければ放射線治療はもとより IGRT を行うことはできない．しかし，IGRT 機能を有する加速器は通常，MV 系と kV 系でそれぞれ放射線源と検出器をもち，通常，機械的アイソセンタが一致することはない．

　レーザー照準器は，機械的アイソセンタを示すことが前提となる．レーザー照準器と機械的アイソセンタを一致させることで機械的回転軸に対する治療計画時のターゲット座標位置の再現性が担保される．レーザー照準器と放射線アイソセンタの一致により，機械的アイソセンタにおける照射中心精度が担保される．さらに，画像中心とレーザー照準器を一致させることによって IGRT 照合位置精度を担保することができる．これら 3 つのアイソセンタ（機械的アイソセンタ，放射線アイソセンタ，画像中心）の整合性がとれてはじめて IGRT システムを用いた高精度な放射線治療を行うことが可能となる．アイソセンタの整合性を担保するため，ガイドラインではレーザー照準器を介したアイソセンタの一致度がベースラインとして設定される．このどれか 1 つでも系統的にずれた場合，放射線治療精度に大きな影響を及ぼす可能性がある[9,10]．しかし，現実的にはすべてのアイソセンタを物理的に一致させることはできない．そこで，ずれの恒常性が確保されていれば，補正するソフトウェアを用いることができる．

　それぞれのアイソセンタの確認は，放射線アイソセンタは治療ビームを用いた Lutz テストを行うことにより，機械的アイソセンタとの一致度を評価することができる．この放射線アイソセンタ試験は，照射野限定システムの位置精度に依存するため，あらかじめ照射野限定システムの対称性を確認しておく必要がある．また，あらかじめ機械的アイソセンタとレーザー照準器の一致がなされてなければならない．ガントリ，コリメータ，カウチの回転中心精度試験および放射線アイソセンタと機械的アイソセンタの中心精度試験は，TG-142 では年度ごとの点検項目として指定されており，SRS/SRT では 1 mm，それ以外では 2 mm 以内でベースラインと一致する必要がある．また，画像系と治療系の座標の一致試験は，TG-142 では，毎月の点検項目となっている．現実的には，総合的試験である Lutz テストを定期的（月に 1 回程度）実施することによって，QC プロトコルをシンプルに遂行することが可能となる．

　kV image や CBCT などの IGRT 画像の中心とアイソセンタとの一致の試験については後述する．照射中心の決定方法やレーザーの調整位置は各デバイスや施設の考え方によって異なる場合があるが，3 つのアイソセンタ（機械的アイソセンタ，放射線アイソセンタ，画像中心）が一致（ソフトウェア上で一致も含む）するように調整・管理することが重要である．

❺ IGRT ガイドラインにおけるシステム QA・QC 項目

　IGRT ガイドラインに示された以下の①〜⑨の項目に従って具体的な手法の解説を行う．
①レーザー照準器の位置精度に関する項目

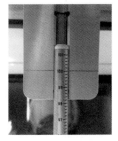
メカニカルフロントポインタ

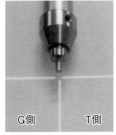
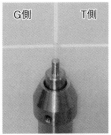

Gnt：0°	Gnt：180°
Gnt：90°	Gnt：270°

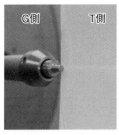
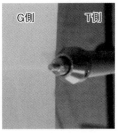

図 9-4-1 メカニカルフロントポインターとアイソセンタの関係
G 側：電子銃 gun 側，T 側：線源 target 側

②位置照合装置の位置精度に関する項目
③位置照合装置と放射線照射装置の両座標系の整合性に関する項目
④位置照合装置の機械的接触防止インターロックに関する項目
⑤位置照合装置の画質に関する項目
⑥位置照合装置の被ばくに関する項目
⑦位置照合解析ソフトウェアに関する項目
⑧治療寝台移動の位置精度に関する項目
⑨位置照合装置と放射線管理システムとの通信の信頼性に関する項目

● 1. レーザー照準器の位置精度に関する項目

　IGRT ガイドラインでは，レーザー照準器は機械的アイソセンタに合致していることが前提となる．機械的アイソセンタにレーザーを合わせることでレーザー照準器の位置精度のベースラインを定めることができる．Varian 社のメカニカルフロントポインタを用いたレーザー位置の確認画像を**図 9-4-1** に示す．あらかじめメカニカルフロントポインタに曲がりがないことを確認し，取り付ける方向も毎回同じ方向になるよう決めておく．メカニカルフロントポインタを 100 cm よりも少しだけ出すと，レーザーをうまくフロントポインタの先端で隠すことができるため確認しやすくなる．ガントリ角度が 0° と 180° では，自重によってガントリが GT 方向（0° では G 側，180° では T 側）にたわむため，その中間位置にレーザーが投影されていることを確認する．90° および 270° では，**図 9-4-1** で示すようにレーザーは正確にメカニカルフロントポインタの先端に一致する．投影されたレーザーの位置は，治療室の壁にマーキングすることで，目視により日々の変動のチェックを簡便に行うことができる．

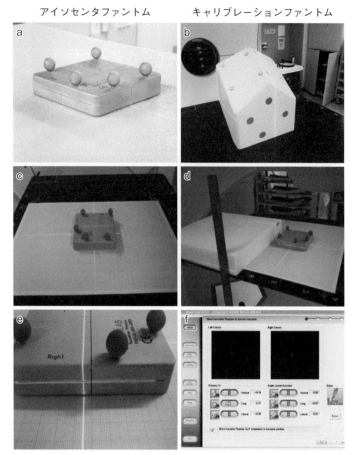

図 9-4-2 ExacTrac®システムにおけるアイソセンタ確認

● 2. 位置照合装置の位置精度に関する項目

　位置照合装置単体の位置精度の確認を行う．あらかじめ機械的アイソセンタとレーザーの一致を確認後に，位置照合装置の表面にレーザーのマーキングを行う．毎日の点検では，レーザーの指示精度に変動がないことを確認した後，位置照合装置の検出器表面に付けたマーキングとレーザーが一致しているかを目視で簡便に確認ができる．また，焦点-検出器間距離の再現性は照合画像の拡大率補正の精度に影響するため，光学距離計またはメカニカルフロントポインタなどを使ってベースラインからの変動がないことを確認する．接触防止カバーにマークを付けている場合，カバー自体の位置がずれることで系統的ずれが生じ続ける可能性があるので注意が必要である．SRS/SRT では 1 mm，non SRS/SRT では 2 mm 以内でベースラインと一致することを確認する．

　ExacTrac®システムの位置照合装置は，他の IGRT システムと異なり赤外線を用いた位置誘導システム（IR システム）と kV imaging システムの組み合わせで構成されているため，それぞれについて QA・QC を行う必要がある．IR システムは，Lutz テストにより調整したレーザーの位置にアイソセンタファントム（**図 9-4-2a**）を設置し，ソフトウェア上でキャリブレーションを行う．kV imaging システムのキャリブレーションは，IR 反射体と金属マーカーのついた専用キャリブレーションファントム（**図 9-4-2b**）を使用して同様にキャリブレーションを実施

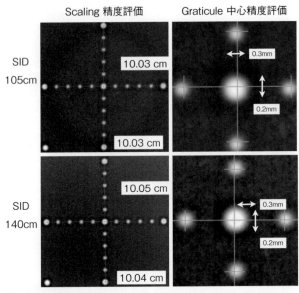

図 9-4-3 線源-画像検出器間距離に伴う位置照合装置の座標系の確認

する．2つのキャリブレーションが適切に行われたのち，kV imaging システムの精度検証を行う．kV imaging システムの精度検証では，IR システムのキャリブレーションで用いたアイソセンタファントムを用いて，IR システムにて自動誘導された位置にて撮影を行い，ExacTrac® システムに登録されている基準画像（あらかじめ登録されたアイソセンタファントム）と image fusion を行い変位量が小さいことを確認する．この2つの精度検証は簡易的であるため，始業前点検として行うことができる．

● **3. 位置照合装置と放射線照射装置の両座標系の整合性に関する項目**

　kV imaging および EPID を用いる場合，毎日の点検では，撮影画像の座標系の再現性を1種類のガントリ角度（基本は0°）で確認する．EPID では，ガントリのアクセサリースロットに金属スケール板（Siemens では XRETIC）を挿入し，位置照合画像上に表示される撮影中心を示す十字ライン（Varian 社：Graticule，Siemens 社：ソフトレティクル）との一致度を確認する（**図 9-4-3 右**）．毎月の試験では，位置再現性の試験を主に使用する4方向のガントリ角度にて行う．また，この試験では，同時にスケールサイズの試験（**図 9-4-3 左**）を行うことで効率的にQAを実施することが可能である．ターゲット-検出器方向の検出器停止位置は拡大率補正に影響するため，Source Detector Distance（SDD）100～150 cm 程度の距離で撮影を行い，金属スケール板の距離がデジタルスケールの表示値と2 mm 以内（SRS/SRT：1 mm）で一致するか確認する（**図 9-4-3 左**）．4方向のガントリ角度で撮影した場合，検出器のダレの影響により照射中心と画像中心は完全には一致しない．TG-142 では，それぞれの角度において許容値は2 mm（SRS/SRT：1 mm）と推奨している．

　SunNuclear 社製の MV-QA ファントム（kV-QA ファントムは kV imaging 用）を用いて EPID 座標系の整合性確認を行った画像を**図 9-4-4** に示す．本来，SunNuclear 社製の MV-QA ファントムは QA 解析ソフト DoseLab Pro（MOBIUS medical systems）と併用することで位置

EPID撮影画像中心精度試験　　Graticle 中心精度評価

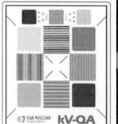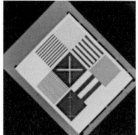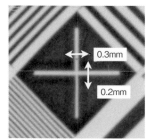

MV-QA ファントム
EPID撮影時セットアップ　　DoseLab Pro 解析画像　　DoseLab Proの
　　　　　　　　　　　　　　　　　　　　　　　　　EPID画質の評価項目

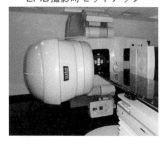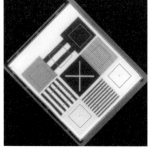

・Image scaling
・Spatial resolution
・Minimum uniformity
・Contrast（%）
・CNR

図 9-4-4 SunNuclear 社製の MV-QA ファントムと kV-QA ファントムによる QA

　照合装置の画質(315頁, 9-4-5-5項参照)の評価を詳細に行うことができるファントムであるが，このファントムを用いることで座標系の整合性の確認を，金属スケール板を使った評価と同様に行えるため解析時間の短縮に有効である．ただし，この場合はクロスヘアーとファントムの中心線を合わせるため，金属スケール板の位置精度は別に評価する必要がある．

　kV image や CBCT などの IGRT 画像の中心（image center）を定期的に確認し，リニアックの照射野中心に 1 mm 以内で一致していることを確認する必要がある．CBCT 画像では，使用するファントムによって image center の解析結果が異なることがあるため，注意が必要である．例として Cube ファントム，Lutz テスト球，Penta guide phantom を用いたときの CBCT 画像を図 9-4-5 に示す．Varian 社 OBI 付属の Cube ファントムではアーチファクトが大きく球の中心精度の評価が難しい．Lutz テスト球では比較的アーチファクトが少なく，Penta guide phantom では中心が空気層になっているため，アーチファクトが発生せず中心位置精度の評価が正確に行える．各 QA ファントムのもつ特徴を理解し，注意して使用しなければならない．

　IGRT 検出器のガントリ依存性においては，全角度において誤差が最小となるように調整を行い，その大きさを把握しておく必要がある．各ベンダーでガントリ依存性を補正するソフトウェア（Siemens 社：EPIDconfiguration, Elekta 社：Flexmap, Varian 社：isocal）が存在する．Elekta 社の IGRT ソフトウェアの補正機能である Flexmap[9] の概要を図 9-4-6 に示す．Flexmap を使用することにより，CBCT の画像中心をリニアックの照射野中心に合致させることが可能となる．それぞれの装置で補正の方法が異なるため十分理解したうえで使用する必要がある．補正を行ったうえで，最終的にリニアックの照射中心，レーザー，IGRT 画像中心（image center）の 3 者が合致することが重要である．

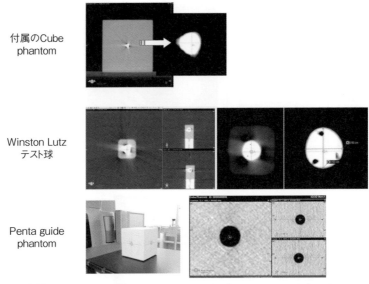

図 9-4-5 Cube ファントム，Lutz テスト球，Penta guide phantom を用いたときの CBCT 画像

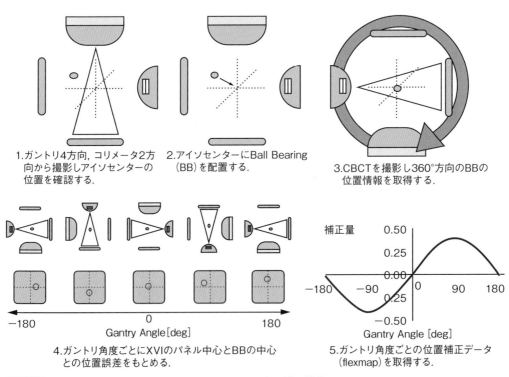

図 9-4-6 IGRT ソフトウェア（Elekta 社 Flexmap）の補正機能

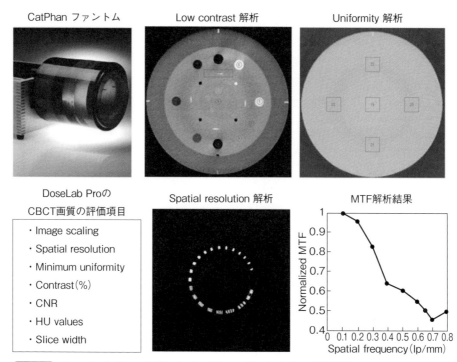

図 9-4-7 DoseLab Pro を用いた CatPhan ファントムの解析画像

● 4. 位置照合装置の機械的接触防止インターロックに関する項目

毎日の始業前点検時に接触防止インターロックの動作確認を行う．

● 5. 位置照合装置の画質に関する項目

TG-142 では月に一度，TG-179[11] ではより詳細に分けられた頻度で照合装置の画質評価を行うことが推奨されている．Varian 社の受け入れ試験では，MV-image(EPID)の低コントラスト空間分解能試験は LasVegas Phantom を用いて行う．受け入れ試験時の結果をベースラインとして管理を行う．この試験は目視による試験であり，window level の設定値の違いによって観察者間誤差(observer variation)が生じる可能性があるため，一定の設定値を採用する必要がある．図 9-4-4 は MV-QA ファントムを用いて，DoseLab Pro で画質を解析した例であるが，市販の画質評価ソフトウェアを用いれば，空間分解能，コントラスト，均一性，ノイズなどをより定量的かつ短時間に評価することが可能となる．kV imaging の空間分解能の試験では，Leeds TOR 18FG Phantom を使用することで，グレイスケールの直線性，低コントラスト分解能および高コントラスト分解能の視覚的評価を行うことができる．

CBCT image では，Catphan® ファントムを用いた試験を行う．CT 値の直線性，スケールサイズ，コントラスト分解能，均一性，スライス幅の評価を行うことができる．データ取得後の各項目の解析には 30 分程度必要となる．市販の QA 解析ソフトを使用した場合，解析およびデータ管理がよりスムーズに行える．前述の解析ソフト DoseLab を用いた解析例を図 9-4-7 に示す．

● 6. 位置照合装置の被ばくに関する項目

　AAPM TG75[12]で位置照合の被曝に関する報告がなされている．IGRT による imaging dose の増加は，撮影回数によっては無視できなくなる可能性がある．IGRT が保険収載される要件として，"IGRT 照合技術が照射期間を通じて毎回の照合時に施行される放射線療法に限る"という項目が含まれるため，必然的に imaging dose の増加につながっている現状がある[2]．しかし，各照合装置の撮影条件をデフォルト値から変更せずに使用しているユーザーも少なからず存在することが予想されるため，imaging dose の評価を通して撮影条件の最適化をユーザーは意識しなければならない．骨盤領域における kV-CBCT の imaging dose は 30～50 mGy と報告されており，仮に 30 回の CBCT で 1.0 Gy 程度の積算線量となる．IGRT 実施に伴う imaging dose の線量評価については，多くの報告がなされているが[13～17]，treatment dose への加算は各施設の判断にゆだねられているのが現状である．IGRT を行ううえで，各施設で運用マニュアルを作成する必要がある．撮影のタイミング(治療前，治療後)および必要性を考慮し，必要以上の imaging dose の増加を避けることに努めなければならない．過去には imaging dose が必要以上に高く，メーカー側に是正要求が行われた事例[18]もあり，各施設での評価は必須である．As low as reasonably achievable(ALARA)の原則を忘れてはならない．

▶ kV の 2D-imaging dose の測定について

　診断領域の X 線測定は照射線量を基準とした量で評価される．放射線治療領域(高エネルギー)での吸収線量測定のように阻止能を考慮した計算理論ではなく，質量エネルギー吸収係数を用いた計算理論となる．基本的な測定方法は日本放射線技術学会発行の「医療被ばく測定テキスト」[19]を参考にされたい．

　評価方法は，基準となる位置(通常はアイソセンタ)での照射線量を測定し，後方散乱係数による補正，水吸収線量への変換，皮膚表面までの距離に対する補正を行う．線量計は一般財団法人日本品質保証機構，もしくは日本放射線技術学会計測部会が全国 10 か所に診断領域線量計標準センターを設けており，校正を依頼することができる．校正時の実効エネルギーは，軟 X 線撮影を除けば 20～50 keV 程度のエネルギーとなる．また，事前に線質(実効エネルギー)の測定が必要である．2D による IGRT の目的は主に骨マッチングによる位置照合であり，診断を目的とする線量レベル(DRLs2015)を上回ることは妥当ではない．

水吸収線量は以下の計算式により求められる．

$$D_w = M \cdot N_0 \cdot \frac{W}{e} \cdot \left(\frac{\mu_{en}}{\rho}\right)_{water,air} \cdot BSF \quad \text{——(9.4.1)}$$

D_w：水吸収線量(Gy)，M：真の電荷量(nC)，N_0：線量計の校正定数(C/kg/nC)，W/e：電子の空気に対する W 値(J/C)，$(\mu_{en}/\rho)_{water,air}$：水の空気に対する質量エネルギー吸収係数比，$BSF$：後方散乱係数

▶ kV-CBCT の imaging dose の測定について

CTDI を用いた線量評価：kV の CBCT による imaging dose は，一般的には CT dose index (CTDI)による評価が行われる．しかし，CTDI は CT 装置の線量指標であり，患者の被曝線量を直接的に評価するものではない．CTDI の測定方法については 2D 撮影と同様に「医療被ばく測定テキスト」[19]を参考にされたい．

CBCTでCTDIの評価を行う場合，テーブル移動は行わないためVolume CTDI（CTDIvol）ではなく，円柱ファントム内の中心(c)と内側の4点(p)のCTDIを測定し，重み付けの計算によりweighted CTDI（CTDIw）として評価を行うのが現実的である．CTDIの参考値としてCTのDRLs2015が公表されている．DRLs2015で示される指標はCTDIvolであり，診断領域において必要十分な画質を得るための線量最適化が目的である．DRLs2015において成人胸部および小児胸部・腹部のCTDIvolは，それぞれ15 mGy, 5.5 mGyとなっており，他の部位と比較して低い．これを放射線治療領域に置き換えた場合，位置照合に必要十分な画質を得るための線量の最適化と考えることができる．CBCTは位置照合が目的であり，診断画像と比較して画質の低下はある程度許容できると考えられるため，診断参考レベルを十分に下回る線量での撮影を意識した撮影条件に調整する必要がある．

▶ ファーマ形線量計を用いた線量評価

各施設が所有するファーマ形線量計を用いて線量評価を行うことも可能である．ファーマ形線量計とファントムを用いた線量測定は，CTDIと異なり臓器線量に近い線量を得ることができる．電離量から水吸収線量への変換は基本的には2D撮影と同様の計算式より算出することができる．測定値はファントム内の評価点(線量計の位置)における水吸収線量となる．多点測定で評価を行う必要がある．治療天板の位置については，通常のCBCTを撮影する状態で測定を行う．また，ファーマ形線量計の診断領域での校正定数を得ることが必須となる．

$$D_w = M_{phantom} \cdot N_0 \cdot CF_{Farmer,N_0} \cdot \frac{W}{e} \cdot \left(\frac{\mu_{en}}{\rho}\right)_{water,air} \quad \text{——(9.4.2)}$$

D_w：水吸収線量(Gy)，$M_{phantom}$：ファントム中の電荷量(nC)，N_0：診断用線量計の校正定数(C/kg/nC)，CF_{Farmer,N_0}：診断用線量計とファーマ形線量計の比較校正定数，W/e：電子の空気に対するW値(J/C)，$(\mu_{en}/\rho)_{water,air}$：水の空気に対する質量エネルギー吸収係数比

▶ kVエネルギーへの線質変換係数を用いた手法

叢書「放射線治療における位置照合とセットアップの実際」では，ファーマ形線量計と^{60}Coガンマ線からkVエネルギーへの線質変換係数を使用した手法を報告している[20]．

$$D_w^{kV} = N_{D,w}^{Co-60} \cdot M_{phantom} \cdot k_{phantom} \cdot k_{Co-60}^{kV} \quad \text{——(9.4.3)}$$

D_w^{kV}：水吸収線量(Gy)，$N_{D,w}^{Co-60}$：水吸収線量校正定数(C/kg/nC)，$M_{phantom}$：ファントム中での電荷量(nC)，$k_{phantom}$：ファントム補正係数，k_{Co-60}^{kV}：線質変換係数（k_{Co-60}^{kV}および$k_{phantom}$はモンテカルロ計算により算出された値）

本来の線質変換係数は，放射損失を無視できない高エネルギー領域で，基準線質とユーザービームの平均制限質量衝突阻止能比などの違いを補正するものであるため，ここでは感度補正係数として理解しておくべきである．診断用線量計が施設になく，ファーマ形線量計の比較校正ができない場合などに参考値として使用することは可能である．

● 7. 位置照合解析ソフトウェアに関する項目

位置照合解析ソフトウェアでは，ソフトウェア自体の誤差を解析する必要がある．既知のファントムサイズやスケールを用いて解析を行う．オートマッチング機能を用いる場合には，既知

の移動量とオートマッチングにて得られた移動量の差を評価する．この際，可能な限り臨床に近い状態でオートマッチングの検出能力の評価を行うことが望ましい．ExacTrac®システムの外部位置検出および制御はIRシステムであるため，ファントムの移動量の取得はIRシステムの数値を用いる．また，オートマッチング後は，目視にて照合結果を確認する．既知の移動量をデジタル表示値から得る場合には，あらかじめ項目8．の治療寝台移動の位置精度を評価しておく必要がある．

● 8. 治療寝台移動の位置精度に関する項目

治療寝台の移動精度を確認する．デジタル表示の移動量とカウチ上にレーザーに合わせて設置した曲尺の移動量を比較する．long，lateral，vertical方向について治療に使用する稼働範囲で評価を行う．デジタル表示値と実測値の許容値は，TG-142では2mmが推奨されているが，実務的には1mmの許容値で運用することが理想である．

ExacTrac®システムの治療寝台移動は，IRシステムによって制御されるため，移動量に対するIRシステムの検出値の検証を行う．IRマーカーのついたアイソセンタファントムを用いて曲尺，方眼紙など(**図9-4-2c, d**)を用いて既知の量だけ移動させた位置でIRシステムが示す数値を確認する．ExacTrac®のアプリケーションを用いることでIRシステムが検出するファントムの位置を取得できる．このとき，ソフトウェアで表示される移動量だけでなく正負の符号も確認する必要がある(**図9-4-2e, f**)．

● 9. 位置照合装置と放射線治療管理システムとの通信の信頼性に関する項目

位置照合装置と他の放射線治療システム間で通信データが正しく転送，認識できているかを確認する．受け入れ試験時およびバージョンアップ時に実施する．患者の属性データ，座標，DRR画像と撮影画像が正しくレジストレーションされているかなどの確認が必要である．

文献

1) Klein EE, et al：AAPM Task Group 142 report：quality assurance of medical accelerators. Med Phys 36：4197-4212, 2009
2) 日本医学物理学会QA/QC委員会：画像誘導放射線治療臨床導入のためのガイドライン(略称：IGRTガイドライン)．医学物理 30：49-53，2010
3) Lehmann J, et al：Commissioning experience with cone-beam computed tomography for image-guided radiation therapy. J Appl Clin Med Phys 8：2354, 2007
4) Yoo S, et al：A quality assurance program for the on-board imager. Med Phys 33：4431-4447, 2006
5) Gayou O, et al：Commissioning and clinical implementation of a mega-voltage cone beam CT system for treatment localization. Med Phys 34：3183-3192, 2007
6) Sung-Woo Lee, et al：Clinical assessment and characterization of a dual-tube kilovoltage X-ray localization system in the radiotherapy treatment room. J Appl Clin Med Phys 9：1-15, 2008
7) Nath R, et al：AAPM Code of Practice for Radiotherapy Accelerators：REPORT OF AAPM RADIATION THERAPY TASK GROUP No. 45. Med Phys 21：1093-1121, 1994
8) Lutz W, et al：A system for stereotactic radiosurgery with a linear accelerator. Int J Radiat Oncol Biol Phys 14：373-381, 1988
9) Balter J, et al：AAPM Task Group 104 report：The Role of In-Room kV X-Ray Imaging for Patient Setup and Target Localization. 2009
10) Bissonnette JP, et al：Quality assurance for the geometric accuracy of cone-beam CT guidance in radiation therapy. Int J Radiat Oncol Biol Phys 71：57-61, 2008
11) Bissonnette JP, et al：Task Group 179 report：Quality assurance for image-guided radiation therapy

utilizing CT-based technologies. Med Phys 39：1946-1963, 2012
12) Murphy MJ, et al：AAPM Task Group 75 report：The management of imaging dose during image-guided radiotherapy. Med Phys 34：4041-4063, 2007
13) Parham A, et al：Inclusion of the dose from kilovoltage cone beam CT in the radiation therapy treatment plans. Med Phys 37：244-248, 2010
14) Hao Y, et al：Progressive cone beam CT dose control in image-guided radiation therapy. Med Phys 40：060701, 2013
15) 江崎　徹，他：前立腺IMRTに用いるCBCTの線量評価と局所被ばく低減の対策．日放技学誌67：183-192, 2011
16) 河野友宏，他：画像誘導放射線治療におけるkV-cone beam CTの被ばく線量の評価．日放技学誌69：753-760，2013
17) 北里裕美子，他：画像誘導放射線治療(IGRT)におけるCBCTの吸収線量評価―施設，装置間比較―．日放技学誌73：309-316，2017
18) Palm A, et al：Absorbed dose and dose rate using the Varian OBI 1.3 and 1.4 CBCT system. J Appl Clin Med Phys 11：229-240, 2010
19) 日本放射線技術学会計測分科会：放射線医療技術学叢書(25)医療被ばく測定テキスト．2006
20) 日本放射線技術学会放射線治療分科会：放射線医療技術学叢書(33)放射線治療における位置照合とセットアップの実際．2015

第10章

粒子線治療

10-1 粒子線治療の概要

● はじめに

　粒子線治療は近年注目が高まっていることから新たな先端技術と考えられがちであるが，比較的長い歴史が存在する[1]．粒子線治療には，X線に比べて高い生物学的効果を期待して用いられた中性子捕捉療法，速中性子線治療，パイ中間子治療などと，良好な線量集中性をもつ陽子線，さらにはその両方の性質をもつ重粒子線治療が存在する．

　粒子線治療は1960年代から物理実験用加速器や原子炉を利用しての試みが行われてきており，ハマースミス病院での速中性子線治療やロスアラモス中間子物理研究所でのパイ中間子治療など，古くからトライアルが行われてきたが，政府予算の停止などから臨床試験を中止させている．一方，国内では1960年代に放射線医学総合研究所でバンデグラフ型加速器を用いた低いエネルギーでの速中性子線治療が，1975年からはサイクロトロンを用いた速中性子線治療が開始された．

　この頃，国内外で新たな粒子線として陽子線による治療が指向されるようになり，国内では放射線医学総合研究所で1979年に，筑波大学では1983年に陽子線治療が開始された．放射線医学総合研究所では陽子線スポットスキャニング照射法が開発されたほか，筑波大学では肝臓がんなど深部がんに対しても陽子線による良好な治療成績が得られた．これらの結果を受け，さらに高い生物学的効果比(relative biological effectiveness：RBE)と良好な線量分布をもつと期待されて重粒子線治療が1994年に臨床試行として開始された．その後陽子線治療について2001年に，重粒子線治療については2003年に，厚生労働省より高度先進医療(後に先進医療に改定)として認定され，保険診療を行う中でも治療費本体部分を請求できるようになり，国内での普及推進への足掛かりができた．

　その後，2016年診療報酬改定により，陽子線治療では小児腫瘍(限局性の固形悪性腫瘍に限る)，重粒子線治療では手術による根治的な治療法が困難である限局性の骨軟部腫瘍が保険収載され，一部の疾患ではあるが公的保険での診療が可能となった．さらに2018年の改定では適用が拡大され，陽子線・重粒子線ともに転移を有さない限局性および局所進行性の前立腺がん，頭頸部がん(口腔・咽喉頭の扁平上皮癌を除く)も保険診療となったほか，陽子線での骨軟部腫瘍も保険診療として可能となった．先進医療として実施される疾患も，日本放射線腫瘍学会の統一治療方針に従い全例登録を原則として実施されている．

● 現状

　放射線医学総合研究所，筑波大学などで研究が進められてきた粒子線治療は，現在では薬事承認の診療用粒子線治療装置として複数のメーカから販売されるようになり，民間による施設開設も行われるようになった[2]．これにより陽子線治療施設数，重粒子線治療施設数ともわが国は世界の中でトップに並ぶほど普及が進んできている(**表10-1-1**)．

表 10-1-1 国内粒子線治療実施施設（開設準備中を含む）

陽子線治療	重粒子線治療	中性子捕捉療法
北海道大学	放射線医学総合研究所病院	・京都大学複合原子力科学研究所
札幌禎心会病院	兵庫県立粒子線医療センター	・南東北 BNCT 研究センター
南東北がん陽子線治療センター	群馬大学医学部附属病院	・いばらき中性子医療研究センター
筑波大学附属病院陽子線医学利用研究センター	九州国際重粒子線がん治療センター	・国立がん研究センター中央病院
国立がん研究センター東病院	大阪重粒子線センター	・江戸川病院 BNCT センター
相澤病院	山形大学	・大阪医科大学関西 BNCT 共同医療センター
静岡県立静岡がんセンター	神奈川県立がんセンター	
名古屋陽子線治療センター		
福井県立病院		
兵庫県立粒子線医療センター		
大阪陽子線クリニック		
兵庫県立粒子線治療センター附属神戸陽子線センター		
津山中央病院		
メディポリス国際陽子線治療センター		
成田記念病院		
京都府立医科大学		
高井病院		
北海道大野記念病院		

10-2 陽子線治療

● 特徴

　加速エネルギーに応じた飛程で停止する陽子線は，深部線量分布でみると特徴的なブラッグピークを形成する．その RBE は臨床的には 1.1 として用いられることが多い．つまり生物学的効果は光子線と大きく異なるものではなく，その良好な線量分布を利用して線量集中性を高め，リスク臓器（organ at risk）を保護しつつも標的へ高い線量投与を目指すものといえる．

　陽子を高エネルギーまで加速するため，サイクロトロンやシンクロトロンを主加速器として用いることになる．シンクロトロンの場合には前段加速器としてリニアックが用いられる．治療室内で完結する X 線・電子線の医療用リニアックと比べると，設置には相応の敷地面積と初期投資が必要となる．ただし，近年では上下層に加速器と治療室を配置したり，ビーム輸送系の工夫を行うなどして，設置面積を大きく減じた陽子線治療装置が販売されるようになった．

　照射野形成は，二重散乱体法やワブラー法によるパッシブ法（図 10-2-1）と，ビームそのものを走査するスキャニング法（図 10-2-2）に大別される．前者ではさらに深部方向の拡大ブラッグピーク（spread-out Bragg peak：SOBP）形成にリッジフィルタを用いるものとレンジモジュレーションホイールによるものとがある（図 10-2-3）．エネルギーロスをできるだけ避けながら必要な平坦度を形成するように開発される．後者のスキャニング法の場合，出射エネルギー

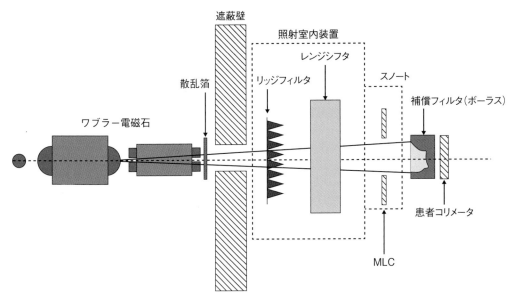

図10-2-1 パッシブ法(ワブラー法)による照射野形成装置の例

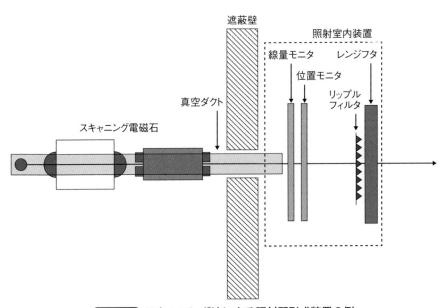

図10-2-2 スキャニング法による照射野形成装置の例

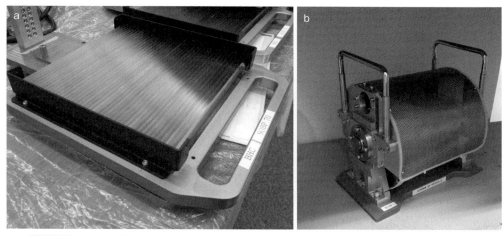

図 10-2-3 パッシブ法に用いるリッジフィルター(a)とレンジモジュレーションホイール(b)

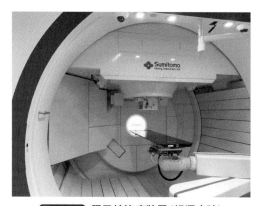

図 10-2-4 陽子線治療装置(相澤病院)

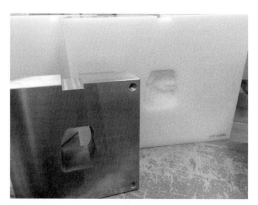

図 10-2-5 パッシブ照射法で利用する真鍮製コリメータと補償フィルタ(ボーラス)

を多段階に変化させるか,デグレータによりエネルギーを変化させてビームレンジを調整することで深部方向の線量分布を形成する.

● ワークフロー

優れた深部線量分布のメリットを最大限に利用しようとすれば,正確な照射がなされねばならない.そのために,治療部位にかかわらず患者固定具の作製が必要になる.固定ポートを併設する場合もあるが,多くの場合回転ガントリを利用した照射系システム(図 10-2-4)が導入されており,X線の場合に用いる患者固定具で対応できる場合が多い.そのため,所要時間は想定しやすく,固定具は治療計画CT室において作製することも不可能ではない.固定具作製から治療計画CTの撮影までの時間をどの程度設けるかは,後加工の程度や用いる固定具材料の時間経過による収縮・変形といった特性に依存するため,各施設で経験的に決められている場合が多い.治療計画CTの撮影,治療計画装置での計画立案などは光子線と同様のフローとなる.

計画確定の後に，治療開始までに行われるのが補償フィルタと患者コリメータの作製である（図10-2-5）．補償フィルタはポリエチレンなどの比較的加工が容易な素材を用いてマシニングセンタで切削する．患者コリメータは加工のしやすさに加えて，ビーム遮蔽能力と重量のバランスから，真鍮などの材料を使用して工作機械により作製する．施設内部にてこの工作機械を保有する場合と，外部の加工会社へ発注する場合とがある．いずれの場合にも，完成後に施設の責任で使用前検査が必要であり，3次元測定器を用いた加工精度の検証を行う．

　照射カウントを決定するための患者校正は，実測による場合と計算による場合とがあるが，後者の場合でも検証は必要である．治療の開始前日までに，治療リハーサルと称したシミュレーションを実施する施設も多い．これはスノート位置と，患者もしくはベッド位置との干渉をすべての照射野について確認し，併せてリファレンスとする X 線画像を取得する目的で行われてきている．しかし近年では，イメージインテンシファイアに代わり FPD（flat panel detector）の利用が進んできているほか，計算能力の向上でデジタル再構成シミュレーション画像（digitally reconstructed radiograph：DRR）の画質が向上してきていることもあり，部位によっては実施しない場合も増えてきている．

10-3　重粒子（炭素イオン）線治療

● 特徴

　重粒子線治療の開始までには速中性子線，陽子線によるこれまでの粒子線治療の経験が活用されている．最も重要なことは物理線量分布だけでなく生物線量分布を常に考えなければならない点にある[3]．陽子線は物理線量分布を一様にした拡大ブラッグピークを用いるが，重粒子線では物理線量分布は一様ではなく，RBE を考慮した生物線量が一様になる拡大ブラッグピークを用いて治療を行う（図10-3-1）．物理特性や生物効果のパラメータが陽子線と異なるため，生物効果モデルを用いた計算結果を，検証して利用する．ここでは，現在臨床に用いられている炭素イオン線について述べる．

● ワークフロー

　陽子線治療の部分で述べたワークフローと特に異なるものはない．ただし，炭素イオン線治療では商用回転ガントリ機構は導入が始まった段階であり，多くは固定ポートによる照射が用いられている．このため，任意の角度からの治療を実現するために，患者カウチを回転させる手法が採用されている施設が多い．特にわが国では放射線医学総合研究所が速中性子線で利用した患者回転を考慮してのカプセル型カウチの概念に基づく，最大25°程度まで回転を許容する治療台を用いての治療例が最も多い（図10-3-2）．この場合，患者固定具は当然回転を考慮したものとする必要があり，X 線治療用のシステムをそのまま流用することは困難が伴う．よって患者固定具作製に要する時間は不確定な部分もあり，専用の固定具作製のための部屋を配置する施設が多い．固定具作製室には実際の治療台と同一形状の模擬治療台を設置する．固定ポートで治療を行うために，背側からの照射野に対しては，患者を腹臥位の状態で固定具作製を行

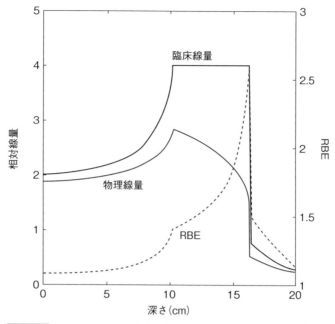

図 10-3-1 重粒子線（炭素イオン線）SOBP の生物学的効果を加味した線量モデル

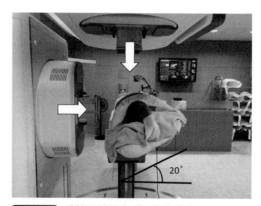

図 10-3-2 重粒子線固定ポート治療室でのカウチローリングによるビーム入射角の設定

うなど，1つの治療に対して複数の固定具が必要となる場合も多い．

　患者毎の線量校正は，MU計算や実測に基づく校正値を採用する手法などあるが，ワークフローの改善のためにはビームごとの実測は最小限にとどめることが望ましい．しかし，一方で粒子線治療では照射野形成が複雑であり，患者ごとに機器配置も変化する場合があるなど変化するパラメータが多いことから，精度を上げるための課題もある．

10-4 粒子線治療の治療計画

　陽子線・重粒子線の治療計画装置は，各粒子線治療装置メーカーが専用の治療計画装置を用意することが多い．近年，陽子線では汎用治療計画装置も利用されているが，生物効果モデルを必要とする重粒子線では，選択肢は多くない（**図 10-4-1**）．

　陽子線・重粒子線の深部線量分布でみられるブラッグピークの飛程終端を利用して線量勾配を形成する治療計画も可能である．ただし，粒子線の飛程終端はレンジストラグリングがあるほか，重粒子線の飛程方向では，核破砕反応によりブラッグピークより深い方向へ軽い粒子による線量寄与がわずかにある（フラグメンテーションテイル）．さらに実際の照射時には生体であるがゆえの揺らぎが無視できないため，飛程終端でOARを避けるビーム配置は，不確かさを包含することにもなる．飛程方向の不確かさに対しては，治療計画上でdistal marginやproximal marginを付与して対応する．陽子線と重粒子線では，ビームのもつ物理的性質の1つとして側方への散乱の程度が異なる[4]．直進性が高く半影が大きくなりにくい重粒子線では，ビームのラテラル方向でOARを避けることで，急峻な線量勾配を実現しやすい．こうした特徴を理解しながら，ターゲットを分割して水平と垂直の2方向以上のビームを組み合わせると，OARを囲むようなターゲットについても治療可能な分布を形成できる．

　陽子線では核破砕反応によるフラグメンテーションテイルはみられないが，レンジストラグリングやビームの半影領域は重粒子線より大きくなりやすい．半影はスノート-アイソセンタ間の距離に依存して大きくなる．そのため，できるだけスノートを患者に接近させて治療を行うことが望ましいが，これにより形成される線量分布が異なってくるため，治療計画時に最適な距離を設定できるかが重要になる．

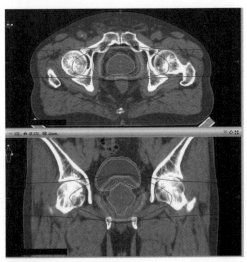

図 10-4-1 エレクタ社 Monaco-I を使った重粒子線による前立腺がんへの左右二門照射の線量分布例

表10-4-1 パッシブ法でのマージンと治療計画上の代表的パラメータ

マージン	lateral	proximal	distal
影響する治療計画パラメータ	・MLCもしくは患者コリメータ形状 ・スノート位置(Air gap)	・SOBP幅	・飛程(水等価長) ・補償フィルタ(ボーラス)形状 ・Smearing

　照射野形成法が異なるパッシブ法とスキャニング法では治療計画で決定されるパラメータは異なり，1フィールドごとの線量を決定する比較的シンプルなパッシブ法に比べ，スキャニング法ではペンシルビームを重ねて照射野を形成するため，スポット配置とスポットごとの粒子数を決定する必要があり，治療計画装置での最適化計算によりそれらが決定される．

　治療計画における各マージンの決定において，腫瘍を形成している肺がんへの治療時などでは，呼吸による腫瘍の動きで肺野もしくは周辺OARへの線量分布が容易に変化する[5]．これは横隔膜直下の肝臓への治療時にも同様となる．呼吸同期照射によりIM(internal margin)を最小化できるようにしているが，ゲート内の動きの影響は無視できない．補償フィルタの切削形状(bolus smearing margin[6,7])の付与)やPTV内CT値の置き換えなどが必要であり，照射野を形成するMLC開度にマージンを与えるといった単純な考慮ではなく，粒子線治療計画としてビームの飛程方向への対策を講じる必要がある[8]．ここでは国内で広く普及しているパッシブ法での各マージンに影響するパラメータの一例を示す(**表10-4-1**)．

10-5 粒子線治療のQA

● QAガイドライン

　厚生労働省がん研究助成金 菱川班「荷電粒子線を用いたがん治療技術の開発及びその向上に関する研究」の研究の一環として，日本医学物理学会や放射線医学総合研究所などで2005年に作成した「陽子線・重イオン線治療装置の物理・技術的QAシステムガイドライン」がわが国における最初のガイドラインである．長く商用機としては存在せず研究開発がともなったこともあり，粒子線治療においては加速器系，照射野系ともに施設ごとに構造が異なる部分が多かった．そのため，各施設で独自に設計目標とQA指標を設け，開発・品質管理を進めてきたといえる．しかし，特に陽子線治療装置の病院設置型施設が数を増したこともあり，指標となるガイドライン整備が求められるようになったことを受け，2016年に前出のガイドラインを改訂したものが「粒子線治療装置の物理・技術的QAシステムガイドライン」として発表された[9]．最近では画像誘導放射線治療の概念が一般化したこともあり，イメージングのQAなども光子線用に報告が多数あることから，こうした種々の資料を参考に立案することができる．

　光子線においても同様であるが，結局のところ，ガイドラインなどを参考にしながら各施設でQAプログラムを作成し，これをPDCAサイクルに乗せることが肝要なのであり，装置の特性をよく理解したうえで，プログラムを作成するべきである．

通常光子線治療用のリニアックなどと比べて大型の加速器を用いる粒子線治療においては，加速器系，照射系といったような系統で構成を考えている場合が多い．前者はさらに入射器系，主加速器系，高エネルギービーム輸送系に，後者は照射野形成，計測系，X線撮像系，治療台系，といったようにツリーを構成していく．構成機器の点数が格段に多くなるため，QAプログラムはよく検討されたものでなければならない．

文献

1) 放射線医学総合研究所：放射線医学総合研究所 50 年史．2007．http://www.nirs.go.jp/publication/index.shtml
2) Sho Kudo et al：Clinical Experience of SAGA HIMAT. International Journal of Particle Therapy 2：464-467, 2016
3) Technical Reports Series No. 461, Relative Biological Effectiveness in Ion Beam Therapy. International Atomic Energy Agency. Vienna, 2008
4) Herman Suit, et al：Proton vs carbon ion beams in the definitive radiation treatment of cancer patients, Radiother Oncol 95：3-22, 2010
5) Tashiro M, et al：Technical approach to individualized respiratory-gated carbon-ion therapy for mobile organs, Radiol Phys Technol 6：356-366, 2013
6) Urie M, et al：Compensating for Heterogeneities in Proton Radiation-Therapy. Phys in Med Biol 29：553-566, 1984
7) Moyers MF, et al：Methodologies and tools for proton beam design for lung tumors. Int J Radiat Oncol Biol Phys 49：1429-1438, 2001
8) C Bert, et al：Motion in radiotherapy：particle therapy. Phys Med Biol 56, 2011
9) 日本放射線腫瘍学会，他：粒子線治療装置の物理・技術的 QA システムガイドライン．2016．https://www.jastro.or.jp/medicalpersonnel/guideline/d2c7a0fe7a121edcd09b2bfc61cd3c4a765b44e3.pdf

第11章 密封小線源治療

11-1 密封小線源治療の技術的総論

❶ 小線源治療の概要

　密封小線源治療は英語で brachytherapy というが，brachy は近接という意味である．その名のとおり，放射性核種をカプセルに密封した線源を体内に挿入することで，放射線を腫瘍のごく近傍から照射して治療を行うものである．

　図 11-1-1 は外部照射と比較した小線源の方法とその特徴を示したものである．小線源治療には，管腔臓器にアプリケータを通して線源を移送して照射する腔内照射，腫瘍組織の中に直接針を刺入し，その中に線源を送り込む組織内照射などが適応である．3つ目は表面付近の腫瘍に線源を貼り付けて照射するモールド照射である．それぞれの主な対象疾患を表 11-1-1 に示す．いずれの方法でも，線源から腫瘍までの距離が近接しており，通常の外部照射に比べ，非常に急峻な線量勾配を得ることができ，その結果リスク臓器の線量を低減できる．図 11-1-2 は前立腺がんに対する強度変調放射線治療と高線量率組織内照射の線量分布である．前立腺内には小線源治療では処方線量の 200% 近い線量が投与される一方，直腸には 100% 線量がかからないどころか，周囲の半分には 50% 線量しか投与されない．さらに，針はターゲットに生理

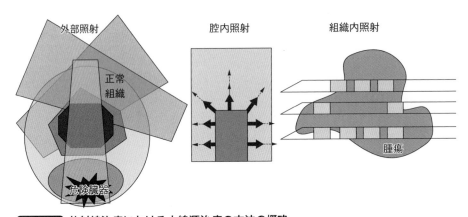

図 11-1-1 放射線治療における小線源治療の方法の概略

〔上坂充，他：医学物理の理工学　上巻．養賢堂，2012 より〕

表 11-1-1 密封小線源治療の照射法と主な対象疾患

照射法	主な対象疾患
腔内照射	婦人科腫瘍(子宮頸がん，子宮体がん，腟がんなど)，食道がん，気管支がん
組織内照射	前立腺がん，子宮頸がん，子宮体がん，乳がん，頭頸部腫瘍(中咽頭がん，舌がんなど)
モールド照射	皮膚がん，ケロイド

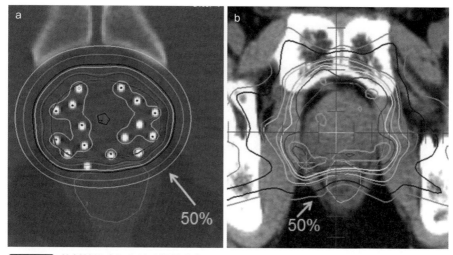

図 11-1-2 放射線治療における線量分布
a：Ir-192 を用いた組織内照射，b：強度変調放射線治療．

的な動きが生じても同期して動くため，4次元照射的側面もある．

小線源治療は前立腺がんでは短期間で機能を温存しながらも手術と同等の成績が得られ[1]，子宮頸がんの治療では治療成績の向上に不可欠であることが報告されているように[2]，がん治療全体としてもその役割はきわめて大きい．

❷ 使用される線源

表 11-1-2 に小線源治療で用いられてきた線源の核種を，図 11-1-3[3〜7]に代表的な線源の形状を示す．放射線防護の観点からラジウムから Cs-137 へ，さらに Ir-192 へ移行した．Ir-192 はエネルギーが低いことによる線量分布の急峻性の観点からも臨床上有用である．現在は主に高線量率核種として使用されている．半減期が約 74 日のため，3 か月に 1 回程度線源交換が必要である．

一方，I-125，Au-198，Pd-103 は低線量率組織内照射用の核種として用いられる．I-125 は 2003 年に認可され，永久的に線源を組織内に刺入して治療を行う永久挿入治療として使用されており，需要も急増している．さまざまな種類があるが，直径約 0.8 mm，長さ 4.5 mm 程度であり，チタンカプセルに AgI が密封された形状のものが多い．半減期も 59.4 日と比較的短く，エネルギーも低いため，より急峻な線量勾配が得られるだけでなく，放射線防護の観点からも有用である．

小線源治療には高線量率，中線量率，低線量率の 3 種類がある．生物学的には線量率が高くなるほど殺細胞効果が高くなることが知られている．それらを数理モデルで計算し，臨床で使用される線量が決定される．わが国では一時挿入では高線量率，永久挿入では低線量率で行われることが多い．

表11-1-2 小線源治療で使用される核種

核種	平均エネルギー(keV)	半減期	半価層(mm 鉛)
Cs-137	662	30年	7
Ir-192	380	73.8日	6
I-125	28	59.4日	0.025
Au-198	412	2.7日	11
Pd-103	21	17日	0.008
Co-60	1250	5.27年	12

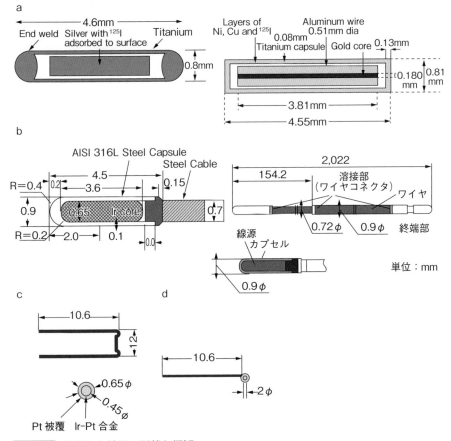

図11-1-3 代表的な線源の形状と概観

a：I-125シード線源(左；モデル6711, 右；モデルSTM1251), b：RALS用Ir-192線源の一例, c：Ir-192ヘアピンの一例, d：Ir-192シングルピンの一例.

〔文献3〜7)より〕

❸ リモートアフターローディング装置

　婦人科腫瘍に対する高線量率腔内照射では，遠隔で線源が送り出されるRemote After Loading System(RALS)が用いられる．**図11-1-4**に代表的なRALS装置の概観と構造を示す．装置には鉛で遮蔽された線源格納庫があり，線源が先端についたケーブルクランクをモーター

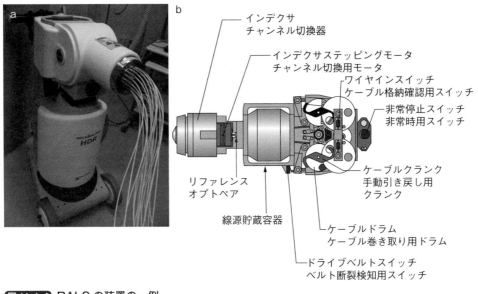

図 11-1-4 RALS の装置の一例

〔b は株式会社千代田テクノル資料より〕

で動かすことにより移送管，そしてアプリケータ（患者内へ挿入する器具）へ送られる．線源は一定間隔（最小ステップ間隔 2.5 mm 程度）で動かすことができ，任意に線源停留時間を変えることにより線量分布の最適化を図ることが可能である．本線源のみでなく，ダミー線源を先端に付した2本の線源ケーブルを有している．ケーブルはインテグサと呼ばれるチャンネル切り替え機で複数のチャンネル（18チャンネル程度）に送ることができる．

11-2 子宮頸がん

❶ 腔内照射治療の流れ

子宮頸がんの腔内照射は治療成績にきわめて大きい役割を果たしている．外部照射単独での治療成績は不十分であり[8,9]，かつ，3DCRT や IMRT などの方法で代用することも推奨されていない[9]．したがって根治照射は原則として外部照射と併用して行われる．全骨盤外部照射を腔内照射の前に行い，その後，腔内照射の開始に合わせて中央遮蔽を加えた照射野に変更する．**表 11-2-1** に子宮頸癌の標準放射線治療スケジュールを示す[9]．中央遮蔽照射野を用いる目的は主に腔内照射による直腸線量を考慮して直腸線量の低減を図るためのものであるが，欧米では必ずしも用いられない．

現在使用されている核種は Ir-192 線源が大半である．Co-60 は使用されなくなる傾向があったが，再び使用されつつある．

線源を子宮腔内に送るために，用途に応じたさまざまな形状のアプリケータが用いられる．子

表11-2-1 子宮頸がんの標準的放射線治療スケジュール

病期(子宮頸部腫瘍の大きさ)	外部照射		腔内照射
	全骨盤	中央遮蔽	HDR(A点線量)
I, II期(小)	20 Gy	30 Gy	24 Gy/4回
I, II期(大), III期	30 Gy	20 Gy	24 Gy/4回
	40 Gy	10 Gy	18 Gy/3回
IVA期	40 Gy	10 Gy	18 Gy/3回
	50 Gy	0 Gy	12 Gy/2回

〔前林勝也, 他:日本PCS作業部会. PCSによる子宮頸がんの非手術例に対する放射線治療の現状. 癌の臨床 47:669-680, 2001 より引用〕

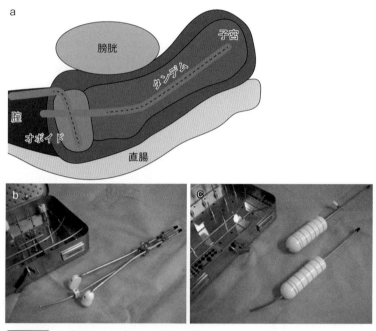

図11-2-1 子宮頸がんに対する腔内照射
a:タンデムとオボイドを用いた際の目的となる線量分布, b:タンデム-オボイドアプリケータ, c:タンデム-シリンダーおよびシリンダーアプリケータの外観.
〔上坂充, 他:医学物理の理工学 上巻. 養賢堂, 2012 より一部引用〕

宮頸がんの腔内照射は**図11-2-1a**のように子宮頸部と子宮を均一に照射するように線量分布を作成するのが目的である. そのために1930年代に考案されたラジウム線源ベースのマンチェスター法が現在でもほぼ同じ形で用いられている. すなわち, タンデムとオボイドを用いるが(**図11-2-1b**), 両側のオボイド間隔が広がれば直腸前壁との距離が大きくなるために線量が低減できる. したがって, できるだけ大きいものを用いるが, 日本人は狭腟患者が多いため, サイズとしてはSまたはSSサイズが用いられることが多い.

腟壁浸潤を有する症例や狭腟症例に対しては, **図11-2-1c**のようにオボイドを用いる代わりにシリンダーをタンデムに組み合わせて腟と子宮を治療するタンデム-シリンダーアプリケータが用いられる. また, 腟がん症例など, 腟に限局した腫瘍に対してはシリンダーのみで治療される.

タンデム-オボイド，またはタンデムシリンダーを用いた治療では，線量処方は外子宮口より2 cm頭側で子宮腔中心から2 cm側方（A点）に対して行われる．ただし，タンデム-シリンダーはタンデム-オボイドに比べ線源と直腸の距離が近くなり，高線量域が生じる．したがって，処方線量を10〜15%減じて治療が行われる．シリンダーを用いた腔内照射の線量処方は治療する体積の中心平面における粘膜下5 mm（シリンダー外縁から5 mm）に対して行う．

直腸線量を低減させるために，線源停留位置の最適化のほかに，ガーゼパッキングと呼ばれる手技が用いられる．これはオボイドの先端と直腸前壁の間にガーゼをできるだけ多く挿入することで線源-直腸間距離を取り，線量の低減を図るものである．

❷ 腔内照射の2次元治療計画

2次元治療計画では直交2方向のX線写真を用いて治療計画装置を用いて行われる．実際には放射線治療医によって患者体内にアプリケータを挿入した後に線源の位置を同定するためのX線カテーテルを挿入し，その状態でX線管球とイメージインテンシティファイアまたはフラットパネルディテクタによりX線撮影される．撮影時には**図11-2-2a**のようにリコンストラクションボックスをカウチに装着するが，ここには十字の罫書き（X線不透過）が両側および，腹側とカウチ側（図にはみえていない）に刻印されている．これをX線2方向撮影により，アプリケータの走行位置を三次元で再構成することが可能である（**図11-2-2b, c**）．リコンストラクションボックスの幾何学的寸法と距離は既知であるので，この罫書きの両端を治療計画装置上で定義することで，治療計画装置でフィルム上の拡大率および実寸を求めることができる．

実際の治療計画では，拡大率の決定後に，タンデムおよびオボイドの走行を正側のX線画像上で同定する（**図11-2-2b, c**）．その後，A点を同定するために外子宮口を原点とするが，基本的にはタンデムリングの位置が外子宮口に相当する．これを原点として，外子宮口から2 cm頭側，2 cm側方の座標を入力すればA点の位置が同定できる．

均一かつ直腸・膀胱の線量を最小にする洋梨形の分布を得るために，タンデムとオボイド中の線源停留位置と停留時間のウェイトを決定する必要がある．元々のマンチェスター法はタンデム長とオボイドのサイズに依存してラジウムの量のウェイト比が決定されていた（**図11-2-3a**）．たとえば，オボイドがSサイズ，タンデムがLサイズの場合は，タンデムの先端から6：4：4，オボイドが7という比率になる．これが現在のRALSを用いた治療では，ラジウムの量の比が停留時間の比として扱われ，原理的には全く同じである．**図11-2-3b**に子宮長6 cm，Sサイズのオボイドを用いた場合の線源のステップ間隔を5 mmとした場合の停留時間の例を示す．**図11-2-3a**のオリジナルマンチェスター法に基づけば，先端2 cmはweight 1.5×4ステップ，中間2 cmはweight 1.0×4ステップ，足側2 cmもweight 1.0×4ステップ，オボイドは4ステップ線源を停留させるとすれば1点あたり7/4＝1.75となる．

タンデム-シリンダーを用いた腔内照射ではオボイドを使用しないタンデムシリンダーアプリケータとなる（**図11-2-3c**）．放射線治療医が決定した治療長に対し，シリンダー径に応じてウェイト比が配分される．簡単のために，タンデム線源を1 cm間隔で線源を配置し，シリンダーに5 mm間隔で線源を停留させるとすれば，タンデム4 cm，治療長9 cm（すなわち引き戻し5 cm）の場合，**図11-2-3c**のタンデムの先端から6：4：7：7という比を作るとすれば先端2点ウェイト3.0，次の2点は2.0，シリンダー内は最初の2.5 cmは5点を1.4で分配すれば1.4×

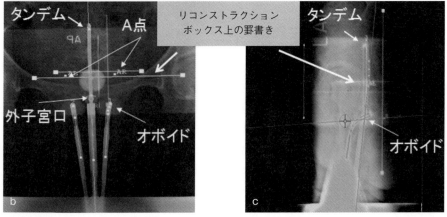

図11-2-2 2次元治療計画の様子
a：拡大率定義のためにカウチに装着されたリコンストラクションボックス，b：正面X線画像，
c：側面X線画像．
〔上坂充，他：医学物理の理工学　上巻．養賢堂，2012より一部引用〕

5点＝7.0，次の5点も同様に1.4で分配することとなり，結果として**図11-2-3d**のようにウェイト比を計算できる．

　線源配置停留位置・時間を決定したあとは直腸や膀胱（ICRU Report 38[10]）により規定）の位置を同定する必要がある（**図11-2-4**）．膀胱はバルーンカテーテルから尾側へ垂直におろした点，直腸はオボイドの中心から直腸壁へ向かった垂線と直腸前壁との交点が線量評価に使用される．

　腔内照射は通常4回程度に分割して行われ，そのつどタンデムとオボイドを挿入し，そのあと計画・照射とわずか1.5時間程度の間に行われる．

❸ イメージガイド下腔内照射（IGBT）

　2次元画像を用いた治療計画では洋梨形の一様な線量分布を得ることが目標であったが，これはA点処方によりアプリケータとの幾何学的情報により最適化を行うことに基づいた方法である．近年はCTまたはMRI，あるいは両方のフュージョン画像を用いたイメージガイド下3次元腔内照射が行われるようになり，解剖学的情報に基づいて最適化を行い，標的に対する線量均一性の向上やリスク臓器の線量低減が可能となった．

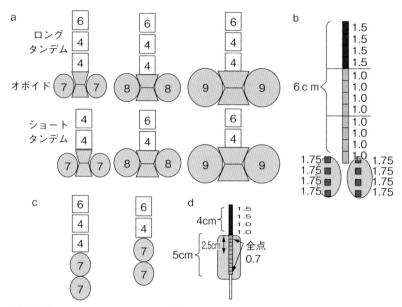

図 11-2-3 マンチェスター法に基づいた停留時間のウェイト比

a：異なるサイズのタンデム-オボイドによる腔内照射におけるウェイト比，b：タンデム6cm，オボイドSサイズにおける停留時間のウェイト配分の具体例，c：タンデム-シリンダーアプリケータの停留時間のウェイト比，d：タンデム4cm，引き戻し5cmの場合のウェイト比の具体例．

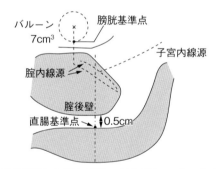

図 11-2-4 直腸と膀胱の線量評価に用いられるICRU基準点

〔International commission on radiation units and measurements：Dose and volume specification for reporting intracavitary therapy in gynecology. ICRU report 38, ICRU, Bethesda, MD, 1985 より引用〕

図11-2-5に治療の流れを示す．放射線治療医によりアプリケータが挿入されるが，CT画像上のメタルアーチファクトや，MRI撮影時に金属が使用できないことなどから，使用画像によってはMRI compatibleアプリケータが用いられることもある．

アプリケータ挿入後は毎回の治療時にCTまたはMRI（T_2強調画像）を撮影する．その画像を用いてGTV, high risk CTV（HR-CTV）およびリスク臓器の輪郭描出が行われる．

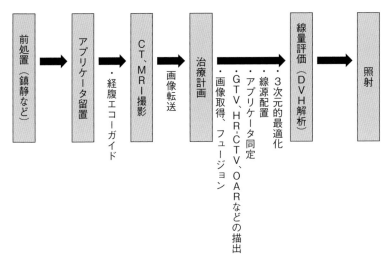

図 11-2-5 3次元イメージガイド下腔内照射の流れの一例

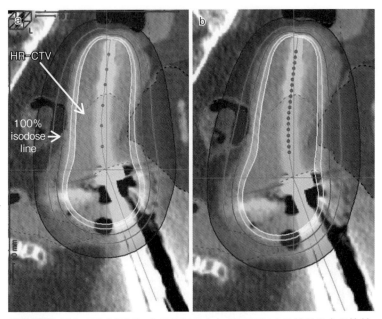

図 11-2-6 従来の腔内照射による線量分布と IGBT による線量分布の比較

a：マンチェスター法に基づく線量分布，b：graphical optimization を用いた線量分布．従来のウェイト比でカバーできていなかった HR-CTV の線量分布が IGBT により正常組織の線量を考慮して最大限カバーすることが可能である．

線量計算はまずは A 点処方で 6 Gy になるように行う．その後，HR-CTV の D90（90％の体積に投与される最小線量）および直腸，膀胱，S 状結腸，小腸の D_{2cc}（臓器の 2 cc に付与される線量）を DVH で確認する．このとき，HR-CTV の D90 が 5.5 Gy 以上，リスク臓器の D_{2cc} が 6 Gy 以下になるように最適化を行う[11]．最適化は手動または graphical optimization で等線量曲線をドラッグして線量分布の調整が可能である．**図 11-2-6a** のマンチェスター法に基づいた線量分布は HR-CTV を完全にカバーしきれていない場合でも，**図 11-2-6b** のように graphical optimization を用いることによりカバーできるようになり，かつリスク臓器の線量低減が可能である．

❹ 組織内照射

　組織内照射の最大の特徴は，針を刺入することが可能な組織へ線源を送り，腫瘍近傍から大線量を投与できる点である．また，腔内照射ではカバーできないような大きな腫瘍や子宮傍組織・腟への高度浸潤症例に対しても針を刺入することで広範囲に処方線量を投与できる点である．以前は，マンチェスター法またはパリ法によって，刺入針の配列と使用する線源の量を体積または面積によって規定することで**図11-2-7a**に示すように腫瘍の形状に依存しないが，なるべく均一に処方線量で囲まれるようにするのが基本的な処方であった．一方，今日の組織内照射は基本的にはCT，またはCTとMRIのフュージョン画像を用い，**図11-2-7b**のように解剖学的情報に基づいて針を刺入し，かつ，停留時間も複雑な最適化によって決定することができる．その結果，腫瘍の形状に合わせ，かつリスク臓器の線量を低減させることが可能である．

　最初に麻酔下で，**図11-2-8a**に示すようなテンプレートを用いて経直腸超音波（transrectal

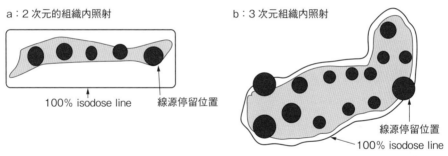

図11-2-7 組織内照射の概念図

a：2次元組織内照射，b：3次元組織内照射．黒丸の大きさは停留時間の相対的な大きさを示している．

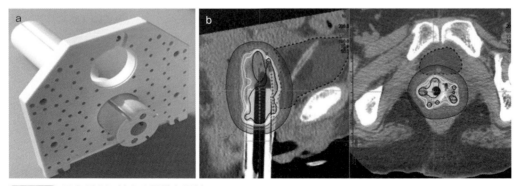

図11-2-8 子宮がんに対する組織内照射

a：使用される代表的なテンプレート（MUPIT）．腟に挿入されるシリンダーおよびその周辺にも針が刺入できる．b：子宮頸がん組織内照射の線量分布の一例．

ultrasound：TRUS）やCT，MRIなどの画像を参考にして金属針またはプラスチック製のフレキシブルニードルを手術場で留置する．その後，CTまたはMRIを撮影し，放射線腫瘍医によって治療計画装置内でGTV，CTV，PTVとリスク臓器の輪郭描出が行われる．その後，医学物理士または診療放射線技師により，刺入された金属針またはソフトチューブの位置を同定し，線源停留位置を決定する．停留時間の決定は最適化プログラムにより決定される．現在はgeometric optimizationやgraphical optimizationなどが広く使用され，標的が処方線量で囲まれ，かつ200％線量域が8mm以内となるように治療計画が作成されることが多い．

処方線量は単独治療の場合は1回線量6Gyで7〜8回，外部照射併用ではCTVに対してD_{90}（体積の90％に投与される線量）またはD_{100}（体積の100％に投与される線量）に1回3〜6Gy程度で18〜40Gyである[11]．

3次元治療計画の線量評価にはDose Volume Histogram（DVH）が用いられ，治療計画の最終的な評価としては標的に対してはD_{90}, V_{100}など，リスク臓器に対してはD_{2cc}, D_{1cc}, $D_{0.1cc}$などが使用される．

線量計画を行い，1日2回，3〜4日間で照射される．したがって患者は数日間，針が刺入されたまま入院することになるのでやや侵襲性を伴うが，手術に比べれば格段に侵襲性は少ない．
＊組織内照射の治療計画で重要となる線源第一停留位置の決定法に関しては，**11-5項**（345頁参照）の「小線源治療の品質保証と品質管理」の項も参照されたい．

11-3 前立腺がん組織内照射

前立腺がんに対しては経直腸超音波ガイドで会陰部から針をテンプレートを介して前立腺へ刺入する組織内照射が用いられる．低線量率組織内照射ではI-125永久挿入治療がある．ただし，線源のエネルギーが低いこと，被膜外に線源を留置すると線源が移動することがあるため，被膜外進展のないような低リスク（PSA＜10 ng/mLかつ臨床病期T1〜T2aかつGleasonスコア≦6），あるいは外部照射と併用すれば中リスク前立腺がん（PSA 10〜20 ng/mLまたは臨床病期T2b〜T2cまたはGleasonスコア7）までが適応となる[12]．一方，高線量率組織内照射はIr-192線源を用いたRALSで行われ，被膜外に針を留置することもでき，低リスクから高リスク（PSA 20 ng/mL＜または臨床病期T3aまたはGleasonスコア8〜10）まで幅広い適応となる．

❶ I-125永久挿入治療

I-125永久挿入治療は線源を刺入針を通して前立腺内に永久的に留置して治療を行う方法である．そのため，総刺入放射能量1300 MBqまたは刺入後の患者から1m離れた位置における1cm線量当量率が1.8 μSv/hといった退出基準が設けられている[13]．処方線量は前立腺に対し単独では144〜160 Gy，外照射併用では110 Gyである．低線量率であり，かつエネルギーが低く急峻な線量分布が作成可能であり，処方線量は外部照射とは桁の違うものである．

図11-3-1に治療の流れを示す．まず，治療の約2〜3週間前にVolume Studyが行われる．

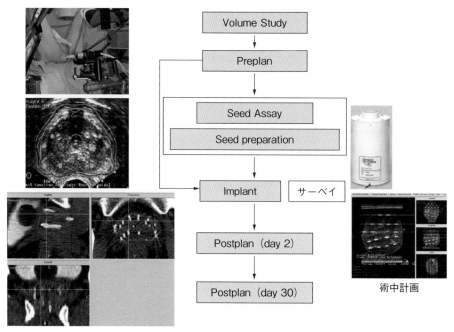

図 11-3-1 I-125 永久挿入治療の流れ

　これは前立腺の体積計測や恥骨干渉など，実際に本治療が適応になるかどうかを決定するために行われる．実際には患者の画像を経直腸超音波(TRUS)を任意の角度で，かつ規定間隔で頭尾方向に動かすことが可能なステッパーと呼ばれる器具を用いながら撮影し，3次元画像を取得する(**図 11-3-1** 左最上段)．

　次に，その画像を用いて Preplan が行われ，必要な線源強度と線源数を決定する．実際には前立腺の辺縁に線源を留置し，リスク臓器である尿道線量と直腸線量を低減しつつ，前立腺を 144～160 Gy でカバーできるように計画される(**図 11-3-1** 左中段)．シード線源は前立腺被膜外や精囊に留置すると移動してしまい，計画どおりの線量分布が得られない場合があり，基本的には被膜内に留置される．Preplan の結果から，治療に使用する線源が発注される．1 症例当たり，I-125 永久挿入治療単独症例では 50～100 個程度のシードが使用される．

　実際の刺入は線源発注から 2 週間以降に行われる．TRUS ガイド下で前立腺にテンプレートを通して針が刺入され，アプリケータで線源が押し出されて留置される．

　刺入方法には術前計画法と術中計画法の 2 種類の方法がある．前者は完全に Volume Study/Preplan どおりに前立腺形状を再現して刺入する方法である．後者は，刺入直前に TRUS ガイド下で前立腺を再同定し，その場で線源配置を決定し，術中にもリアルタイムに TRUS ガイド下で刺入針または線源をモニタリングおよび線量計算を行う方法である(**図 11-3-1** 右下段)．もし，刺入途中で低線量域が発生すれば，そこにシードを追加することもできる．

　刺入後は，その質を評価するために術後線量評価(Postplan)が行われる(**図 11-3-1** 下段)．実際には前立腺や直腸，尿道などのリスク臓器の輪郭を描出し，線源位置同定，そして線量計算し，DVH により術後線量分布の解析が行われる．多くの場合，CT が用いられるが，前立腺がより明瞭に同定できる MRI，あるいは CT と MRI の fusion 画像を用いることもある．

　刺入後には脱落線源がないかを確認することがきわめて重要である．脱落線源の確認時には

バックグラウンドとなるものを避けたうえで感度の高いGMサーベイメータもしくはNaIシンチレーションサーベイメータを用いる．電離箱サーベイメータは患者退出基準である1cm線量当量率を測定する際に用いるが，脱落線源の確認には不向きであり，目的に応じて使い分けなければならない．

❷ 高線量率組織内照射

高線量率組織内照射はRALS装置を用いた一時挿入である．I-125永久挿入治療と異なり，被膜外や精嚢でも線源を停留することができるので，T3aまたはT3b症例も治療可能である．前立腺の高線量率組織内照射はわが国から世界で初めて報告され，1回に大線量を投与できる優れた治療法である[14]．治療の流れは，麻酔，TRUSガイド下でアプリケータ刺入，CTまたはMRIの撮影，治療計画，照射の順に行われる．一連の照射期間中はアプリケータを患者に刺入したままとなる．

治療計画の流れは，ほぼ図11-2-5（340頁参照）の子宮頸がんのIGBTと同じである．高線量率組織内照射ではセットアップエラーが存在せず，CTV＝PTVとなり，線量処方はPTVの90％を処方線量で囲まれるようにすることを目標にする．詳細は文献[11,14]を参照されたい．

11-4 小線源治療の線量計算アルゴリズム

現在の小線源治療の治療計画装置の線量計算アルゴリズムは基本的にはAAPM TG-43[14]がベースとなっている．その後，特に永久挿入治療で使用される線源を用いた線量計測の進展によりAAPM TG-43UI[5]が発刊され，さらに2007年には線源モデルの追加や計算パラメータの

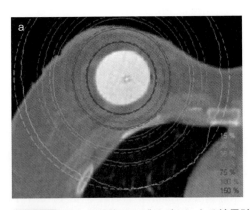 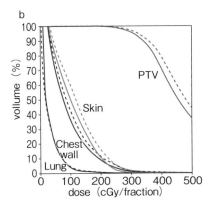

図11-4-1 異なる計算アルゴリズムによる線量計算
a：AAPM TG43式による線量分布（破線）とMonte Carlo線量計算による線量分布（実線）の重ね合わせ，b：DVH
〔Poon E, et al：A CT-based analytical dose calculation method for HDR ^{192}Ir brachytherapy. Med Phys 36：3982-3994, 2009より引用〕

補間法などが報告されている(AAPM TG-43UISI)[6]．詳細は次項「小線源治療の品質保証と品質管理」を参照されたいが，AAPM TG-43 に基づく線量計算式では不均質補正部分に対する考慮がなされていない．実際には腟壁や頭頸部腫瘍には空気や組織欠損部分などの不均質領域が存在し，治療計画装置は 15% 程度過剰評価することもあるので注意が必要である．最近 Monte Carlo 法または Collapsed cone convolution 法による計算が可能な治療計画システムが利用できるようになってきた[15]．図 11-4-1 に従来の AAPM TG-43 式による線量分布(破線)と Monte Carlo 線量計算による線量分布(実線)の重ね合わせを示す．特に空気に隣接した皮膚で AAPM TG-43 式で過大評価しており，その影響は DVH をみても顕著であることがわかる(図 11-4-1b)．しかし，2016 年 4 月現在，いまだ使用できるシステムは限定されている．

線量計算アルゴリズムの詳細は，日本医学物理学会編「密封小線源治療における標準計測法(小線源標準計測法 18)」[16]を参照されたい．

11-5 小線源治療の品質保証と品質管理

本項では密封小線源治療で特に重要となる項目について概説する．詳細については「図解 診療放射線技術実践ガイド」[17]「小線源治療部会ガイドラインに基づく密封小線源治療診療・物理 QA マニュアル」[11]を参照されたい．

❶ 線源強度測定

小線源治療は一回線量も大きく，急峻な線量勾配なために近接臓器への線量は場合によっては相当量になるため，誤照射は重大事故に繋がる．特に，線源強度は線量に直結する重要な要素であり，業者により与えられる公称値を鵜呑みにせず，**ユーザーによって測定され，検証されるべきである．**

また，I-125 永久挿入治療で用いられるシード線源は 1 つひとつの線源強度は低いが，一度挿入したら取り出すことはできない．AAPM では少なくとも 10% のシード線源は測定されなければならいと勧告している[18]．諸外国ではデッドシードと呼ばれる放射能が 0 の線源が存在していたことも報告されている．また，発注ミスによる系統的な意図しない線源強度の使用を防ぐためにも何らかの形で線源強度を確認することは重要である．

ここでは高線量率および低線量率核種について，これらの線源強度測定法を解説する．より詳細な内容は「密封小線源治療における吸収線量の標準計測法(小線源標準計測法 18)(日本医学物理学会編)」[16]を参照されたい．

● 高線量率核種の線源強度測定[16]
線源強度測定は少なくとも線源交換時には必ず行うべき項目である．

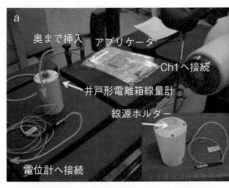
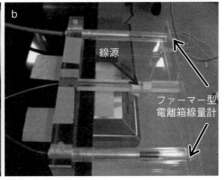

図 11-5-1 高線量率小線源核種の線源強度測定
a：井戸形電離箱線量計による測定の様子，b：サンドイッチ法による測定の様子．
〔遠藤啓吾(編)：図解 診療放射線技術実践ガイド．文光堂，2014 より転載〕

▶ 井戸形電離箱線量計を用いる方法

図 11-5-1a に示すような井戸形電離箱線量計は筒状の電離箱であり，4π 方向への放射線を検出する．高線量率核種の線源強度測定を行う場合は，同じ線源モデルおよび線源ホルダーを用いて空気カーマで校正された電離箱を用意しなければならない．2016 年度より，日本アイソトープ協会で校正を受けることが可能である．以下に測定の手順の概要を示す．詳細は文献[16]を参照されたい．

1) 井戸形電離箱線量計，アプリケータ，移送間を接続する．
2) リモートアフターローディングシステム(RALS)のコンソールにて線源停留位置を変化させ，読み値を記録し，最大感度点を特定する．
3) 電荷の測定

RALS では，線源を送り出してから目的の位置に到達するまでにタイムラグが生じる．これを端効果という．タイマのセット時間 t を照射し，もう 1 セット同じ時間 t を照射した場合の読み値を M_1 とする．別にタイマのセット時間 $2t$ を照射した際の読み値を M_2 とすると，端効果による読み値 M_E は $M_E = M_1 - M_2$ となり，完全に線源が停止した時間 $2t$ における読み値 $\dot{M}$ は

$$\dot{M} = \frac{M_2 - M_E}{2t} = \frac{2M_2 - M_E}{2t} \quad \text{——(11.5.1)}$$

となる．

4) 空気カーマ率の計算

3) で得た電位計の読み値(電荷)から，空気カーマ率は以下の式で求められる．

$$\dot{K} = \frac{\dot{M}}{t} \cdot k_{TP} \cdot k_s \cdot k_{elec} \cdot N_k \quad \text{——(11.5.2)}$$

ここで，$\dot{M}$ は式 11.5.1 で算出したタイマの端効果を考慮した読み値，t は測定時間である．タイマの端効果の補正を式 11.5.1 で行う代わりに，ストップウォッチあるいは電位計のタイマ機能を用いるなどで線源が完全に停止した後に電位計の読み取りを開始し，一定期間(たとえば 60 秒)測定することで端効果の影響を受けない測定が可能である．

k_{TP} は大気補正係数で，気温 22℃，気圧 101.33 kPa を基準条件とし，気温 T ℃，気圧 P kPa で測定されているとき，

表11-5-1 核種による空気カーマ強度変換係数[U/mCi]

線源	空気カーマ強度変換係数[U/mCi]
Ir-192(マイクロセレクトロン)	4.086
Ir-192(0.05 mm Pt-Ir カプセル)	4.205
Ir-192(0.2 mm Fe カプセル)	4.03
I-125	1.27

$$k_{TP} = \frac{273.2 + T}{295.2} \times \frac{101.33}{P} \quad \text{(11.5.3)}$$

で与えられる．

k_s はイオン収集効率 f の補正をする**イオン再結合補正係数**であり，電圧を変えた測定(2点電圧法)によって求めることができる．通常用いる印加電圧を V_1，それよりも低い電圧(V_1 の半分以下)を V_2 とし，それぞれの印加電圧によって得た読み値を M_1, M_2 とすると，

$$f = \frac{4}{3} - \frac{1}{3} \times \frac{M_1}{M_2} \quad \text{(11.5.4)}$$

$$k_s = \frac{1}{f} \quad \text{(11.5.5)}$$

で求められる．

k_{elec} は**電位計校正定数**であり，ADCLより与えられる．電離箱と一体で校正を受けている場合には1.0である．

N_k は校正機関から与えられた**空気カーマ校正定数**であり，通常 $[\mu Gy m^2 h^{-1} A^{-1}]$（または $cGy cm^2 h^{-1} A^{-1}$）の単位で与えられる．

結局，**式11.5.2** で求まるものは $[cGy cm^2 h^{-1}]$ 単位の空気カーマ率であり，これは空気カーマ強度 $S_k[U]$ そのものである．この値を公称値と比較できることになる．

時に公称値は**名目放射能**[mCi]（線源カプセルを透過した線量率による放射能）で与えられることがある．その場合には，空気カーマ強度変換係数[U/mCi]を乗じることで変換できる．この係数は核種により異なり，また，同一核種でも封入される線源カプセルの種類によっても異なる．**表11-5-1** にその変換係数の例を示す．

5) 照射線量率の計算

照射線量率の計算を行う場合は，以下の式で計算される．

$$\dot{X} = \dot{M} \cdot k_{TP} \cdot k_{elec} \cdot k_s \cdot d^2 \cdot N_X \quad \text{(11.5.6)}$$

ここで，k_{TP} は**式11.5.3** で計算される大気補正係数，k_{elec} は電位計校正定数であり，電離箱と一体で校正を受けている場合には1.0である．k_s は**式11.5.5** で求められるイオン再結合補正係数，d は線源からの距離(m)，N_x は照射線量校正定数である．最終的には，得られた線量率に照射線量率定数を乗じることで，公称値と比較できる値となる．

▶ サンドイッチ法

井戸形電離箱による測定は簡便であるが，最近まで国内でIr-192線源の校正ができなかったために，線源を2本のファーマー型電離箱線量計で挟み込んで測定するサンドイッチ法によ

り線源強度測定が行われていた経緯がある．実際には**図 11-5-1b** のような専用の固定具（ジグ）を作製し，コバルト校正定数により照射線量率を算出していた．ただし，この方法は欧米では主流でなく，わが国でも井戸形電離箱による測定に移行しつつある．

［手順］
①**図 11-5-1b** のようにジグを設置する．
　測定には，なるべく散乱の少ない場所を選ぶべきであり，特にステンレステーブルなど，高密度の台の上にジグを置くのは避けるべきである．また，ジグと床，壁，天井からもできるだけ距離を取ることが望ましい．
②ジグと RALS をアプリケータによりつなぎ，線源を停止させる．
　ルメンカスアプリケータセットの気管支アプリケータ 6 フレンチを使用できる．
＊線源の停止位置精度は重要な要素であり，事前に精度検証をされたい．
③電荷の測定
　任意の時間の電荷を測定する．タイマの端効果の補正を行うか，電位計のタイマ機能あるいはストップウォッチを用いて端効果の影響を受けない測定を行う．

● **低線量率小線源核種の線源強度測定**

低線量率核種は出力が弱く，サンドイッチ法では測定が不可能である．複数の線源を迅速かつ簡便に測定するには井戸形電離箱による測定が適している．ここでは I-125 シード線源の測定を例に，井戸形電離箱線量計を用いた個別線源強度測定の手順を解説する．測定の詳細は「日本放射線腫瘍学会 ^{125}I 永久挿入治療の物理的品質保証に関するガイドライン」[19]，「I-125 永久挿入治療物理 QA マニュアル（2011）」[20]を参照されたい．また，Standard imaging 社製の井戸形電離箱を用いた測定については Takahashi らの報告[21]，Capintec 社製★1 は Sumida らの報告[22]も参照されたい．

▶ **井戸形電離箱線量計の準備**

井戸形電離箱線量計は，校正を別々に行い，線源ホルダーさえ購入すれば高線量率核種と共用することができる．2009 年度より日本アイソトープ協会が，I-125 標準線源の供給，あるいは井戸形電離箱線量計の校正サービスを開始した．日本アイソトープ協会，または米国の ADCL で校正を受けた井戸形電離箱線量計と I-125 個別線源強度測定用線源ホルダーを用いる．校正定数は使用する線源モデルによって異なるので，複数の線源モデルを使用する場合には別々に校正を受ける必要がある．線源ホルダーやその配置も校正時と同一でなければならない（校正条件は校正証明書に記載されている）．

▶ **線源強度測定のためのセットアップ**

測定をする際には線源の逸脱に十分に注意し，**図 11-5-2a** に示すように，受け皿を用意すべきである．鉛ガラス製の遮蔽板やピンセットを用い，被ばく線量の低減に努めるべきである．

Memo
★1　Capintech 社製の井戸形電離箱線量計（CRC-15BT）は密封型であるので，大気補正を行う必要がない．また，容積も Standard imaging 社製よりも大きいので，測定時間も 10 秒程度で繰り返し誤差を低減した測定ができる．本線量計は，空気カーマ強度［U］あるいは［mCi/μCi］単位で値が直読できる[22]．

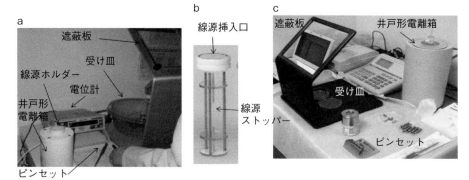

図 11-5-2 代表的な井戸形電離箱線量計による I-125 シード線源強度測定の様子
a：Standard imaging 社製，b：井戸形電離箱の I-125 シード線源個別測定用の線源ホルダー，
c：Capintec 社　CRC-15BT．
〔遠藤啓吾（編）：図解 診療放射線技術実践ガイド．p785，文光堂，2014 より転載〕

> **Column　低線量率核種の線源強度測定に関する議論**
>
> 　米国医学物理士協会（AAPM のガイドライン（AAPM Task Group 56）[18]）では「少なくとも 10％，理想的には全数の線源強度測定をしなければならない」と定めている．わが国でも日本放射線腫瘍学会の I-125 線源ガイドライン[19]では，「線源強度は投与線量の保証に直結する．線源強度測定による線量保証は各施設の責任で行われなければならない」とされている．しかし，実際にわが国では図 11-5-3 に示すように滅菌パックでユーザーに送付されている線源もあり，リンクシードなどの装填済みの線源もあり，測定が困難な場合もある．線源強度にかかわる大きな医療ミスを防止するために，測定は重要であるが，滅菌パックごと測定する方法やイメージングプレートを用いた方法など，代替的な測定法も報告されている[23,24]．また，余分に 10％程度の個数を測定用に発注し，系統的な誤差がないか測定しておくことも一案である．
>
>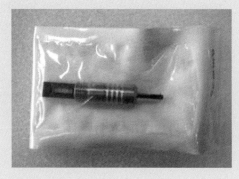
>
> **図 11-5-3** 滅菌パック中にカートリッジに装填されて供給される I-125 シード線源
>
> 〔遠藤啓吾（編）：図解 診療放射線技術実践ガイド．p786，文光堂，2014 より転載〕

▶ 電荷の測定

　線源を図 11-5-2b のような線源ホルダーに装填し，井戸形電離箱の奥までしっかり挿入する．測定の 1 例として 30 秒の積算電荷 M（通常 pC 単位）を測定する場合，空気カーマ強度 S_k は

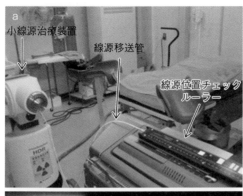
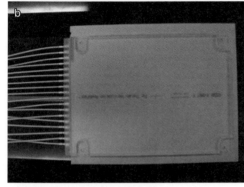
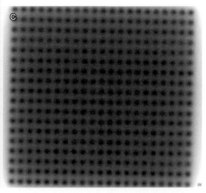

図 11-5-4 線源位置確認の様子
a：ルーラを用いた線源停留位置確認，b, c：オートラジオグラフィーによる線源停留位置確認．

$$S_K = N_K \times k_{elec} \times \frac{R_{dg}}{30} \times k_{TP} \quad\text{——}(11.5.7)$$

である．ここで N_k は日本アイソトープ協会または ADCL で与えられた空気カーマ校正定数 $[\mu\mathrm{Gy}\cdot\mathrm{m}^2\cdot\mathrm{h}^{-1}\cdot\mathrm{A}^{-1}]$，$k_{elec}$ は電位計校正定数で，電離箱と一体で構成されている場合には1.0 である．R_{dg} は測定した電位計の読み値である．k_{TP} は大気補正係数で，式 11.5.3 で計算される．

❷ リモートアフターローディングシステム（RALS）の線源位置確認

線源の停留位置は線源強度とともに重要な因子であり，RALS の機械的な線源位置精度，およびアプリケータ内の線源第一停留位置の2種類の確認が必要である．

● RALS 装置の機械的な線源位置精度確認

RALS の線源停留位置は，先端に線源が溶接されたワイヤーをドラムで送り出し，その位置をポテンショメータとシャフトエンコーダで制御している．その機械的な精度は簡易的な方法で治療のつど，精密な方法では線源交換ごとに確認されるべきである．

簡易的な方法としては図 11-5-4 に示すようにメーカーが供給する線源位置ルーラを用いる方法がある．このルーラに移送管をつなぎ，治療コンソールで指定した線源停留位置に線源が停留していることを室内監視カメラなどで確認することができる．しかし，室内監視カメラを

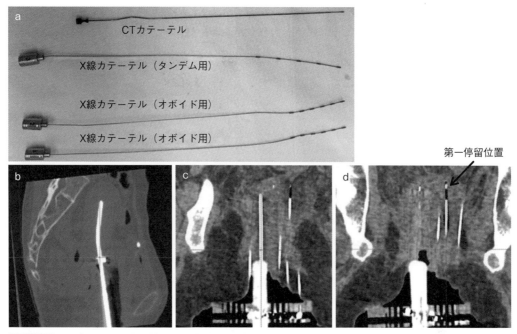

図 11-5-5 アプリケータ内の線源第一停留位置確認

a：線源マーカーがついた X 線カテーテルおよび CT カテーテル，b：金属製のタンデムを用いた腔内照射の CT 画像，c：金属針を用いた組織内照射の CT 画像，d：プラスチック製フレキシブルニードルを用いた組織内照射の CT 画像．フレキシブルニードルでは CT カテーテルにより，線源の第一停留位置がわかる．

用いた場合，角度によっては正確な停留位置を定量的に評価することは困難であり，特に線源ワイヤーの入れ替えを行うことになる線源交換時にはオートラジオグラフィーを用いて精密な線源停留位置測定をすべきである．具体的には図に示すようにフィルム上にアプリケータを張り付けて一定ステップ間隔で数秒停留させ，黒化部位の中心から中心の距離を計測することで線源の停留位置精度を検証することが可能である．

● アプリケータ内の線源第一停留位置確認

　線源は挿入したアプリケータの最先端まで進めるわけではなく，数 mm 手前が第一停留位置となる．この長さはオフセット値と呼ばれ，治療計画装置に入力する必要がある．オフセット値はアプリケータの種類によって異なるため，当該アプリケータを使う前にチェックしなければならない．たとえば，X 線直交 2 方向撮影による治療計画を行う場合には，線源マーカーのついた X 線カテーテル（図 11-5-5a，下から 3 本）を挿入し，第一停留位置が同定できるが，これが実際の線源停留位置と一致していることをガフクロミックフィルムなどを用いて確認することができる．また，CT を用いた治療計画では線源マーカーのついた CT カテーテル（図 11-5-5a 一番上）を用いて同様のことを行う．ただし，CT を用いてタンデム-オボイド（図 11-5-5b），または金属針（図 11-5-5c）を用いた 3 次元治療計画を行う際には，これらのカテーテルの線源マーカーを同定することができない．メーカーによっては公称オフセット値を与えているものもあるが，事前に実測によりオフセット値を求めておくべきである．プラスチック製のフレキシブルニードルを用いる場合には，CT カテーテル上の金属マーカが同定できる（図 11-

5-5d).この場合,線源長が4mmであれば,CTカテーテルの線源マーカの先端を同定して2mm(4mm/2)オフセットすることで,第一停留位置を治療計画装置上で同定できる.

❸ 治療計画装置,治療コンソールの品質保証

治療計画装置で線量計算はAAPM TG-43とその改訂版(AAPM TG-43U1)に基づいた下式による極座標系の計算式が用いられる[5,14].

$$\dot{D}(r,\theta) = S_K \cdot \Lambda \cdot \left[\frac{G(r,\theta)}{G(r_0,\theta_0)}\right] \cdot g(r) \cdot F(r,\theta) \quad ——(11.5.8)$$

ここで,S_Kは空気カーマ強度,Λは線量率定数(cGyh^{-1}U^{-1}),$G(r,\theta)$は幾何学定数,$g(r)$は放射状線量関数(radial dose function),$F(r,\theta)$は非等方性関数(anisotropy function)である.ここでの(r_0,θ_0)は基準点として扱われ,線源の長軸に直交する平面上(90°方向)で1cm離れた点である(図11-5-6a).これらのうち,Λ,$g(r)$,$F(r,\theta)$は線源の形状や組成,すなわち線源モデルに応じて異なるものであり,自施設がどの線源モデルを用いているかを知るとともに,その線源モデルの線源データが用いられていることを少なくとも事前に確認しなければならない(図11-5-6b, c).また,線源を1個配置し,これらのパラメータを用いて手計算をした場合に治療計画装置の計算と一致することを確認すると確実である.

特に高線量率小線源治療で注意が必要なのは,線源交換時に新しい線源強度データを治療計画装置に入力する必要がある点である.線源強度は図11-5-7のような校正証書がメーカーから送付されるが,ユーザーによる実測値と照合したうえで図11-5-6bに示すような治療計画

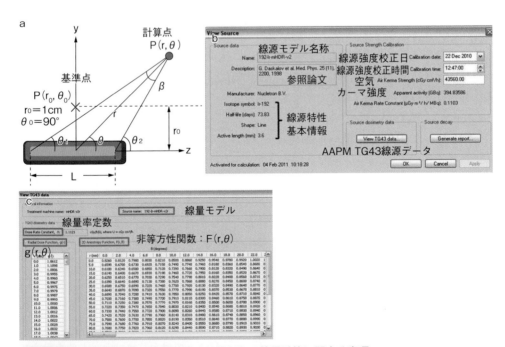

図11-5-6 治療計画装置の品質保証で必須となる線量計算に関する事項

a:小線源治療における線量計算の幾何学的定義,b:治療計画で確認すべき線源情報,c:実際に計算に用いられる線源データ.

装置への入力および，治療コンソールへ入力しなければならない．メーカーによっては線源強度の単位が異なっていたり，校正場所とわが国の時差もあるので，それらに注意しなければならない．

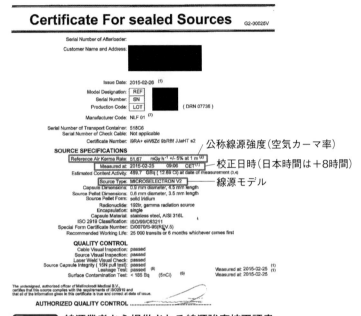

図 11-5-7 線源業者から提供される線源強度校正証書

校正時間は Central Eastern time であるので，日本時間に換算するには 8 時間足す必要がある．線源交換のつど，実測で確認した後に，公称値または実測値を図 11-5-6b で示すように治療計画装置および治療コンソールに入力しなければならない．

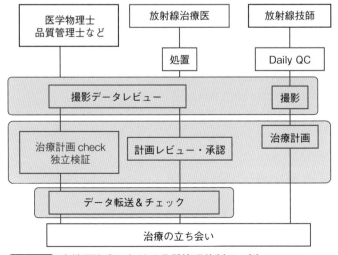

図 11-5-8 小線源治療における品質管理体制の一例

表 11-5-2 患者治療ごとの品質保証

Pt 1	治療計画装置で行う確認事項	重要度
Pt 1.1	患者の同定	A
1.1.1	患者名やID番号などによる治療患者と計画患者の同定	
1.1.2	使用しているアプリケータの種類や本数	
Pt 1.2	治療計画手順	A
1.2.1	治療計画装置に登録する画像データが,対象患者,対象投影日である	
1.2.2	選択した線源データファイルの正当性(線源交換日,半減期による線源強度の減衰)	
1.2.3	再構成したアプリケータの整合性と模擬線源の位置	
1.2.4	ステップサイズ,カテーテルの長さ,オフセット値,及び線源停止位置	
1.2.5	Manchester法や,Paris法などに基づいた線量評価点の選択	
1.2.6	線源遮蔽器具(Shielding)や他の補正係数の正当性	
1.2.7	表示される単位の正当性	
1.2.8	医師の指示またはアプリケータの幾何学的配置を考慮した,線量処方の定義や最適化方法の選択	
1.2.9	処方線量と分割回数	
Pt 1.3	線量分布	A
1.3.1	ターゲットへの線量集中性や均一性	
1.3.2	リスク臓器の線量,ホットスポットの有無と場所,線量制約の達成	
1.3.3	線量基準点や線量評価点の位置や正当性	
1.3.4	基準となる治療計画や対象患者の前回照射データとの比較と再現性	
Pt 2	照射前の確認事項	
Pt 2.1	ID番号や氏名の確認による治療患者の同定	A
Pt 2.2	使用アプリケータの種類(シリンダー直径,ダンデムの角度など)	A
Pt 2.3	線量評価点(A点,基底線量点など)の位置	A
Pt 2.4	計画装置から転送されたファイル名	A
Pt 2.5	処方線量と分割回数	A
Pt 2.6	第三者による治療計画の確認と独立検証	A
Pt 2.7	計画装置で算出した照射時間とコンソールの照射時間の一致	A
Pt 2.8	HDR装置,移送チューブ,アプリケータを治療計画で設定したインデクサ番号に接続	A
Pt 2.9	チェックケーブルによるテストランの正常終了の確認	A
Pt 3	照射時の確認事項	
Pt 3.1	エリアモニタの指示値	A
Pt 3.2	監視モニタによる患者の状態観察や装置の監視	A
Pt 3.3	目視による線源の正常駆動	A
Pt 4	治療終了後の処理,記帳,記録	
Pt 4.1	エリアモニタおよび目視による線源の格納確認	A
Pt 4.2	照射記録と治療計画で,乖離がないことを確認	A
Pt 4.3	抜去したアプリケータや移送チューブの目視確認	A
Pt 4.4	患者の入退出記録	A
Pt 4.5	装置の異常,異音やその他に気づいたことの記録	A

〔日本放射線腫瘍学会小線源治療部会:小線源治療部会ガイドラインに基づく密封小線源治療診療・物理QAマニュアル,2013より引用〕

❹ 患者ごとの品質保証

　小線源治療は侵襲性があり,切迫した環境で行われる治療であるがゆえに,ミスを犯しやすい.通常,医師,看護師は患者への処置,技師は患者セットアップと治療計画を行い,多忙かつ緊迫している.このような中で,冷静かつ客観的に治療計画のチェックやアプリケータ接続

確認などを行う人材(医学物理士や精度管理を専ら担当する者など)が参加するようなシステムを構築することが望ましい．その一例を図 11-5-8 に示す．

具体的なチェック項目とその目的を表 11-5-2[11]に示す．また，2次元治療計画を用いたマンチェスター法による腔内照射例に関しては，Takahashi らによって提案されたベンチマークプランを用いた総停留時間の独立検証も有用である[25]．すなわち，患者なしでリコンストラクションボックスを用いてさまざまな大きさ，長さのタンデム，オボイド，タンデム-シリンダーを組み立て，X線撮影をし，マンチェスター法による治療計画を立てる．この日に作成した治療計画の線源強度と停留時間の比は，任意の日に作成したプランの線源強度と総停留時間に近い値になり，大きく外れた場合には何らかの間違いまたはアプリケータの組み立てに問題がある場合である．詳細は文献[25]を参照されたい．

文献

1) Kupelian P, et al：Radical prostatectomy, external beam radiotherapy ＜72 Gy, external beam radiotherapy ≧72 Gy, permanent seed implantation, or combined seeds/external beam radiotherapy for stage T1-T2 prostate cancer. Int J Radiat Oncol Biol Phys 58：25, 2004
2) Lanciano RM, et al：Tumor and treatment factors improving outcome in stage Ⅲ-B cervix cancer. Int J Radiat Oncol Biol Phys 20：95, 1991
3) 上坂充, 他：医学物理の理工学 上巻．養賢堂，2012
4) 入船寅二, 他：放射線治療における小線源の吸収線量の標準測定法(日本医学物理学会編)．通商産業研究社, 2000
5) Rivard MJ, et al：Update of AAPM Task Group No. 43 Report：A revised AAPM protocol for brachytherapy dose calculations. Med Phys 31：633-674, 2004
6) Rivard MJ, et al：Supplement to the 2004 update of the AAPM Task Group No. 43 Report. Med Phys 34：2187-2205, 2007
7) Daskalov GM, et al：Monte Carlo-aided dosimetry of a new high dose-rate brachytherapy source. Med Phys 25：2200-2208, 1998
8) Coia L, et al：The Patterns of Care Outcome Study for cancer of the uterine cervix. Results of the Second National Practice Survey. Cancer 66：2451-2456, 1990
9) 前林勝也, 他：日本 PCS 作業部会．PCS による子宮頸がんの非手術例に対する放射線治療の現状．癌の臨床 47：669-680, 2001
10) International commission on radiation units and measurements：Dose and volume specification for reporting intracavitary therapy in gynecology. ICRU report 38, ICRU, Bethesda, MD, 1985
11) 日本放射線腫瘍学会小線源治療部会：小線源治療部会ガイドラインに基づく密封小線源治療診療・物理 QA マニュアル．金原出版, 2013
12) Nag S, et al：The America Brachytherapy Society (ABS) recommendations for permanent prostate brachytherapy postimplant dosimetric analysis. Int J Radiat Oncol Biol Phys 55：221, 2000
13) 日本放射線腫瘍学会, 他：シード線源による前立腺永久挿入密封小線源治療の安全管理に関するガイドライン, 第 5 版．2011
14) Nath R, et al：Dosimetry of interstitial brachytherapy sources：Recommendations of the AAPM Radiation Therapy Committee Task Group No. 43. Med Phys 22：209, 1995
15) Poon E, et al：A CT-based analytical dose calculation method for HDR ^{192}Ir brachytherapy. Med Phys 36：3982-3994, 2009
16) 日本医学物理学会：密封小線源治療における吸収線量の標準計測法（小線源標準計測法18）．通商産業研究社, 2018
17) 遠藤啓吾(編)：図解 診療放射線技術実践ガイド．文光堂, 2014
18) Nath R, et al：Code of practice for brachytherapy physics：Report of the AAPM Radiation Therapy Committee Task Group No. 56. Med Phys 24：1557, 1997
19) 日本放射線腫瘍学会：^{125}I 永久挿入治療の物理的品質保証に関するガイドライン 2010．
20) I-125 永久挿入治療物理 QA マニュアル(2011)：厚生労働省がん研究開発費(指定研究 21 分指 8 ②)HDR 組織内照射等の標準化の研究(主任研究者 小口正彦)．2011

21) Takahashi Y, et al : Dosimetric consideration of individual ^{125}I source strength measurement and a large-scale comparison of that measured with a nominal value in permanent prostate implant brachytherapy. Radiat Med 24 : 675-679, 2006
22) Sumida I, et al : Verification of air-kerma strength of ^{125}I seed for permanent prostate implants in Japan. Int J Clin Oncol 14 : 525-528, 2009
23) Furutani S, et al : Quality assurance of I-125 seeds for prostate brachytherapy using an imaging plate. Int J Radiat Oncol Biol Phys 66 : 603-609, 2006
24) Otani Y, et al : Source strength assay of iodine-125 seeds sealed within sterile packaging. J App Clin Med Phys 14 : 253-263, 2013
25) Takahashi Y, et al : The usefulness of an independent patient-specific treatment planning verification method using a benchmark plan in high-dose-rate intracavitary brachytherapy for carcinoma of the uterine cervix. J Radiat Res 53 : 936-944, 2012
26) Yoshioka Y, et al : Monotherapeutic high-dose-rate brachytherapy for prostate cancer : five-year results of an extreme hypofractionation regimen with 54 Gy in nine fractions. Int J Radiat Oncol Biol Phys 80 : 469-475, 2011

第12章
治療計画システム

12-1 放射線治療計画システムの歴史

　放射線治療計画は大きく分けて，解剖学的位置関係による方法と線量分布による方法がある．解剖学的位置関係によるものは，X線シミュレータを利用しX線透視下において照射領域を決定する方法である．また，線量分布に基づく治療計画は，放射線治療計画システム（treatment planning system：TPS）による線量分布に基づき，腫瘍領域とその他の領域に投与される線量の妥当性の評価に基づいて行われる．この2つの治療計画はまったく独立した方法ではなく，それぞれが関係をもちながら1人の患者に対する放射線による治療手法の決定をしていくことになる．しかしながら，近年のわが国における放射線治療部門で，X線シミュレータを保有する施設は少なくなっている．

　放射線治療計画装置は当初，等線量曲線チャートをビームごとに重ね線量合算を人の力で行っていた線量分布計算をコンピュータに置き換えることから始まった．1965年に米国ミズーリ州セントルイス市にあるワシントン大学バイオメディカル コンピュータラボラトリー（Biomedical Computer Laboratory, Washington Univ.）において線量計算用のコンピュータシステムが開発された．最初に大型コンピュータ用としてプログラムが開発されたが，当時のコンピュータには患者の輪郭を取り込むような入出力装置がなかったために，患者の輪郭データをそのたびにカードを利用して登録しなければならない不便さがあった．このようなシステムの不便さを解消すべくミニコンピュータシステムを組み上げ，プログラムドコンソール（Programmed Console）を構築した（**図12-1-1**）．この装置にはローセータ（rho-theta）と呼ばれる輪郭入力装置，ストレージスコープを利用した図形と線量分布表示装置，線量分布を打ち出すインクリメンタルプロッタが接続されており，プログラムやデータ格納用として磁気ストライプのついたカードは外部の記憶装置になっていた．

　この装置はArtronix社が1970年にPC-12（**図12-1-2**）として市販を開始した．PC-12では2台の磁気テープユニットを用意してプログラム用とデータ用の外部記憶としていた．初期の線量計算では現在のようなX線CT装置が開発されておらず，患者の正確な体輪郭と内部臓器の形状を得ることが難しかったために患者体内を均一な物質として取り扱うことが多かった．

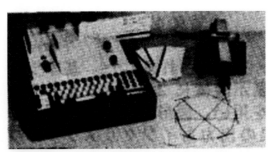

図12-1-1 プログラムドコンソール（左）とローセータ（rho-theta）と呼ばれる輪郭入力装置（右）による線量計算用ミニコンピューターシステム

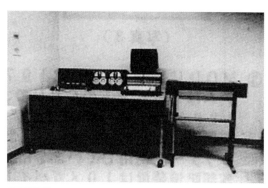

図12-1-2 Artronix 社が1970 年に PC-12 として販売した治療計画システム

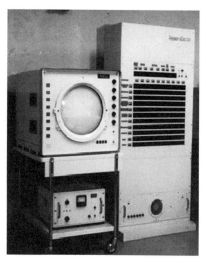

図12-1-3 国立がんセンターの梅垣が日本電気と共同で 1969 年に開発した治療計画システム(Therac-1)

この時期の輪郭の取得にはヒューズワイヤー,平行ロッド法や回転横断装置(Axis Transverse Tomography:ATT)などを利用することで輪郭の取得を行った.同時期に英国において RAD-8 が発表されている.

これらのシステムは現在に比べ輪郭データに不正確さはあったものの,治療計画の機能としては外部照射および組織内照射の線量計算が可能であり,基本的な機能は完成していた.わが国では 1969 年に国立がんセンターの梅垣が日本電気と共同で Therac-1 を開発したのが始まりである(図 12-1-3).この装置では表示装置としてはレーダー用の円形のモニタを使用していた.

X 線 CT 装置の開発(1972 年)と TPS への応用によって,放射線治療計画はさらに大きな展開をすることになった.CT 画像は放射線と人体組織との相互作用に基づく減弱情報と同時に解剖情報も併せもつ画像データである.また,画像に歪みがないことから体内臓器の輪郭を正確に把握することができる.複数の画像を利用することにより三次元的に臓器を取り扱うことも可能である.このような利点によって,CT 画像は積極的に放射線治療に利用されるようになった.1978 年には Rhode Island と Brown University のグループは CT 画像から抽出した輪郭を用いた Beam's Eye View 法を展開した.これにより,治療範囲と標的や決定臓器との関係の視覚的把握が容易になった.

わが国では癌研究会物理部の尾内らと東芝によってトスプラン(Tosplan)が開発された(図 12-1-4).このシステムは CT 画像を積極的に利用するように設計されていた.この時期は国内でも TPS がいくつか販売されていた.日本電気の Therac も CT 画像が扱えるモデルになり,海外においても ADAC,AECL,CMS と各社が新しい TPS を発表している.CT 画像の利用は,臓器の位置関係の正確な把握だけでなく,より正確な線量計算への取り組みを加速することとなった.その結果,新しい線量計算アルゴリズムの開発が進むこととなった[1].

1987 年,第 9 回 ICCR(International Conference on the Use of Computers in Radiation Therapy:放射線治療でのコンピュータ利用の国際会議)がオランダで開催された.この会議で

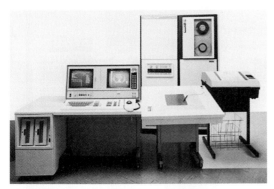

図 12-1-4 CT 画像を活用した治療計画システム
癌研究会物理部の尾内らと東芝によって開発された(トスプラン Tosplan).

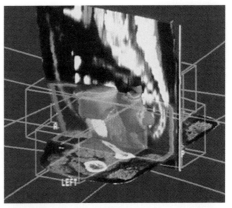

図 12-1-5 Fraassら[2] ミシガン大学のグループによる 1987 年から複数の種類の画像(CT, MRI, 超音波, SPECT など)を利用した治療計画装置の発表

は米国内の各大学から三次元放射線治療計画システムに対する提言がなされた．その1つはFraassら[2] ミシガン大学のグループから複数の種類の画像(CT, MRI, 超音波, SPECT など)(**図 12-1-5**)を利用した治療計画装置の開発方針を，また，セントルイスのワシントン大学マーリックロッド研究所の Purdy[3] は患者輪郭やビームの設定条件がリアルタイムに視点を変えて見ることができる装置を発表している．現在では TPS の機能がプラットフォームとなるコンピュータの性能向上とあいまって，シームレスなグラフィック表示やより正確な線量計算をサポートするようになっている．線量計算では今まで臨床では不可能とされていたモンテカルロ法の運用が始まった．これは前述のコンピュータの能力とモンテカルロコードの利用法が進んだ結果である．近い将来患者に投与された線量が正確に計算され，TPS が治療の決定に大きな役割を果すであろう．

12-2 治療計画装置の基本機能

❶ 治療装置ビームデータ

● スキャンデータ
▶ 深部量百分率(Percentage Depth Dose：*PDD*)と軸外線量比(off axis ratio：*OAR*)
・治療計画装置では各エネルギーのビームの特性を登録するために，照射野の中心軸の深さ方向へのデータ(*PDD*)と照射野のプロファイルのデータ(*OAR*)を必要とする．
・必要なデータは TPS によって異なるので，TPS の要求に従った項目の測定が必要となる．
・各社が要求する基本的な *PDD* と *OAR* を測定条件の例を以下に示す(**表 12-2-1**)．

表12-2-1 PDDとOARの測定条件

PDD	照射野(cm^2)	2×2, 3×3, 4×4, 5×5, 8×8, 10×10, 12×12, 15×15, 18×18, 20×20, 25×25, 30×30, 35×35, 40×40
	測定ピッチ	すべて1mm
	測定深さ	30cm以上(ただし2×2, 3×3は30cmが困難であれば20cmでも可)
OAR	照射野(cm^2)	2×2, 3×3, 4×4, 5×5, 8×8, 10×10, 12×12, 15×15, 18×18, 20×20, 25×25, 30×30, 35×35, 40×40
	測定ピッチ	10×10までは1mm, 20×20までは2mm, それ以上は3mm
	測定深さ	最大線量深, 最大線量深+1cm, 5cm, 10cm, 15cm, 20cm, 25cm, 30cm (可能であれば35cm)(ただし, 2×2, 3×3は深い部分の測定が困難であれば20cmまででも可)
OAD	照射野(cm^2)	最大照射野のみ

OAD: off oxis diagonal.

▶ PDDから組織空中線量比(Tissue-Air Ratio: *TAR*), 組織最大線量比(Tissue-Maximum Ratio: *TMR*), 組織ファントム線量比(tissue-phantom ratio: *TPR*)への変換

3次元水ファントムにて測定された深部量百分率(*PDD*)は必要な係数を利用して線質を表現するテーブルへ変換される(測定法については4章参照).

● 非スキャンデータ

▶ S_{cp}, S_c と計算で求める S_p

出力係数は全散乱係数(S_{cp})とコリメータ散乱係数(S_c)の測定値から, ファントム係数(S_p)を計算によって求める. 測定については, 4章と6章を参照していただきたい.

▶ くさびフィルタ(ウェッジ係数)

くさびフィルタを使用した場合は, 減弱による線量の低下と選択的濾過や電子対生成による線質の変化がみられる. また, コンプトン散乱による反跳電子による表面線量の増加がある. 治療計画においても, その見積もりをするためのデータが必要になる.

● 治療計画装置が要求する幾何学的条件

治療装置, 寝台および患者の座標系が治療計画システムの中で, どのように規定されているのか留意する必要がある. 複雑な照射法になるほど, 座標系の誤った認識は重大な結果を招くことがある.

❷ 線量計算(等価正方形照射野計算方法)

● 面積周囲長法(A/P法)

等価正方形照射野を求める方法として利用されるのが, Area/Perimeter(面積/周囲長)比である. この方法は近似であるが, 短辺と長辺の比率(アスペクト比)が大きくない場合には良好な近似である.

正方形の辺を c とすると, 面積周囲長比は,

$$A/P = \frac{c^2}{4c}$$

矩形照射野においても同じ条件が成り立つとすると，各辺を a, b とした場合，矩形照射野に等価な正方形の辺を c_{eq} とすると

$$A/P = \frac{c_{eq}^2}{4c_{eq}} = \frac{ab}{2(a+b)} \quad\text{———(12.2.1)}$$

よって，等価正方形の辺は下記式にて求まる．

$$c_{eq} = \frac{2ab}{a+b} \quad\text{———(12.2.2)}$$

しかし，面積周囲長比をアスペクト比の大きい矩形照射野においては誤差を生じる．

● **Clarkson 積分**

Clarkson 積分[4]においては，深さ d，照射野サイズ r の点の線量 D を深さにのみ依存する1次線による線量 D_p と深さ，照射野サイズおよび照射野形状に依存する散乱線による線量 D_s に分離して考える．

$$D(d, r) = D_p + D_s(r) \quad\text{———(12.2.3)}$$

ここで，散乱線による線量の変化は，照射野サイズ r が r_1 から r_2 となるとき，D_p は一定であるので D_s が変化する（**図 12-2-1**）．すなわち，

$$\Delta D = D_s(r_2) - D_s(r_1) \quad\text{———(12.2.4)}$$

このことを円形照射野（半径 r）で展開すると，円形の一部である角度 θ の扇形による散乱線による線量 $D_s(d, r, \theta)$ は

$$D_s(d, r, \theta) = \frac{\theta}{2\pi} D_s(d, r) \quad\text{———(12.2.5)}$$

となる．

これより，任意の不整形照射野を等角度分割することで散乱成分を求めることができる．たとえば，任意の角度における照射野辺縁が陥入している場合には，**図 12-2-1c** に示すように，遮蔽領域を減算した処理が加えられる[5]．

$$\frac{\theta}{2\pi} D_s(d, r_a) - \frac{\theta}{2\pi} D_s(d, r_b) + \frac{\theta}{2\pi} D_s(d, r_c) \quad\text{———(12.2.6)}$$

TPS やコンピュータにおける不整形照射野の交点処理についてはベクトル計算がなされるが，具体的には Steidley ら[6]の報告を参照するとよい．

● **Day 法**

照射野内のビーム中心軸以外の任意の点の吸収線量を評価する手法として Day 法[7]がある．

評価点が照射野中心にない場合には，全体の照射野形状に対して A/P 法を適用することはできない．特に，全体の照射野が矩形照射野の場合には，Clarkson 法ではなく Day 法を利用することで簡便に深部線量関数を求めることができる．

図 12-2-2a に示すように不整形照射野の軸外点の評価では，Clarkson 法となる．一方，矩形

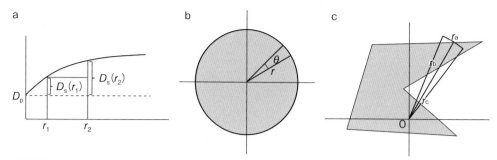

図 12-2-1 Clarkson 積分における散乱線に対する考え方

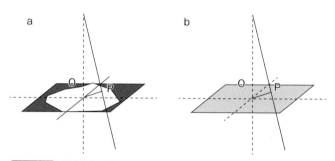

図 12-2-2 照射野形状のちがいによる等価正方形照射野の求め方

線量評価点 P が軸外にあるとき，不整形照射野 (a) では Clarkson 法，矩形照射野 (b) では Day 法が簡便な手法として用いられる．

照射野では Day 法となる．Day 法では図 12-2-2b と図 12-2-3 に示すように，評価点を中心として照射野を上下，左右に分割し，それぞれの照射野で各辺を 2 倍して矩形照射野とし，それぞれの矩形照射野の線量の和から平均をとることで軸外点 P の線量を求める．たとえば，PDD を用いる場合には

$$PDD(P) = \frac{PDD(2a \times 2c) + PDD(2b \times 2c) + PDD(2a \times 2d) + PDD(2b \times 2d)}{4} \quad (12.2.7)$$

となる．

この場合にも当然であるが，Clarkson 法を適用することが本質的である．また，Day ら[8]による矩形照射野の等価照射野の決定についても参考にするとよい．

● ルート A 法（$\sqrt{A}$ 法）

不整形照射野に対する Clarkson 法による評価を手計算で行うには相当な時間が必要となる．このために，Agrawal ら[9]によって簡易法として $\sqrt{A}$ 法が提案された．

遮蔽された領域を近似的に矩形に変換し，その面積を $A_i(blk)$ とする（図 12-2-4）．また，上下絞りで規定される面積を $A(W \times L)$ とする．このときの遮蔽された照射野に等価な正方形の辺の長さ s_{eq} を

$$s_{eq} = \sqrt{A(W \times L) - \sum A_i(blk)} \quad (12.2.8)$$

により求める．

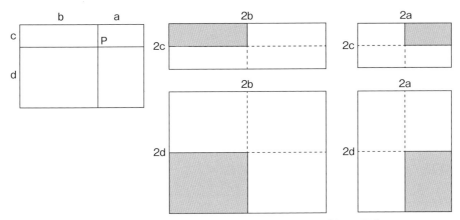

図12-2-3 線量評価点Pが軸外にあるときのDay法における照射野の設定

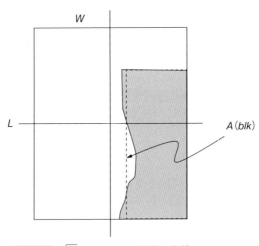

図12-2-4 $\sqrt{A}$法における面積の定義

この方法の問題点は，遮蔽領域に等価な矩形を見積もることが，必ずしも客観的ではないことである．

❸ 独立検証のアルゴリズム

線量計算は腫瘍への線量の集中と決定臓器への線量の低減を実現するため，そして要求された条件で患者へ線量を投与するためのMU値を求めるために行われる．現在，TPSの計算結果に基づいた外部照射が行われる．このとき，TPSと独立した検証を加えることが品質管理上必須となる．独立検証の手段として，手計算あるいは手計算と同様の手法ではあるが，コンピュータ計算がある．このときの計算アルゴリズムについて，下記に示す．

SSD の場合：

$$MU = \frac{D}{DMU \cdot S_c(r_c) \cdot S_p(r_{d_{max}}) \cdot PDD(d, r_{d_{max}}, SSD)/100 \cdot OAR(d, x) \cdot TF \cdot WF(d, r, x) \cdot CF}$$
$$\times \left(\frac{SSD + d_{max}}{SSD_0 + d_{max}}\right)^2 \quad \text{――(12.2.9)}$$

SAD の場合：

$$MU = \frac{D}{DMU \cdot S_c(r_c) \cdot S_p(r_{d_{max}}) \cdot TMR(d, r_{d_{max}}) \cdot OAR(d, x) \cdot TF \cdot WF(d, r, x) \cdot CF} \times \left(\frac{SPD}{SAD}\right)^2$$
$$\text{――(12.2.10)}$$

ここで，D：処方線量，DMU：基準深のモニタ単位あたりの線量，$S_c(r_c)$：上下絞りの等価円（半径 r_c）のコリメータ散乱係数，$S_p(r_{d_{max}})$：d_{max} に投影された照射野の等価円半径 r におけるファントム散乱係数，TF：トレー係数，WF：くさび係数，CF：補正係数であり，以下で述べる不均質補正などのその他の補正係数が含まれる，SSD_0：基準となる線源基準点間距離で定格治療距離 100 cm，SSD：基準距離でない場合，あるいは軸外点で線量を評価する場合の線源患者表面間距離，SAD：線源軸間距離，SPD：線源評価点間距離である．

❹ アルゴリズムに対する不均質補正

● X 線

吸収線量の計算はその発展の中で，大きく 2 つの手法に分類される取り組みがなされてきた．それは「補正に基づく手法"correction-based methods"」と「モデルに基づく手法"model-based methods"」である．治療計画システムのアルゴリズムとして，「補正に基づく手法」がまず採用され，実効減弱係数法，ベキ乗法（Batho 法），TAR 比率法（RTAR 法）そして，三次元的考慮を加えた等価 TAR 法（ETAR 法）が含まれる．この中で二次元計算の代表的手法である TAR 比率法とベキ乗法について述べる．

モデルに基づく手法としては，非モンテカルロ法の代表であるコンボリューション（Convolution）（畳み込み）法とモンテカルロ法がある．ここではコンボリューション法について述べる．

● 二次元計算

▶ 1. TAR 比率法（RTAR 法，Ratio of Tissue-Air Ratios）

TAR 比率法は等価行路長（あるいは，放射線学的等価厚，等価厚）と同じ考え方であり，不均質の補正は線源と計算点を結ぶファンライン上に作成したビームデータに沿って考慮をする．そのために，この経路以外からの影響は考慮できない．

補正係数 CF は下記のとおりとなる．

$$CF = \frac{TAR(d' = d\rho_e, W_d)}{TAR(d, W_d)} \quad \text{――(12.2.11)}$$

ここで，d は水中の深さ，ρ_e は不均質物質の水に対する相対電子濃度であり，**図 12-2-5** の表記によれば，ρ_1 と ρ_3 を水の電子濃度とすると，d' は不均質物質を考慮した実効深であり，

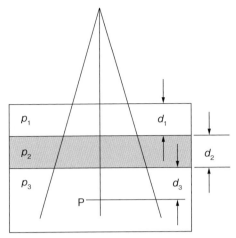

図 12-2-5 電子濃度 $\rho_1=\rho_3\neq\rho_2$ の媒質中の点 P に対する実効深（等価深）

$$\rho_e = \frac{\rho_2}{\rho_1} \quad\text{------}(12.2.12)$$

また，W_d は深さ $d(=d_1+d_2+d_3)$ の照射野サイズである．**図 12-2-5** に示すような不均質分布の媒質の場合の実効深は，

$$d' = d_1 + \rho_e d_2 + d_3 \quad\text{------}(12.2.13)$$

となる．

TAR 比率法による CF を用いた点 P の吸収線量 $D(\mathrm{P})$ は，次式で表せる．

$$D(\mathrm{P}) = D_\mathrm{r} \cdot MU \cdot OPF(W_d) \cdot CF \cdot TAR(d, W) \cdot \mathrm{others} \quad\text{------}(12.2.14)$$

TMR を用いる場合にも同様の処理が行われる．

この方法では線量評価点と不均質物質の位置関係については考慮していない．したがって，極端な場合，線源と評価点を結ぶ線上に不均質が存在しなければ実効深 d' は評価できない．また，**図 12-2-5** に示す不均質物質から評価点までの深さ d_3 の不均質物質による影響は考慮されない．

▶ 2. ベキ乗法（Batho 法，Power Law）

この補正法は Batho（1964）[10] と Young ら[11]によって提案された．前述の TAR 比率法（**式 12.2.11**）における欠点である評価点と不均質領域の位置関係の問題を解消する目的があった．Batho らが示した補正係数 CF は**図 12-2-5** のモデルに対して次式で示される．

$$CF = \left[\frac{T(d_2+d_3, W_d)}{T(d_3, W_d)}\right]^{\rho_e-1} \quad\text{------}(12.2.15)$$

この式において T は深部線量関数であり，TAR や TMR である．**式 12.2.15** からわかるように，評価点と不均質領域の位置関係は変数 d_3 によって考慮される．しかし，不均質領域内やビルドアップ領域内の評価点に対して**式 12.2.15** は適用できない．そこで，Sontag ら[12]は不均質内の点の線量も評価できるように，**式 12.2.15** を次のように一般化した．

$$CF = \frac{T(d_3, W_d)^{\rho_3 - \rho_2}}{T(d_2 + d_3, W_d)^{1-\rho_2}} [T(d_{\max}, W_d)]^{1-\rho_2} \quad\text{---(12.2.16)}$$

ここで，ρ_3 は点 P のある物質の電子濃度，d_3 はこの物質内での点 P の深さ，ρ_2 はそれより上の物質の電子濃度である．その他の記号については**図 12-2-5** に示すとおりである．

▶ 3. 三次元計算

　三次元で吸収線量を評価するということは，入射光子が相互作用による散乱光子と二次荷電粒子の寄与を妥当な形式で評価することにある．相互作用点は照射野内のすべての領域である確率で存在し，それらの点から評価点に放射線（一次光子，散乱光子や二次荷電粒子）が到達する．すなわち，線量寄与因子として一次成分と散乱成分に分離した評価が必要になる．

　ここで光子による物質へのエネルギー転移と付与について，少し放射線物理の予備的知識を復習しておこう．

　フルエンス Φ の一次光子（個々の光子はエネルギー E をもつ）が単位質量の物質に入射するとき，相互作用する光子数 n は

$$n = \frac{\mu}{\rho}\Phi \quad\text{---(12.2.17)}$$

である．ここで，μ/ρ は質量減弱係数である．これより，相互作用によって一次光子が相互作用点で単位質量当たり放出した全エネルギーであるターマ T（Total Energy Released per Unit mass：TERMA）は，

$$T = E \cdot n = E \cdot \frac{\mu}{\rho}\Phi = \frac{\mu}{\rho}\Psi \quad\text{---(12.2.18)}$$

で与えられる．ここで，エネルギーフルエンス Ψ を形成する Φ は相互作用点でのフルエンスであり，物質によって指数関数的減弱によって変化する．また，基準点の設定によっては距離の逆二乗則によって減衰する．したがって，基準点を r_0，相互作用点を r とすると，

$$\Phi(r) = \Phi(r_0)\left(\frac{r_0}{r}\right)^2 e^{-\frac{\mu}{\rho}\rho dl} \quad\text{---(12.2.19)}$$

となり，ターマも媒質中の位置の関数となる．

　以上のように，ターマは一次光子（間接電離放射線）が相互作用点で放出する全エネルギーであり，それは散乱光子と荷電粒子に分配される．荷電粒子に分配されるエネルギーはカーマ K であった．また，その中で制動放射や消滅放射線によって光子として再放出される放射エネルギーを除いたカーマを衝突カーマ K_c と呼んだ．これより，

　　ターマ＞カーマ＞衝突カーマ

という関係にある．このことから，ターマは一次光子の相互作用におけるエネルギー放出をとらえていることがわかる．

　ターマを入力量として，一次の相互作用における荷電粒子は有限な飛程の範囲でそのエネルギーである K_c を物質に付与する．すなわち，ある拡散パターンでエネルギー付与が生じる．また，一次相互作用で散乱した光子はまた，自らの散乱と荷電粒子へのエネルギー転移と荷電粒子の物質へのエネルギー付与を行う．このような繰り返しのヒストリが物質中で発生する．これらすべての合算が，物質空間中の吸収線量の分布として形成される．このようなエネルギー分布の広がりを**図 12-2-6** に示す[13]．光子の出所によって，物質に付与されるエネルギーの拡

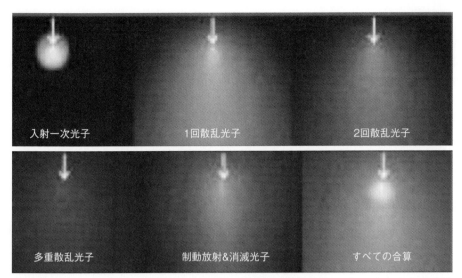

図 12-2-6 単一エネルギー 5 MeV の光子による種々の段階のコンプトン相互作用別の荷電粒子が物質に付与するエネルギーの拡散パターン

〔Battista JJ, et al : True three-dimensional dose computations for megavoltage x-ray therapy : A role for the superposition principle. Aust Phys Eng Sci Med 15 : 159-178, 1992 より〕

散パターン（**図 12-2-6** の種々の光子から生じた荷電粒子のエネルギー付与パターン）を散乱カーネルと呼ぶ．

　ターマを用いた考え方は，放射線治療ビーム中の一次光子の量とそれが相互作用することで放出するエネルギーおよびそこから引き起こされる2次，3次，……といったヒストリをエネルギー量だけでなく，広がりまでも見積もることを可能とする．

　以上のことをコンボリューション（畳み込み）積分では，

$$D(\vec{r}) = \iiint_V \frac{\mu}{\rho} \Psi_p(\vec{r}') A(\vec{r}-\vec{r}') dV = \iiint_V T_p(\vec{r}') A(\vec{r}-\vec{r}') dV \quad\text{——(12.2.20)}$$

という式で表す．ここで，T_p が一次光子のターマ，A がカーネルである．すなわち，ターマの分布をカーネルで畳み込みをすることで吸収線量が得られる．線量評価点 $\vec{r}$ と相互作用点 $\vec{r}'$ との関係は **図 12-2-7** に示す．

　相互作用点に入射するエネルギースペクトルをもつ光子に対して，カーネルは次のように定義される．

$$A(\vec{r}) = \sum_i w_i E_i \left[\frac{\Delta E(\vec{r})}{\phi E} \right]_i \quad\text{——(12.2.21)}$$

ここで，$[\Delta E(\vec{r})/\phi E]_i$ は単一エネルギー $h\nu_i$ の φ 個の光子によるモンテカルロ法で得たカーネルである．w_i はエネルギー E_i のフルエンス比率，$\Delta E(\vec{r})$ は位置に付与されるエネルギーである．

　このようなコンボリューション法においては，一次光子のエネルギーとフルエンスの情報を必要とする．TPS には種々の加速器のエネルギーフルエンスの基本データが移植されている．これらのデータは現在，Sheikh-Bagheri ら[14]のモンテカルロ計算によって得た値が使われて

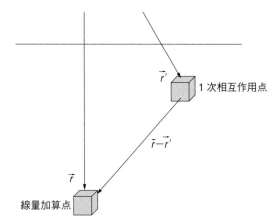

図 12-2-7 線量加算におけるペンシルビームカーネルのジオメトリ

いる．ユーザは深部線量の比較によって，これらのデータとの平均エネルギーの比較といったコミッショニングが必要となる．

● 軸外光子フルエンス

入射側方フルエンス分布のモデル化には，測定した最大照射野での対角プロファイルを使用する．浅い深さでのファントム内で測定した対角線上の軸外線量が以下の条件を満たせば，対角プロファイルを軸外光子フルエンスとして利用することができる．
① 電子の混入による影響がみられない．
② 半影領域および照射野外で過剰な散乱線成分が存在しない．
これらの条件が満たされない場合には，以下の項目の中から１つを処理することになる．
① 混入電子の影響を回避するために，ビルドアップキャップ（あるいは，ミニファントム）を用いて空中の光子フルエンスを測定する．
② 手作業にて軸外距離にともなう光子フルエンスを編集する．
コンボリューション法による線量計算を精度の高いものとするためには，上記の入射光子エネルギーフルエンスの見積もりだけでなく，下記のような項目をモデル化する必要がある．
・有限な線源サイズ．
・一次コリメータや平坦化フィルタで発生する線源以外からの放射線（extra-focal radiation）．
・照射野軸外におけるビーム強度の変化（たとえば，浅い領域における"horn"）．
・絞りのＸ線透過率．
・照射野外の散乱線（主として，焦点外放射線の影響による）．
・ダイナミックウェッジのモデル化．
・マルチリーフ（MLC）や遮蔽ブロック（シャドートレーを含む）．
・物理的くさびフィルタや補償体（ビームの硬質化を含む）．
これらに関連する項目のいくつかを下記で述べる．

▶ 1．線源寸法による辺縁効果

絞りによって規定される照射野内のフルエンスは，有限の線源寸法として辺縁をモデル化し

たガウス分布によってXとYの両方向で，コンボリューション（畳み込み）積分をされる．ユーザーによって規定されたガウス線量分布のパラメータ σ（FWHM 半値全幅）は，アイソセンタ面に投影される．

遮蔽ブロックや MLC を用いた照射野の場合には，これらによる減弱によって一次光子フルエンスの減弱がある．また，これらによる照射野辺縁の σ をユーザーが指定することにより，絞りの場合と同様にオープン照射野の辺縁の σ に組み込まれる．

▶ 2. ヘッド散乱の見積もり

患者に入射する全光子フルエンスの中で，平坦化フィルタからの光子フルエンスは最大で 12% になることがこれまで示されてきた．この入射光子フルエンスは照射野サイズ依存があることが知られている．全光子フルエンスは，このようにターゲットからのもの（一次フルエンス）と加速器ヘッド内散乱によるフルエンスに分けられる．ヘッド内散乱フルエンスの寄与率は大照射野での 12% から小照射野（4 cm×4 cm）での 0% の間を線形内挿することで得た比率によって，一次フルエンスにガウス分布で畳み込みをすることで評価される．

現在の TPS では，モニタ線量計への後方散乱の影響を組み入れた出力（ヘッド散乱）評価はなされていない．この意味では，空中測定によって得られるコリメータ散乱係数（S_c）と同様である．しかし，測定による場合は，後方散乱の影響を分離することはできないが，結果として評価される．一方，コンボリューション法における出力では考慮されていない．このことについては，いくつかの方法によって後方散乱の影響を評価した結果が公表されてきているので，今後コンボリューション法の中に組み入れられていくであろう．

▶ 3. 入射光子エネルギーフルエンスの二次元から三次元への変換

線源を原点とした極座標系によって，すなわち放射状ラインに沿って二次元から三次元への変換が行われる．このことからターマが計算されるが，このとき各 voxel の光子フルエンスで加重をかけた一次光子の減弱係数は，各計算 voxel の CT 値から取得した密度と組成に基づいて決められる．深さと軸外距離にともなう一次エネルギーフルエンスの硬質化は，位置にともなう減弱係数の変化として扱われる．

患者という三次元媒質に対して行われるエネルギーフルエンスの三次元化は，事前計算して格納されるデータのテーブルルックアップによって処理される．このことは，事前計算におけるカーネルがオープンビームに対するものであることが条件となる．過去，オープンビームとくさびビームが含まれる治療計画において，いずれのビームを先に計算するかによって結果が異なるようなシステムのトラブルがあった．ユーザーとしては十分留意する必要がある．

▶ 4. カーネルの空間的変化と媒質の不均質

コンボリューション法では，カーネルの値は光子相互作用点と荷電粒子エネルギー付与点の間の相対的位置関係（**式 12.2.20** の $\vec{r}-\vec{r}'$）にのみ依存し，空間的には不変であると仮定する．しかし，この仮定が成立しない条件として，
① ビームの硬質化と拡散
② 媒質の不均質
がある．

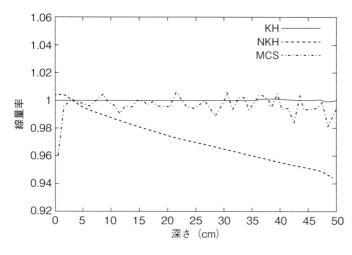

図12-2-8 ビーム（10 MV）の硬質化に対するモンテカルロシミュレーション（MCS）とコンボリューション法のカーネル補正（KH）と補正なし（NKH）の10 cm×10 cm 照射野の中心軸上の線量の比率

〔Liu HH, et al：Correcting kernel tilting and hardening in convolution/superposition dose calculations for clinical divergent and polychromatic photon beams. Med Phys 24：1729-1741, 1997 より〕

　ビームの硬質化と拡散については，その影響は小さく，患者内のターマに対する乗法的補正として処理される．深さにともなう硬質化の影響は，Liu ら[15]の報告によれば，モンテカルロシミュレーションとの比較により，補正を加えなければ30 cm 深部で約4%の相違を生む．しかし，カーネルに対して線形の深さ依存関数で処理することで，硬質化の影響はほぼ解消されることを Liu ら[15]は示した（図12-2-8）．

　媒質の不均質は電子輸送だけでなく散乱光子に対しても影響を与える．一次相互作用点とエネルギー付与点との間のエネルギーのほとんどは，これらの点を結ぶ行路上に輸送されるとすれば，不均質処理は比較的容易となる．すなわち，この行路長を電子濃度でスケーリングし直し，放射線学的行路長で置き換えることで，不均質補正はターマとカーネルの両方で可能となる．すなわち，式12.2.20は次式で置き換わる．

$$D(r) = \iiint_V T_\mathrm{p}(\rho_{\vec{r}}\vec{r}\,')A(\rho_{\vec{r}-\vec{r}\,'}\cdot(\vec{r}-\vec{r}\,'))\mathrm{d}V \quad —(12.2.22)$$

　不均質補正におけるカーネル補正のコンボリューション法の有効性を示す例を**図12-2-9**[16]に示す．

● 電子線

　電子線の線量計算では年齢拡散方程式や半理論式を用いたペンシルビーム法が，一般に使用されている．この方式では照射される電子線が非常に細いビームの集合と考え，実際の照射野に対応したペンシルビームの束を作り積分を行うものである．また，電子線用のモンテカルロ法も市販システムに採用されている．

❺ 患者データ

● 相対電子濃度

　人体における光子など電磁波は物質内を通過するときに電子や原子核と相互作用を起こしてエネルギーを失う．光子のエネルギーが1～10 MV の範囲の放射線治療では，相互作用の大半

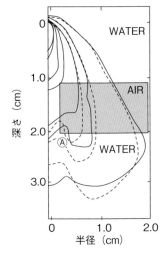

図12-2-9 水ファントム中に円環状の空洞を配置したときの6 MeVの密度補正カーネル（点線）

実線はモンテカルロ計算による結果である．相互作用点は(0,0)である．等線量曲線は，相互作用点の近位側から1000, 500, 100, 50, 10, 5, 1であり，均質ファントムの1 cm深部の値を100と規格化している．
〔Woo MK, et al：The validity of the density scaling method in primary electron transport for photon and electron beams. Med Phys 17：187-194, 1990 より〕

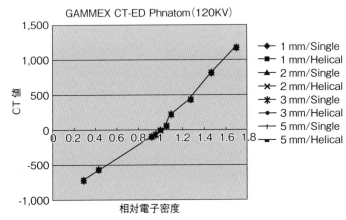

図12-2-10 種々のスキャンモードにおけるCT値（1-10）と相対電子密度の関係

はコンプトン散乱がほとんどを占めている．

コンプトン散乱の場合は，媒質が吸収するエネルギーの割合は原子の外側の殻を回るほとんど自由電子といってもよい束縛力の弱い電子濃度によって決まる．また，これらの作用の発生確率は光子エネルギーと物質の原子番号によって異なる．このため，体内での吸収線量分布を得るには電子濃度に関する情報が必須となる．

治療計画に使用するには電子濃度を表現するものでなければならない．しかし，患者の体輪郭と体内の不均質を表現できるCTの画像は120 kV程度のX線を利用しており，このエネルギー範囲で起こる相互作用は光電効果となる．得られた画像はハンスフィールドユニット（Hounsfield Unit）と呼ばれるCT値を利用しており，直接的に電子濃度を表していない．このために，CT値と相対電子濃度の変換をするテーブルを用意することが必要となる（**図12-2-10**）．

相対電子濃度のテーブルの管理はCT画像値と相対電子濃度の関係を作成するだけで，当初

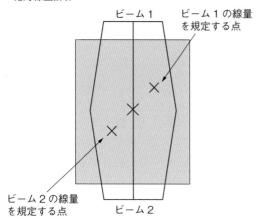
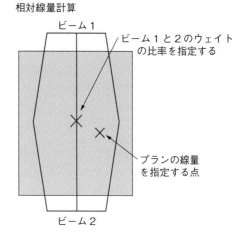

図 12-2-11 絶対線量計算と相対線量計算

は問題なかったが，最近はスパイラルスキャン，マルチディテクター，そして，4次元化などCTスキャナの機能変化によって要求が増大する．

相対電子濃度のテーブルは管電圧，スライス幅などにも注意して管理を行う．

❻ 治療計画の線量計算モードと後処理

外照射治療計画における線量計算モードには絶対線量と相対線量がある．治療計画のうえでは線量の指定の違いに過ぎないが，しっかり把握しておく必要がある．

● 絶対線量計算と相対線量計算

絶対線量計算は治療計画で設定したビームが，どの位置にどれだけの線量を投与するかを指定して線量計算を行う．このために，ビームごとに線量を規定するウェイトポイントの位置や線量を個別に設定ができる．

相対線量計算では，治療計画において設定したビームのウェイトを指定することで線量計算を行う（図 12-2-11）．ウェイトを指定するポイントは通常1つで，その点における比率を指定する．

❼ 治療計画の評価

● 計算後の処理

治療計画の終了後は，得られた線量分布が満足いくものかを確認する必要がある．線量分布が満足いくものでない場合は，再度ビームの設定条件を変えて計算する必要がある．線量分布の確認は次の点に注意して行う．
①標的（PTV）が特定の線量で3次元的に囲まれている．
②PTV内の線量の均一性がよい．
③決定臓器の線量が抑制されている．

また，治療計画の評価をするときに利用される機能として，dose volume histogram(DVH)などがある．

確認を行う項目としては，プランとしての最大，最小線量や各臓器における最大，最小線量，平均線量，最頻線量などが参考となる項目である．

● 線量分布表示

線量分布の表示には線量で表示をする場合と相対化をして表示をする場合とがある．線量の場合，1回照射によるのか，あるいは総線量によるのかを確認しておく必要がある．相対化をした場合には，その相対化処理がどのようなものであるかを確認しておく必要がある．プランの最大線量，腫瘍の最大線量，$D95\%$での正規化などがある．一般的には，相対線量計算モードのウェイトポイントをICRU基準点に一致させ，この点の線量に対して相対化することである．

● DVH(dose volume histogram)

DVHは各臓器内の線量の配分がどのようになっているかを確認する機能である．縦軸に体積をとり，横軸に線量をとってグラフに表示をする(図12-2-12)．表示によって縦軸は%またはccがとれ，横軸もcGyと最大線量を100%とした%の表示がある．また，表示方法として累積(cumulative)と微分(differential)とがある(図12-2-12)．

● TCPとNTCP

腫瘍のDVHからTCP(tumor control probability：腫瘍制御確率)を，決定臓器のDVHからはNTCP(normal tissue complication probability：正常組織有害事象確率)により有害事象の発生確率を計算する．治療計画が取り扱っている物理的な線量から臓器の生物学的な反応を予想するために，いろいろな係数を必要としているが，これらの数値はまだ研究を行う必要がある分野である．各臓器のDVH曲線が交差する場合には治療計画の比較が難しいことがある(図12-2-13)．このようなときにTCP/NTCPによるプランの評価を行うのも1つの方法である．

● 線量分布の評価指標

治療計画の評価には腫瘍への線量の集中と決定臓器への線量の制限を満足しているのかを確認する必要がある．

評価の方法としては，処方線量の他に下記する線量値の明記がICRU Report 62[17]では要求されている．

- 最大線量：PTV内と照射領域全体での最大線量
- 最小線量：組織内での最小の線量
- 平均線量：PTV内の平均の線量
- 中央線量：組織に照射される中間の線量
- 最頻線量：組織内で最も頻度が高く照射された線量
- ホットスポット：PTV以外の組織に照射される高線量域

複雑化する治療方法に対応するために，以下の評価も必要となった．

- D95：組織の95%が照射される線量値
- V20：組織に20 Gyが照射される体積

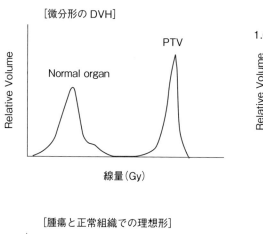
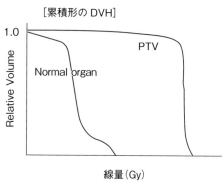
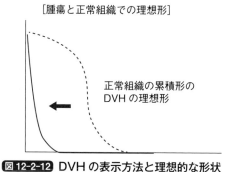
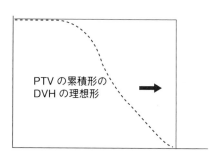

図 12-2-12 DVH の表示方法と理想的な形状

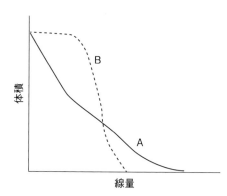

図 12-2-13 異なる治療計画で得られた 2 つの DVH である A と B

A は B に比して高い線量領域がある．B は A よりは低い線量を照射されているが，中間線量域の体積が多い．

HI（homogeneity index）：均等性指標/均一性指標．PTV 内の線量の均一性を表し，PTV 内の最大線量/最小線量で表される．

CI（conformity index）：原体性指標/整合指標．線量の PTV に対する原体（相似）性の指標で処方線量が照射された体積と PTV の体積比で表すが，複数の計算式が提案されている．

12-3 品質保証，品質管理

❶ 目的

　TPS は放射線治療を正確に実施するために重要なシステムである．TPS は近年，システムの3次元対応などによりその機能がより複雑化したために品質保証(QA)と品質管理(QC)の必要性が高まってきている．この TPS の QA，QC は装置の機能，動作をよく理解した専門の担当者によって行われるべきである．

　治療計画システムに関するガイドラインは，American Association of Physicists in Medicine (AAPM)，European SocieTy for Radiotherapy and Oncology(ESTRO)，日本医学物理学会などから出版されており，実際の作業については，そちらの内容を参考にしてもらいたい[18～21]．

❷ 受け入れ作業

● 納入

　システムの納入時には，物品が正しく納入されたかを確認する．この時点までにシステムの納入場所や，電源，リモートメンテナンスに必要な通信回線，納入作業で派生する通路を確保しておく必要がある．また，システム立ち上げまでの予定表の作成は関係者の間で吟味されていなければならない．

● 受け入れ試験とアクセプタンス

　受け入れ試験とアクセプタンスは同じ作業を指す．この試験は，管理責任者が購入の際に指定をした仕様どおりの機能をもった装置が納入されたかを確認することである．受け入れ試験の内容の概要は下記のとおりである．

▶ 1. コンピュータハードウェア

　CPU のほか，TPS の一部になる表示モニタ，プリタ・プロッタ，テープドライブなどすべての周辺装置を含む．

▶ 2. ソフトウェアの特徴と機能

　ソフトウェア特徴仕様書の多くは，量的表現よりもむしろはい・いいえ，またはある・なしタイプにする．

▶ 3. ベンチマークテスト

　ベンチマークテストの実施により，特定のビームデータ，特定条件下での線量計算アルゴリズムの精度がわかる．計算時間もまた計測できる．

　受け入れ試験の主体はユーザにあるとされており，メーカの試験を利用することも許されている．しかし大事なのは，設置前には受け入れ試験手順を決定しておくことである．受け入れ

表 12-3-1 受け入れ試験の項目例

項目	試験
CT画像入力	ユーザが採用する形式によって，ベンダーの提供のCTスキャンの標準的データに基づいて解剖学的な記述を作成する．
解剖学的な記述	上の項目で検討した標準的CTデータに基づいて患者のモデルを作成．体輪郭，内部臓器などの輪郭など．3次元輪郭の作成と表示．
ビームの説明	ベンダーが提供をする標準ビームを利用して，すべての技術的な機能の動作を検証する．
光子線線量計算	標準的光子ビームデータを使って線量計算を実施する．テストにはさまざまなオープン照射野，異なるSSD，ブロック照射野，MLC照射野，不均質テストを含め，複数ビームの計画，非対称照射野，ウェッジ照射野など．
電子線線量計算	標準的電子線ビームデータを用いて線量計算を実施する．オープン照射野，異なるSSD，整形照射野，不均質テスト，傾斜のある入射表面あるいは組織欠損テストなどを含む．
組織内治療線量計算	線源の種類ごとに1本の線源での計算，同じように複数線源の組織内照射計算，タンデム，オボイドを使った婦人科系挿入技術，舌がんの2平面刺入などを含んだようなプランで，線量計算の実施．
線量表示，線量容積ヒストグラム	線量計算結果の表示．ベンダーが提供をする標準的な線量分布を使って，述べられているDVHが機能するかを確認する．ユーザによる線量分布作成を追加試験として実施する．
ハードコピー出力	一連のプランのハードコピー文書印刷し，すべての文字，グラフ出力が正しいことを確認する．

〔Fraass B, et al : American Association of Physicists in Medicine, Radiation Therapy Committee Task Group 53 : Quality assurance for clinical radiotherapy treatment planning. Med Phys 25 : 1773-1829, 1998 より〕

試験の項目要素を以下に示す．

受け入れ試験の例について，**表12-3-1**に示す（AAPM TG-53[18]）．

❸ ビームモデリング

　ビームのモデリングは受け入れの手順に含まれるものではないが，正確な線量計算を行うためには必須の作業である．モデリング作業の中でTPSがもっている特徴を理解することができるので，重要な作業である．ビームデータ登録に必要とされる測定データや，それの合わせ込みの中で，コリメータ反転効果の取り扱いの有無やスペクトルの取り扱いが理解できる．ビームモデリングは日常業務で行う作業ではないので，モデリング技術そのものを習得するのは難しいが，管理する立場の責任者はどのような手順によってビームデータが作成されるのかを知っておく必要がある．

❹ コミッショニング

　コミッショニングは受け入れ試験と独立したものであり，システムの臨床使用の前作業として最も重要な一連の作業として位置づけられる．

● 線量に関係しないコミッショニング

　TPSでは線量計算とは直接関わりのない作業，機能が多く存在する．これらの機能が問題なく動作をすることを調べるために，線量が関係しないコミッショニングが示されている．これらの作業は患者に位置決め/固定方法から，画像取得，ビームの選択，ウェッジの使用，計画の評価，実施，確認という治療計画の流れの中で発生する機械的な要求やウェッジの方向，係数などの設定などが含まれている．作業の詳細については AAPM TG-53[18] を参照にされたい．ここでは，確認項目を列挙する．

▶ 患者に関するデータについて
　・患者の位置と固定方法
　・画像取得
　・解剖学的記述

▶ ビームデータに関して
　・ビームの設定や規定
　・装置の説明，制限，読み出し
　・幾何学的な正確さ
　・照射野形状の作製法
　・マニュアル開度入力と自動開度設定
　・MLC 仕様の設定
　・ウェッジ
　・ビームや開度の表示
　・補償フィルタ

▶ 線量計算の取り扱い
▶ プランの評価方法
　・線量表示
　・DVH
　・NTCP/TCP の利用と他のツール

▶ ハードコピー出力
▶ プランの実施と検証
　・座標系システムと縮尺変換
　・データ転送
　・ポータル画像検証

▶ 組織内治療計画関連

● 線量に関係するコミッショニング

　線量計算のコミッショニングとして AAPM TG-53 では取り扱われている線量に関係するコ

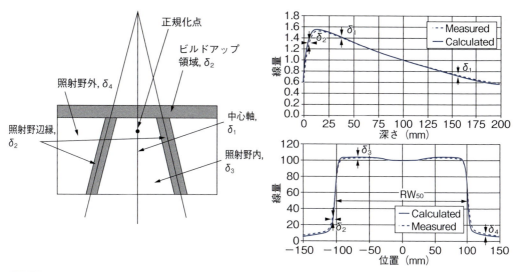

図12-3-1 Booklet-7 での領域指定

〔Mijnheer B, et al：Quality assurance of treatment planning systems：Practical example for Non-IMRT photon beams. ESTRO, Brussels, 2004 より〕

ミッショニングは，主に線量計算にかかわるビームデータの転送から，一部ビームモデリングを含み，計算精度の確認やプラン作成時のウェイト付けについて検証を行うように指定されている．ESTRO Booklet-7[19] では，光子ビームの各領域に対して許容誤差を提案している（図12-3-1，表12-3-2）．

線量に関するコミッショニングの注意点としては，ビームモデリングと線量計算アルゴリズムの評価を分離して行うことである．ビームモデリングの試験では，登録した治療機の測定データが正しくモデリングされ，再現されているかを確認することであり，PDD，OCR の比較とMLC による矩形照射野の OCR の比較などである．アルゴリズムの試験については不整形照射野や IMRT フィールドの評価となる．ただ，比較されるデータが常に水中（均一物質）内の線量であるため，不均質補正の評価は基本的にはできない．

❺ 日常管理

TPS を臨床で使用する前に，受け入れ試験から，コミッショニングと各種試験を行うが，すべての治療の条件を満たしたテストを事前に実施することは不可能である．そのためにも，日常業務の中での QA/QC が精度管理とトラブル発生の回避という視点から重要になる．必要に応じて QA ツールを利用する点も考慮すべきである．また，日常業務を確実に実施するために，QA/QC の管理者による手順書の作成と実施の管理が必要である．この手順書は治療方針の変化やスタッフの構成員の変化に応じて変更されるべきである．

● MU 計算

日常確認でモニタユニット値の検証は必ず実施されるべき作業である．治療機のモデルなどにより計算方法に違いがあるので，計算式を吟味して利用すべきである．

表12-3-2 ESTRO Booklet-7による線量評価領域と基準値

領域		均質 単純な条件	複雑な条件 (くさび，不均質，非対称，ブツロク/MLC)	より複雑な 条件****
δ_1	ビーム中心軸の高線量，低線量勾配の領域	2%	3%	4%
δ_2*	ビルドアップ領域（ビーム中心軸上）およびプロファイルの半影領域の高線量，高線量勾配領域	2 mm もしくは 10%	3 mm もしくは 15%	3 mm もしくは 15%
δ_3	ビーム中心軸の外側で高線量，低線量勾配の領域	3%	3%	4%
δ_4**	ビーム辺縁の外側の低線量，低線量勾配の領域	30%（3%）	40%（4%）	50%（5%）
RW_{50}***	放射線照射野の幅で高線量，高線量勾配の領域	2 mm もしくは 1%	2 mm もしくは 1%	2 mm もしくは 1%
δ_{50-90}	ビーム外縁で高線量，高線量勾配の領域	2 mm	3 mm	3 mm

*2つの基準値のうちの一方が適用．
**これらの数値はそれぞれの点の線量，あるいはビーム中心軸上の同一深の線量，あるいは遮蔽．照射野の場合には，その照射野の遮蔽されていない部分の線量（括弧内）で標準化する．
***%値は 20 cm を超える照射野に適用．
****より複雑な条件とは，少なくとも2つの複雑な条件の組み合わせとする．
〔Mijnheer B, et al：Quality assurance of treatment planning systems：Practical example for Non-IMRT photon beams. ESTRO, Brussels, 2004 より〕

❻ 定期的管理

定期的な管理は検査内容（検査項目や期間）を決定して，実施していく必要がある．ビームデータの再コミッショニングを行う場合には，データの取り扱いに十分な注意が必要となる．また，治療計画にかかわるスタッフへのトレーニングも定期的に行うことに注意を払いたい．さらにQA/QCの観点から，検証作業の解析などを行うことで手順の見直しをしておく必要がある．

● バージョンアップ

治療計画ソフトウェアは頻繁に新しい機能が提供される．管理責任者は，新しいソフトウェアの提供する機能が必要であるかを吟味して導入計画を立てる．バージョンアップ後は，システム立ち上げと同様にコミッショニングを行う必要がある．診療を中断してコミッショニングを行うのは現実的に不可能である．事前に，ソフトウェアの内容を確認できる環境を用意して，臨床と並行してテストを行うようにスケジュールを調整することが望ましい．

文献

1) Kutcher GJ, et al：Comprehensive QA for Radiation Oncology：Report of AAPM Radiation Therapy Committee Task Group 40. Med Phys 21：581-618, 1994
2) Fraass BA, et al：3D treatment planning：1 overview of a clinical planning system. Bruinvis AD, et al：The use of computers in radiation therapy, ed. I, Proc. 9th ICCRT, 1987
3) Purdy JA, et al：Three dimensional radiation treatment planning system. Bruinvis AD, et al：The use of

computers in radiation therapy, ed. I, Proc. 9th ICCRT, 1987
4) Clarkson JR：A Note on Depth Doses in Fields of Irregular Shape. Br J Radiol 14：265-268, 1941
5) Cunningham JR, et al：Program IRREG-Calculation of dose from irregular shaped radiation beams. Comput Programs in Biomed 2：192-199, 1972
6) Steidley KD, et al：A Clarkson's sector integration routine for personal computers. Med Phys 21：61-64, 1994
7) Day MJ：A note on the calculation of dose in x-ray fields. Br J Radiol 23：368-369, 1950
8) Day MJ, et al：The equivalent field method for dose determinations in rectangular fields. BJR Suppl 25：138-151, 1996
9) Agrawal SK, et al：A method of dosimetry for irregularly shaped fields. Int J Radiat Oncol Biol Phys：199-203, 1977
10) Batho HF：Lung corrections in cobalt 60 beam therapy. J Can Assn Radiol 15：79, 1964
11) Young MEJ, et al：Experimental tests of corrections for tissue inhomogeneities in radiotherapy. Brit J Radiol 43：349, 1970
12) Sontag MR, et al：Corrections to absorbed dose calculations for tissue inhomogeneities. Med Phys 4：431, 1977
13) Battista JJ, et al：True three-dimensional dose computations for megavoltage x-ray therapy：A role for the superposition principle. Aust Phys Eng Sci Med 15：159-178, 1992
14) Sheikh-Bagheri D, et al：Monte Carlo calculation of nine megavoltage photon beam spectra using the Beam code. Med Phys 29：391-402, 2002
15) Liu HH, et al：Correcting kernel tilting and hardening in convolution/superposition dose calculations for clinical divergent and polychromatic photon beams. Med Phys 24：1729-1741, 1997
16) Woo MK, et al：The validity of the density scaling method in primary electron transport for photon and electron beams. Med Phys 17：187-194, 1990
17) INTERNATIONAL COMMISSION ON RADIATION UNITS AND MEASUREMENTS：ICRU REPORT 62, Prescribing, Recording and Reporting Photon Beam Therapy(Supplement to ICRU Report 50). 1999
18) Fraass B, et al：American Association of Physicists in Medicine, Radiation Therapy Committee Task Group 53：Quality assurance for clinical radiotherapy treatment planning. Med Phys 25：1773-1829, 1998
19) Mijnheer B, et al：Quality assurance of treatment planning systems：Practical example for Non-IMRT photon beams. ESTRO, Brussels, 2004
20) 日本医学物理学会 タスクグループ01：X線治療計画システムに関するQAガイドライン．2008
21) Commissioning and Quality Assurance of Computerized Planning Systems for Radiation Treatment of Cancer, Technical Report Series No. 430. IAEA, 2004

第13章

放射線治療の品質保証と品質管理

13-1 放射線治療に求められる品質保証と品質管理

　放射線治療は多くの過程を経て実行され，同時に種々の複雑化した技術を活用することで成立する．多くの過程が有機的につながり，1つの目標に向かう多くの専門的技能による医療が放射線治療である．このような放射線治療の特性から，常にリスクファクターの洗い出しが要求されている．

　医学的処方の一貫性を確保するためには，品質保証(quality assurance：QA)がベースになければならない．QAとは患者に対する放射線治療の質を病院と放射線治療部門が保証するものである．よって，品質管理(quality control：QC)(工程の管理，改善)よりも広い範囲(たとえば，品質に対する考え方，治療環境，スタッフ配置，継続教育など)を視野に入れたものである．このことが放射線治療という多くの機能集団が関連する分野におけるQAを難しくしている．

　英国から国内で発生した放射線治療インシデントを踏まえた分析[1]が報告された．また，WHOでは2008年にグローバルなデータ分析結果が報告された[2]．これらの報告の中では，放射線治療における作業経路について注意深い分析がなされている．これらの報告で強調されていることは，アクシデントと呼べる照射は1つの事象からも起きるが，一連の事象によって起きることもあるということである．多くのプロセスのつながりを経て患者経路が完結する放射線治療においては，エラーの潜在的危険性が高いことが指摘されている．

　QAを確かなものとするためには，具体的に作業手順を明確にし，かつリスクファクターの洗い出しを継続的に実施していく必要がある．そのうえで作業の品質を確保するのがQCである．

　質を確保していくうえで具体的な目標がいるが，放射線治療における精度についてICRU[3]，Mijnheerら[4]により，線量誤差として3.5%から5%を限度とすることが示されている．また，治療計画システムの計画線量への精度要求として，Venselaarら[5]は2mmもしくは2%以内という数値目標を示した．

❶ 放射線治療におけるインシデント分析

　わが国を含めた世界における放射線治療に関連するニアミスとインシデントが報告されている．わが国においては医学放射線物理連絡協議会(日本医学放射線学会，日本放射線腫瘍学会，日本医学物理学会，日本放射線技術学会)により誤照射に対する調査がなされ，報告と注意喚起がなされてきた(表13-1-1)．

　WHOの報告では誤照射に至る前に発見された誤りをニアミス，誤照射に至ってしまった場合をインシデントとして分類している．WHOは図13-1-1に示すような放射線治療過程に分類し，放射線治療の過程別にニアミスとインシデントの発生頻度を分析している．図13-1-2と図13-1-3はそれぞれニアミスとインシデントの発生頻度を示す．対象患者数はニアミスで4,616人，インシデントで3,162人(死亡37人)である．

　ニアミスを過程別に分類したときの対象患者数は4,735人(過程の重複があるため実数よりも増加している)である．ニアミス発生頻度はデータ転送過程が最も高く45.2%，患者位置決め

表 13-1-1 国内における誤照射

誤照射期間	内容	実際の線量/計画線量	対象患者数
1995.4〜1999.10	医師-技師間の処方線量規定の不一致	1.11〜1.28	276人
1998.7〜2000.12	くさび係数のTPS登録ミス	1.35	23人
1998.9〜2004.2	くさび係数のTPS登録ミス	1.0〜1.24	111人
1999.3〜2004.4	線量測定値処理の誤り	0.70〜0.98	256人
1999.4〜2003.11	出力係数のTPS登録ミス	0.74〜1.0	63人
2000.6〜2002.7	くさび係数のTPS登録ミス	1.2〜1.4	12人
2003.2〜2004.3	シャドートレイの有無のTPS入力ミス	1.04〜1.14	25人
2003.9	分割回数のTPS入力ミス	1.13	1人
2007.7〜2013.11	RALS線源位置の設定ミス	Grade 3以上の障害7人	100人

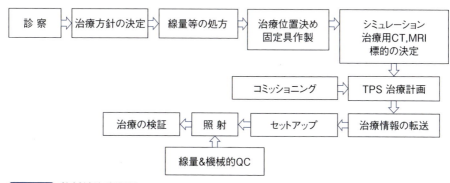

図 13-1-1 放射線治療過程

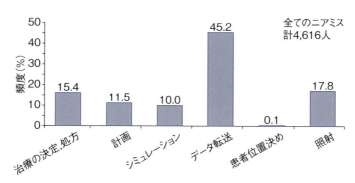

図 13-1-2 治療前に発見された誤り（ニアミス）の放射線治療過程別発生頻度（WHOのデータによる）

とデータ転送を除いたその他の過程はほぼ同程度の頻度（平均13.7％）である（図13-1-2）．これはデータ転送でのチェック作業が1対1対応の比較が多く，誤りの発見が容易ということと関係していると思われる．

　過程別のインシデント分類の結果を図13-1-3に示す．図13-1-3a はWHOのrisk profileにあるデータをすべて対象としている．一方，図13-1-3b は risk profile からわが国のデータを除外したものである．すべてのデータ（図13-1-3a）では計画が54.6％，コミッショニングが25.2％である．一方，わが国を除外した場合には計画が63.9％，コミッショニングが32.8％とな

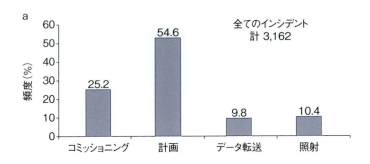
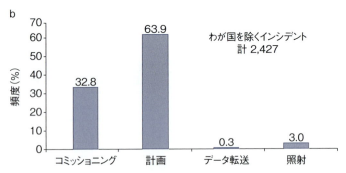

図 13-1-3 誤りを発見できずに実行された誤り(インシデント)の放射線治療過程別発生頻度(WHOのデータによる)

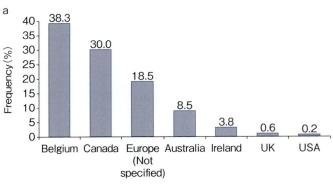
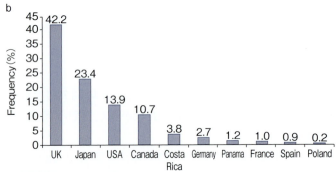

図 13-1-4 国別の発生頻度

a:ニアミス,b:インシデント.WHOのデータによる.

る．わが国におけるインシデントは各ステップで全世界の約10%発生していることを示している．その一方で，図13-1-3aとbにおける計画とコミッショニングでのインシデントの発生頻度の順位に変化がみられないということから，これらの過程におけるインシデントが放射線治療における重要なインシデントであることを示している．

放射線治療における多職種間協働の意識とシステムが確立している欧米においても，計画とコミッショニングにおけるインシデント発生頻度が高いことが，図13-1-3aとbでの同等な結果であったことから窺える．

ニアミスとインシデントの国別発生頻度は図13-1-4aとbに示す．米国，日本，英国はニアミスの発見頻度が低いが，インシデント発生頻度が高い．一方，カナダはニアミスの発見頻度は高いが，インシデント発生頻度は英国，米国，日本に比して低い．国ごとに特徴がみられるのが興味深い．

❷ 放射線治療におけるニアミスとインシデントの要因

WHOの報告(risk profile)に示された要因を，ニアミス(表13-1-2)とインシデント(表13-1-3)にリストする．これらの要因は，人間が決めるもの，行うものはすべてに誤りを犯すリスク

表13-1-2 放射線治療の種々の過程におけるニアミスの要因(WHO Risk Profile より抜粋)

ニアミス
Assessment of patient & Prescription　治療の決定，処方
放射線治療の適応・処方・線量選択・標的体積の設定・処方プロトコル変更への対応
Simulation　シミュレーション
未経験のスタッフによる手順の誤り・シミュレーション中の不注意・シミュレーションプロトコル 　MU値計算・距離 　モールドルーム・ペースメーカー
Patient positioning　患者位置決め
位置決め器具の配置・遮蔽ブロックの位置・セットアップ後の患者の動きによる位置の変化
Planning　計画
治療部位・左右の位置・標的体積および決定臓器の設定・処方の解釈 　TPSの運用・不均質線量分布・TPSへの分割線量入力 　MU値計算・PDD，逆二乗則補正，アイソセンタ線量，等価正方形の計算 　セットアップ情報・記録 　記録検証(R&V)システムのプログラム
Information transfer　データ転送
データ転送作業・データ作成・記録検証(R&V)システムへのデータ入力 　コミュニケーション・ヒューマンエラー・注意不足 　手順の記載なし・技術的変更の書類・不明確な文書 　PDD・逆二乗則補正・アイソセンタ線量・等価正方形の計算・患者セットアップ情報
Treatment delivery　照射
ビーム・架台角度・コリメータ角度・アイソセンタ・遮蔽・ボーラス・くさびフィルタ・MU値・照射野サイズ・アクセサリの設定・アクセサリの装着忘れ・照射野の重なり 　ライナックグラフィ，EPIDの使用 　患者取り違え 　スタッフ間のコミュニケーション

表 13-1-3 放射線治療の種々の過程におけるインシデントの要因(WHO Risk Profile より抜粋)

インシデント
Commissioning　コミッショニング
^{60}Co 装置の校正
書類の改ざん
Planning　計画
新たな治療法導入時の線量計算・Physical wedge から dynamic wedge への切り替え時の線量
誤った線量表に基づいた ^{60}Co 線量計算・表在治療の出力校正照射野と異なる照射野で出力を決定
TPS データ入力（くさび係数・遮蔽ブロック・総線量と分割数の組合せ）
データ管理システムのアップグレードによる操作手順の変更
線量計の操作
Information transfer　データ転送
患者の取り違え
医師と技師の間の処方線量解釈の相違
TPS への総線量と分割数の組合せ入力・小線源治療の線源・照射野サイズの推定
Treatment delivery　照射
ソフトウェアプログラム・禁止操作に対する直線加速器保守での設定・加速器の電源停止時の安全システム
小線源治療での線源取り違え・HDR 小線源治療における線源脱落と体内放置
照射野サイズの推定
患者の取り違え

があることを示している.

ただし，注目すべき点は，システムや TPS の変更時，あるいはシステムのバージョンアップ時に，何らかのトラブルが発生していることである．また，作業手順マニュアルが十全なものではなかったことがトラブル要因となる場合もあることがわかる．

❸ WHO 報告を踏まえた対応策

WHO の報告にみられる問題点は，ニアミスとインシデントの発見と発生の比率が異なることである．一般的に 1 つの有害事象には多くのニアミスが隠れていると云われる．Holmberg ら[6]の報告は治療実施前の 2 段階の独立検証と治療開始 1 週間以内の検証により 5,145 プラン/初年度を検証し，その後 3 年間で 15,386 プランを検証した結果をまとめている．Holmberg らの検証法は**表 13-1-4** に示すように，peer reviewer と関連する他職種 reviewer による 3 段階の検証を繰り返すものである．たとえば，検証初年度における発見率は，一次検証で 29.9/1,000 プラン（3％），二次チェックで 4.5/1,000 プラン（0.5％），治療実施までに発見できなかったものが 2.5/1,000 プラン（0.3％）である．治療前発見がかなわなかった症例の比率は，母数に対して 0.09％である．この例では，1 年間のインシデント/ニアミスの比率は，5,145 の母集団で 13/177，1 つのインシデントに対して約 14 倍のニアミスである．

したがって，WHO の risk profile のデータをみるときには，報告されていないニアミスがあると考えたほうがよい．安全な放射線治療に向けてのシステム構築，すなわち品質管理では，ニアミスの発見効率を上げることが重要であり，その数は相当数に上ると考えたほうが現実的である．したがって，すべてのプロセスで要因を分析し，対策を考えるべきである．

表13-1-4 HolmbergとMcCleanの独立検証法

	事前検証		事後検証
	一次検証	二次検証	毎週の概要検証
担当者	医学物理士	放射線治療技師	放射線治療技師
マニュアルプランの検証法	手計算	PCプログラム	手計算
TPSプランの検証法	PCプログラム	手計算	手計算
過誤の種類	ニアミス	ニアミス	インシデント

わが国における誤照射事例(**表13-1-1**)をみると，分割数が1回であった症例を除いて発見までの期間が長く，1年～5年半と長期にわたっている．放射線治療は他の医療行為と異なり，外部照射では特に分割サイズ(1回線量)を低く抑制する中で多分割照射により治療を完了する．したがって，1回照射の過誤による患者への影響は比較的低減される．このため，ニアミス段階での発見と同時に，治療開始後も早期に発見することが重要となる．わが国における誤照射はこのことが果たされていない．この事実にもとづいた品質管理の手法を講じていく必要がある．

インシデント発生頻度が高かった英国では，Towards Safer Radiotherapyにおいて放射線治療エラーをレベル1～5の5段階に分類し，エラー発見時に的確に判断するための基準を設けた．また，施行規則にもとづき報告対象を定め，インシデント内容の周知を図るようなシステムを構築した．

わが国における放射線治療インシデントの報告システムは，国立病院系列においては過去に実施例があったが，現時点では存在しない．ニアミスやインシデント除法の共有化は，最善のQCプログラムを構築するうえで必須である．

わが国においては2004年10月に放射線治療に関連する5つの学会および団体(日本放射線腫瘍学会，日本医学放射線学会，日本医学物理学会，日本放射線技術学会，日本放射線技師会)により，放射線治療品質管理機構が設立され，放射線治療品質管理士の認定および治療施設に対して品質管理室，品質管理委員会の設置を促してきた．

また，日本放射線腫瘍学会・日本放射線技師会・日本放射線技術学会の3団体の合意により2005年3月に，医療施設で放射線治療に従事する診療放射線技師の専門性を審査・認定するとともに，その専門教育の振興を図って日本放射線治療専門放射線技師認定機構を設立した．

これらの機構は現在，創成期を終えた段階にある．今後，安全な放射線治療の確立を目指した活動が継続されなければならない．ここでは，日本放射線治療専門放射線技師認定機構の立場で品質管理QCについて次項でまとめておく．

13-2 放射線治療の種々の過程における技術的品質管理項目

各過程における重要な項目を下記に示す．

● 1. 患者の同定

日本語化されていない記録照合システム（R＆Vシステム）を運用する場合には，漢字固有の表意，形態による識別能力が期待できない．これを補うためには，顔写真や患者IDカードなどの活用が必要である．特に，不慣れなスタッフが対応する場合には「確認手順」を明確にしておかなければならない．

● 2. 治療法の処方

- 腫瘍の種類やステージに対するプロトコルの文書化（特に，分割数，1回線量，総線量について明確化）
- 放射線治療部門内の医師，看護師を含めた合同ミーティングで治療目的の確認

● 3. 治療位置決め，固定具作製

- 腫瘍の種類・位置と標準の体位と固定具の関係の文書化
- 固定具作製手順の文書化
- 固定具作製技術教育の実施

● 4. シミュレーション，治療用CT撮影

- シミュレーション，治療用CT撮影手順の文書化
- CT情報の保存IDの書式の統一

● 5. TPS治療計画

- 患者データ確認の頑健性を確保（ID，CT撮影日，部位など）
- GTV，CTV，PTVの妥当性の確認（具体的に文書化）
- 不均質補正の有無の確認方法
- 線量分布の再現性を確保できるプランが基本的にベストプランであることを共通認識とする
- 治療計画の評価指標と指標値の妥当性の確認（線量処方点を含めて具体的に文書化）
- 照射パラメータ（装置，モダリティ，エネルギー，ビーム方向，照射野，くさびフィルタやシャドートレイの有無，ボーラス）の確認
- R＆Vシステムへのプラン転送方法の文書化

● 6. TPSを用いないマニュアル治療計画

- 緊急照射（上大静脈症候群，脳圧亢進，脊髄横断症状など）における対応法の文書化
- MU値計算法の文書化（可能ならば，PCベースの計算法を作成）
- MU値計算法に関する教育
- 照射パラメータ（装置，モダリティ，エネルギー，ビーム方向，照射野，くさびフィルタやシャドートレイの有無，ボーラス）の確認
- R＆Vシステムへのプラン転送方法の文書化

● 7. 治療情報の転送

- 患者IDやプランIDはR＆Vシステムの画面表示とは別の媒体でチェックリストを用意し，

両者の比較による照合確認
- 確認用資料(チェックリスト)の形式の統一
- 照射パラメータ(装置, モダリティ, エネルギー, ビーム方向, 照射野, くさびフィルタやシャドートレイの有無, ボーラス)の確認
- MU値の独立検証(PCベースあるいは手計算)
- R & V システムのバージョンアップやシステム更新時の検証(内容の異なるモデルデータを活用)

● 8. セットアップと照射
- 患者への説明手順の文書化と患者説明用パンフレットの作成
- 患者の同定法
- 患者の身体的, 精神的情報の事前把握
- セットアップ手順の文書化と教育(患者は技術者間で手順が異なることに不安を抱くので, 手順の統一は重要)
- 最終的な治療寝台の高さを考慮した点滴ラインの確保
- 治療寝台からの落下防止対策
- 緊急停止スイッチや停止操作の確認と訓練
- 照射パラメータ(装置, モダリティ, エネルギー, ビーム方向, 照射野, くさびフィルタやシャドートレイの有無, ボーラス)の確認
- 複数の技術者によるセットアップ時の最終判断する技術者の決定
- EPID, MV あるいは kV CT による位置確認検証の方法の文書化
- 照合画像に対する判断の基準値と最終判断する医師の決定
- 照射中の患者の動きの監視
- 電源供給停止時の対応策

● 9. コミッショニング
- ビームデータ取得時の計測機器の設定法
- ビームデータの評価法
- 確定したビームデータをデジタルデータと紙媒体で保存し, リファレンスデータとして所在を明らかにし, 利用環境(たとえば, 放射線治療部門内のネットワーク上で閲覧用共通ホルダー)を整える.
- TPSへの登録を考慮したビームデータのファイル名の形式
- 施設における複数の典型的モデルプランの準備
- モデルプランでの精度評価と評価法
- MU値計算プログラムあるいはマニュアル計算用のデータの作成と検証
- AAPM TG106 と 142, 148 が参考になる. これらは日本医学物理学会から邦訳されている.

● 10. 出力校正
- 校正手順の文書化
- 校正手順の教育

- 管理限界の策定とモニタ線量計の経時的感度変化の把握
- 校正評価結果の記録保存(たとえば,放射線治療部門内のネットワーク上で閲覧用共通ホルダーを用意する)
- 始業前校正の手順と保存(たとえば,放射線治療部門内のネットワーク上で閲覧用共通ホルダーを用意する)

● 11. 始業前点検
- 機械的精度点検(レーザによるアイソセンタ,光学的距離,光学的照射野)
- 線量精度点検(簡易出力校正)
- 評価法の文書化
- 計測評価記録の保存(たとえば,放射線治療部門内のネットワーク上で閲覧用共通ホルダーを用意する)

● 12. 定期点検
- 週,月,半年,1年の点検項目とスケジュールの策定
- 点検器材の保守
- 計測手順の文書化
- 評価法の文書化
- 計測評価記録の保存

　上記の項目を考慮した施設の実状に合ったQCプログラムを作成することが重要である.検討作業や作成には複数のスタッフの参画が必須である.一次案が完成した段階でスタッフ間に周知し,QCプログラムの試行期間を設けて実行する.試行期間を不必要に長くしてはならない.試行期間に問題点の洗い出しを積極的に行う.問題点が抽出された後には,QCプログラムの修正版を作成し,実務運用を図る.策定されたQCプログラムは有効期間を明示するか,あるいは随時改訂し,改訂日を記録する.既存システムのバージョンアップや新規更新時の対応についても念頭においた対応が必要である.

　QCプログラムの作成は,「なぜその対策が必要であるのか?」を治療部門の全職員が認識する機会でもある.これにより"KNOW HOW"的マニュアルを脱却した"KNOW WHY"を継続的に維持できる組織になる.また,組織の中に事実の共有化が進み,"安全文化"が醸成されることになる.

13-3　外部放射線治療の外部線量監査

　放射線治療の品質を確かなものとするための基盤は,放射線治療の安全な実施である.このために世界では放射線治療の外部監査が行われてきた.中でも重要な線量の監査については,IAEAとWHOの共同事業[7]として1967年より熱ルミネセンス線量計(thermoluminescence dosimeter：TLD)郵送による線量外部監査プログラムを実施している.その他,北米のRPCや

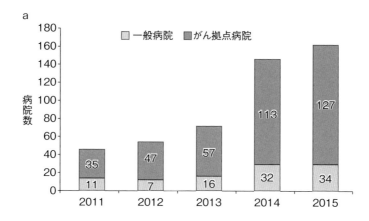

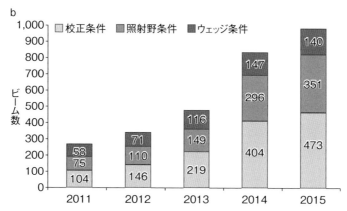

図 13-3-1 医用原子力技術研究振興財団によるX線出力線量のガラス線量計郵送外部監査実施結果

a：病院別，b：監査条件別．

欧州のESTRO EQUAL プログラムが行われてきた．わが国では医用原子力技術振興財団（以降，財団）によりガラス線量計郵送によるX線の線量外部監査が2007年より開始され，2015年までの8年間で374施設の出力線量の監査が行われた（**図13-3-1**）．がん診療連携拠点病院については，外部線量監査が義務化され，実施病院が増加している．財団による実施プログラムは**表13-3-1**に示すように，基準条件，複数の照射野条件およびくさび照射野条件の3種類が用意されている．これらの条件の実施率が伸びていることから（**図13-3-1b**），基準条件以外の監査項目の充実が今後も図られていくことが期待される．財団による評価判定は基準線量に対して郵送によるガラス線量計の不確かさを勘案して±5%とし，これを超える場合にはヒアリング，施設訪問により対応している．

ESTROによる外部線量監査プログラム（TLD郵送）EQUALによる欧州と地中海諸国の23か国での監査結果が，Ferreiraら[8]により報告されている（**表13-3-2**）．監査項目は以下の5つの条件である．

①RBO：基準条件の出力
②BOV：オープンとくさび照射野のPDDと出力
③WTF：くさび係数

表13-3-1 医用原子力技術研究振興財団によるX線出力線量のガラス線量計郵送外部監査の項目

[直線加速器]

項目	出力線量監査条件		
	校正条件	照射野条件	ウェッジ条件
測定深	水10 cm深		
線量	1.0 Gy		
SAD	100 cm		
照射野 cm²	10×10	5×5, 15×15, 20×20, 25×25	10×10
くさびフィルタ	—	—	15°, 30°, 45°, 60°
平坦化フィルタ		FFまたはFFF	FF

[TomoTherapyとCyberKnife]

項目	TomoTherapy	CyberKnife
測定深	水10 cm深	
線量	1.0 Gy	
SSD/SAD	SSD=85 cm	SAD=80 cm
その他	架台角度0°（固定）	—

表13-3-2 EQUALでの23か国の線量外部監査結果（1998～2002年）

Parameter	Deviation level on $|\delta|$				Number of beams
	$|\delta|\leq3\%$	$3\%<|\delta|\leq5\%$	$5\%<|\delta|\leq10\%$	$|\delta|>10\%$	
RBO	1,037(91%)	94(8%)	12(1%)	2(0.2%)	1,145
PDD	1,078(97%)	25(2%)	9(1%)	2(0.2%)	1,114
BOV					
Open beam	999(89%)	93(8%)	28(3%)	1(0.1%)	1,121
Wedge beam	907(87%)	99(10%)	15(1.5%)	3(0.3%)	1,024
WTF	922(88%)	89(8.5%)	27(3%)	7(0.7%)	1,045

表13-3-3 光子線のEQUAL監査による効果

Parameter	Deviation $|\delta|>5\%$ (%)	
	1998～1999 387 beams	1998～2002 1,145 beams
RBO	3.1	1.2
BOV	4.7	1.8
WTF	10.4	3.3

④MLC：：MLC照射野の光子ビーム中心軸線量
⑤電子線：3種類の照射野（10 cm×10 cm，15 cm×20 cm，7 cm×7 cm）のエネルギー別の出力
　EQUALの外部監査の結果で注目すべき点は，基準条件においても±5%を超える事例が1.2%存在し，さらに影響因子の多い項目では±5%を超える事例は3%程度まで増加していることである．わが国においても，このような状況を想定しておかなければならない．しかし，外部監査の有効性はFerreiraらが指摘するように，外部監査の初年度とそれ以降で線量精度改善が確実に達成できる（±5%を超える事例は約1/3）ということである（**表13-3-3**）．外部監

査自体は第三者的安全確認であるが,教育的効果も期待できる点で有効である.

文献

1) The Royal College of Radiologists : Towards Safer Radiotherapy. The Royal College of Radiologists, BCFO (08)1, London, 2008
2) World Health Organization(WHO) : Radiotherapy Risk Profile, Technical manual, 2008
3) International Commission on Radiation Units and Measurements(ICRU) : Determination of Absorbed Dose in a Patient Irradiated by Beams of X or Gamma Rays in Radiotherapy Procedures, ICRU Report 24. Bethesda, MD : ICRU, 1976
4) Mijnheer BJ, et al : What degree of accuracy is required and can be achieved in photon and neutron therapy? Radiother Oncology 8 : 237-252, 1987
5) Venselaar J, et al : Tolerances for the accuracy of photon beam dose calculations of treatment planning systems. Radiother Oncol 60 : 191-201, 2001
6) Holmberg O, et al : Preventing treatment errors in radiotherapy by identifying and evaluating near-misses and actual incidents. Journal of Radiotherapy in Practice 3 : 13-25, 2002
7) IAEA : Proceedings Series, Proceedings of an International Symposium, Standards and Codes of Practice in Medical Radiation Dosimetry Vol. 2. Austria, 2003
8) Ferreira IH, et al : Estro European Assurance Programme for Radiation Treatments(the Equal Network) Proceedings Series, Proceedings of an International Symposium, Standards and Codes of Practice in Medical Radiation Dosimetry Vol. 2. Austria, 2003

第14章
放射線治療部門のネットワーク

14-1 情報ネットワークの基礎

❶ OSI 参照モデル

　国際標準化機構が制定した開放型システム間相互接続(OSI)はデータ通信のためのネットワーク構造についての設計方針の規格において，通信機能を7つの階層にモデル化して示したものであり，各所で参照される(**表14-1-1**)．日常の利用で直接ユーザーが意識するものではないが，基礎知識として理解しておくとよい．

❷ ネットワークプロトコル

　現在用いられるネットワークプロトコルは TCP/IP (Transmission Control Protocol/Internet Protocol)が基本である．病院内における病院情報システム(HIS)，画像保存通信システム(PACS)などのネットワークも基本的にすべて TCP/IP で構築されている．個人の PC をインターネットへ接続する際にも PC への IP アドレスの設定が必要であり，既に広く普及した知識と思われることから，ここでは簡潔に記載する．IP アドレスは各端末に割り振る数字の羅列であるが，これは 32 bit の数値である．そのままでは理解しがたいので 8 bit ごとにピリオドで区切って4つの数字をつなげたものを IP アドレスとしている．同じネットワーク内で IP アドレスは重複してはならない．IP アドレスとともに設定するサブネットマスクは，ネットワーク部とホスト部の区切りを示すものであり，実際のネットワークはこのサブネットマスクを利用し，細分化して管理されている．プライベートネットワークなど，閉じた LAN 内ではプライベートアドレスを利用する．アドレスの割り当て可能範囲を考慮して，クラス A〜C のアドレスを用いている．急速に拡大したネットワークであるインターネットにおいては，こうした従来からのプロトコル(IPv4)によるグローバル IP アドレスの枯渇が現実のものとなってきたことから，これまでの 32 bit 幅ではなく 128 bit 幅に拡張した IPv6 と呼ばれるプロトコルも存在している．

　ネットワーク上では，IP アドレスを通信相手の識別に用いて計算機間での通信を行うが，その計算機上で動作しているどのプログラムと通信するのかを特定するために，ポート番号が置

表14-1-1 OSI 参照モデル

階層	名称	内容
第7層	アプリケーション層	ユーザーが直接操作する通信サービスの具体的取り決め
第6層	プレゼンテーション層	データの表現方法，文字コードや圧縮の変換などに関する取り決め
第5層	セッション層	通信開始から終了までの手順に関する取り決め
第4層	トランスポート層	伝送が届いているか通信監理のための取り決め
第3層	ネットワーク層	通信系路の選択・中継の取り決め
第2層	データリンク層	接続されている機器間の伝送の取り決め
第1層	物理層	コネクタのピン数，形状，変換などの取り決め

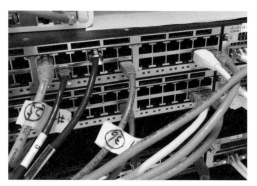

図 14-1-1 ネットワークスイッチと RJ-45 コネクタ付 UTP ケーブル

かれている．たとえば Web ブラウザでの http は port 80 もしくは 8080，https では port 443，メールでは POP3 の port 110 などがよく使われているのを目にするであろう．DICOM では標準のコミュニケーションとして port 104 が予約されている．

❸ ネットワークハードウェア

　ネットワークを構成する機器としては，下流から，まず端末のネットワークインターフェースカード(NIC)，次に有線の場合はケーブル，そしてネットワークスイッチ，ルータが代表的なものである．NIC は PC にネットワークケーブルが差し込まれているまさしくその部分であり，現在ではどの端末でも備わっていることが多い．ケーブルは取り回しの容易さから UTP と呼ばれるツイストペアケーブルが用いられることが多い．この断端は RJ-45 という形式のコネクタで処理される．基幹部の LAN には光ケーブルなど信号減衰による損失のないケーブルが採用される．

　スイッチ(**図 14-1-1**)は同じネットワークに複数台の端末を接続する場合に用いるものであり，スイッチングハブなどと呼ばれる．L2 スイッチといわれるものは OSI 参照モデルでの第 2 層にあたる MAC アドレスで処理を行うものである．これは一般的に端末から送信されるデータにつく MAC アドレスを理解して，スイッチの対応したインターフェースへのみ通信を返すことで効率的にネットワークが運用できるようになる．L3 スイッチと呼ばれるものは第 3 層の IP アドレスで処理を行うことができるスイッチであり，最近では IP 以外のネットワークプロトコルが混在することもないため高速処理を目的として，ソフトウエア制御を行うルータではなく，L3 スイッチを従来のルータの役割をもたせる構成にしたネットワークが構築される場合もある．

14-2 ネットワークの接続における問題点

❶ セキュリティ確保

　ネットワークを介した外部との接続を行う際には，①送信元や送信先を偽装する「なりすまし」，②送受信データに対する「盗聴」および「改ざん」，③通信経路への「侵入」および「妨害」などの脅威から守らなければならない．一般的には外部ネットワークと物理的に別のネットワークとして構成することが確実である．外部と接続を行う際には，通信における責任分界点を事前に定義し，安全を確実に担保できるように対策を行う．もちろん外部と接続を行わない場合においても，USB記憶デバイスやCDを介したウイルス感染などは医療機関において過去に実際に起きているため，十分に注意を払いたい．どうしてもUSB記憶デバイスを使用する必要がある場合には，デバイス自体にアンチウイルスソフトが組み込まれたものが市販されており，他のネットワーク上のクライアントとの間でデバイスを共用する場合などに利便性が高い．

　厚生労働省では「医療情報システムの安全管理に関するガイドライン」[1]を制定し，「医療・介護関係事業者における個人情報の適切な取扱いのためのガイドライン」[2]とあわせて運用することで，全体的なセキュリティ確保を推進しようとしている．いずれのガイドラインも厚生労働省ホームページで最新版が参照できる．

❷ 不具合対策

　最低限の対策として，ネットワーク構成図を作成しておく必要がある．機器間で通信が不能となった場合に，間に介在する機器が不明であれば対応に時間がかかる場合がある．また大規模なネットワークでは，ネットワーク機器の管理にSNMP (Simple Network Management Protocol)を用いる場合がある．SNMPでは管理者側の機器の管理・監視のためのSNMPマネージャ，監視下の機器やソフトウエアをSNMPエージェントとして，この間でSNMPを用いた通信を行い監視・制御を行う．うまく運用すればハードウエアの異常時にも容易かつ迅速に検出することができる．

14-3 治療部門に関連する標準

❶ DICOMの概要

　DICOM (Digital Imaging and Communications in Medicine)規約は放射線部門ですでに広く普及しており，PACS構築・利用のために用いられる標準である．1982年に米国電気機器工業会(NEMA)規格としてスタートし，1992年にDICOMとなった．放射線診断部門だけでなく現

表14-3-1 DICOMタグ情報の一例

Tag	Name	VR	VM
(300A,0002)	RT Plan Label	SH	1
(300A,0003)	RT Plan Name	LO	1
(300A,0004)	RT Plan Description	ST	1
(300A,0006)	RT Plan Date	DA	1
(300A,0007)	RT Plan Time	TM	1
(300A,0009)	Treatment Protocols	LO	1-n
(300A,000A)	Plan Intent	CS	1
(300A,000B)	Treatment Sites	LO	1-n
(300A,000C)	RT Plan Geometry	CS	1
(300A,000E)	Prescription Description	ST	1
(300A,0010)	Dose Reference Sequence	SQ	1
(300A,0012)	Dose Reference Number	IS	1
(300A,0013)	Dose Reference UID	UI	1

在では放射線治療部門や循環器部門などの領域にも適応を広げている．放射線治療部門では治療計画の精度向上のために，各種画像の利用が非常に重要な位置づけであることから，1997年にはDICOM-RTオブジェクトが決定されている．DICOMではサービスクラス（＝サービスの種類）・情報オブジェクト（＝情報の種類）が定義され，この2つを組み合わせたものをSOPクラス（Service Object Pair）としている．また，グループとエレメントという2種の番号を，4桁ずつの数字で表記し，タグと呼んでいる（**表14-3-1**）．このタグごとに表現する情報がDICOM規格の中で定義されており，これによりデータ交換時にも，どのタグを見れば目的とする情報が読み取れるかが判断できるようになっている．たとえば患者IDは，(0010, 0020)というタグを見に行けば患者番号が書かれている．なお，このタグのグループ番号が偶数のものはDICOMの辞書[3]で定義されているタグであるが，モダリティメーカーごとに独自のタグを利用することも許容されており，その際にはグループ番号は奇数とし，そのデータ型と意味をコンフォーマンスステートメントに示すこととされている．VR（Value Representation）はデータ形式を規格定義するもので，VM（Value Multiplicity）は，1なら単一データのみ，1-3なら1,2,3の任意の個数のデータを"¥"で区切って1つのタグに並べて書くことができることを示す．

DICOM画像のデータをバイナリエディタで覗くと**図14-3-1**のようになる．先頭128byteはFile Preambleとして無視でき，その後の4byte，DICOM PrefixのDICMの次からがデータ要素となる．

このDICOMデータ（**図14-3-1**）をDICOMビューワでタグ情報を参照すると**図14-3-2**のように確認できる．

❷ DICOM-RTの概要[3]

1997年に基本的な4つのオブジェクトが決定され，1999年には3つのオブジェクトが追加された．その後2006年には粒子線治療向けにさらに2つのオブジェクトが追加された．放射線治療情報の伝送についての基本事項はDICOMである．この放射線治療（DICOM-RT）で通常

ADDRESS	00	01	02	03	04	05	06	07	08	09	0A	0B	0C	0D	0E	0F	0123456789ABCDEF
00000000	00	00	00	00	00	00	00	00	00	00	00	00	00	00	00	00	....
00000010	00	00	00	00	00	00	00	00	00	00	00	00	00	00	00	00	....
00000020	00	00	00	00	00	00	00	00	00	00	00	00	00	00	00	00	....
00000030	00	00	00	00	00	00	00	00	00	00	00	00	00	00	00	00	....
00000040	00	00	00	00	00	00	00	00	00	00	00	00	00	00	00	00	....
00000050	00	00	00	00	00	00	00	00	00	00	00	00	00	00	00	00	....
00000060	00	00	00	00	00	00	00	00	00	00	00	00	00	00	00	00	....
00000070	00	00	00	00	00	00	00	00	00	00	00	00	00	00	00	00	....
00000080	44	49	43	4D	02	00	00	00	55	4C	04	00	8A	00	00	00	DICM....UL......
00000090	02	00	01	00	4F	42	00	00	02	00	00	00	00	01	02	00	....OB..........
000000A0	02	00	55	49	1C	00	31	2E	32	2E	38	34	30	2E	31	30	..UI..1.2.840.10
000000B0	30	30	38	2E	35	2E	31	2E	34	2E	31	2E	31	2E	31	32	008.5.1.4.1.1.12
000000C0	2E	32	02	00	03	00	55	49	26	00	31	2E	32	2E	38	34	.2....UI&.1.2.84
000000D0	30	2E	31	31	33	36	39	38	2E	31	2E	32	39	38	37	37	0.113698.1.29877
000000E0	36	33	30	32	32	33	38	37	39	31	35	32	30	32	38	00	630223879152028.
000000F0	02	00	10	00	55	49	12	00	31	2E	32	2E	38	34	30	2E	....UI..1.2.840.
00000100	31	30	30	30	38	2E	31	2E	32	00	02	00	12	00	55	49	10008.1.2.....UI
00000110	00	00	02	00	13	00	53	48	00	00	08	00	05	00	1C	00	......SH........
00000120	00	00	49	53	4F	20	32	30	32	32	20	49	52	20	36	5C	..ISO 2022 IR 6¥
00000130	49	53	4F	20	32	30	32	32	20	49	52	20	38	37	08	00	ISO 2022 IR 87..
00000140	08	00	20	00	00	00	4F	52	49	47	49	4E	41	4C	5C	50	.. ...ORIGINAL¥P
00000150	52	49	4D	41	52	59	5C	42	49	50	4C	41	4E	45	5C	53	RIMARY¥BIPLANE¥S
00000160	50	4F	54	20	41	20	08	00	16	00	1C	00	00	00	31	2E	POT A ....1.
00000170	32	2E	38	34	30	2E	31	30	30	30	38	2E	35	2E	31	2E	2.840.10008.5.1.
00000180	34	2E	31	2E	31	2E	31	32	2E	32	08	00	18	00	32	00	4.1.1.12.2....2.
00000190	00	00	31	2E	32	2E	33	39	32	2E	32	30	30	30	33	36	..1.2.392.200036
000001A0	2E	39	31	33	38	2E	31	2E	37	2E	34	30	2E	34	2E	31	.9138.1.7.40.4.1
000001B0	2E	32	30	31	34	30	34	30	34	31	34	35	30	31	39	30	.201404041450190

図14-3-1 DICOMデータ

フィールド名	タグ	内容
▼DICOMObject		
MetaElementGroupLength	0002,0000	138
FileMetaInformationVersion	0002,0001	
MediaStorageSOPClassUID	0002,0002	1.2.840.10008.5.1.4.1.1.12.2
MediaStorageSOPInstanceUID	0002,0003	1.2.840.113698.1.29877630223879152028
TransferSyntaxUID	0002,0010	1.2.840.10008.1.2
ImplementationClassUID	0002,0012	
ImplementationVersionName	0002,0013	
▶SpecificCharacterSet	0008,0005	ISO 2022 IR 6\ISO 2022 IR 87
▶ImageType	0008,0008	ORIGINAL\PRIMARY\BIPLANE\SPOT A
SOPClassUID	0008,0016	1.2.840.10008.5.1.4.1.1.12.2
SOPInstanceUID	0008,0018	1.2.392.200036.9138.1.7.40.1.1.20130611075923000.1
StudyDate	0008,0020	20130611
SeriesDate	0008,0021	20130611
AcquisitionDate	0008,0022	20130611
ContentDate	0008,0023	20130611
StudyTime	0008,0030	075923.000000
SeriesTime	0008,0031	075923.000000
AcquisitionTime	0008,0032	075923.000000
ContentTime	0008,0033	075923.000000
AccessionNumber	0008,0050	
Modality	0008,0060	RF

図14-3-2 DICOMデータのタグ情報

表14-3-2 DICOM-RTオブジェクト定義

DICOMオブジェクト	内容
RT Image	参照用DRR，ポータル画像
RT Dose	2D，3Dの線量分布，等線量曲線，DVH
RT Structure Set	解剖構造の臓器輪郭，標的輪郭
RT Plan	線種，エネルギー，ガントリー角度，カウチ位置，コリメータ開度，MLC開度などの治療機器パラメータ
RT Beams Treatment Record	外部照射の治療記録
RT Brachy Treatment Record	小線源治療記録
RT Treatment Summary Record	治療コースの積算情報記録
RT Ion Plan	陽子線・重粒子線の治療機器パラメータ
RT Ion Beams Treatment Record	陽子線・重粒子線の治療記録

のDICOMにおける画像伝送に付加されるのは，たとえば線量分布やROIなどのCT画像に重ね合わせ表示されるものや，線量体積ヒストグラム(DVH)などのグラフ，プラン内容(治療機器パラメータ)，参照用デジタル再構成シミュレーション画像(DRR)，治療記録などが挙げられる(**表14-3-2**)．

❸ HL7の概要

　HL7(Health Level 7)は，特定の部門やシステムに特化したものでなく，施設間・システム間での臨床情報や管理情報を扱う，ヘルスケア領域でのデータ交換標準であり，OSI第7層におけるヘルスケアシステム間の電文集合とされている(**表14-3-3**)．これは問合せのような同期的なプロトコルのほか，一方向のプロトコルも含むものである．電文自体は，コード化規則による区切文字で区切られた，可読的な可変長のメッセージである．放射線治療部門で考えれば，電子カルテシステムと部門システム間での患者情報・オーダー情報・実施情報の連携などの場面で利用されているということができる．

　こうしたHL7によるデータ交換を行う場合に，特に放射線治療においては複数回の照射スケジュールの確定と実施情報の把握など複雑な手続きが必要となることから，システム構築の際の規約として，2014年に保健医療福祉情報システム工業会(JAHIS)からデータ交換規約[4]が提示されている．これは後で述べるIHEにおける放射線治療ワークフローとも大きく関係するが，情報連携をシステム上に実装するうえで，これまで実績のないシステム間での連携が必要となる場合には，その構築にあたって参考になるであろう．HIS側から放射線治療依頼の親オーダを発行し，部門システム側で複数回の照射予約を設定してHISへ通知，照射実施メッセージを部門システム側から複数回(照射回数分)HISへ通知する，といったワークフローに沿ったものである．

❹ JJ1017の概要

　HIS，放射線科情報システム(RIS)，PACS，モダリティ間予約，会計，照射録情報連携指針として，JAHISと日本画像医療システム工業会によって組織された委員会によって2001年に

表14-3-3 HL7メッセージタイプの例

値	内容
ACK	一般応答メッセージ
ADT	入転退メッセージ
ORM	オーダーメッセージ
ORU	検査結果/非同期
OSQ	オーダー状態照会
RAR	処方管理情報
RDR	処方調剤情報
RGR	処方用量情報
QRY	照会

初版がリリースされた．1017 とは DICOM 規格の Supplement 10（Modality Worklist Management）と Supplement 17（Modality Performed Procedure Step）に関しての指針という意味である．現在は日本放射線技術学会による維持管理が行われている[5]．32byte のコード（当初は 16byte）で，わが国固有の詳細な放射線検査オーダを表現し，医事会計システムとの連携に必要な情報までを盛り込んでいる．2009 年には放射線治療領域のコードを拡張し，保健医療情報分野の標準規格としても認定されている．指針にて例示されているものをそのまま示すと，

「コード値　ATG00P220102000000000030000000000」は，「体外照射，外部照射定位（X 線）高エネルギー放射線治療，肺仰臥位，直線加速器による定位放射線治療，X 線 6 MV，画像誘導併用」とマスタから理解できることになる．HIS からの連携によるマスタ作成を行ううえで，独自にマスタを作成する労力を軽減することもできるであろう．

❺ IHE の概要

IHE（Integrating the Healthcare Enterprise）はそれぞれ稼働しているシステム同士を統合し，診療側・受診者側の双方にとってメリットを提供することを目指して提唱された．つまり，HIS や RIS，PACS，モダリティなどといったシステム間で，DICOM，HL7 といった標準規格を用いて通信し，全体の情報統合化を行うものである．ワークフローを Technical Framework Document として定義し，統合化を円滑に進めることができるように活動している．ユーザーの立場からいえば，こうした活動の成果を利用することで仕様策定の負荷が減るとともに，システムの一部リプレイスなどの際にも整理がしやすくなるメリットがあるといわれる．つまり標準規格の使い方のガイドラインといった理解をすることができる．これにより実運用を考えた場合にもマルチベンダでのシステム構築といったユーザ側での選択肢の増加や，データ連携によるデータ入力の重複の排除，連携時のインターフェースの開発的要素の排除による安定など，その導入によって期待される効果は大きい．放射線治療分野については，IHE-RO（IHE Radiation Oncology）として米国放射線腫瘍学会（ASTRO）が中心となり，Radiation Oncology Profiles に Normal Treatment Planning-Simple（NTPL-S），Multimodality Registration for Radiation Oncology（MMR-RO），Radiotherapy Treatment WorkFlow（TRWF）[6] がある．今後継続して Technical Framework が提示されるであろう．これらの最新情報はウェブサイト（http://www.ihe.net/Radiation_Oncology/）で確認されたい．

文献

1) 厚生労働省：医療情報システムの安全管理に関するガイドライン．2013．http://www.mhlw.go.jp/
2) 厚生労働省：医療・介護関係事業者における個人情報の適切な取扱いのためのガイドライン．2010．http://www.mhlw.go.jp/
3) DICOM Part 3：Information Object Definitions．http://medical.nema.org/standard.html, 2014
4) 保健医療福祉情報システム工業会：JAHIS 放射線治療データ交換規約 Ver. 1.0C. 2014．http://www.jahis.jp/
5) HIS，RIS，PACS，モダリティ間予約，会計，照射録情報連携指針バージョン 3.3．日本放射線技術学会，2014．http://www.jsrt.or.jp/97mi/content/jj1017/
6) Radiation Oncology Technical Framework, IHE International. http://www.ihe.net/Radiation_Oncology/, 2014

第15章
放射線治療看護

15-1 はじめに

　放射線治療部門には，さまざまな状態の患者が治療のために訪れる．移動やがん特有の痛みに対するコントロールに不安をもつ患者も多く，放射線治療の現場では治療技術とともに看護領域の知識も求められることについては，多くの方が経験するところではないだろうか．放射線治療部門に看護師が配置されている施設はそうした専門職と連携することで，よりよい結果を得ることができるであろうし，看護師の配置のない施設では，患者の治療を安全に実施するうえで放射線治療看護の知識の習得は不可欠となるといえよう．

　世界保健機関(WHO)憲章によれば「健康とは単に病気でないということではなく，身体的・心理的・社会的に良好な状態にあること」とされている[1]．近年ではこれにスピリチュアルを加えるという提案もあるが，これらのどの側面における変化も影響し合うものという考え方がなされる．このような多元的な理解をもつことで，放射線治療のために来院する患者がそれぞれ高い個別性をもつ存在であることを理解することができる．患者との関わりが画像診断部門以上に強くなる放射線治療部門では，「患者–医療職」間の関係の構築を念頭に置いて業務にあたるべきであろう．ここでは放射線治療部門で必要となる基礎的な看護知識について述べる．

15-2 患者ケア

　放射線治療を受けている患者に対しては，程度の差はあってもこれらの患者がつらさをもった状態であることを理解していなければならない．放射線治療に先行して外科療法を行っている場合や，体表に突出してくる腫瘍による体型もしくは容姿に生じた変化に，大きなストレスを受けている場合があることにも配慮が必要である．化学療法による脱毛も患者のボディイメージに与える影響が大きい．放射線治療部門で必要とされる患者ケアについて以下に述べる．

❶ 一般的事項

　放射線治療部門を訪れる多くの患者は身体的な痛みをもつが，疼痛などの苦痛の感じ方はきわめて主観的なものである．これらを測定するための痛みの尺度として VAS(Visual Analogue Scale)やフェイススケールなど，いくつかの手法が病棟などでの記録に用いられている．カルテ上のこうした情報を利用できると，患者状態の理解の助けとなる[2]．

　苦痛をもつ患者に対面する場合，必要なときにできるだけ介助しながらも患者自身のペースで移動させるよう配慮するべきである．特に，患者を抱え上げて移動させたりするときには注意が必要である．もちろん介助者側に無理が生じるようなことも防がねばならない．骨転移のある患者に過大な力を加えてしまった場合や，患者の不意な動作を支えられないような場合には，その行為によって骨折を生じるかもしれないし，そうでなくても不必要な強い痛みを患者

に生じさせるかもしれない[3]．可能であるならば患者自身のペースで，すべての動きを患者にまかせることが望ましい．

多くの場合，患者の協力がなければ放射線治療の実施は困難である．放射線治療を受けている患者に対しての診療放射線技師のコミュニケーションスキルの活用は重要である．患者が放射線治療を安全に完遂できるように支援するためには，両者の間に良好な関係を構築し，患者の質問に対して思慮深い言葉を用いて説明を行うことができるよう努力すべきである．

❷ 小児への対応

15歳以下の年齢層を小児として区分されることが一般的であるが，この年齢層の患者には成人とは異なる特別の配慮を払うべきである．放射線治療に対する理解を求めることが難しく，個々の患者の年齢に即した特別な介助を必要とすることがある．治療時の照射を適切に行うために，セットアップ技法や患者本人との意思疎通の方法を考慮しなければならない．付き添いの家族との十分な意思疎通も求められることになるであろう．たとえば子どもに同伴した親にも，治療室で具体的な説明を行うことで，親のもつ放射線治療への不安を払拭することができるかもしれない．

治療開始前に患者との間で特別にコミュニケーションの機会をもつことも検討されるべきである[4]．ほとんどの子どもは見知らぬ人に不用意に近づくことに抵抗を示す．そのため最初は十分に余裕をもって子どもに話しかけ，担当技師をはじめとした放射線治療部門のスタッフに慣れさせる必要があるか検討することが望ましい．治療を理解することが十分できる年齢の子どもには，治療室内で起きることについて説明しておくとよい．部屋が一時的に暗くなること，治療台が動くこと，ガントリが動くこと，マルチリーフコリメータの駆動音，その他通常の成人患者に対する説明以上にこれから起こることを伝えておくべきである．また，終了までにどれくらいの時間がかかるのか伝えなければならない．治療の間はじっとしていなければならないことを説明することも重要である．可能であるならば毎回同じスタッフで対応するほうがよいであろう．照射にあたるスタッフは自分が話していることを子どもが理解できているかどうか，常に確かめながら進めるべきである．照射中や照射終了直後の治療台からの転落は成人と比べてもより一層の注意が必要である．

また，近年では小児と成人の間にあたる，思春期・若年成人(adolescent and young adult：AYA)世代の患者が抱える進学・就職・結婚などのさまざまな問題に対し，適切なサポートを行いながらがん診療にあたる取り組みが求められている．

❸ 高齢患者への対応

高齢の患者には，加齢の過程として緩やかに変化する特有の身体的変化がある．高齢の患者の皮膚は若い人よりも弱く，簡単に傷つきやすい．こうした患者の皮層が傷つかないように配慮しなければならない．シミュレーション時や治療時の体表面へのマーキングにも困難が伴う場合があることを理解しなければならない．明るい待合室から明かりを落した治療室へ移動する場合のような急な照度の変化で，高齢者は瞬間的に周囲が見えなくなりふらつくかもしれない．そのような突然の場合にも患者が倒れないように，適切に介助する必要がある．聴力が低

下している場合も多く，通常より大きい声で話さなければならない場合もあろう．事前に情報があれば聞こえやすい側から話しかけることは有用である．しかしその一方で，すべての高齢の患者に聴力低下があるわけではないので，大きな声で話す必要があると決めつけることはできない．

　また，加齢による心血管系の変化により患者は疲れやすい状況にあると考えるべきである．治療のシミュレーションや固定具などの作製には，疲れを軽減することができるようによく考えられた手順で実施したほうがよい．もし長時間にわたるシミュレーションなどが避けられないならば，患者はその途中に休憩を取ることを望むかもしれない．それが可能であるかどうかの手順を考慮し，要求があれば応えられるようにすべきである．低体温症や手足が寒く感じるなどといった訴えがあれば，タオルケットやバスタオルなどを有効に活用し，無用な露出を避けることは重要である．

　高齢者の多くが仰臥位から立位に変わった直後に体位性の低血圧を生じる．急な体位の変換やその直後の動作によりめまいを感じたり転倒したりするかも知れない．患者が立ちあがったり治療台から離れたりする前に，問題がないことをしばらく座位の状態のまま本人に確認するなど，適切に介助しなければならない．転倒の危険性は高齢者の介助で最も配慮されるべきものである．転倒を防ぐために治療台に上がったり降りたりするとき，もしくは更衣時に患者を援助するのは医療職の義務である．

　また，高齢者は強い刺激に対しても反応が鈍くなり，大きく怪我するまで痛みに気付かないことを覚えておかなければならない．治療台をスライドさせるときには四肢・皮膚の挟み込みなど，患者の怪我に対する可能性の排除に注意が必要である．

　高齢者は言われたことの理解に時間を要する場合がある．担当するスタッフは患者が自分の指示を理解していることを確かめなければならないし，患者が指示された動作を実行するのに多くの時間がかかることを当然と受け止め，理解を示すべきである．

❹ 放射線治療を開始する患者への説明と同意

　一般的に放射線治療を受ける患者の皮膚面には，毎回の治療で再現性のある放射線照射を受けられるように，マジックペンやマーカーシールなどでマーキングされる．患者はこの印を変えたり，消したりしないようにしなければならないし，もし何らかの要因で消失したときには，これを自分で勝手に書き直すことせず，治療計画に基づいて再現できる治療スタッフに速やかに連絡するようにあらかじめ患者に説明しておく必要がある．

　高エネルギー放射線治療における照射室は広く，患者は治療終了までの間その空間に1人になることによる心理的不安を取り除く配慮も必要である．患者には治療室内に1人でいる間も操作室からカメラによってモニタされていることや，声を出せばマイクで担当のスタッフへ聞こえていることを十分説明しておく．

　また，シミュレーションで経験済みであっても，患者にとって治療台は固く快適でないことを，最初に説明しなければならないであろう．もし患者に強い痛みがあるときには，鎮痛剤や麻薬を服用するタイミングなどについても医師・看護師とも連携して決定するべきである．1日の中で痛みの程度に変化がある場合，照射の予約時間帯をできるだけ痛みの程度の低い時間帯で検討するなどの配慮は重要である．透析や化学療法併用の場合にも予約時間の調整が必

要である.

初めて照射を開始する前には，あらためて放射線治療自体には何ら痛みがなく，技師が退出した後，終了を告げるまでは動いてはならないことを患者に説明しておく．患者自身にはいつ治療されているのか把握することは難しいため，無用なセットアップエラーを発生させないことはもちろん，上昇している治療台からの転落を防止する意味でも重要である．転落防止の抑制帯を活用することは，たいへん有効である．

❺ カテーテル挿入および抜針・止血処置

2015年4月1日施行の診療放射線技師法施行規則改正により，放射線治療部門で診療放射線技師が肛門へのカテーテル挿入を施行したり，造影剤投与後の抜針および止血処置を行ったりすることが可能となった(研修を受ける必要があるので留意する．医政医発0311第2号・厚生労働省医政局医事課長通知を参照)．近年の画像誘導放射線治療の導入によって，前立腺治療前の確認の結果，必要に応じて肛門からカテーテルを挿入してのガス抜き処置が各施設で行われている．狭い治療台の上で側臥位になるため，体位変換時の転落などに対して十分安全を確保しなければならない．実際の処置時には，ネラトンカテーテル先端に潤滑用のゼリーを十分付着させて，ゆっくり廻しながら挿入する．このとき，患者へ口で呼吸するように指示すると，肛門括約筋の緊張が緩み，スムーズに挿入できる[5]．

抜針を行う際には感染予防のために針刺し事故を防ぐ知識が必要である．こうしたカテーテル挿入や抜針・止血などの処置を行うに当たっては，事前に各施設の看護部門で採用されている手順書や業務マニュアルなどを参考にするなど，十分な研修を行うことが望まれる．

15-3 処置が施されている患者への対応

がん治療は集学的な治療であることはよく知られている．このため，放射線治療部門を訪れる患者の中には，他の必要な処置が実施されていることもあるであろう．医療安全の観点からも，また患者との良好なコミュニケーションのためにも，そうした処置を伴う患者へ適切に対応できる能力が必要になる．

❶ 静脈点滴が行われている患者

点滴の部位が肘関節付近の静脈であるとき，患者の肘関節の動きによって滴下が妨げられていないことを確かめなければならない．点滴されている部位は，周辺への漏出の徴候をチェックされなければならない．また，血液が点滴ルート内へ逆流することを防ぐために点滴スタンドの高さは，点滴部位よりも高い位置にセットされなければならない．最初に寝た位置からベッドの高さが大きく変化する放射線治療装置やシミュレータを利用する際には，この点に十分な注意が必要である．点滴の速さが遅くなったり滴下しなかったりする場合には，患者の腕の位

置を変えることにより改善することがある．点滴の速度に問題を感じ，改善できない場合には看護師もしくは医師に連絡をとることが求められる．

　静注針の刺入側で痛みがある場合には注意が必要であり，その部位をすぐに確認しなければならない．当該部位に痛みがある場合や腫脹している場合には，針やカテーテルからの滴下が静脈以外の周辺の組織へ漏出していることが考えられる．血管外への静注薬の漏出がみられたときは，行う予定であったその後の診療を中止し，すぐに患者の担当医に知らせなければならない．場合によっては静注薬や溶液の遊出から重篤な組織障害が生じるかもしれない．抗がん剤の使用時には特に注意が必要である．静脈へ留置される針としては，翼状針や金属内刃を抜いた高分子素材の留置針などが用いられる[6]．前者は一時的な薬剤の投与に使用されるものであり，針に翼状の羽がついており，絆創膏での固定が容易なように工夫されている．CTでの造影剤投与などに利用されることがある．後者は金属内刃とともに穿刺した後に内刃を抜去し，フレキシブルな高分子化合物製の外筒が留置されるようになっているものであり，持続して投与される場合に用いられる．

❷ 気管切開のある患者

　気管切開は上部気道の閉塞により生じる呼吸困難を解消するためや，気管へ確実に空気を送ることによって呼吸機能を改善するために行う処置である[7]．これは一時的，または恒久的な方法のどちらでも行われる．この処置が行われている患者は麻痺があったり，意識レベルが低下した状態であったりするかもしれない．外科的処置により気管切開カニューレが開口部へ挿入される気管切開カニューレにはいくつか種類があるが，一般にプラスチックで作られている．これにはつばが付いていて，呼吸や空気の漏れを防ぐために，気管開口部を覆っている．気管切開カニューレは，帯または紐で頸部の後方で固定されている．

　気管切開カニューレを挿入したばかりの患者は強い不安をもつことが多く，粘液や痰の喀出・吸引が頻回に必要な場合がある．セットアップ前に必要に応じて看護師により適切に吸引されなければならない．このためには放射線治療部門でも吸引カテーテル，吸引装置，酸素吸入装置は常に配置し，また機能するか確認しなければならない．照射の担当スタッフは患者に対し最もよい体位が保たれるよう可能な範囲で配慮することを検討するべきである．もちろん一般的には照射体位の再現性向上のために種々の制約がある場合が多い．このため必要があれば担当の医師と協議することが望ましい．

　気管切開をした患者に対応するスタッフは照射のセットアップを始める前に，患者の容体変化時の対応について看護師と打ち合わせておかねばならない．患者の不安を軽減するために，シミュレーションもしくは照射の途中で苦しくなった場合には，患者がどうすればよいのかを説明しておくとよい．たとえば患者に呼び出しのためのブザーをもたせることは有用であろう．また，照射室内に患者が意思を示すための筆記用具を用意しておくことが望まれる．発声が可能なタイプのカニューレでなければ声を出すことができないため，意思を伝えることが難しい．患者のストレス軽減のためにも，補助的なコミュニケーションの道具として重要な意味をもつ．もし患者が異常な呼吸音をさせたり，呼吸困難を示したりする場合には直ちに看護師に吸引を依頼するなど，迅速に必要な行動をとるように注意を払う必要がある．

15-4 放射線治療部門で遭遇する患者容態変化

それぞれの施設で患者容態の急変に対する対応がマニュアル化されているはずである．その内容を理解し，緊急時には医療職としての適切な対応ができる必要がある．ここではいくつか代表的な変化を挙げて理解を深めたい．

❶ アナフィラキシー(様)ショック

画像検査部門と同様に，治療計画のためのCT撮影やX線シミュレーションなどでは造影剤を用いる場合があり，治療部門でもまれにみられるショックである．現場で症状の徴候に気付くことができなければならない．造影剤による副作用は，気管支喘息患者やアレルギーの既往をもつ患者に多いが，その出現を予備テストなどで予知することはできないとされている．現在では非イオン性造影剤を使用することが多いため，副作用の頻度は低減されたが，危険性そのものはある．

発生機序は薬物特異体質による反応や偽アレルギー反応とされ，複数の要因が組み合わさったものといわれる．また，造影剤の主な排泄経路は腎であり，血清クレアチニン値が高い患者では投与後に腎不全を起こす可能性があるとされている点にもあわせて注意しなければならない．造影剤が用いられるとき，診療放射線技師はアナフィラキシー(様)症状の徴候について，いつも患者を観察していなければならない．アナフィラキシー(様)症状の初期徴候(**表15-4-1**)が観察されたときは，技師は他のスタッフと連携して迅速に対応しなければならない[8]．呼吸停止，心停止，気道閉塞は予想しないときに発症するかもしれない．診療放射線技師が最初に容体の変化に気が付く場合もあると思われる．その場合すぐに応援を呼び，院内のマニュアルに基づき救急チームによる処置を開始しなければならない．こうした場合を想定し，すべての医療従事者は，AEDの取り扱いや心肺蘇生術をいつでも行う準備ができていることが求められる．

❷ 意識消失

医療機関や自治体は基本的な心肺蘇生術の講習を用意している．医師や救急救命士などから基本的な心肺蘇生術について適切な訓練を受けることは医療従事者の義務であるともいえよう．定期的な講習の受講や訓練により確認しておくことが望ましい．もちろんこうした場合にも患者の血液や体液からの感染を防止することは常に考えられなければならない．手袋の着用

表15-4-1 造影剤使用時のアナフィラキシー(様)症状の初期徴候

注意すべき初期徴候
眼や鼻の周辺，造影剤注入側のかゆみの訴え．それまでなかった鼻づまり，くしゃみ，咳など．
息苦しさ，胸部を締め付ける感じの訴え．
吐き気，嘔吐．

がすぐに行えるよう，治療室内には必ず備えておくべきである．

一過性の脳虚血，心臓疾患，空腹，呼吸状態，過度の疲労，強い精神的ストレスなど，意識消失の原因となる可能性にはさまざまものがある．臥位から急に立位に変わるように指示された高齢者では，起立性の低血圧により意識を失うことがあるかもしれない．起立性低血圧は，四肢にうっ血した血液が上半身に循環する前に立位になると，異常な低血圧を生じることである．また，腹部へ治療を行う患者は，放射線治療の実施まで食事を摂らないように指示される場合がある．このような場合には，患者は空腹から力が入らずに倒れて怪我をする可能性があると考えなければならない．また，糖尿病などをもつ患者であれば，血糖コントロールの不良からくる低血糖による意識消失にもあらかじめ注意するべきである．患者の状態変化の徴候に気づいたときには，患者を急に立たせたりせずに状況をよく確認し，もし患者が倒れそうになったときにはすぐに患者を支えることができるよう，患者から離れないようにする必要がある．患者が意識消失を起こした場合には，すぐに他のスタッフを呼び，患者の安全の確保に努めなければならない．

15-5 放射線治療に伴う症状の理解

放射線治療を行っている患者には，治療による副作用が予測されることを理解しておかなければならない．これはもちろん照射される部位に依存し，脱毛，紅斑（皮膚または粘膜の炎症や発赤），食欲減退，口腔粘膜の変化（口内乾燥症，口内炎），唾液減少，嚥下困難，胸痛や咳，食道炎，吐き気や嘔吐，下痢，頭痛などが挙げられるであろう（**表 15-5-1**）[9]．患者には治療が終わるとこれらの影響が和らぐこと，副作用は病気の増悪ではないことを十分理解してもらう必要がある．こうした望ましくない反応が一切生じなければよいが，外科手術にしても，化学療法にしても，治療に伴うなんらかの症状が発生する．特に治療中に生じる症状の場合には，治療の継続へ影響をきたしかねない場合もある．患者への事前の説明が十分であることが前提であるが，現場での患者とのコミュニケーションでも十分に理解しておく必要がある．ただし，近年の高精度放射線治療や粒子線治療では，その線量集中性により目立った症状の出現がみられないこともあるため，より個別化した説明も求められるであろう．

表 15-5-1 治療部位ごとの予測される症状

脳	頭頸部	胸部	乳房	骨盤
疲労	疲労	疲労	疲労	疲労
脱毛	脱毛	皮膚反応	皮膚反応	気分不良・嘔吐
気分不良・嘔吐	唾液減少	嚥下困難	むくみ	下痢
頭痛	味覚変化	咳		頻尿・排尿時痛

〔Treatment Areas and Possible Side Effects, 2017. https://www.cancer.gov/about-cancer/treatment/types/radiation-therapy#HRTUWOCT より抜粋して和訳〕

表15-5-2 放射線治療患者への皮膚ケアに関する指示事項

一般的な患者へのアドバイス
・強く擦らないように注意して，刺激のない石けんなどで洗い流す． ・拭き取る場合も，擦らずに軟らかい清潔なタオルで軽く押さえるようにして拭く． ・締め付けるような下着や衣服を避ける． ・化粧品や香水などを照射部位に使用しない． ・電気髭剃りを使用し，カミソリは使用しない． ・日焼けや寒風などから保護するようにする． ・医師の指示に従う場合を除き，市販の保湿クリームなどは塗布しない． ・頭頸部の治療患者にはネクタイの使用は避ける．

❶ 皮膚反応

　放射線治療に伴う皮膚反応に紅斑がある．照射期間中もしくは治療後に最も強い紅斑がみられる．照射部位のシャワーや洗顔を行わないように指示される場合があるかもしれないが，それらはたとえ石けんを用いても刺激のないものであれば，紅斑を悪化させることはないとの報告が多い[10]．不潔になることによる感染や社会的適応の低下など患者に負担を強いることは避ける必要があるだろう．

　シャワーなどから発生する問題は，主にマジックペンなどでのセットアップ用マーキングの消失である．頭頸部では積極的にシェルなどの固定具を利用することでその問題を回避できる．放射線治療中または治療後一定期間の患者には一般的には**表15-5-2**に示す内容をアドバイスしておく．ただし治療担当医師との間でよく確認をとっておくべきである．湿性の炎症がみられる場合には適用されない．化学療法を併用した治療が行われる場合，皮層反応は通常より強くみられることがある．しかしこうした皮膚反応は各患者のもつ他の要因によって程度に差がみられる．

❷ 口腔粘膜反応

　頭頸部への照射においては口腔内の粘膜反応がみられる．強い炎症で潰瘍を形成した場合には痛みも伴うことから患者の苦痛が大きい．この痛みにより飲食も不可能になる場合があるため，複数の医療専門職が連携して対応する必要がある．食事は刺激となる香辛料を避け，軟らかく薄味のものがよいとされる．熱いものは刺激が強くなる．一般に喫煙や飲酒は制限されるのが普通である．また，唾液腺や舌部が照射されることにより，唾液量の減少が出現したり，味覚に障害を生じたりする場合もある．症状に対しては口腔内をうがいにより清潔に保ち，適度な水分を摂取したうえで，必要に応じて表面麻酔剤を使用する場合がある[11]．

❸ 有害事象の基準

　臨床試験（治験）などを実施する際には，有害事象判定規準に則り記述していく必要がある．このために米国 National Cancer Institute (NCI) の Cancer Therapy Evaluation Program (CTEP) が公表した Common Terminology Criteria for Adverse Events (CTCAE) など，有害

表 15-5-3 標的病変の腫瘍縮小の判定基準

RECISTにおける標的病変の評価
・CR(complete response)：すべての標的病変の消失． ・PR(partial response)：ベースライン長径和と比較して標的病変の最長径の和が30％以上減少． ・PD(progressive disease)：治療開始以降に記録された最小の最長径の和と比較して標的病変の最長径の和が20％以上増加． ・SD(stable disease)：PRとするには腫瘍の縮小が不十分で，かつPDとするには治療開始以降の最小の最長径の和に比して腫瘍の増大が不十分．

事象の評価や報告に用いることができる記述的用語集があり，放射線治療の現場でも利用されている．これは治療や処置に際して観察されるすべての好ましくない症状を記述するものであり，各定義のもとに重症度を示すグレードが存在する．晩期有害事象はRTOG(Radiation Therapy Oncology Group)のグレードで評価されていたが，CTCAE Ver.4からは早期・晩期ともに有害事象の記述に用いられるようになった．

❹ 効果判定の基準

完全奏効(complete response：CR)，部分奏効(partial response：PR)，安定(stable disease：SD)，進行(progressive disease：PD)というWHOで用いられていた4つのカテゴリーは現在も有効である．しかし，腫瘍縮小効果判定規準の定義，前提事項などが統一的でないため，1994年に，European Organization for Research and Treatment of Cancer (EORTC)，National Cancer Institute (米国NCI)，およびNational Cancer Institute of Canada Clinical Trials Group (カナダNCI臨床試験グループ)が，固形がんの治療効果判定に用いる現行の規準の再検討を主目的とした専門委員会を設立し，後に固形がんの効果判定規準(RECIST)ガイドラインとして報告された．ベースラインにおいて，腫瘍病変は測定可能か測定不能のいずれかに分類される．測定可能病変とは，少なくとも一次元で最長径が正確に測定できるものである．すべての評価は，可能な限り治療開始と近接した時期に実施し，治療開始前4週間以内でなくてはならない．腫瘍マーカーは，単独では効果の評価には使用できない．しかし，ベースラインでマーカーが正常値上限を超えていた患者で，全病変が消失した場合，CRと判定されるには，マーカーが正常化している必要がある．客観的な腫瘍縮小効果の判定に使用する規準の定義は標的病変のみとし，**表 15-5-3**のように評価される．

15-6 感染の防止

放射線治療中の患者は免疫機能が低下している場合がある．これらの患者は感染症に高い感受性があるので配慮されなければならない．常に手洗いやアルコールなどによる消毒を心がけることはもちろん，場合によってはより高い清潔状態を確保しなければならない．感染防止は

表15-6-1 殺菌効果による消毒剤分類

分類	薬剤	効果
滅菌消毒剤	グルタルアルデヒド（浸漬時間の差による）	化学作用，蛋白の変性作用が強く，一定の条件下であらゆる微生物（芽胞を含む）を滅菌することができる．耐性菌を生じることもない．
高度作用消毒剤	グルタルアルデヒド（浸漬時間の差による）	滅菌消毒剤であり，それを作用させる条件（温度，時間など）により芽胞を完全に死滅させることはできないが，それ以外の微生物はすべて殺菌することができる．
中程度作用消毒剤	消毒用エタノール イソプロパノール フェノール 次亜塩素酸ナトリウム ヨードホールなど	芽胞を死滅させることはできないが，それ以外の微生物には効果があり，耐性菌を生じることがほとんどない．化学作用が高度分類のものより若干穏やかなため人体にも使用でき，適用範囲が広い．
低度作用消毒剤	両性界面活性剤 四級アンモニウム塩 グルコン酸クロルヘキシジンなど	人体に対する障害が少なく，安全性が高く経済性にも優れている．増殖型（栄養型細菌）には効果があるが，芽胞，結核菌，ウイルスなどには効果がない．感受性の低い微生物が存在し，十分な効果が得られないことがある．

〔日本消化器内視鏡学会消毒委員会：消化器内視鏡機器洗浄・消毒法ガイドライン，小越和栄・監，内視鏡の洗浄・消毒マニュアル，医学芸術社，2001より〕

表15-6-2 消毒剤適用の一覧

分類	薬剤	一般細菌	MRSA	緑膿菌等感受性菌	緑膿菌等耐性菌	梅毒トレポネーマ	結核菌	真菌	芽胞	ウイルス 脂肪を含む中間サイズ	ウイルス 脂肪を含まない小型サイズ	HIV	HCV・HBV
高度	グルタルアルデヒド	○	○	○	○	○	○	○	○	○	○	○	○
中程度	ホルマリン	○	○	○	○	○	○	○	△	○	○	○	○
	次亜塩素酸ナトリウム	○	○	○	○	○	○	○	△	○	○	○	○
	消毒用エタノール	○	○	○	○	○	○	○	×	○	○	○	×
	ウエルパス	○	○	○	○	○	○	○	×	○	○	○	×
	イソプロパノール	○	○	○	○	○	○	○	×	○	○	○	×
	ポビドンヨード	○	○	○	○	○	○	○	△	○	○	○	×
	プレポダインソリューション	○	○	○	○	○	○	○	△	○	○	○	×
	希ヨードチンキ	○	○	○	○	○	○	○	△	○	○	○	×
	フェノール	○	○	○	○	○	○	△	×	△	×	△	×
	クレゾール石鹸液	○	○	○	○	○	○	△	×	△	×	△	×
低度	塩化ベンザルコニウム	○	△	○	×	○	×	△	×	△	×	×	×
	塩化ベンゼトニウム	○	△	○	×	○	×	△	×	△	×	×	×
	グルコン酸クロルヘキシジン	○	△	○	×	○	×	△	×	△	×	×	×
	両性界面活性剤	○	△	○	×	△	△	×	△	×	×	×	×

○：有効，×：無効，△：十分な効果が得られないことがある．

〔日本消化器内視鏡学会消毒委員会：消化器内視鏡機器洗浄・消毒法ガイドライン，小越和栄・監，内視鏡の洗浄・消毒マニュアル，医学芸術社，2001より〕

放射線治療部門のみ単独で行うものではなく，施設全体で感染防止対策が必要である．手順には施設ごとに若干の差異があるが，本質的に目指すべきところは同じである．感染は感染源・感染経路・感受性の3因子が存在する場合に成立する[12]．手袋の着用や，ゴーグル・エプロンの使用などの標準的な予防策に加え，さらに接触・飛沫・空気と感染経路によっての予防策を必要とする場合もある．感染を予防するためには，医療スタッフの手洗いや機材の消毒，その適切な使用などが求められることになる．清潔さのレベルとしては血液など体液の付着を洗い流す洗浄，微生物を殺滅する消毒，芽胞まで含めて完全に微生物を殺滅する滅菌とに区分される．これまでに院内感染における医療機器を介した事例も報告されており，適切な洗浄，消毒または滅菌を行うことはもちろん，その一方で消毒薬や滅菌用ガスが生体に有害な影響を与えないよう十分に配慮することも求められている（**表15-6-1，15-6-2**）[13]．

15-7 コミュニケーションスキル

　患者と医療職の関係構築の基礎となるコミュニケーションスキルは，各個人がもつ生来のものであると思われがちであるが，そうではなく学ぶことのできるスキルである．それにより良好な患者との信頼関係構築を行うことが可能となる．患者の放射線治療に対するコンプライアンス増強や，認識の相違によるクレームもしくは訴訟などの防止にもつながるといわれている．

　複雑なコミュニケーションにおける目標として，英語での頭文字をとった「5つのE」[14]が挙げられる．これは「関わりあい：Engage」「患者の理解の引出し：Elicit」「教育：Education」「感情：Emotion」「協力を求める：Enlist」と定義されており，それぞれの要点について以下に示す．このコミュニケーションにおける目標を意識し，常にその達成を目指すことで，良好な関係構築へ近づくことが可能となる．

● 関わりあい　Engage

　患者との関係を築くうえで，周囲の物理的な環境，たとえばプライバシーに配慮して周囲の視線を遮れる空間で面接を行うなどの配慮が必要である．これは対人関係構築の第一歩であることを考えれば，まだ信頼関係にない相手との対話において，患者は不安を抱きやすいためである．さらには視線の高さを合わせる，リラックスした慌ただしくない雰囲気を感じさせる態度は，相手を穏やかにさせる．もちろん最初に自己紹介を行い，そのうえで，相手が話してくれることに興味があることを感じさせることが重要である．

● 患者の理解の引出し　Elicit

　患者が知っていること，現在理解していることを引き出すことは重要である．質問は「はい」「いいえ」で答えるものではなく，患者自身の話，患者が知っていること，患者が期待していることを得ることができるような質問ができれば，後述する教育に使うことができる．

● **教育　Education**

　患者に適切な情報を与え，正しい理解を損ねかねない先行きの不安を軽減してあげることが必要である．特にがん医療などの複雑なコミュニケーションの場においては，患者は情報を与えられることを望んでいる．その際に重要なことは，情報は理解しやすい語を用いて，小分けにして相手に伝えなければならない．一度に多くの情報を与えると，内容を明確化する時間をもてずに，患者の理解・記憶にはつながらない．

● **感情　Emotion**

　がん医療の場においては，患者そして医療者の側も情動的な反応が生じる．これは予期しない悪い知らせに遭遇した場合にみられる一般的な反応である．こうした情動的な感情への対処には，探索によりその感情を明確化し，妥当性を確認・承認して共感を示したり，患者がそうした感情を抱くことへの理解を示す発言をするなどして対応することができる．ただし自身がその感情をもつ必要はない．

● **協力を求める　Enlist**

　患者のみならずその家族も時として無力感を抱くことがある．患者および家族が治療のために貢献していることを具体的に認識してもらうことで，患者への家族の励ましや，実際的なサポートの提供を強化してもらうことができる．

15-8　がん患者が抱える不安・つらさ

　がんと診断された患者は強いストレス下に置かれ，調査によれば約半数程度に何らかの精神症状がみられることが知られている[15]．がん患者が抱く懸念として，身体的症状，特に疼痛などへの対処や，心理的症状，家族や将来の社会的な懸念，スピリチュアルな懸念など全人的な苦痛をもつと考えられる．これにより，悲しみや恐れなどといった感情的なものから，適応障害，うつ病，せん妄など，生活に支障をきたすような問題にまで連続して及ぶことがある．こうしたつらさを抱えた患者が，多忙を極める臨床現場で気が付かれないことが懸念される．すべての医療職がその懸念を払拭するように努力し，患者は十分にサポートされるべきであろう．

文献

1) CONSTITUTION OF THE WORLD HEALTH ORGANIZATION. 2006
http://www.who.int/governance/eb/who_constitution_en.pdf
2) 足立誠司，安部睦美：痛みの包括的評価．日本緩和医療学会：がん疼痛の薬物療法に関するガイドライン 2014 年版，金原出版，2014
3) 熊谷孝三，他：放射線業務における医療事故防止に関する調査報告．第三報 CT 検査，MRI 検査，核医学検査，放射線治療のリスク事例．日本放射線技術学会雑誌 60：7，2004
4) Rhonda R, et al：子供とがん．MD アンダーソン サイコソーシャル・オンコロジー(大中俊宏，岸本寛史・監訳)，メディカル・サイエンス・インターナショナル，2013
5) 大吉美千代，他：ビジュアル基礎看護技術ガイド(川島みどり監)，照林社，2007

6) 鈴木利保：麻酔科医が持っておくべき針の知識．日臨麻会誌 26：1，2006
7) 丸川征四郎(編)：気管切開—外科的気道確保のすべて—．医学図書出版，2002
8) 坂本篤裕：放射線診療におけるリスクマネージメント—造影剤による急性副作用に対する処置．日独医報 49：95-103，2004
9) Treatment Areas and Possible Side Effects, 2017. https://www.cancer.gov/about-cancer/treatment/types/radiation-therapy#HRTUWOCT
10) Wells M, et al：Radiation skin reactions, Supportive care in Radiotherapy. Elsevier Science, 2003
11) 池田美和，他：頭頸部がん患者の言諳 成人看護学 E．がん患者の看護(氏家幸子監)，廣川書店，2006
12) 石井範子：看護基本技術：「生命の危険」を回避する感染予防方法 基礎看護学(佐藤禮子，三上れつ)．放送大学教育振興会，2004
13) 日本消化器内視鏡学会消毒委員会：消化器内視鏡機器洗浄・消毒法ガイドライン．内視鏡の洗浄・消毒マニュアル(小越和栄・監)，医学芸術社，2001
14) Walter FB：患者や家族とのコミュニケーションを行う．MD アンダーソン サイコソーシャル・オンコロジー(大中俊宏，他監訳)，メディカル・サイエンス・インターナショナル，2013
15) 明智龍男：がん患者に対する精神神経学的アプローチ．日耳鼻 118：1-7，2015

第16章
放射線安全管理

はじめに

　放射線治療は元々，Ra-226やCo-60といった放射性同位元素を用いた外照射であった．直線加速器(以下「リニアック」)の登場により，外照射治療は徐々にリニアックに置き換えられていった．他方，放射性同位元素は，腔内や組織内への挿入による治療に使われ，放射性同位元素を用いた外照射治療は，Co-60を多数装備したガンマナイフに代表されるようになった．

　放射線治療に関連する放射線管理は，リニアックなどの加速器と密封された放射性同位元素(以下「密封線源」)，さらに内用療法に用いられる診療用放射性同位元素の管理に大別できる．これらを用いる専用の施設はもちろんのこと，日々の記帳，定期的な管理が欠かせない．放射線治療専門放射線技師として治療技術の向上，機器の品質管理はもとより，放射線安全管理もまた，患者ならびに従事者の安全確保として重要な業務である．日頃の管理や放射線立ち入り検査(医療監視)，定期確認などに役立つ知識を修得いただきたい．

　本章では放射線治療専門放射線技師としての放射線安全管理について記す．

16-1　放射線管理の基本

　放射線管理とは法令に定められたことを遵守するのはもちろんのこと，日頃の管理を通して，繰り返し検証しながら安全性を高めていくことである．実効ある管理を継続していくためには，可能な限り第三者を入れて評価を繰り返すことが重要である．医療監視の前の万全な書類の確認だけではなく，毎日，毎月の積み重ねが大事である．また，3年あるいは5年おきに行われる定期確認，定期検査を受けるうえでも日頃の積み重ねがよい結果を生むことになる．最も避けなければならないことは，間違った管理を継続してしまうことである．わからないことや疑問に思うことは積極的に聞く耳をもっていただきたい．ここでは，既存の放射線治療施設の管理に的を絞り，新たに申請をするための記述は極力避け，他の専門書を参考とすることをお願いする．

16-2　放射線治療施設の設計

　放射線治療にはX線，電子線に留まらず重粒子線，陽子線といったシンクロトロン，サイクロトロンといった大型円形加速器を要する装置もある．ここでは一般的なリニアック施設ならびに密封線源治療を行う施設の設計に関して述べる．リニアックを導入するにあたり，当然リニアック使用室だけあっても放射線治療は行えない．シミュレータ室や治療計画室など付帯す

る施設を考えれば，それなりの面積が必要となる．さらに遮蔽の観点から考えると側面や直下には部屋がないほうが安価に済むため，地下の隅が定番になりがちである．当然，装置の更新もあるため，搬入，搬出のことも念頭に置いて設計する必要がある．複数台のリニアックや放射線治療病室をもつような大きな施設であればあるほど地下に設計される傾向にある．唯一，病室を地下に設けてよいという放射線治療病室にも放射線防護を考慮した例外が規定されている．PETに関しても同様であり，サイクロトロンを用いてPET製剤を院内調製するところは，できるだけ地下にまとまったほうがよいと考える．

　放射性同位元素を用いた内用療法は学問的には放射線治療として学ぶが，実態としては核医学の診療として運用されている．筆者の施設では放射線治療核医学部門として内用療法の管理も行っており，本書では非密封線源(診療用放射性同位元素)として退出基準のみ触れる．しかし，施設の設計としては紙面の関係で割愛する．

16-3 外部放射線治療

　新規に建造物として施工する場合は別として，診療放射線技師がかかわる多くの事例としては，リニアック装置の更新と考える．この場合，リニアック治療室の設計は装置販売メーカーに委ねる場合が多い．ここで，遮蔽計算を行うために使用者側が決めなければならない以下の条件がある．部分的には装置選定時に決まってしまう条件もあるが，許可を得るため明確に提示しなければならない．

❶ 使用条件の設定

- 使用するX線のエネルギー：光核反応の閾値(8 MeV)を超えるか否か．10 MeVなのか6 MeVなのか，あるいは両方か否か(装置に依存する)．
- X線の最大線量率：水に対する吸収線量として6.0 Gy/min at 1 m(装置に依存する)．
- 使用する電子線の最大エネルギー：22 MeVなど．
- 電子線の最大線量率：水に対する吸収線量として10.0 Gy/min at 1 m(装置に依存する)．
- 最大照射野：40 cm×40 cm(アイソセンターの位置で)．
- 対向板の有無．
- 使用時間(線量)：従来は使用時間による申請を行っていたが，全身照射に代表される低線量率照射や検証，保守管理などの時間を考えると申請時間を超えないよう注意しなければならない．そのため，使用線量での申請がより現実的である．施設の使用状況や診療時間にもよるが，1日何名の治療を行い，3か月間で何日診療を行うかでおおよその線量が求められる．ウォームアップや保守管理を加味して，一週間での使用線量と3か月間の使用線量を提示する．
たとえば，2,000 Gy/週，26,000 Gy/3か月(3か月は13週とする)という条件となる．
　この使用線量の設定が遮蔽計算を行うための最も重要なファクタとなる．放射線治療医との

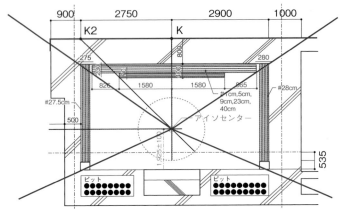

図 16-3-1 方向利用率に関する上下左右方向の角度の求め方

十分な検討を要する．

- 装置の方向利用率：方向利用率とは，設定した使用線量を上下左右方向の各々に対して，照射する最大の割合のことである．方向利用率 0.25 とした場合，設定が 20,000 Gy/3 か月であれば，その方向に 5,000 Gy/3 か月として遮蔽評価を行い，この線量を超えて使用しないということである．最大方向利用比と考えたほうがわかりやすい．VMAT のように回転照射を多用する場合，方向利用率を設定していると方向ごとの使用線量を管理する場合，煩雑になるので施設の遮蔽に余裕がある場合は，方向利用率を設定しない（すべての方向で 1.0）ことで管理は簡便になる．方向利用率は上側とか左側という表現であるが，どの角度から上方向なのか横方向なのかは，その施設の遮蔽にかかわる天井と壁の接点とアイソセンターからなる角度による（図 16-3-1）．

❷ 遮蔽計算

放射線治療施設を設ける場合，使用状況に合わせて遮蔽計算を行い原子力規制委員会（以下「規制委」）の許可を受けなければならない．

遮蔽計算の資料作成は「放射線施設のしゃへい計算実務マニュアル 2015」[1]を参考に行う必要がある．特に注意を要する要因として遮蔽材料の密度が挙げられる．リニアック施設を建築する場合，コンクリートが一般的な壁材として使われる．コンクリート壁を薄くしたい箇所に鉄板を用いた遮蔽を考える（図 16-3-2）．また，中性子を遮蔽するためパラフィンを用いる場合もある．

遮蔽体に用いられる密度は以下のとおりである[2]．

コンクリート：2.10 g/cm^3　　　　タングステン：19.10 g/cm^3
鉄　　　　　：7.86 g/cm^3　　　　土　　　　　：0.86 g/cm^3
鉛　　　　　：11.34 g/cm^3

コンクリートや土の場合，前述の密度を上回る値を用いる場合は，ミルシート（鋼材検査証明書）あるいは土壌密度の実測証明を添付して申請しなければならない．鉄や鉛の値は純粋な密

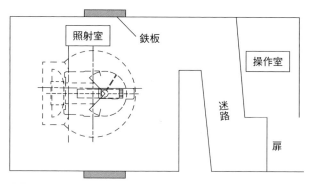

図16-3-2 一般的なリニアック照射室と操作室

度であり，不純物を考慮して，鉄で7.70 g/cm³，鉛は11.00 g/cm³ 程度と低めの値を用いておくのが一般的である．各々遮蔽計算に用いた密度よりもミルシートの値が高くなければならない．工事は遮蔽計算書を提出し許可を取ってから着工となるので，十分な注意が必要である．高い密度で計算し，実際にリニアック稼働後に実測したら，漏洩線量が法令値を超えてしまったとなっては大きな問題となる．

漏洩線量率は利用線錐の1/1,000（医療法施行規則第30条の2）となっている．

- X線の利用線錐 $_UE_{(x)}$ に対する計算式

$$_UE_{(x)} = \frac{I_0 \times 10^6}{L^2} \times D_t \times U \times 1.0 \quad \text{---} (16.3.1)$$

I_0：ターゲットから1 m離れた点でのX線の線量（Gy/3か月）

L：ターゲットから評価点までの距離（m）

D_t：厚さ t cm の遮蔽材の透過率 $D_t = F_0 \times 10^{-(ti/xi)}$

　　xi：遮蔽材 i の 1/10 価層（cm）

　　ti：遮蔽材 i の有効厚（cm）

　　F_0：補正係数（1.0：Gy→Sv）

　　　　近似パラメータ F_0（10 MV）であれば遮蔽材によって以下の数値となる．

　　　　鉛＝1.28

　　　　鉄＝1.22

　　　　コンクリート＝1.18

U：方向利用率　（比）

- 遮蔽材の半価層および1/10価層

x cm の遮蔽材を通過した減弱後の放射線（I_x）は以下の式で表される．

$I_x = I_0 e^{-\mu x}$

I_0：遮蔽前の放射線

x：遮蔽材の厚さ

μ：遮蔽材の線源弱係数

　$\mu_m = \mu/\rho$

μ_m：質量減弱係数
ρ：遮蔽体の密度

半価層は以下の式で表される．
$x_{1/2} = \ln 2/\mu = 0.693/\mu$

遮蔽計算を行う場合，1/10価層が必要であり，半価層から1/10価層を簡便に求めることを紹介する．

半価層同様，1/10価層を求めておき，その比（3.32）を覚えておくと以下のように半価層から1/10価層を計算できる．

$x_{1/10} = \ln 10/\mu = 2.302/\mu$

$\ln 10/\ln 2 = 2.302/0.693 = 3.32$

$\ln 10/\ln 2 = 3.32$

$\ln 10 = \ln 2 \times 3.32$

つまり，半価層の3.32倍が1/10価層となる厚さである．
この計算は放射性同位元素の半減期にも応用できるので，活用いただきたい．

- 計算例

鉄の1/10価層を求める計算

　　鉄の密度：7.86 g/cm^3
　　10 MeV 光子の質量減弱係数：0.02990 cm^2/g
　　鉄の半価層は $0.693/(0.02990 \times 7.86) = 2.949$ cm
　　鉄の1/10価層は $2.949 \times 3.32 = 9.790$ cm

厚さ50 cmの鉄の透過率を求める

　　$D_t = F_0 \times 10^{-(t_i/x_i)} = 1.22 \times 10^{-(50/9.79)} = 9.53 \times 10^{-6}$
　　F_0：10 MVにおける鉄で，1.22
　　x_i：9.79 cm
　　t_i：50 cm

X線10 MeVの遮蔽計算
以下の条件で，管理区域境界とする計算点での評価を行う．

　　$D_t = 9.53 \times 10^{-6}$　　　I_0：20,000 Gy/3か月
　　L：10 m　　　　　　　　U：方向利用率 0.25

式16.3.1に代入すると

$$\frac{20{,}000 \times 10^6}{10^2} \times 9.53 \times 10^{-6} \times 0.25 \times 1.0 = 476.5 \ \mu\text{Sv}/3\text{か月}$$

となり，管理区域の境界として線量限度（1,300 μSv/3か月）以下であるので法令を満たす．

❸ 放射化物の管理

6 MeVを超えるリニアックの場合，ターゲットなど放射化する部品を保管する施設が必要である．医療法上，放射線診療室となるリニアック室で，放射化物を保管廃棄することができなかったが，医政発 0331 第 16 号（2014 年 3 月 31 日付）により，放射線障害防止法での規定に基づく診療用高エネルギー放射線発生装置や，診療用粒子線照射装置などの利用に伴う放射化物の保管管理について，診療用高エネルギー放射線発生装置使用室において保管廃棄設備および放射化物保管設備を備えることが認められた．

放射化した部品を取り外した場合，その部品を再利用するか，しないかで設備がわかれる．再利用する場合，放射化物保管設備に一時的に保管するが，再利用せずに廃棄するまで保管する場合は，保管廃棄設備に保管する．いずれの場合も事象が発生した場合は，記帳の義務が発生し，記帳の項目は以下のとおりとなる．

- 種類および数量
- 受入れ払出し年月日，保管の期間，方法および場所
- 従事する者の氏名

6 MeV を超え 10 MeV 以下はメーカーごとに規制対象品（http://www.nsr.go.jp/data/000045697.pdf）を決めており，10 MeV を超えた場合はヘッド内すべてが対象となるとともに，水の放射化についても管理が必要となる．

各設備の測定頻度は，放射化物のみの保管であれば 6 か月に 1 回でよい（医療法施行規則第 20 条第 1 項第 4 号ロ）．

規制委の現状における考え方は，装置の修理に伴う部品の取り扱いも含めて，申請時に保管廃棄設備および放射化物保管設備を設けることが示唆される．

16-4 密封線源治療

密封線源を用いた治療は，一時的な挿入と挿入後に取り出すことを想定しない永久挿入治療に分けられる．一時的挿入治療は放射能量の違いによって，さらに低線量率と高線量率に分かれている（**図 16-4-1**）．密封線源治療の施設は，医療法的に診療用放射線照射器具使用室と診療用放射線照射装置使用室の 2 種類で分別される．

❶ 密封線源治療にかかわる申請手続き

放射線治療に用いる密封線源の使用は，規制委の許可あるいは届出を要する．使用する核種ごとに政令に定められた数量（下限数量）を超えるものが適用となる．密封線源 1 個の量が下限数量の 1,000 倍を超えると許可が必要で，下限数量を超え下限数量の 1,000 倍を超えないものだけを使うときは届出でよい（**図 16-4-2**）．

申請書類は安全性を証明する遮蔽計算書などを添付して，規制委に申請するが，申請してか

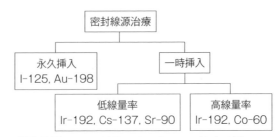

図16-4-1 密封放射性同位元素による治療形態

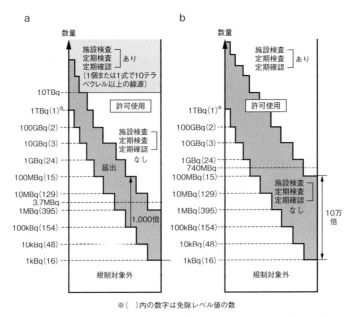

図16-4-2 密封と非密封線源の下限数量の倍数による規制の変化
a：密封線源の規制，b：非密封線源の規制．

ら許可証が交付されるまでは90日程度掛かるので余裕をみて手続きしなければならない．

❷ 線源の種類と数量の決定

　密封線源治療を行うためには，専用の施設が必要で，事前に綿密な計画を立てなければならない．何の線源を使用するのか，週に何人治療するのかなど，あらかじめ放射線治療医や泌尿器科医などと十分に相談する必要がある．いたずらに使用するかもしれないという可能性のみで，多くの線源を導入することを考えると貯蔵施設はもとより，使用室などすべてにおいて過剰な遮蔽構造物を造らなければならないことになる．特にCo-60，Cs-137は，遮蔽するために多くの費用を要する．**表16-4-1**に示すようにI-125，Au-198以外の線源での治療は，ほぼ許可使用となる（医療法では診療用放射線照射装置）．一方，I-125，Au-198の線源は一個の量が下限数量の1,000倍を超えないため，届出でよいことになる（医療法では診療用放射線照射器具）．

　ただし，同一事業所内でI-125，Au-198以外に許可使用となる線源を保有している場合や，

表 16-4-1 主な密封線源の下限数量と診療用放射線照射器具，診療用放射線照射装置の区分

核種	下限数量	主な放射能量	診療用放射線照射器具	診療用放射線照射装置
Co-60	100 kBq	333 MBq 111 GBq 1.11 TBq	下限数量を超え 100 MBq 以下の線源	100 MBq を超える線源
Sr-90	10 kBq	370 MBq	下限数量を超え 10 MBq 以下の線源	10 MBq を超える線源
I-125	1 MBq	11.0 MBq 13.1 MBq 15.3 MBq	下限数量を超え 1 GBq 以下の線源	1 GBq を超える線源
Cs-137	10 kBq	111 MBq	下限数量を超え 10 MBq 以下の線源	10 MBq を超える線源
Ir-192	10 kBq	370 MBq 370 GBq	下限数量を超え 10 MBq 以下の線源	10 MBq を超える線源
Au-198	1 MBq	185 MBq	下限数量を超え 1 GBq 以下の線源	1 GBq を超える線源

診療用放射線照射器具と診療用放射線照射装置は用途による区分ではなく，装備する密封された放射性同位元素の数量によるものである．

リニアックなどの診療用高エネルギー放射線発生装置を所有している施設は，すべて許可使用者となる．また，特に人の健康に重大な影響をおよぼすおそれのある放射性同位元素を特定放射性同位元素と定められており，Co-60 は 30 GBq 以上，Ir-192 は 80 GBq 以上，Cs-137 であれば 100 GBq 以上になると，セキュリティの強化対策を取らねばならず，他も核種ごとに告示されている．医療機関で使用する装置としては，血液照射用放射線照射装置，ガンマナイフ，Remote control After Loading System（RALS）などが特定放射性同位元素の対象となる．

❸ 診療用放射線照射装置の使用（下限数量の 1,000 倍を超える線源）

RALS と呼ばれる遠隔操作により線源を安全容器から出し入れできる高線量率の装置で，主に，Ir-192 が用いられる（**図 16-4-3**）．あらかじめ患者にガイドとなるアプリケータを挿入し，模擬線源などで治療計画を立てた後に実線源による治療を行う．線源の放射能量が大きいため，診療用放射線照射装置使用室で行い，照射時，患者以外は退室する．線源はワイヤーの先端に固定されているため，容器に格納できないなどの事故が発生しない限り，線源の紛失事故となることは少ない．ただし，放射能テロに利用される恐れがあるため，装置そのものの盗難に十分な管理を要する．遮蔽計算をするうえで必要となる線源の種類，放射能量，1 週間で行う患者の数や 1 人あたりの照射時間から 1 週間の使用時間を計画し，この値を遮蔽計算に用いる．

ガンマナイフ（**図 16-4-4**）に代表される Co-60（1.11 TBq）を 192 本あるいは 201 本内蔵した装置も診療用放射線照射装置使用室としなければならない．RALS と違い 20t にもなる装置そのものに線源が格納されているため盗難の心配は少ないが，合計 200 TBq を超える線源が存在するため，施錠管理，アクセス規制は徹底しなければならない．

医政発第 0130006 号の公布によって，診療用放射線照射装置使用室（Ir-192 RALS）で診療用放射線照射器具を使用することが可能になった．「診療用放射線照射器具使用室」を有さない医療機関においても特別の理由による場合であって，かつ，適切な防護措置を講じたときに限っ

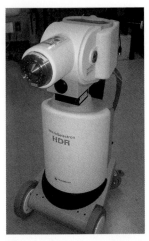

図16-4-3 Ir-192 RALS装置：電子制御で安全性が高い．内部に一本の線源（370 GBq）が格納されている．線源は3～4か月おきに要交換

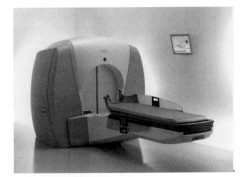

図16-4-4 Co-60 ガンマナイフ装置：内部に192本の線源が格納されている．線源は5年程度で要交換

て，使用可能である．ここで忘れてはならないことが，診療用放射線照射器具の使用については，診療を開始する前に1回および診療を開始した後にあっては1か月を超えない期間ごとに1回，放射線の量および放射性同位元素による汚染の状況を測定し，その結果に関する記録を5年間保存しなければならないことである．

関連して，2005年6月1日から放射線障害防止法，医療法施行規則の改正で診療用放射線照射装置[★1]となるCs-137，Sr-90，Ir-192の低線量率密封線源は，当面，従前どおり診療用放射線照射器具としての管理で使用することができる．今後の医療法施行規則の対応が待たれることになる．これらの特徴として，形状が針，管，ヘアピン状で，鉗子は用いるものの，線源との距離が近接した状態で糸通しや挿入を行うため，被曝は避けられない．また，紛失防止の対策を取りやすい診療用放射線照射器具使用室での使用が望まれる．

Memo

★1 従来，密封線源はその種類に関わらず3.7 GBqを超えなければ診療用放射線照射器具とされていた．「放射性同位元素等による放射線障害の防止に関する法律（1957年6月10日法律第167号）」の一部改正が，2005年6月1日から施行となった．この改正は，国際原子力機関(IAEA)，国際放射線防護委員会(ICRP)，国際労働機関(ILO)，世界保健機関(WHO)などの国際機関が共同で策定した「国際基本安全基準」(Basic Safety Standards : BSS)を取り入れ，放射性同位元素の規制対象下限値を設定するなど大幅な改正に至った．同時に医療法施行規則の一部を改正する省令（2005年6月1日厚生労働省令 99号）が出され，経過措置として施行前から備えている場合は，診療用放射線照射装置となった器具をそのまま使用可能とすることができるとされた（この省令の施行の際，現に病院または診療所に備えられているこの省令による改正後の医療法施行規則（以下「新規則」という．）第二十四条第二号に規定する診療用放射線照射装置，同条第三号に規定する診療用放射線照射器具および同条第六号に規定する放射性同位元素装備診療機器に対する新規則第二十四条第二号から第六号までおよび第九号から第十一号まで，第二十六条から第二十七条の二まで，第二十九条，第三十条の三，第三十条の六から第三十条の七の二まで並びに第三十条の十四の規定の適用については，なお従前の例によることができる．）．

❹ 診療用放射線照射器具の使用（下限数量の 1,000 倍の値以下）

わが国における診療用放射線照射器具の使用は，永久挿入治療として主に Au-198 グレインが舌がんなどの治療に用いられてきた．2003 年秋に I-125 シード線源を用いた前立腺がん永久挿入密封線源治療が認められ，現在では多くの施設に普及している．I-125 シード線源を使用するためには，その施設の放射線使用状況によって，さまざまな行政手続きを取らねばならない．また，放射線安全管理上当該施設で事前に実施しておかなければならない手続きも多岐にわたる．1 人の患者に用いる個数も多く，また小さな線源のため紛失する可能性が高い．さらに放出エネルギーが低いため，検出することも容易ではない．線源の余剰管理や一度挿入した線源の脱落もあるため，治療後の管理も課題となっている．

使用場所は原則として，診療用放射線照射器具使用室[★2]で行い，I-125 シード線源を患者から取り出すことなく永久に挿入する診療用放射線照射器具の使用について，規制委の許可申請，医療法上の届け出など放射線管理上複雑な手続きを要する．I-125 シード線源を使用するに当たり，申請の内容は使用する場所，使用する量，貯蔵する場所，貯蔵する量，使用・貯蔵に伴い漏洩する放射線の線量率計算などで，放射線障害防止法による管理区域設定などの申請手続きが必要である．

● 施設ならびに装置・備品

1) 診療用放射線照射器具使用室あるいは診療用放射線照射装置使用室（条件付）
2) 放射線治療病室

診療用放射線照射器具を挿入された患者は，一定期間放射線治療病室に入院させなければならない（医療法施行規則第 30 条の 15）．ただし，I-125，Au-198 は放射線治療病室からの退出を条件付けている（「診療用放射線照射器具を永久的に挿入された患者の退出及び挿入後の線源の取扱いに関する指針」）．退出基準に関しては後述する．

3) 貯蔵室

診療用放射線照射装置と異なり，線源の受入，払出が頻繁に行われる．3 か月間に使用する線源の量ならびに治療に伴い，使用しなかった線源（余剰線源）の貯蔵期間を考え，余裕をもった算定が必要（1 週間の最大使用数量の 10 倍程度）．遮蔽計算に用いる実効線量率定数は，$0.0124\ \mu Sv \cdot m^2/MBq/h$ とする．

4) 治療用装置・器具などの購入
- 治療計画，線量分布計算装置
- 密封線源挿入器具

滅菌処理するため，使用状況を考えて複数必要な器具もある．

Memo

[★2] 診療用放射線照射器具使用室とは，下限数量に 1,000 を乗じて得た数量以下の密封された放射性同位元素（放射線障害防止法用語）を使用する部屋のことで，主にここで前立腺への挿入が行われる．現在，I-125 シード線源は 11.0 MBq，13.1 MBq，15.3 MBq の 3 種類が購入可能である．退出基準（2,000 MBq）を目安にしたそれぞれの最大個数は 188 個，152 個，130 個であり，放射線管理上退出基準を超えない放射能量での治療を推奨する（挿入後は線源の減衰を考慮した値で管理可能）．この数を参考に 1 日ならびに 1 週間に行う治療患者数を考慮し，1 週間あたりの最大使用数量を算定する．既に診療用放射線照射器具使用室を有している事業所は比較的簡便にできる．

- X線透視装置

  米国では使用する施設と使用しない施設が半々とのことであるが，透視を用いて確実に前立腺内に留置したかどうか確認することは線源紛失事故防止に役立つ．X線被曝管理（透視時間の管理など）が必要．

● 人的準備

1) 認定医・講習会の受講

   放射線源安全取扱いに関する教育・講習を受講する必要がある．

   日本泌尿器科学会が認定する専門医と日本放射線腫瘍学会が定める認定医または日本医学放射線学会が認定する専門医（治療：二次試験合格者）が常勤していることが必要である．

2) 新たに業務従事者となる人の教育訓練・健康診断

   診療用放射線照射器具使用室あるいは診療用放射線照射装置使用室といった管理区域内で線源を取扱う業務に従事するため，放射線業務従事者として登録する必要がある．よって，治療に関与する泌尿器科医や看護師などの教育訓練（最低2時間）と事前の健康診断が必要である．

3) 入院施設に従事する人（一時立入り者）の教育訓練

   一時的管理区域を設定した一般病室で従事する看護師などは，脱落した線源を取り扱う可能性もあることから，たとえ，放射線障害防止法の適応が除外されているとしても，放射性同位元素の安全取り扱いの教育訓練を行うことが望ましい．電離放射線障害防止規則あるいは人事院規則に規定する特別教育訓練（時間の規制はない）としても受けておくべきである．一方，Au-198グレインを用いた治療は，放射線治療病室に最低3日間入院する必要があるため，放射線治療病室で業務を行う看護師などは放射線業務従事者の登録が必要である．

16-5 記帳・記録

❶ 使用の記録

ここでは，「記帳・記録のガイド―放射性同位元素等取扱事業所のために―2012」[3]に準じて説明する．

● 診療用放射線発生装置の使用の記録

①放射線発生装置の種類および型式：許可証どおり
②使用の目的：許可証どおり
③使用の場所：許可証どおり
④使用の方法：放射線の種類，最大出力，照射野など，許可証どおり
⑤放射線取扱主任者など
⑥使用に従事する者の名前
⑦時間数（照射線量積算値）：使用した日ごと，照射方向ごと

⑧週当たりの使用時間数(照射線量積算値)：照射方向ごと
⑨3か月間当たりの使用時間数(照射線量積算値)：照射方向ごとの集計

● **密封された放射性同位元素の使用の記録**
1) 密封された放射性同位元素の固定使用
　RALS，ガンマナイフ，ガンマ線照射装置(血液照射など)．
　受入れ・保管・使用・払出し・運搬に分けて作成する．記録は事象の都度に作成し，毎年3月31日をもって閉鎖する．線源の交換のない場合であっても4月1日に新たに記録を作成する．また，記録は5年間保管しなければならない．
2) 記入する項目
①機器の名称，機器製造業者，機器型式番号，機器製造番号
②放射性同位元素の種類および1個当たりの数量，個数
③総数量
④放射性同位元素の密封の状態および線源番号
⑤受入れの相手方の氏名または名称(受入れ先)および年月日
⑥保管の開始年月日
⑦保管の終了年月日
⑧保管の方法および保管の場所
⑨払出しの年月日
⑩払出しの数量
⑪払出しの相手方の氏名または名称(払出し先)および管理責任者
⑫運搬の方法，運搬の年月日
⑬荷受人の氏名または名称，荷送人の氏名または名称，運搬の委託先の氏名もしくは名称，運搬に従事する者の氏名
⑭記事
3) 診療用密封線源の使用の記録(固定使用)
①機器の名称および型式
②放射性同位元素の種類および数量
③使用の目的，使用の方法および使用の場所
④使用数量
⑤カテーテルの線源個数
⑥照射部位
⑦開始時刻
⑧終了時刻
⑨照射時間
⑩異常の有無
⑪確認
4) 診療用密封線源の使用の記録(移動使用)
①放射性同位元素の種類・形状
②使用量

表 16-5-1 診療用高エネルギー放射線発生装置の使用の記録

	放射線取扱主任者　印
放射線発生装置の種類および型式	直線加速装置　○○社製　Linac Xi
使用の目的	診療用
使用の方法	・360°回転により照射する． ・方向利用率は下向き 1.0，上向き 0.5，横向き（左右それぞれ）0.25 ・1 週間最大で 2,160 Gy at 1 m，3 か月間最大で 28,080 Gy at 1 m 使用する． ・X 線最大エネルギー　10 MeV　X 線最大出力　6.0 Gy/min at 1 m　電子線最大エネルギー　22 MeV　電子線最大出力　6.0 Gy/min at 1 m ・照射野　最大で 40 cm×40 cm ・対向板なし
使用の場所	第○リニアック照射室
使用に従事する者の名前	治療機構

③実使用量
④使用の目的，使用の場所
⑤使用の方法
⑥出庫作業者，使用者，入庫作業者
⑦異常の有無
⑧管理責任者
⑨備考

❷ 使用記録簿の例

診療用高エネルギー放射線発生装置の使用の記録を**表 16-5-1** に示す．

16-6 漏洩線量管理

❶ 測定器材など

　放射線治療施設施設は医療法施行規則第 30 条の 21 および第 30 条の 22 に定められた測定を行わなければならない（**表 16-6-1**）．治療用 X 線装置，診療用高エネルギー放射線発生装置および診療用放射線照射装置について，その放射線量を 6 か月を超えない期間ごとに 1 回以上線量計で測定し，その結果に関する記録を 5 年間保存しなければならない．

表16-6-1 放射線診療室の漏洩線量測定

	測定対象放射線	測定頻度	測定器	備考
リニアック	X線	6か月に1回	電離箱式（サーベイメータ）	
	中性子線	6か月に1回	中性子サーベイメータ	X線が10 MeVを超える場合
密封線源使用室	ガンマ線	1か月に1回	電離箱式（サーベイメータ）	
RALS使用室	ガンマ線	6か月に1回	電離箱式（サーベイメータ）	密封線源を使用する場合は1か月に1回
シミュレータ室	X線	6か月に1回	電離箱式（サーベイメータ）	
放射線治療病室	ガンマ線	1か月に1回	電離箱式（サーベイメータ）	
放射化物の設備	ガンマ線	6か月に1回	電離箱式（サーベイメータ）	放射化物のみ保管する場合に限る

上記管理区域の境界以外に病室，居室の境界，事業所の境界の測定が必要．

❷ 記帳

電離放射線障害防止規則第54条に管理区域に該当する部分の記録について以下の項目を記載することになっている．
①測定日時
②測定方法
③放射線測定器の種類，型式および性能
④測定箇所
⑤測定条件
⑥測定結果
⑦測定を実施した者の氏名
⑧測定結果に基づいて実施した措置の概要

また，同条第4項に「この測定結果を見やすい場所に掲示する等の方法によって，管理区域に立ち入る労働者に周知させなければならない」とされているため，漏洩線量を測定した結果を管理区域ごとの入り口付近に掲示することなどによって労働者（業務従事者など）に知らせる必要がある．

❸ 記録簿の例

図16-6-1に記録簿の例を示す．放射線立入検査などの保管管理書類を原本とし，管理区域への掲示用はそのコピーを使用するとよい．

a

放射線部

X線診療室における漏洩放射線量測定記録

室名 外来棟地下1階 シミュレーションCT室

技師長 ○○○○○ 印

責任者 ○○○○○ 印

放射線取扱主任者	○○○○○ 印
安全管理責任者	○○○○○ 印

エックス線装置(撮影/透視撮影)	形式名称	SOMATOM Emotion6				
	定格出力	連続	kV	mA		
		短時間	80 kV	240 mA		
		短時間	130 kV	240 mA		
	用途	診療用				
測定器の種類/形式	種類：電離箱サーベイメータ	①	形式：ICS-311(Aloka)	SER.No：06R344	校正日	H24.3.7
		②	形式：ICS-311(Aloka)	SER.No：R01521	校正日	H21.11.6
		③	形式：ICS-321(Aloka)	SER.No：96R2860	校正日	H24.2.17
		④	形式：450P-DE-SI(VICTREEN)	SER.No：888	校正日	H21.10.30
測定方法	最大線量個所で測定，バックグラウンドを含む					
複写体	JIS-24915準品ファントーム ポリタンク 300×200×200					
測定日時	平成 24年 6月 2日 16時 50分	気温：21.6℃	気圧 1011.6 hPa			
測定者	○○○○ ○○○○ ○○○○					

測定条件		バックグラウンド：0.1 μSv/h			
	○	130 kV 200 mAs 曝射回数：3回			
測定レンジ		μSv			
測定点	1	<0.1			
	2	<0.1			
	3	<0.1			
	4	<0.1			
	5	<0.1			
	6	<0.1			
	7	<0.1			
	8	<0.1			
	9	<0.1			
	10				
	11				
	12				
	13				
	14				
備考					

放射線管理士 ○○○○ 印

b

放射線部

X線診療室における漏洩放射線量測定記録

室名 外来棟地下1階 シミュレータ室

技師長 ○○○○○ 印

責任者 ○○○○○ 印

放射線取扱主任者	○○○○○ 印
安全管理責任者	○○○○○ 印

エックス線装置(撮影/透視撮影)	形式名称	SAT-20				
	定格出力	連続	125 kV	4 mA		
		短時間	150 kV	320 mA		
		短時間	80 kV	630 mA		
	用途	診療用				
測定器の種類/形式	種類：電離箱サーベイメータ	①	形式：ICS-311(Aloka)	SER.No：06R344	校正日	H24.3.7
		②	形式：ICS-311(Aloka)	SER.No：R01521	校正日	H21.11.6
		③	形式：ICS-321(Aloka)	SER.No：96R2860	校正日	H24.2.17
		④	形式：450P-DE-SI(VICTREEN)	SER.No：888	校正日	H21.10.30
測定方法	最大線量個所で測定，バックグラウンドを含む					
複写体	JIS-24915準品ファントーム ポリタンク 300×200×200					
測定日時	平成 24年 6月 9日 16時 50分	気温：19.0℃	気圧 996.5 hPa			
測定者	○○○○ ○○○○ ○○○○					

測定条件		バックグラウンド：0.1 μSv/h			
				83 kV 2.0 mA	90 kV 2.3 mA
				透視15秒(時定数以上)	
測定レンジ				μSv/h	μSv/h
				0°	270°
測定点	1			0.1	0.1
	2			0.1	0.1
	3			0.1	0.1
	4			0.1	0.1
	5			0.1	0.1
	6			0.1	0.1
備考	治療計画用透視装置 階上 6 階下 立ち入れない				

放射線管理士 ○○○○ 印

c

放射線部

放射線発生装置使用施設における漏洩放射線量測定記録

室名 第2リニアック照射室

技師長 ○○○○○ 印

責任者 ○○○○○ 印

放射線取扱主任者	○○○○ 印
安全管理責任者	○○○○ 印

放射線発生装置	形式名称	CLINIAC-Xi				
	照射方法・条件	10 MV 600 cGy/min at 1 m 照射野 40 cm×40 cm				
	用途	診療用				
測定器の種類/形式	種類：電離箱サーベイメータ/中性子サーベイメータ	①	形式：ICS-311(Aloka)	SER.No：06R344	校正日	H24.3.7
		②	形式：ICS-311(Aloka)	SER.No：R01521	校正日	H21.11.6
		③	形式：ICS-321(Aloka)	SER.No：96R2860	校正日	H24.2.17
		④	形式：TPS-451S(Aloka)	SER.No：96R286	校正日	H25.2.13
測定方法	床から1mで測定，バックグラウンドを含む					
複写体	JIS-24915準品ファントーム ポリタンク 300×200×200					
測定日時	平成 24年 6月 9日 16時 50分	気温：19.0℃	気圧 996.5 hPa			
測定者	○○○○ ○○○○ ○○○○					

測定箇所		1センチメートル線量当量率(μSv/h)				判定
		0度	180度	270度	90度	
B.G	X線	0.2				
1	X線	0.5	0.7	1.4	0.6	117.39 μSv/3 M
	中性子線	0.1	0.07	0.09	0.18	<1.3 mSv/3 M 適
2	X線	0.3	0.3	0.3	0.3	B.Gと同等 <1.3 mSv/3 M 適
3	X線	0.3	0.3	0.3	0.3	15.6 μSv/3 M <1.3 mSv/3 M 適
4	X線	0.3	0.3	0.3	27	1.057 mSv/W <1.3 mSv/3 M 適
5	X線	0.4	0.6	0.5	0.3	50.7 μSv/3 M <1.3 mSv/3 M 適
6	X線	0.3	0.3	0.3	0.3	15.6 μSv/3 M <250 μSv/3 M 適
備考						

放射線管理士 ○○○○ 印

図16-6-1 記録簿の例

記録簿は定期確認や医療監視で担当官が確認するため，必要項目を網羅した統一的な書式で作成することが望ましい．

16-7 線源管理

線源の購入（受入）・使用・譲渡・廃棄について述べる．密封線源の購入に際し，あらかじめ許可が得られているか販売元から規制委の許可証のコピーを求められることがある．もしも許可を得ていない線源を購入してしまった場合，受け入れてしまうと大問題になるからである．また，線源の受け渡しは，供給会社の放射線取扱主任者と自施設の放射線取扱主任者の名で譲渡・譲受の書類を取り交わさなければならない．

線源は，誤発注を防止するためFAXでのやりとりが一般的である．主に（公社）日本アイソトープ協会放射線源課で用いるアイソトープ注文書により発注する．

線源の発注から受入，保管，運搬，使用，譲渡，廃棄にいたる一連の流れを理解し，施設の運用を決定し，どの部門が発注して誰が管理するのか，伝票類の管理はどの部署が行うのかなど決めておく必要がある．

筆者の施設での一連の流れを記載する（**表 16-7-1**）．

表 16-7-1 線源管理の手順（例）

管理項目	手順
1）発注	・治療が計画され入院の予約など治療日が決定した時点で，放射線治療部から「密封線源」譲渡依頼書（使用責任者，使用患者名，使用予定日，数量，検定日記載）が，放射線取扱主任者に提出される． ・放射線取扱主任者の確認後，FAX注文書に数量，検定日，納入日などを記入して供給会社にFAX送信．受領印を押印され返信される．RALS用 Ir-192線源も同様．
2）受入・保管	・線源が納入されると開封し，中の譲渡書を確認のうえ，受取者と放射線取扱主任者が，譲受書に署名捺印して供給会社に譲受書を郵送する．受入れた線源は，放射線治療病棟内にある貯蔵室に保管する．同時に，受入・保管の帳簿に受入数を記載し，現存する在庫数（余剰線源含む）に加算する．RALS線源は交換のため，引取依頼書を作成する．
3）運搬	・貯蔵室から管理区域外の使用する場所へ運搬する場合は，事業所内運搬として払出個数を帳簿に記載し，運搬容器に入れ運搬基準を遵守して移動する． ・運搬の帳簿に汚染の状況など記載してから使用する．
4）使用	・貯蔵室から出庫（払出），帳簿に出庫数を記載する．残存数を求めて記載する．使用にあたり，使用記録を作成する（**図 16-7-1**）． ・使用後余った線源は余剰線源として再び貯蔵室に保管し，余剰線源個数を残存個数に加算する． ・施術後，退出基準を満たすかどうか，所定の研修を修了した診療放射線技師が測定し，退出の判断を出す． ・患者が退出後，使用した器具類をサーベイし，脱落線源の有無を確認する． ・あらかじめ入院している病棟の個室をサーベイし，一時的管理区域の設定を行う（詳細は後述する）．
5）保管・譲渡・廃棄・記録	・余剰線源が出た場合，貯蔵室に保管するとともに現存数の確認と記帳を忘れないこと．余剰線源は，減衰を考慮し，日本アイソトープ協会に譲渡する． ・脱落線源は，放射性同位元素に汚染された物として医療法のもと，同様に日本アイソトープ協会に譲渡する．譲渡譲受の書類を取り交わし記録保存する． **線源に関する管理** 安全管理責任者は使用，保管，運搬，譲渡，点検，受入・払出にかかわる記録を行う帳簿を備え記帳をしなければならない．この帳簿は線源ごとに作成され，年度ごとに閉じられる管理を行う．たとえ10数年使用する線源であっても年度でいったん閉めて，新たな書類を起こして管理する．

表 16-7-1 つづき

管理項目	手順
5) 保管・譲渡・廃棄・記録	帳簿に記載すべき項目は次のとおりである． (1) 使　用 　イ．放射性同位元素の種類および数量 　ロ．放射線発生装置の種類 　ハ．放射性同位元素または放射線発生装置の使用の年月日，目的，方法および場所 　ニ．放射性同位元素または放射線発生装置の使用に従事した者の氏名 (2) 保　管 　イ．放射性同位元素の種類および数量 　ロ．放射性同位元素の保管の時期，方法および場所 　ハ．放射性同位元素の保管に従事した者の氏名 (3) 運　搬 　イ．事業所の外における放射性同位元素の運搬の年月日，方法 　ロ．荷受け人または荷送り人，運搬を委託された者および運搬に従事した者の氏名 (4) 譲　渡 　イ．放射性同位元素の種類および数量 　ロ．放射性同位元素の譲渡の年月日，方法および場所 　ハ．放射性同位元素の譲渡に従事した者の氏名 (5) 点　検 　イ．点検の実施年月日 　ロ．点検の実施結果，およびこれに伴う措置 　ハ．点検の実施者の氏名 (6) 受入・払出 　イ．放射性同位元素の種類および数量 　ロ．放射性同位元素の受入の年月日，方法および場所 　ハ．放射性同位元素の払出の年月日，方法および場所 　ニ．放射性同位元素の受入・払出に従事した者の氏名
6) 線源登録	2011 年 1 月 1 日から特定放射性同位元素について，個々の放射線源の情報を放射線源登録システム (https://sengen.nsr.go.jp/Sengen/index.html) に登録することになった．受け入れ，払い出し，廃棄などを行った場合と年度末の在庫状況を規制委へ報告しなければならない． 病院施設での特定放射性同位元素は，RALS 用 Ir-192 線源やガンマナイフ (Co-60)，血液照射用放射線照射装置 (Cs-137) などが対象である．
7) 余剰線源の管理	購入した線源が，患者の治療に用いられずに余ったものを余剰線源という．余剰線源は，通常の密封線源と同様，放射線障害防止法上の貯蔵室あるいは貯蔵箱での保管が必要で，不要なものは，日本アイソトープ協会（アイソトープ部業務二課）に譲渡する必要がある．このとき，検定日ごとに容器に入れたまま保管することで，減衰を考慮した譲渡管理が可能となる．余剰線源の管理で注意しなければならないことは，貯蔵能力を超えないように管理しなければならないことである．余剰線源が増えてくると購入時は一時的に貯蔵量が増えるため，許可された貯蔵能力個数を上回らないように気をつけなければならない．あらかじめ余剰線源の管理に関し，貯蔵能力に余裕をもたせた申請が必要である．
8) 脱落線源の管理	**線源脱落の対策** 患者に挿入しても何らかの理由で体外に排出してしまう場合がある．これが脱落線源で，前立腺がんの挿入の場合主に尿道口から排出する．この脱落線源の保管は余剰線源と異なり，医療法上の保管廃棄施設で保管する必要がある．よって，I-125，Au-198 は一度体内に挿入した時点で放射線障害防止法の規制が外れ，医療法のみの適応となるため，余剰線源のように放射線障害防止法上の貯蔵室ではなく，医療法上の保管廃棄施設に保管する．また，廃棄は余剰線源と同様に日本アイソトープ協会に委託するが，診療用放射性同位元素と同様な「放射性同位元素に汚染された物」として廃棄する．入院中は脱落線源紛失防止の観点から自尿が可能になっても尿濾器などの活用を設定することがよい．また，一時的管理区域を設定した一般病室の浴室排水口に線源流出防止用の網を設置することも同様に有効である（**図 16-7-2**）．

表 16-7-1 つづき

管理項目	手順
8）脱落線源の管理	**線源紛失の危険性** 刺入して線源を押し出したつもりが，陰圧で外筒内に吸い込まれそのまま抜いた外筒内に残ってしまう場合がある．確実に組織内に挿入されたかどうか透視装置で確認しながら行うと確実である．刺入する針の内筒や針自体に付着したまま，洗浄のためのボールの底に落ちる場合があり，術後の器具の確認は重要な行為である．落ちているものとして丹念にサーベイすることが紛失を未然に防ぐ手段である(**図 16-7-3**)．
9）挿入後 1 年以内の死亡摘出線源の管理	「前立腺癌小線源療法後 1 年以内死亡時の対応マニュアル」に沿って対応し，前立腺ごと摘出したシード線源を保管容器に入れ，廃棄物保管庫で保管する．剖検には汚染などのサーベイを行い，記録を残す． 記録としては ・剖検時のサーベイの記録 ・摘出前立腺搬出の記録(搬出元施設用) ・摘出前立腺受入の記録(受入施設用) がマニュアルに付録されており，記載して保管することが必要である．保管後の線源は前立腺周辺臓器と一緒になっているため，現時点では保管を継続するしかない． 本マニュアルは 1 年以内の死亡の場合だが，挿入治療後に他のがんが確認され，手術によって前立腺周辺を摘出する場合もある．この場合であっても線源の保管は本マニュアルに沿って保管管理されるのが妥当と考える．

ID 氏名 生年月日 性別	診療用放射線照射器具使用記録

放射線取扱主任者	安全管理責任者	担当技師

科　名		主治医名	
病室名	CCU ICU [　　]・RI 病室[515]・　棟[　　]室		
使用日時	平成　　年　　月　　日　　：		使用者 放射線医
使用核種 使用量	Au-198　185 MBq___本　合計___MBq 退出基準：48.0 μSv/h・at1m		
	I-125　15.3 MBq___本　合計___MBq 退出基準：2.8 μSv/h・at1m		
使用後の測定 異常の有無	無　・　有　B. G.　　cpm 測定器：TGS-133	測定者	
退室日時及び 退室時線量率	平成　　年　　月　　日　　： μSv/h・at1m 測定器：ES-311, Ser. 06R344	測定者	
備　考 管理区域の設定等			
退出後の 注意・指導	・患者を訪問する子どもあるいは妊婦と接触する場合 ・公共の交通機関を利用する場合 ・職場で勤務する場合 ・同室で就寝する者がいる場合 ・その他(　　　　　)	説明者	

図 16-7-1 診療用放射線照射器具使用記録

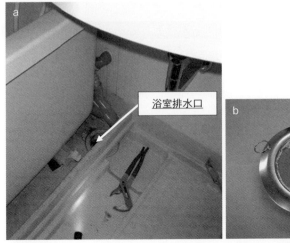

図16-7-2 病室の浴室排水口（a）に装着する目の細かい特注フィルタ（b）

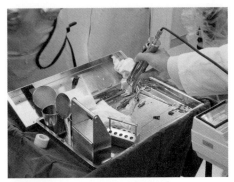

図16-7-3 I-125線源の脱落確認

16-8 管理区域

❶ 退出基準

　密封線源の使用は，許可を得た管理区域で行わなければならない．管理下にある放射性同位元素は，むやみに管理区域から持ち出せないが，患者に埋め込まれた密封線源は一定の基準を満たせば管理区域外に持ち出す（退出）ことができる．この基準を退出基準といい，現在密封線源では I-125，Au-198[4]，非密封線源では Sr-89，Y-90，I-131，Ra-223[5] に**表16-8-1**および**表16-8-2**の基準が設けられている．核種ごとに基準が出されており，それぞれの退出基準を下回ることで退出が許される．I-125 の場合半減期が 60 日であるため，減衰を待って退出させるといった方法は現実的ではないので，あらかじめ退出基準である 2,000 MBq を超えない量での治療計画と実施が必要である．2,000 MBq は挿入時の実際の量（減衰を考慮した量）として計算してよい．退出基準に線量率での規定もあるが，$2.8\,\mu$Sv/h at 1 m を測定できる線量計はデジタ

表16-8-1 診療用放射性医薬品を投与された患者の退出基準（投与量・線量率）

治療に用いた核種	投与量又は体内残留放射能量 (MBq)	患者の体表面から1mの点における1cm線量当量率 (μSv/h)
Sr-89	200	—
I-131	500	30
Y-90	1,184	—

表16-8-2 患者ごとの積算線量計算に基づく退出基準

治療に用いた核種	適応範囲	投与量（MBq）
I-131	遠隔転移のない分化型甲状腺癌で甲状腺全摘出後の残存甲状腺破壊（アブレーション）治療★3	1,110★4
Ra-223	骨転移のある去勢抵抗性前立腺癌治療★5	12.1（1投与当たりの最大投与量）72.6（1治療当たりの最大投与量）

ル線量計であってI-125のエネルギーに校正されたものを用いなければならない．

● 密封線源の退室基準値

Au-198（挿入後の最低3日間入院）；残存放射能：700 MBq あるいは線量率：48.0 μSv/h at 1 m のいずれかを超えない．

I-125（挿入後の最低1日間入院）；残存放射能：2,000 MBq あるいは線量率：2.8 μSv/h at 1 m のいずれかを超えない．

I-125密封線源が，膀胱や尿道に脱落する症例は1%程度とされている．万一，膀胱や尿道への脱落が術中に確認された場合は，膀胱鏡により回収する．回収せず膀胱や尿道に脱落した線源は，翌日までに尿中（体外）に排出されるため，最低1日入院させ，この間に尿中に排泄された線源の有無を確認した後，帰宅させる．

（例）I-125シード線源 13.1 MBq を 155本合計 2,030.5 MBq 挿入したい．退出基準は 2,000 MBq なので退出させられない．しかし，挿入後の線源は減衰を考慮できるため，線源の検定日が2日前であれば挿入時には 1,984 MBq で退出させられる．

$$2,030.5\ MBq \times \left(\frac{1}{2}\right)^{2/60} = 1,984\ MBq$$

Memo

★3　実施条件：関連学会が作成した実施要綱（「残存甲状腺破壊を目的としたI-131（1,110 MBq）による外来治療」）にしたがって実施する場合に限る．

★4　I-131の放射能量は，患者身体からの外部被ばく線量に，患者の呼気とともに排出されるI-131の吸入による内部被曝を加算した線量から導かれたもの．

★5　実施条件：関連学会が作成した実施要綱（「塩化ラジウム（Ra-223）注射液を用いる内用療法の適正使用マニュアル」）にしたがって塩化ラジウム（Ra-223）注射液1投与当たり 55 kBq/kg を4週間間隔で最大6回まで投与することにより実施する場合に限る．

❷ 一時的管理区域の設定と解除

● 管理区域の設定と解除

　退出基準を満たした患者の入院は，放射線治療病室に入院させなくとも，脱落の確認のため一時的管理区域を設定した一般病室に入院することが可能である．一時的管理区域を設定する病室は，可能な限り個室★6を使用することが望ましく，事前に汚染などがないかどうか測定を行い，管理者が設定する（**図 16-8-1，16-8-2**）．

　一時的管理区域を設定する病室は，脱落の線源が安易に紛失しないよう排水口に流出防止用の網を設置するなど対策を施した専用の部屋とすることが望ましい（**図 16-8-3**）．

　管理区域の解除は，患者が入院期間中でも可能であるが，退院後においても脱落線源の有無を測定して確認する．

❸ 放射線測定器と測定方法

● GM サーベイメータ

　指向性が優れているため線源の紛失を探査するには最適である．バックグラウンドが低ければ I-125 であっても使用可能である．I-125 のエネルギーには感度が低いためサーベイは近距離で時間を掛けてサーベイしなければ見落とすことになる．主に脱落線源がないかどうか，汚染がないかどうかサーベイするために用いる．

● 電離箱サーベイメータ（I-125 エネルギー校正電離箱線量計）

　I-125 シード線源を挿入された患者の退出基準は，体内残存放射能で 2,000 MBq を超えない，あるいは患者体表面から 1 m の距離で 2.8 μSv/h を超えない場合である．体内残存放射能で 2,000 MBq を超える量の線源を挿入した場合，線量率で退出基準を満たしているかどうかを判断しなければならない[6]．電離箱サーベイメータにはアナログ式とデジタル式があるが，デジタル式でなければ読み取りが困難である．なお，線量率で退出基準を判断する場合は I-125 でエネルギー校正をしておかなければならない（**図 16-8-4**）[7]．I-125 の治療において退室基準の総放射能量 2,000 MBq を超えないように挿入することを推奨する．

　主に退室基準の判定に用いる 1,300 MBq 以下の最大個数は以下のとおりである．

・15.3 MBq は 130 個
・13.1 MBq は 152 個
・11.0 MBq は 188 個

体内に挿入した時点で，医療法のみ適応されるため検定時間から減衰計算が可能である[9]．

● I-125 用シンチレーション式サーベイメータ

　I-125 用シンチレーション式サーベイメータをあえて購入する必要はないが，診療用放射線

Memo

★6　他の入院患者が受ける線量が 1.3 mSv/3 か月を超えないように管理区域を設定するためと入退室の管理を行ううえで，一般的には個室管理を行う．
　　遮蔽計算に用いる実効線量率定数は 0.0014 μSv・m²/MBq/h（挿入後の見かけ上の定数）で評価してよい（「シード線源による前立腺永久挿入密封小線源治療の安全管理に関するガイドライン」[8]参照）．

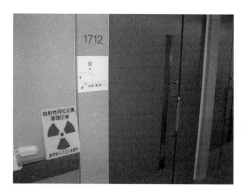

図 16-8-1 一時的管理区域の設定を行った病室

入退室時には記録が必要．翌日解除するときにサーベイを行うが，退院後にもう1度サーベイしておくことが重要である．

	一時的管理区域に関する記録						
	一時的管理区域立ち入り記録						

中央棟　　号室
ポケット線量計：PDM-102, PDM-112

				取扱主任者	安全管理者	主　任
患者氏名	線源	数量	治療日時(使用室退室)			
様	I-125	MBq	年　月　日(　：　)			
一時的管理区域を設定した日時	設定前の室内線量率	責任者氏名				
年　月　日(　：　)	μSv/h					印
一時的管理区域を解除した日時	解除後の室内線量率	責任者氏名				
年　月　日(　：　)	μSv/h					印

立入日	入室時間	退出時間	目　的	所　属	氏　名	線量計値 μSv	備　考
/	:	:					
/	:	:					
/	:	:					
/	:	:					
/	:	:					
/	:	:					
/	:	:					
/	:	:					
/	:	:					
/	:	:					
/	:	:					
/	:	:					
/	:	:					
/	:	:					
/	:	:					
/	:	:					
/	:	:					
/	:	:					
/	:	:					
/	:	:					

放射線安全委員会

図 16-8-2 一時的管理区域設定記録と一時立入者被曝管理記録

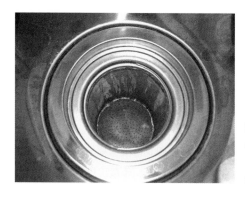

図 16-8-3 メッシュ状フィルタ

舌がんに挿入する Au-198 グレインが洗面台から流出しないように専用のメッシュ状フィルタが有効である．

JQA

総数2頁の2頁
証明書番号 150-35900

校 正 結 果

70 μm 線 量 当 量 率

実効エネルギー (keV)	線量当量率 (μSv/h)	表示値 (μSv/h)	校正定数
20	10.9	9.9	1.10
30	11.4	10.1	1.13

校正の条件 (1) 校正の基準面：電離箱の前面及び両側面の白点を含む面
(2) 照射方向：窓カバーを開放し，電離箱の窓面に対して垂直
(3) 校正結果は温度22℃，気圧1013 hPaの状態に換算して求めた.

校正の不確かさ 10%（包含係数 k=2）

備考 校正結果は場所に係わる70 μm線量当量換算係数で求めた.

校正の不確かさ

校正の不確かさは，拡張不確かさであり，含有係数k=2で決定され，約95%の信頼の水準を持つと推定される区間を定める.

使用した標準器等

品名	型式	製造番号	製造者
中硬X線用電離箱	A6	239	Exradin

以 上

図16-8-4 I-125の代表エネルギー（27.4 KeV：Te-Kα）[7]による校正

照射装置使用室でI-125シード線源を挿入する場合は，紛失時の線源探索に有効であるため必要である．なお，十分バックグラウンドが低い環境では，GMサーベイメータを用いても線源の確認は可能である．I-125に限ればシンチレーション式サーベイメータはGMサーベイメータに対して約100倍感度が高い．診療用放射線照射装置使用室で用いるような場合，Ir-192などのバックグラウンドが高い場であってもカットオフが効いて有効にI-125線源を検出できる．使用する場合，検出部の保護カバーを取って使用する（**図16-8-5**）．I-125を万が一落下したなどでサーベイする場合は，初めにI-125用シンチレーション式サーベイメータを用いて存在を確認し，GMサーベイメータの時定数を少なめ（3秒）に設定して探し出すのが効率がよい．

● ポケット線量計

一時的管理区域を設定した一般病室での被曝管理を行うため，直読式ポケット線量計での管理を推奨する．

❹ 環境測定管理

リニアック使用施設は6か月に1度，管理区域の境界や事業所の境界における漏洩線量の測定を行い，記録保管する必要がある．これは一般の診断用X線装置と同様であるので，たとえば9月と2月というように毎年決まった月にまとめて行うとよい．また，自主点検も6か月に

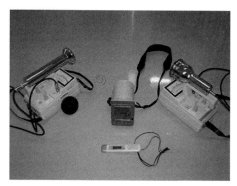

図 16-8-5 各種測定器
左：I-125 用シンチレーション式サーベイメータ（黒い円形状のものは検出部保護カバー），中上：デジタル式電離箱サーベイメータ，右：GM サーベイメータ，中下：デジタル個人ポケット線量計．

1 度行うことになっているので，併せて点検を行うと効率的である．自主点検の結果は医療監視，定期確認，定期検査などで検査官によって確認が行われる．また，管理状況報告書を毎年 6 月末までに前年度分を，規制委に報告することになる．

❺ 健康診断管理

放射線業務従事者に対し，就業前および就業後の定期健康診断を実施する．
(1) 実施時期は次のとおりである．
　イ．業務従事者（一時立入者を除く）は初めて管理区域に立ち入る前．
　ロ．管理区域に立ち入った後にあっては 6 か月を超えない期間ごとに行う．
(2) 健康診断の方法は問診および検査または健診により行う．
(3) 問診は放射線の被曝歴の有無およびその状況について行う．
(4) 検査または健診は次の部位および項目について行う．ただし，イからハについては，医師が必要と認める場合に行う．また，初めて管理区域に立ち入る前の健康診断においてはイおよびロの部位または項目を除いてよい．
　イ．末梢血液中の血色素量またはヘマトクリット値，赤血球数，白血球数および白血球百分率
　ロ．皮膚
　ハ．眼
次の各号に従い健康診断の結果を記録しなければならない．
(1) 実施年月日
(2) 対象者の氏名
(3) 健康診断を実施した医師名
(4) 健康診断の結果
(5) 健康診断の結果に基づいて講じた措置

❻ 被曝管理

　ガラスバッジなどで個人被曝線量の測定を行い，測定結果は他人の目に触れないよう各人に配布しなければならない．リニアックのエネルギーによっては中性子線の測定が可能な個人線量計の選択が必要である．過剰な被曝を認めた場合は，原因を追求し医師の診断を受けるなど適切な措置を行う．併せて放射線取扱主任者や放射線安全委員会などに報告する．

　胸(腹)部以外の被曝が多い場合や防護衣など着用して業務を行う場合は，不均等被曝管理が必要である．個人被曝線量計を複数使用して評価しなければならない．得られた測定結果から下記の式により，実効線量を求める．

　　不均等被曝実効線量：$E = 0.08\,H_a + 0.44\,H_b + 0.45\,H_c + 0.03\,H_m$
　　　H_a：頭部および頸部の1 cm 線量当量
　　　H_b：胸部および上腕部の1 cm 線量当量
　　　H_c：腹部および大腿部の1 cm 線量当量
　　　H_m：$H_a \cdot H_b \cdot H_c$ のうちの最大の1 cm 線量当量

16-9　教育訓練

❶ 業務従事者および診療従事者

　教育訓練管理責任者は放射線施設に立ち入る者に対し，内閣府令で定めるところによる放射線障害予防規程の周知，その他，安全取扱いを図るため放射線障害の防止に必要な教育訓練を企画および実施し，その記録を1年ごとにまとめて閉鎖し，これを5年間保存する．また，この結果を放射線取扱主任者および放射線安全委員会などに報告する．

(1) 実施時期は次のとおりとする．
　イ．業務従事者として登録する前
　ロ．初めて管理区域に立ち入る前，および取扱い業務の開始後にあって，前回の教育訓練を行った日の属する年度の翌年度の開始の日から1年以内
(2) 前(1)イ並びにロの初めて管理区域に立ち入る者については次に掲げる項目および時間数をまた，継続業務者については次に掲げる項目について実施すること．
　イ．放射線の人体に与える影響：30分以上
　ロ．放射性同位元素等または放射線発生装置の安全取扱い：1時間以上
　ハ．放射線障害の防止に関する法令および放射線障害予防規程：30分以上

❷ 患者および患者の家族

　患者への注意および指導事項を理解できるように口頭および書面によって説明する．
　次のいずれかに該当する場合には，一定期間，防護具などで遮蔽を行うなど，適切な防護措

置を講じること(患者を訪問する子供あるいは妊婦と接触する場合,公共の交通機関を利用する場合,職場で勤務する場合,同室で就寝する者がいる場合).供給会社から簡易的に計算できるソフトウェアの供給があり,それを用いて計算してもよい.このソフトは患者に携帯してもらう患者指示カードの作成やカルテへの添付書類の作成も同時に可能である.

　退出後一定期間内に脱落線源を発見した場合は,直接手で触らず,スプーンなどで拾い上げ,瓶などに密閉して速やかに担当医に届け出ることを説明し,線源を入れる容器を退院時に配付することで脱落に関して意識づけられる.

　治療後患者が治療後一年以内の早期に亡くなった場合,担当医と連絡を取り,火葬に付す前に線源を取り出す必要があるため,患者家族に対し十分な説明と同意を得て治療を開始しなければならない.退院時の指導においても連絡先や夜間の対応も含めて書面で配付するなどあらかじめ用意しておくことが望ましい.

　脱落線源に対する意識は,患者への説明を十分にすることによって大いに協力してもらえることを経験した.退院後に脱落したとして外来時に持参した患者もおり,患者やその家族への教育により,安全な放射線管理が可能と考える.

❸ 従事者に対する医療機器の安全使用のための研修

　特定機能病院における定期研修として年2回程度定期的に実施し,記録すること(医政指発第 0330001 号,医政研発第 0330018 号).
　以下の保守点検計画の策定すべき医療機器(特定機器)
- 診療用高エネルギー放射線発生装置(直線加速器など)
- 診療用粒子線照射装置
- 診療用放射線照射装置(ガンマナイフなど)

● 研修の内容

①医療機器の有効性・安全性に関する事項
②医療機器の使用方法に関する事項
③医療機器の保守点検に関する事項
④医療機器の不具合などが発生した場合の対応(施設内での報告,行政機関への報告など)に関する事項
⑤医療機器の使用に関して特に法令遵守すべき事項

● 研修において記録すべき事項

　開催または受講日時,出席者,研修項目,研修の対象とした医療機器の名称,研修を実施した場所などを記録すること.

16-10 遵法を損なわないために

　法令遵守は当然のことではあるが，予期せぬ事故は起こりえるものである．放射線安全管理においてしばしば報道されるのが，放射線源に伴う被曝，漏洩，紛失，誤廃棄，湧きだしであろう．いずれの場合も日常の管理において防げた事例は多く挙げられる．放射線安全管理は，もし事故があった場合であっても被害が最小限に留められるよう，継続した行いが功を奏すると考える．リニアックの管理の場合も使用する施設が定めた使用方法で許可が与えられている．少なくとも自施設の使用条件をしっかり把握して，毎日，毎週の管理をしっかり行えば大きな問題に発展することは少ない．

　法令は変更されることも多い．日頃から講習会に参加し，時勢のありようを把握することが肝要である．

　「放射性同位元素等による放射線障害の防止に関する法律」は2018年4月1日に改正され，定期講習や教育訓練の項目および時間数などが見直された．さらに2019年9月には，「特定放射性同位元素の防護」が取り入れられ，法律の名称が「放射性同位元素等の規制に関する法律」となる．多くの施設で対応に迫られることになるが，適切な対策と管理を望む．

文献

1) 原子力安全技術センター：放射線施設のしゃへい計算実務マニュアル2015．2015
2) 原子力安全技術センター：放射線施設の遮蔽計算実務（放射線）データ集．2015
3) 原子力安全技術センター：記帳・記録のガイド-放射性同位元素等取扱事業所のために-2012．2012
4) 「患者に永久的に挿入された診療用放射線照射器具(ヨウ素125シード，金198グレイン)の取り扱いについて」(平成15年7月15日医政指発第0715002号)
5) 「放射性医薬品を投与された患者の退出について」(医政地発第0511第1号　平成28年5月11日)
6) 「診療用放射線照射器具を永久的に挿入された患者の退出について」(平成15年3月13日医薬案第0313001号)
7) 日本アイソトープ協会：アイソトープ手帳第11版．丸善出版，2011
8) 日本放射線腫瘍学会，日本泌尿器科学会，日本医学放射線学会：シード線源による前立腺永久挿入密封小線源治療の安全管理に関するガイドライン，第五版，2011
9) 「放射性同位元素等による放射線障害の防止に関する法律施行令第1条第3号の医療用具を指定する件」(平成15年7月15日付文部科学省告示第128号)

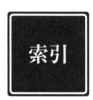

索引

数字・記号

$\sqrt{A}$ 法　363
k_{elec}　190, 221
k_{pol}　193, 218
$k_{Q,Q0}$　185, 191
k_s　194, 215
k_{TP}　192
1日多分割照射法　12
1標的1ヒットモデル　17
1門照射　28, 30
3次元水ファントム　137
3門照射　29
4門照射　29
5-year observed survival　2
5-year relative survival　2
5年実測生存率　2
────, 放射線治療における　5
5年相対生存率　2
────, 地域がん登録における　4
95% confidence interval（95% CI）　84

欧文

A/P法　361
accelerated fractionation（AF）　12
accelerated hyperfractionation（AHF）　12
age-adjusted death rate　2
attenuation　44
Batho法　366
Beam's Eye View法　359
Bland-Altman plot解析　99
Boron Neutron Capture Therapy（BNCT）　31
boron-neutron capture therapy（BNCT）　34
Bragg peak　73
（Bragg-Gray）の空洞理論　170
Clarkson積分　362
clinical target volume（CTV）　26
coefficient of variation（CV）　83

collimator scatter factor（S_c）　113
combined standard uncertainty　88
Compton散乱　55
continuous hyperfractionated accelerated radiotherapy（CHRT）　12
continuous slowing down approximation（CSDA）　72
conventional fractionation　12
coverage factor　89
D_{95}　29
Day法　362
DICOM-RT　401
Digital Imaging and Communications in Medicine（DICOM）　400
DMLC　278
dose volume histogram（DVH）　374
DVH　374
dynamic MLC　278
electromagnetic radiation　34
electron pair production　62
energy fluence　42
error approach（EA）　86
expanded uncertainty　88
exposure　42
F検定　101
flatness　129
GMサーベイメータ　440
gross tumor volume（GTV）　25
half value layer（HVL）　45
Health Level 7　403
HI　30
HL7　403
homogeneity index（HI）　30
hyperfractionation（HF）　12
I_{50}　221
I-125永久挿入治療　342
I-125エネルギー校正電離箱線量計　440
I-125用シンチレーション式サーベイメータ　440
ICRU基準点　28
IHE　404
image guide radiation therapy（IGRT）　31, 307

Integrating the Healthcare Enterprise　404
intensity modulated radiation therapy（IMRT）　10, 31, 278
internal margin（IM）　26
internal target volume（ITV）　26
inverse law（IVL）　37
irradiated volume（IV）　27
Jafféプロット　197
JJ1017　403
kerma　42
linear energy transfer（LET）　15
linear-quadratic model　19
LQモデル　7, 19
mass attenuation coefficient　49
mean free path length　47
mean lethal dose　17
MLC位置精度　283
────, VMATに要求される　293
MLCスポークショットテスト　289
MLC速度テスト　287
multi-leaf collimator（MLC）　112, 278
────の透過率評価　287
multiple comparison test　98
multiple fractions per day（MFD）　12
MU計算　379
MU値　262
────計算シートの作成　270
────独立検証用ソフトウェア　272
non-coplanar法　10
normal tissue complication probability　374
NSD（Nominal standard dose）　7
NTCP　374
off axis ratio（OAR）　360
organ at risk（OR）　27
OSI参照モデル　398
particle radiation　34
percentage depth dose（PDD）　223, 360
────の測定　145

percentage depth ionization (*PDI*) 212
phantom scatter factor (S_p) 113
photon-nucleus interaction 54
planning organ at risk volume (PRV) 27
planning target volume (PTV) 26
prevalence 2
RALS 334
Ratio of Tissue-Air Ratios 365
Rayleigh 散乱 54
Remote After Loading System 334
restricted mass collision stopping power 73
RTAR 法 365
segmental MLC 278
set-up margin (SM) 26
SMLC 278
standard deviation (SD) 82
standard error (SE) 83
standard uncertainty 88
subclinical disease 26
symmetry 129
table lookup 法 262
TAR 比率法 365
TCP 374
TDF (time dose fractionation) 7
TMR 回帰式作成 263
TMR の測定 145
treated volume (TV) 27
tumor control probability 374
t 検定 103
uncertainty 85
uncertainty of measurement 86
V_{20} 30
VMAT 278, 290
volumetric modulated arc therapy 278
wedge factor (*WF*) 120

和文

あ

アイソセンタ 308
アクセプタンス 376
アナフィラキシー 411
亜臨床学的疾患 26

い

イオン再結合補正係数 (k_s) 194, 215
息止め照射法 300
意識消失 411
一時的管理区域 440
イメージガイド下腔内照射 338
インシデント分析，放射線治療における 384

う

ウェッジ係数 361
ウェッジペア照射 30
受け入れ試験 376
運動照射 31

え，お

エネルギーフルエンス 42
温度気圧補正係数 192

か

カーマ 42
カイ (χ) 2 乗検定 100
回転照射 29, 31
外部照射 30, 34
外部線量監査 392
外部放射線治療 421
ガウス分布 80
拡散ビーム 37
拡張不確かさ 88
画像誘導放射線治療 31, 307
加速過分割照射法 12
加速分割照射法 12
カットオフエネルギー 74
カテーテル挿入 409
荷電粒子のエネルギー損失 66
荷電粒子平衡 168
過渡荷電粒子平衡 169
過分割照射法 12
壁補正係数 176
環境測定管理 442
がん死亡割合 3
患者ケア 406
患者データ 371
干渉散乱 54
間接作用 14, 16
間接電離放射線 34
感染の防止 414
がん統計 2
がん罹患数割合 3
管理区域 438

き

幾何学的照射野 129
記帳 430
逆 Y 字照射 30
逆二乗則 37
吸収エネルギー 64
吸収線量 15, 65
—— の決定 164
吸収線量評価 208
吸収線量モデル 164
吸収端 53
教育訓練 444
強度変調照射法 10
強度変調放射線治療 31, 278
極性効果補正係数 (k_{pol}) 193, 218
距離の逆二乗則 124
記録 430

く

空中軸外線量比 (OAR0, OAR in air) 118
空洞補正係数 179
空洞理論 75〜77
——, Bragg-Gray の 76
——, Spencer-Attix の 77
腔内照射，イメージガイド下 338
腔内照射治療 335
くさび係数 120
くさび直交 2 門照射 28
くさびフィルタ 361

け

計画危険臓器体積 27
計画標的体積 26
健康診断管理 443
原子減弱係数 50
減弱 44
検出器 135
原体照射 31
検定の種類 97

こ

高エネルギー光子線の線量評価 108
効果判定の基準 414
口腔粘膜反応 413
光子線 35, 51
—— の吸収線量 190
光子相互作用の概要 53
校正結果 86
合成標準不確かさ 88
高線量率組織内照射，前立腺がんに対する 344
光電効果 53
光電子 53
高齢患者の扱い 407
呼吸同期照射法 31, 302
誤差評価 86
固定照射 30
コミッショニング 377
コミュニケーションスキル 416
コリメータ散乱係数 113, 116
コリメータ反転効果 114

さ

三次元計算　367
酸素効果, 放射線治療における　9
散乱エネルギー　64

し

子宮がんに対する組織内照射　341
子宮頸がんの腔内照射　335
軸外光子フルエンス　369
軸外線量比　360
止血処置　409
実効 SSD　38
実効治療距離　38
実用電離箱　174
質量減弱係数　49
質量衝突阻止能　67
質量放射阻止能　71
遮蔽計算　422
シャルルの法則　165
重粒子線治療　322, 326
術中照射　31
出力係数(OPF)　111, 361
　──の回帰式作成　268
腫瘍制御確率　374
照射線量　42
照射体積　27
照射方法　30
　──, ICRU 基準点　28
　──, 部位別　32
照射野サイズ　247
小照射野の測定　149
小線源治療　34, 332, 345
　──の線量計算アルゴリズム　344
　──の品質保証品質管理　345
消毒剤分類　415
小児の扱い　407
情報ネットワーク　398
擾乱補正　175
深部線量関数　109
深部電離量半価深　221
深部電離量百分率　212
深部量百分率(PDD)　109, 223, 360
診療用放射線照射器具使用室　429
診療用放射線照射装置の使用　427

す

スキャンデータ　360
スキャン方式　143
スケーリング　241

せ

正規分布　80, 82
制限質量衝突阻止能　73
正常組織有害事象確率　374
生存率曲線　16
セキュリティ確保　400
接線照射　30
絶対線量計算　373
セットアップマージン　26
説明と同意　408
線エネルギー付与　15
線形2次モデル　19
線源管理　435
　──の手順　435
線減弱係数　44
潜在的倍加時間　22
線質指標(TPR20,10)　108, 184
線質変換係数($k_{Q,Q0}$)　185, 191
全身照射　31
線阻止能　67
前立腺がん組織内照射　342
線量計算　361, 373
線量計測の原理　164
線量制約　30
線量プロファイル　147
線量分割照射法　7
線量分布の評価指標　29
線量分布表示　374
線量モニタ単位(DMU)　128

そ

相関係数検定　98
相対線量計算　373
相対電子濃度　371
測定の不確かさ　86
側方散乱平衡照射野　247
組織空中線量比(TAR)　110
組織最大線量比(TMR)　110
組織内照射　30, 31
組織ファントム線量比(TPR)　110
阻止能　66

た

体幹部定位放射線照射　10
対向2門照射　28, 30
退出基準　438
大照射野の線量プロファイル　148
対称性　129, 131
体内標的体積　26
体内マージン　26
耐容線量　10
多重比較検定　98
多重標的1ヒットモデル　17
多門照射　30
炭素イオン線治療　326

ち

チェレンコフ光　66

中

中心電極補正係数　182
中性子捕捉療法　34
直接作用　14, 16
直接電離放射線　34
貯蔵室　429
治療機ビームデータ　360
治療計画の評価　373
治療体積　27
治療の容積　25

つ

通常分割照射法　12
つらさ　417

て

定位照射　31
転移エネルギー　64
電位計校正定数(k_{elec})　190, 221
電子減弱係数　50
電子線の深部線量分布　209
電子対生成　62
電磁放射線　34
電離箱応答の安定性　191
電離箱サーベイメータ　440

と

等価正方形照射野計算方法　361
動体追尾照射法　304
特殊照射　31
独立検証のアルゴリズム　364
独立した多群の差の検定　98
トスプラン　359

な, に

内用療法　30, 31, 34
ニアミス, 放射線治療における　387
肉眼的腫瘍体積　25
二重鎖切断, 染色体の　18

ね, の

熱量　15
年齢調整死亡率　2
ノンパラメトリック検定　98

は

媒質による散乱線　124
パラメトリック検定(正規検定)　97
半価層　45

ひ

ビームデータ 134
ビームモデリング 377
光核反応 54
非スキャニングデータの測定 148
非スキャンデータ 361
非正規検定 98
ヒット理論 16
被曝管理 444
皮膚反応 413
標準誤差 83
標準正規分布 83
標準不確かさ 88
標準偏差 82
標的吸収線量 27
標本標準偏差 82
品質管理 376, 384
　——，小線源治療の 345
品質管理項目 389
品質保証 376, 384
　——，小線源治療の 345

ふ

不安 417
ファントム散乱係数 113
不確かさ 85
　——の伝播 91
プラスチックファントム 241
ブラッグピーク 73
振子照射 29, 31
フルエンス 36
分割照射法 12

へ

平均自由行路長 47
平均制限質量衝突阻止能 171
平均値 81
平均致死線量 17

平均入射エネルギー 247
平行平板形電離箱 234
平坦化領域 129
平坦度 129, 130
ベキ乗法 366
変位補正係数 180
変動係数 83

ほ

ポアソン分布 16
ボイルの法則 165
包含係数 89
放射化物の管理 425
放射線安全管理 420
放射線管理 420
放射線照射野 129
放射線生物学 13
放射線損傷回復，線量分割照射による 8
放射線治療看護 406
放射線治療計画システムの歴史 358
放射線治療施設の設計 420
放射線治療の4R 24
放射線治療病室 429
放射線の分類 34
ホウ素中性子捕獲療法 31
ポケット線量計 442
母集団 80

ま

マルチリーフコリメータ 112
マントル照射 30

み

水吸収線量 171
水吸収線量校正定数（N_{D,w,Q_0}） 190
密封小線源治療 332

密封線源治療 425
密封線源の退室基準値 439

め，も

面積周囲長法 361
モニタ単位数 262

ゆ

有意確率 97
有意差検定 97
有意水準 97
有害事象の基準 413
有効数字 96
有病者数 2

よ

陽子線治療 322
四次元放射線治療 300

り

リスク臓器 27
粒子線治療 322
　——の治療計画 328
粒子放射線 34
臨床標的体積 26

る，れ

ルートA法 363
連続過分割加速放射線治療 12
連続減速近似 72

ろ

漏洩線量管理 432